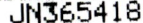

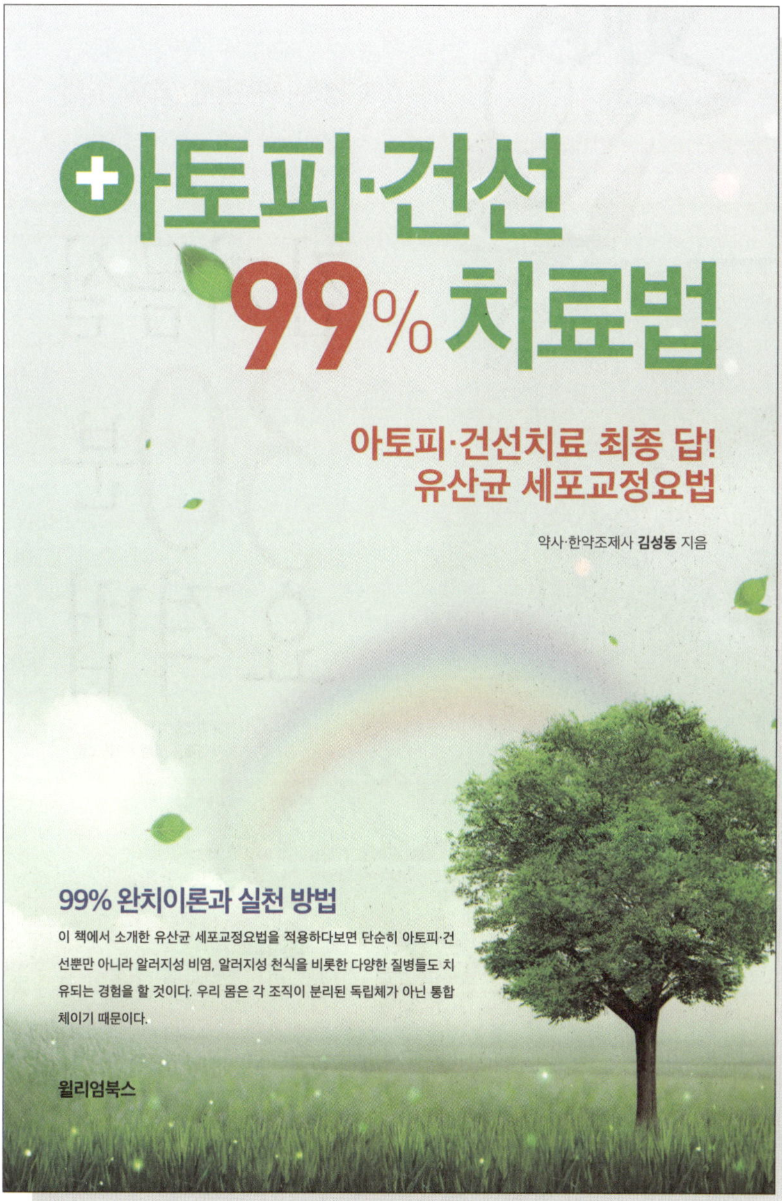
아토피·건선
99% 치료법
아토피·건선치료 최종 답!
유산균 세포교정요법
약사·한약조제사 김성동 지음
99% 완치이론과 실천 방법
이 책에서 소개한 유산균 세포교정요법을 적용하다보면 단순히 아토피·건선뿐만 아니라 알러지성 비염, 알러지성 천식을 비롯한 다양한 질병들도 치유되는 경험을 할 것이다. 우리 몸은 각 조직이 분리된 독립체가 아닌 통합체이기 때문이다.
윌리엄북스

지구상에서 가장 안전한 우리아이 해열법

의사와 병원이 몰라서 못 알려주는

30분만에 끝내는 감기몸살 자연치료법

감기몸살 30분 요격법

약사 김성동 지음
약사 이재은, 약사 이새봄 그림

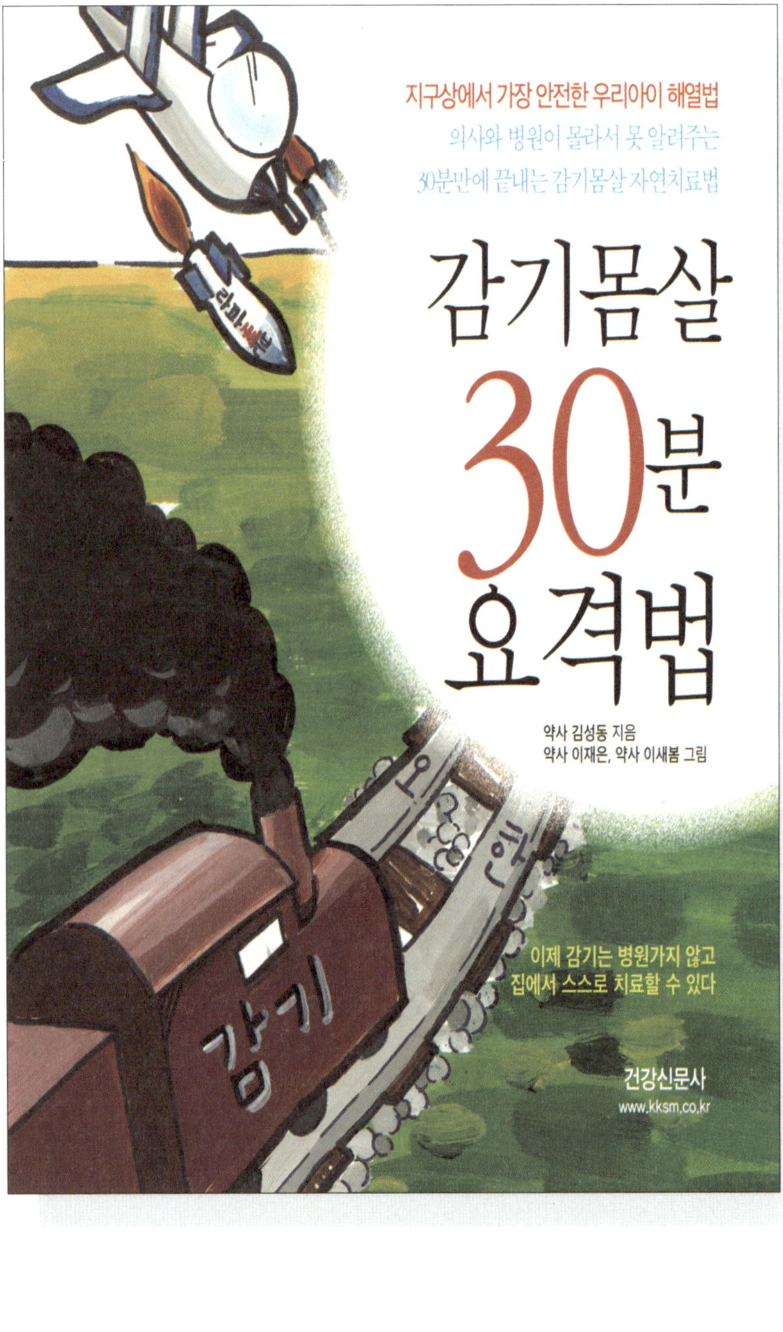

이제 감기는 병원가지 않고
집에서 스스로 치료할 수 있다

건강신문사
www.kksm.co.kr

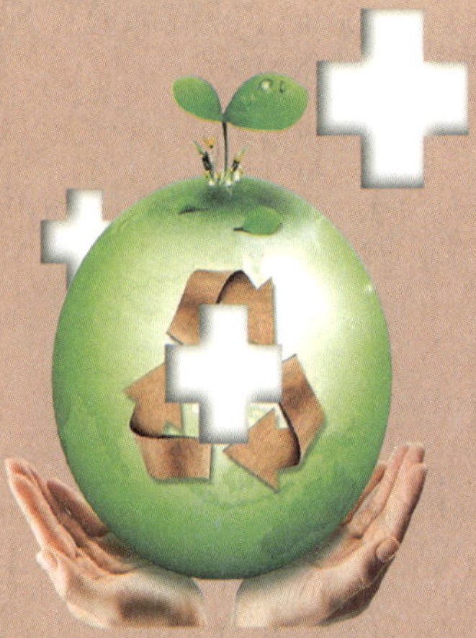

암의 재발과 전이를 억제시키는

통합의학적
암 치료 프로그램

최옥병 · 박성주 · 양영철 編著

암의 진행을 억제하고 부작용을 최소화할 수 있는 프로그램은
현대의학적 치료와 함께 반드시 병행되어야 합니다.

건강신문사
kksm.co.kr

셀레늄의

의학적 기전과 임상효과

최옥병 · 한세준 · 김성환 · 박성주 · 강종옥 편저

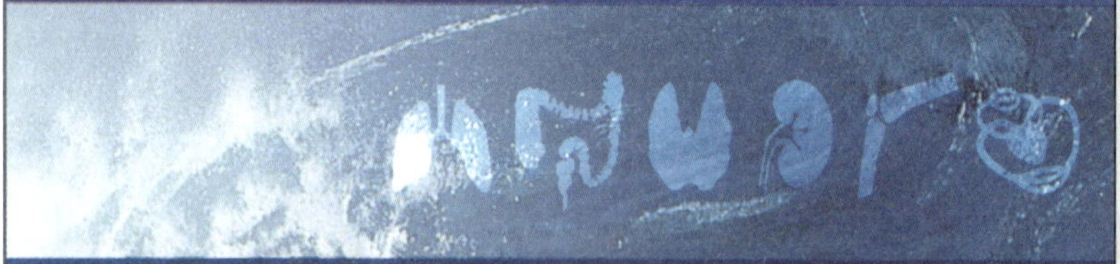

아셀렌산나트륨은

“영양원으로써 보충될수 없는 임상적으로 증명된
셀레늄 결핍 질환의 치료법”이다. (독일, 영국, 스위스 의약품집 수록)

셀레늄 결핍 질환은 소화·흡수 장애로 인한 영양실조(비경구 영양요법)와 다양한 질환 (암, 패혈증, 독성물질로 인한 장기 손상, HIV, 퇴행성 신경 질환, 만성 염증성 질환, 류머티즘 관절염 등)의 결과로 나타날 수 있다.

건강신문사
www.kksm.co.kr

감기에서 백혈병까지의 비밀

인지

감기에서 백혈병까지의 비밀

초 판	2005년 11월 7일
재 판	2008년 6월 25일
재판 2 쇄	2010년 11월 25일
재판 3 쇄	2013년 6월 15일
재판 4 쇄	2017년 8월 25일
재판 5 쇄	2022년 3월 10일
저 자	김성동
발 행 인	윤승천
발 행 처	건강신문사
등록번호	제 25110-2010-000016호
주 소	서울특별시 은평구 가좌로 10길 26
전 화	305-6077(대표)
팩 스	0505)115-6077 / 02)305-1436
값	30,000원
I S B N	978-89-6267-004-2(03510)

감기에서
백혈병까지의 비밀

약사 **김성동** 지음

건강 신문사

| **머리말** |

감기에서 백혈병까지의 잘못된 치료법 바로잡기

이 책은 감기에서 백혈병에 이르기 까지, 이에 대한 현대의학의 인식오류와 잘못된 치료법으로부터 가정의 건강을 지키기 위한 실용적 가정의학서다. 아울러 현대의학도에게는 질병을 대하는 시각을 바르게 교정해주는 교정서가 될 것이며 한의학도에게는 애써 고민하지 않았던 부분에 대한 참고서가 될 것이다. 필자와 같은 약학도에게는 자연치유 안내에 필요한 지침서가 되어줄 것이다.

이 책을 쓴 이유는 두 가지다. 첫째는 감기 때문이며 둘째는 백신 때문이다.

감기는 만병의 근원이다. 너무나 식상한 이야기지만 의료현장 일선에 서있는 필자에게 이 말은 단순한 경구가 아닌 심각한 수준의 실제 상황이다. 지금 이 순간에도 감기를 치료한다며 현대의학이 범한 명백한 오류 때문에, 지극히 정상이던 사람이 감기에 걸린지 수일 만에 뇌수막염, 신부전, 심장 판막증, 소아마비, 소아 당뇨병, 가와사키병, 백혈병이라는 현대의학이 가공해 놓은 불치병에 걸려 돌아올 기약 없는 길을 가고 마는 불행한 일이 전 세계 도처에서 벌어지고 있다.

또 한편으로는 전염병을 예방한다는 미명아래 취학 전 모든 아동을 대상으로 하는 백신 접종이 의무화되면서 끝이 보이지 않는 자가면역질환과의 지루한 소모전이 전개되고 있으며 백신을 통한 치메로살의 체내유입으로 수은중독이라는 심각한 위험에 처하게 되었다. 이에 감기를 만병의 근원이 되도록 한 현대의학의 명백한 과오를 바로잡고 현대의학과 일반인들에게 백신에 대한 위험성을 알려 예방의학에 대한 시각을 교정하기 위해 이 책이 쓰여졌다.

감기와 백신, 이 둘은 우리에게 너무나도 친숙한 것이어서 이들에게 잠재돼있는 심각성과 본성을 제대로 깨닫지 못한 채 무심히 지내다 보면 어느덧 그들은 뜻밖의 재앙이 되어 우리 곁에 다가온다.

현대의학에게 감기에 대한 임상을 맡기는 한 '감기는 만병의 근원이다' 라는 말은 언제까지나 유효할 것이다. 절대빈곤의 시절에는 찬 바람을 막아줄 따뜻한 의복과 땀이 날 만큼 구들장을 데워줄 땔감이 없었기에 감기가 만병의 근원이 되었다면, 지금은 대중이 가장 믿고 따르는 현대의학이 감기를 잘못 이해하여 얼토당토 않은 치료법을 감기환자에게 적용하면서 옛말이 될 뻔한 그 말이 아직도 생생히 살아 움직이고 있다.

1,800년 전 장 중경이란 선비는 감기로 일가를 잃게 되자, 이를 비통히 여겨 감기와 그 후유증에 대한 구체적 대응법을 소상히 밝힌 감기 치료 지침서 '상한론' 을 펴내게 된다. 이 책에는 감기와 그 후유증에 대처할 수 있는 유효한 방법론이 다수 마련되어 있다. 하지만 그 이론의 전개속도가 현대의학의 개입으로 빚어지는 심각한 감기 후유증의 발현 속도를 따라잡을 수 없기에 실제 임상에서 현대의학의 폐해와 맞서기에는 역부족이다. 이미 감기가 활발히 전개되어 여러 가지 증상이 나타나기 시작해서야 비로소 그에 대처할 수 있는 치료법을 담고 있기 때문이다.

또한 감기의 전개 과정상 너무도 중요한 시점인 '엣~취' 하는 찰나에 그 상황으로부터 재빨리 탈출하여 감기의 포로가 되지 않을 수 있는 예방법이 생략돼있다는 점과 모든 질환의 자연치유에 있어 가장 중요한 '체온유지' 를 위한 구체적 방법론이 간과돼있다는 점, 무엇보다 이해하기 힘든 암호로 내용이 서술돼있어 일반인들의 접근을 가로막고 있었다는 점, 이 세가지는 상한론의 아쉬운 부분으로 남아있다.

필자는 한의학 교육을 받지 않은 일반인들이 상한론의 실용적 가치를 실생활에서 전문가수준 이상으로 구현할 수 있도록 '베르누이 정리' 를 이용, 난해한 상한론의 추상적 의미를 쉽게 이해될 수 있는 구체적 현상으로 재구성해 놓았다. 이로써 일반인 누구나 감기에 대한 전모를 정확히 파악하여 증상에 따른 대처방법을 유연하고 효과적으로 구사할 수 있게 되었다. 이런 연유로 이 책의 부제를 '다시 쓰는 상한론' 이라 이름하였다.

아울러 감기에 걸려 무심코 복용해 왔던 해열진통제와 '긁어 부스럼' 이란 말이 그 속성을 가장 잘 설명해 주는 '백신 예방접종' 이 백혈병을 위시하여 연어 알 만큼이나 많은 부작용을 파생시켜 온 과정을 현대의학이 파악조차 못하고 있었던 이유로, 일반 대중이 원인 모를 후유증을 앓게 되었기에 '현대의학이 모르는 그래서 우리가 꼭 알아야만 하는' 이란 부연을 달았다. 또한 오랜 동안 현대의학이 쌓아올린 발견과 업적에 가려 현대인의 이성과 의식 속에서 미약하게 흐르고 있던 자연치유의 생명운행원리가 다시 도도히 흐를 수 있도록 물고를 틔우는 낯설은 소임을 이 책이 이루었기에 '감기에서 백혈병까지의 비밀' 이란 제목으로 그 노고를 함축하였다.

의 · 식 · 주의 풍요로움과 눈부신 생명과학이 자리하고 있는 21세기에서 벌어지는 일이라고는 도저히 믿어지지 않는, 현대의학의 감기에 대한 초동대응 실패로 소중한 이들의 심신이 망가지는 엄청난 일들을 수없이 목도하면서 현대사회에서 건강하게 살아남기 위한, 정교하면서도 자세한, 무엇보다 실용적이어서 손쉽게 실제상황에 곧바로 적용할 수 있는 자가치유(self-healing) 지침서가 시급히 필요함을 절감하게 되었다.

이 책을 읽다 보면 때론 당신이 지금껏 너무나 당연하게 받아들였던 부분을 정면으로 부정하는 말에 거부감을 느끼게 되거나 의심하게 될 수도 있을 것이다. 하지만 그에 앞서 지금까지 당신이 최선의 방법이라고 생각해 왔던 유명병원의 처방이나 그곳에서 전수 받았던 전문지식 또는 상식이 질병의 악연으로부터 당신과 당신 가족을 얼마만큼 자유롭게 해주었는지를 다시 한 번 생각해 보기 바란다.

어느덧 현대인들은 고가의 신약이 자신의 건강을 지켜줄 것이란 신앙을 갖게 되었다. 현대의학은 그 신앙심이 더욱 더 깊어지도록, 골수이식이 현대의학이 베풀 수 있는 최고의 선으로 깊이 인식되도록 대중에 대한 최면작업을 늦추지 않고 있다. 그런 잘못된 신앙과 최면에서 깨어나는 날, 더 이상 고혈압과 당뇨가 난치가 아님을 깨닫게 될 것이며 백혈병이 하나님으로부터 내려진 형벌이라는 일고의 가치도 없는 원죄로부터 해방될 수 있을 것이다.

어린자녀가 가와사키병이니, 심장판막증이니, 소아당뇨병이니, 백혈병이니 하는 낯설고도 낙담스런 질병을 얻게 되어 갈피를 잡지 못한 채, 마음 가눌 데 없어 하는 세상의 엄마들에게 이 책이 의연히 대처할 수 있는 버팀목이 되기를 바란다. 또한 학생, 사회인으로서 왕성한 활동을 할 나이에 원인도, 이유도 모른 채 류머티스 관절염이나 전신성 혈관염, 신부전, 베체트병, 루프스 등의 덫에 걸려 귀중한 시간을 허비하고 있는 많은 이들이 다시 온전히 자유로워져 인생을 업그레이드 할 수 있는 기회를 갖기를 바란다. 궁극으로는 현대의학의 문제점으로 도출된 부분과 그에 대한 필자로부터의 메시지를 현대의학이 진지하게 고민하여 자연의학으로의 방향전환을 시도해보길 희망한다.

해운대에서

약사 김 성 동 書

차례

머리말

1 감기의 새로운 이해

2 감기

3 해열제

4 감기 후유증

5 백혈병

6 백신

7 자가면역질환

8 자가면역질환과 백혈병의 자연치유법

1

감기의 새로운 이해

1

감기는 새로운 시각으로 보아야한다

새로운 시각으로 보면 누구에게나 쉬운 감기의 완전 치유

감기에 대해 독자들은 '밤새 앓고 나니 다음 날 아침엔 나아 있었던' 또렷한 기억과 '하루 이틀 푹 쉬었더니 낫더라'는 간접 경험에 오랜 세월 익숙해져 있을 것이다. 그러면서도 한편으론 감기가 폐렴으로 악화되어 위급상황에 처하게 되었거나 유명을 달리하였다는 엄청난 직, 간접의 경험도 해 왔을 것이다.

이처럼 감기에 대해 상반된 경험이 존재하게 된 데에는 감기를 감기로 끝내지 못하고 후유증의 미궁 속으로 빠져들게 한 현대의학의 감기에 대한 몰이해와 감기를 대수롭지 않게 여겨 온 대책 없는 낙관

주의 그리고 감기에는 '주사 한방과 독한 약' 으로 승부수를 띄워야 한다는 그릇된 신념이 작용한바 실로 크다.

감기는 신경계, 면역계, 내분비계, 소화기계, 호흡 · 순환기계, 근골격계, 비뇨기계, 피부 이 모두에 문제를 일으킬 수 있는 잠재력을 지닌 질병이다. 물론 이러한 잠재력이 드러나기 위해서는 현대의학이 총애하는 해열진통제의 개입이 선행되어야만 한다.

현대의학이 해열진통제를 감기 치료에 중용하게 되면서부터 현대의료사의 수많은 페이지가 감기 후유증이 만든 크고 작은 불행으로 얼룩지게 되었다. 한시 바삐 우리가 감기에 대해 지혜롭고 현명해져야만 하는 이유가 바로 여기에 있다.

유감스럽게도 감기에 대한 효과적인 대응책이 오랜 세월 마련되지 못했던 연유로 '해열진통제로 열 내리고 통증 없애는 것' 을 감기 치유의 전부로 이해하고 있는 현대의학의 편협한 치료법에 의탁할 수밖에 없었던 탓에, 수많은 이들이 영문도 모른 채 애꿎은 희생을 감내해 왔다. 지금껏 우리는 감기와 싸우느라 힘겨웠던 것이 아니라 사실은 현대의학의 잘못된 치료법과 맞서 싸우느라 고통스러웠던 것이다.

그러나 이제는 모든 질병의 출발점이자 질병치유의 기본인 감기에 대해 그 동안 현대의학이 취해 왔던 카오스적 확률분포와 다를 바 없는 구태의연한 치료법으로부터 과감히 벗어나 구체적이고도 정확한 좌표설정을 시도 할 때가 되었다.

이 책을 통해 독자들은 감기를 정확히 요격해 낼 수 있는 탄도계산법을 익히게 될 것이며, 초전에 감기의 공격을 잠재울 수 있는 방어력을 보유하게 될 것이다. 이로써 이 책을 읽고 난 후부터 벌어지는 감기와의 승부는 산탄총의 확률게임이 아닌 미사일의 정교한 요격게임이 될 것이다. 또한 지금까지 감기의 후유증이라고는 생각지도 못했던, 현대의학이 만들어 놓은 수많은 감기 후유증에 대한 원인을 명쾌히 이해하게 됨으로써 현대의학 자신이 던져 놓고도 보지 못했던 감기 후유증이란 투명 그물이 독자들의 눈에는 선명히 보이게 될 것이며 감기 후유증에 대한 정확한 예방법과 치유법을 익힘으로써 켜켜이 쳐져 있던 투명 그물을 스스로 벗어 던질 수 있는 자가치유능력을 갖추게 될 것이다.

감기에 대한 정확한 요격능력을 기르기 위해 '수 억 년 전 지구상에 출현했던 공룡이 왜 파충류로서의 삶에 만족해야 했는지' 와 그로부터 수 억 년이 지난 지금, 인체 내부에서 벌어지는 자율신경계와 면역계가 감기와 어떤 상관관계를 맺고 있는지를 알아보는 것은 매우 흥미롭고 유용한 일이 될 것이다. 이를 바탕으로 베르누이 정리를 통해 감기와 1,800백 년의 역사를 함께 해온 한의학 고전인 상한론의 비밀을 온전히 이해하게 됨으로써 현대의학의 그늘을 벗어나 누구나 가정에서 안전하고도 효과적으로 가족의 건강을 지켜나갈 수 있는 경지에 쉬이 오르게 될 것이다.

작은 돌부리에 걸려 넘어져 생긴 상처는 찰과상에 그쳐야만 한다.

그만한 일로 괴사성 근막염이 생긴다거나 패혈증을 앓게 된다면 이처럼 허망한 일이 없을 것이다.

불씨는 화로에 머물러 있어야만 한다. 화로를 벗어나 온 산을 다 태우도록 해서는 안 된다. 마찬가지로 '오한이 들고 사지가 아픈 것'이 감기가 끼칠 수 있는 후유증의 전부가 되도록 해야만 한다.

잘못된 현대의학의 치료법에 기대어 오한으로 출발한 감기가 폐렴, 소아 당뇨병, 가와사키병, 심장 판막증, 신부전, 자가면역질환, 백혈병으로 까지 그림자를 길게 드리우도록 수수방관해서는 안 된다. 그러기에는 우리의 삶이 너무나도 가치 있기 때문이다.

이 책을 지은 목적과 읽어야만 하는 이유의 9할은 '감기를 감기로 그치게 하고자 함' 에 있다.

2

공룡이 파충류가 된 까닭은 감기 때문이었다

공룡이 중생대에 파충류의 몸으로 출현하게 된 이유는 무엇일까? 이 물음에 대한 답을 찾게 되면 감기의 예방과 치유는 의료 전문가의 영역이 아닌 일반인의 몫이 된다.

고생대 식물의 염원으로 초대되는 해결사

고생대 양치식물이 지구를 뒤덮고 있던
고생대의 원시림 속으로
잠시 시간여행을
떠나보자.

대륙을 가득 메운 고생대 식물의 주체할 수 없는 왕성한 광합성 작용으로 지구는 거대한 산소탱크로 변해 가고 있다. 마른번개가 치는 날에는 한반도 면적쯤은 초토화 시킬 만한 큰 불이 나기도 하고 작은 돌이 굴러 떨어져 부싯돌이 켜지는가 싶으면 그랜드 캐년만한 숲이 금세 눈앞에서 사라지고 없다. 빗줄기가 보이지 않는 곳이라면 어디에서건 찰나의 틈도 없이 붉게 타오르는 광야의 열기로 수 백 미터 상공을 편대 비행하던 메가메우라(Megameura monyi) 잠자리 떼가 비닐처럼 오그라든 날개를 퍼덕이며 연이은 불시착을 시도한다. 언제 닥칠지 모를 화염에 대한 두려움으로 고생대의 숲은 이슬방울이 떨어지는 소리가 반향을 일으킬 만큼 고요하고도 불길한 정적에 싸여 있다. 숲의 한 귀퉁이에선 그들을 괴롭히는 재앙이 차라리 홍수이길 기원하는 소리가 필자의 귀에 들리는 것 같다.

화마가 한바탕 휩쓸고 지나간 숲은 전봇대 높이의 숯으로 가득 차고, 시간이 흘러 숯 밭 사이사이 돋아난 새싹이 다시 숲을 빼곡히 메우는가 싶으면 어느덧 또 다시 숯으로 변해있다. 숯 밭이 통째로 칠흑 같은 어둠 속으로 꺼져 들어가 석탄층에 편입되는 끝없는 고행은 고생대 식물의 벗어날 수 없는 운명인 듯싶어 안타깝다.

석탄기와 페름기를 거치는 동안 무수히 반복되는 석탄 만들기에 진저리가 난 고생대 식물들은 현생 인류가 화석연료 문화를 즐기기에 충분한 석탄과 석유가 확보되자 자신들을 가두고 있는 업장이 거두어지기를 조물주께 읍소하며 청한다.

대륙을 덮고 있는 나뭇잎을 순식간에 먹어치워 핵반응처럼 일어나고 있는 광합성작용을 진정시킬 수 있는 동시에 분출되는, 고농도의 산소를 속 시원히 대량 소비해줄 수 있는 해결사가 먼동이 트는 저 언덕너머 중생대의 관문인 트라이아스기의 빗장을 열기 위해 바위만한 알 껍질 속에서 막 깨어 나오려 하고 있다. 고생대 식물의 간절한 소원이 드디어 조물주의 마음을 움직였나 보다. 고생대 나무들의 수억 년에 걸친 숙원을 들어주는 것인 만큼 중생대의 무대에 데뷔하기 전, 해결사가 갖춰야 할 조건은 조물주를 고민케 할 만큼 여러모로 까다로울 수밖에 없을 것 같다. 고민하실 내용이 많아서 그랬는지 중생대 개막식이 진행되는 동안 해결사에게 마련된 귀빈석은 공석으로 남아있다. 개막식이 끝나고 2,000만 년이 흐른 어느 날, 트라이아스기 후기의 문을 여는 해결사의 모습이 저 멀리 보인다.

◇ **필자 주** : 고생대 양치식물은 수분 함유율이 높아 껍질이 타 들어가는 불길에도 중심부가 숯이 되는 일을 피할 수 있었을 것이다. 이렇게 목피 부분만 불에 타고나면 나머지 심층부는 훈연효과 덕에 미생물의 분해작용을 피할 수 있다. 나무로 만든 배 밑바닥을 불로 그을리는 것도 훈연효과를 얻기 위함이다. 훈연된 나무는 지반침하가 이루어지기까지 오랜 세월 형체를 유지한 채 지하에서 이루어지는 석탄화 과정에 편입될 수 있었을 것이다.

해결사의 출현

고생대 식물의 오랜 숙원을 한꺼번에 처리해 줄 수 있는 해결사의 능력이란 과연 어느 정도의 수준이어야만 했을까? 다음은 필자가 고민해 본 조물주의 해결사 선발기준이다.

첫째 단 시간 내에 엄청난 산소를 흡입할 수 있는 능력, 즉 폐활량이 클 것

둘째 근육이 발달하여 TCA회로(에너지를 얻기 위해서 산소를 소모하는 생화학 반응장치)의 가동률을 최대한 높일 수 있을 것

셋째 미토콘드리아(TCA회로가 작동하는 곳)의 보유량이 가능한 한 많을 것, 즉 기동 가능한 범위 내에서 몸집이 최대한 클 것

넷째 낮에 활동하는 주행성晝行性일 것(선인장을 제외한 식물은 낮에 산소를 배출하므로)

다섯째 개체수의 무한 증식을 막을 수 있는 천적이 있을 것(기하급수적으로 개체수가 불어나게 되면 식물 생태계가 오히려 초토화 될 수 있으므로)

여섯째 항온 동물일 것(항온 동물은 체온 유지를 위해 같은 체구의 변온동물에 비해 더 많은 에너지가 필요하며 이 에너지는 산소를 소비하여 만들어 진다)

아마도 조물주께서는 이렇게 여섯 가지 정도의 선발기준을 놓고 잠시(약 2,000만 년간 : 중생대 트라이아스기의 시작은 2억 4천 5백

만 년 전, 공룡의 출현은 트라이아스기 후기인 2억 2천 5백만 년 전) 고심하셨을 것이다. 과연 그 누가 이 여섯 가지 요건을 모두 갖추어 중생대를 대표하는 주라기 공원의 진정한 구세주로 선발될 수 있었을까?

조물주의 고민으로도 위 6가지 조건 모두를 만족시킬 수 있는 해결사는 결국 빚어지지 못했다. 하지만 단 한 가지를 제외한 나머지 다섯 가지 조건을 완벽하게 만족시킬 수 있는 존재가 있었으니 그것이 바로 중생대의 문을 두드리기 위해 알에서 깨어난 변온동물 파충류, 공룡이다.

낮잠도 안자고 먹어대는 초식공룡의 왕성한 식욕 덕분에 산소 공장인 고생대 식물의 나뭇잎이 순식간에 줄어들고, 주라기 공원의 한 복판에선 육식 공룡과 초식 공룡들이 서로 쫓고 쫓기면서 산소 소비량은 급격히 늘어나 치솟던 산소농도는 옅어지고, 초식공룡과 육식 공룡의 커다란 콧구멍으로 이산화탄소가 뿜어져 나오면서 지구의 대기는 안정을 찾게 되었다. 그러나 개체 수 조절을 위해 어쩔 수 없이 같은 종족이면서도 초식공룡과 육식 공룡이 서로 먹이감과 천적이 되는 평화스럽지 못한 약육강식의 구도가 자리 잡히면서 지구를 어지럽혀 온 수 많은 전쟁의 태고적 모델이 된 것은 필자에겐 너무나 큰 아쉬움으로 남는다.

공룡의 무한 번식 때문에 닥칠지도 모를 식물세계의 멸망을 막기 위해 어쩔 수 없이 먹이사슬이란 안전장치를 마련하시면서, 예견되는 수많은 동물의 처절한 울부짖음에 조물주께서는 얼마나 많은 불면의 밤을 보내셨을까? 모든 연민을 뒤로한 채 거대한 덩치들의 출현으로 헤어나올 수 없는 불바다 속에 갇힐 뻔한 고생대 숲은 비로소 절체절명의 위기를 모면할 수 있게 되었다.

현재 지구의 대기는 80대 20의 비율로 질소와 산소가 대부분을 채우고 있는데 8천만 년 전 형성된 호박에 갇힌 공기방울 분석에서는 산소가 30%나 들어있는 것으로 조사되었다. 산소 농도가 1% 늘 때마다 화재 가능성은 70%가 늘어난다고 하니 산소 농도가 30%였던 시절엔 지금보다 7배나 화재의 위험성이 컸던 것이다.

언제부턴가 그 무엇의 작용에 의해 산소의 대기 점유 비율이 점차로 감소하고 있었음을 알 수 있다. 그 변화의 중심에 1억6천만 년에 걸친 공룡의 밤낮없는 활약이 있었던 것이다. 그들은 그렇게 지구의 대기를 질소 8, 산소 2로 튜닝하는 위업을 달성하고는 6천 5백만 년 전 모두가 스러져 갔다.

공룡이 파충류일 수밖에 없었던 이유를 알면 감기의 예방법과 치료법이 보인다

공룡이 항온동물인 포유류로 태어났더라면 체온유지를 위해 파충류보다 더 많은 산소와 나뭇잎을 소비하였을 텐데 공룡은 왜 변온동물인 파충류의 몸으로 등장하였던 것일까?

이 물음에 대한 답을 구하다 보면 감기에 걸렸을 때(오한과 발열 증상이 있을 때) 땀을 내는 것이 얼마나 중요한지를 깨닫게 될 것이며 감기를 손쉽게 치유할 수 있는 지혜 또한 자연 터득하게 될 것이다. 만약 공룡이 항온동물인 포유류였다면 체온을 일정하게 유지하기 위해 몸 전체에 고도로 발달된 피부수축 기능(추울 때에 체열손실을 막기 위해)과 발한發汗 기능(더운 여름에 체열을 식히기 위해)을 갖추어 놓거나 아니면 개와 같이 몸을 뒤덮는 털(보온)과 긴 혀(체열발산)를 보유하고 있어야만 했을 것이다. 그러나 그 큰 덩치들이 포유류의 이런 해부생리적 특징을 갖게 되었다면 그들에게 이 보다 더 큰 재앙은 없었을 것이다.

공룡이 포유류의 삶을 살아가야 했다면 체온 유지를 위해 같은 체중의 파충류보다 더 많은 먹이를 집어삼켜야 했을 터이고 그것이 연소하면서 나오는 열량은 실로 엄청났을 것이다. 그것이 한 여름이었다면 대사의 부산물로 생긴 열을 식히기 위해 표면적을 최대로 넓힌 공룡은 정구공처럼 굴러다녀야만 했을 것이다.

티라노사우루스가 이런 우스꽝스러운 모양을 하고 있었다면 주라기(엄밀히는 백악기) 공원의 무시무시한 공포는 없었을 테지만 호피트처럼 생긴 그가 기우뚱거리며 발톱을 세워 사냥을 하려고 애쓰는 모습은 주라기 공원을 만화동산으로 만드는데 훌륭한 소재가 되었을 것이다. 한편 여름이 지나 가을, 겨울이 오면 보온을 위해 공룡은 둥근 공을 다시 접어 납작하게 만들어야만 했을 텐데 이런 정도의 능력은 둔갑술을 부릴 만큼의 재주가 있어야만 가능한 일이다. 어쩔 수 없이 공룡은 포유류가 아닌 파충류로서의 삶에 만족한 채 1억6천만 년을 살아야만 했다.

만약 어떤 포유류가 아프리카 코끼리 이상의 몸집을 갖게 된다면 그는 더 이상 육상생활을 할 수 없게 될 것이다. 아프리카 코끼리는 포유류로서 지상에 살 수 있는 최대한의 몸집을 지닌 동물이다. 이를 말해주는 것이 코끼리의 넓은귀와 볼록한 배, 가분수의 머리 그리고 주름진 긴 코다. 코끼리는 모세혈관이 발달해 있는 넓은귀를 펄럭여 체온을 외부로 발산하며 복부는 체온발산에 유리하도록 공처럼 볼록한 모양을 하고 있다.

거대한 앞이마는 수많은 공동空洞으로 이루어진 스폰지 같은 뼈로 되어있어 매우 가벼우면서도 넓은 표면적을 확보할 수 있다. 이로써 사바나의 작열하는 태양빛으로부터 뇌를 보호함과 동시에 혹시라도 있을 체온 상승으로 인한 뇌 손상을 방지하는 라디에이터 기능을 수행할 수 있다(치타가 톰슨가젤을 사냥하기 위해 300m이상을 전력질주하게 되면 1분 만에 뇌의 온도가 40.5에 이르러 뇌 손상을 입게 된다). 그것이 모자라면 울툭불툭한 주름진 긴 코로 온 몸에 물을 뿌려 댄다. 공룡 중 일부가 포유류였을 가능성은 배제할 수 없으나 그렇다 하더라도 코끼리의 체격을 넘지는 않았을 것이다.

북극과 같은 극한지極寒地 동물의 경우 가장 큰 몸집을 가진 동물은 흰곰인데 그 보다 더 큰 포유류가 존재할 수 없는 이유는 기초체온을 유지하기 위한 먹이감을 아열대나 열대림 지역에서처럼 쉽게 구할 수 없기 때문이다. 같은 이유로 거대한 맘모스는 눈보라와 추위에서 멸종되어 갔을 것이다.

체온 유지를 위한 발한 장치가 없는 고래나 개, 고양이를 제외한 나머지 포유류는 찬 비바람을 맞게 되면 체온을 유지하기 위해 땀구멍을 닫아야만 하는데 그런 일이 공룡에게 일어났다면 유카탄 반도의 혜성 충돌로 생긴 빙하기가 오기도 전에 그들은 감기로 멸종하게 되었을 것이다. 체온변화가 문제되지 않는 파충류의 모습으로 주라기의 삶을 보낼 수밖에 없었던 공룡의 운명이 바로 감기 때문이었던 것이다.

포유류로 태어났더라면 주라기의 동료들과 한 바탕 전투를 치르고 기진맥진한 채 들판에 누워 있다가 찬비를 맞기라도 하는 날엔, 그 날이 생애 최후가 되었을 것이다. 땀을 낼 수 있을 만큼 따뜻한 아랫목과 솜이불, 따끈한 스프를 마련할 수 없었던 그들에게 감기에 걸려 나는 재채기 소리는 곧 부음訃音이 되었으리라.

공룡이 포유류의 몸으로 감기에 걸리게 되면 체온 유지를 위해 땀구멍을 닫으면서 거대한 몸집에서 나오는 엄청난 열이 그 큰 덩치 안에 차곡차곡 쌓이게 되고 체온상승으로 뜨거워진 수 백 리터의 혈액은 태양을 감을 만한 길이의 피부 혈관이 수축하면서 일시에 공룡의 심장을 향해 돌진하게 된다. 그러면 심장의 온도와 압력은 급상승하게 되고 그 상태가 2, 3일 만 지속되어도 더 이상 고열과 고압을 견딜 수 없게 된 심장의 관상동맥은 부풀어 올라 관상동맥류(가와사키병)가 되어 누운 자리에서 영면에 들 수밖에 없을 것이다. 공룡이 1억 6

천만 년이란 긴 세월을 안전하게 종족을 보존하며 살 수 있었던 것도 포유류의 몸이 아닌 파충류의 몸이었기에 가능한 일이었던 것이다.

공룡이 파충류로서의 제한된 삶을 살다간 것에서 우리는 감기에 걸렸을 때 무엇을 가장 경계하고 어떤 점을 우선 해결해야 할지에 대해 중요한 깨달음을 얻을 수 있다. 경계로 삼을 것은 오한惡寒으로 인한 발열이며, 깨달음이란 발한發汗을 통한 해열이다.

가장 손쉽게 해열할 수 있는 방법은 액체가 기화할 때 흡수하는 열인 기화열을 이용하는 것이다. 80도가 넘는 사우나에서 체온을 유지할 수 있는 것도 땀을 흘릴 수 있는 능력 덕분이다. 공룡들도 땀을 낼 수 있는 발한 시스템이 장착되어 있었더라면 포유류로서의 삶을 살 수도 있었을 테지만 발한 기능 하나만을 담보로 야생에서 포유류의 삶을 살아간다는 것이 너무나도 위험천만한 도박이었기에 파충류로서의 제한된 삶이 주어졌던 것이다.

감기에서 헤어나올 수 있는 가장 빠르고 안전하며 손쉬운 방법은 보온으로 땀을 흘릴 수 있도록 하여 열을 식히는 '보온 발한 해열법'이다. 이 점을 간과한 채 감기의 갖은 증상에 각기 대처하려다 보니 예상치 못한 약화사고로 내부 장기 손상이라는 어처구니없는 일을 당하게 되는 것이다. 실마리를 찾아야 엉킨 실타래를 풀 수 있다. 발한해열은 복잡하게 얽힌 감기의 실타래를 푸는 실마리이다.

공룡이 지구상의 가장 큰 현안이었던 산소 과충전을 해결하기 위해 지구상에 출현하게 되었을 때, 파충류의 삶이 주어졌던 것은 그것이 그들의 생존을 보장해 줄 수 있는 유일한 방편이었기 때문이다. 만약 그들이 포유류로서의 삶을 살게 되었다면 아마도 1억 6천만 년은커녕 단 몇 차례의 환절기를 거치는 것만으로도 공룡은 멸종하게 되었을 것이다. 그렇다고 감기가 단지 공룡이 포유류가 되었을 때만 큰 위협이 되는 것은 아니다.

체온을 일정하게 유지할 수 있는 능력이 있어, 열사의 사하라에서든 동토의 툰드라에서든 어떠한 환경에서도 고도의 지능을 발휘할 수 있도록 설계된 지구생물 최고의 스타인 인간에게도 감기는 역시 생존을 위협하는 장애물이다.

비록 공룡의 덩치에 비하면 수 십, 수 백분의 일밖에 안 되는 초미니 이지만(사이스모 사우루스는 인간보다 2천 배나 컸다) 인간의 그 작은 몸에서 나는 열도 땀구멍이 닫혀 하루 저녁만 쌓이게 되면 운동능력, 지적 능력, 창의성 모두가 유아 수준이 되 버리고 만다. 발열이 2~3일간 지속되는 경우엔 때로는 생존을 위협할 만한 위험천만한 일들이 벌어지기도 한다.

1918년 스페인 독감이라고 이름 붙여진 감기는 유럽전역을 휩쓸면서 2천만 명의 목숨을 거두어 갔다. 그 후 1957, 1968, 1977년 갖가지 이름의 감기가 대 유행하면서 감기의 공포가 역사의 수레바퀴를 타고 있음에 전율해야만 했다.

그러나 정작 그 수레바퀴를 돌리는 힘은 엄청난 그 무엇에 있는 것이 아니라, 체온유지의 실패라는 아주 사소한 실수에서 비롯된 것이다. 인류가 다시는 감기에게 KO패 당하는 쓴 맛을 보지 않으려면 이 점을 명심해야만 한다.

감기의 최신 버전인 사스와 조류독감에 이르기까지 감기는 실로 소리없이, 그림자 없이 지구상 어느 나라도 무장해제 시킬 만큼의 능력을 지닌 도깨비감투이며 그 파괴력은 노아 시대의 홍수와 딥 임팩트의 해일과 투모로우의 빙하와 비교하여도 손색없는 인류생존 최대의 위협요소 중 하나이다.

미열만으로도 우리는 신체적, 정신적 활동 모두에서 다면적인 제약을 받는다. 천재적인 능력을 발휘하던 사람도 대단치 않은 미열로 머리가 어찔하여 무엇에도 집중할 수가 없게 된다. 41~43도가 되면 의식 상실과 체온조절기능 마비가 일어나며 43도를 넘어서면 인체를 구성하는 단백질이 변성, 파괴되어 생명유지가 불가능해지고 인간의 창조성은 아예 자취를 감추고 만다. 이러한 일을 가능케 하는 힘이 미열에서 출발한 그 흔한 감기에서 나오는 것이다. 그렇기에 감기를 정확히 이해하고 그 치유법을 익힌다는 것은 건강유지의 기본을 세우는 일이며 생명유지의 틀을 마련하는 방편을 터득하는 일이다.

아담과 이브가 에덴동산에 나타난 이후 인류생존의 최대 위협요소는 식량 부족이었다. 그 다음은 의식주의 궁핍으로 인한 체온유지의 실패, 즉 감기였다. 인류는 식량자원의 안정적 확보를 위해 오랜 세월 지혜를 모은 결과, 드디어 BC 6,000년 경 밭을 일구는 방법을 터득하고 정착생활을 하게 된다. 그러나 인류 생존의 2번째 위협 요소인 감기에 적절히 대처할 수 있는 방법을 깨닫기까지는 그 후 6,000

년의 세월이 흐른다.

감기 백과사전인 '상한론' 이 출현하기까지 농경 인류는 6,000년을 기다려야 했던 것이다.

상한론의 출현으로 인류생존 위협요소 2위 자리를 전쟁에게 찬탈당한 감기는 그 후 1,800년이 지난 지금 '다시 쓰는 상한론' 이 세상에 나오게 되면서 위협요소 100위권 밖으로 영원히 밀려날 위기를 맞게 되었다.

3

감기란 잠시 고장 난 우주복을 입어 보는 것이다

우주 비행사가 입는 우주복의 중요 장치 중 하나가 전신을 감싸고 도는 냉각장치다. 냉각장치가 고장 날 경우엔 몸에서 방출되는 열이 우주복 안에 쌓여 우주비행사는 화상을 입게 되고 이로써 사망에 이를 수도 있기 때문이다. 얇은 비닐하우스에서 30분 정도 몸을 움직여 본 기억이 있는 독자라면 수긍할 수 있을 것이다.

감기와 고장 난 우주복

자기 체온으로 화상을 당하는 일이 고장 난 우주복을 입지 않고서는 일어나기 힘들 것이라 여기겠지만 일상생활에서도 냉각장치가 고장 난 우주복을 입어 보는 기회는 누구나 갖게 된다. 평균하여 일년에 4번.

인간이 항온 동물로서 생명활동을 지속할 수 있는 것은 항시 체온을 섭씨 36.5도 근방에 머무르게 하는 생명유지 장치가 몸속에서 작동하고 있기 때문이다.

그런데 정상 체온을 유지할 여력이 바닥나 오한이 들면 피부혈관이 움츠러들고 열려 있던 땀구멍이 닫히게 된다. 땀구멍이 긴밀히 닫히면 신체는 밀폐된 피부주머니 안에 갇힌 처지가 되는데 이 상태가 지속되어 땀의 기화작용으로 유지되던 냉각기능이 정지되면 마치 냉각장치가 고장 난 우주복에 갇힌 우주비행사 처지가 되고 만다. 감기란 이렇듯 고장 난 우주복을 잠시 입어보는 것이다.

인체는 감기로 1도 화상을 입고 해열진통제로 3도 화상을 입는다

찬바람에 오래 노출되어 땀구멍이 닫히게 되면서 인체는 오한발열惡寒發熱(피부에 닿는 공기는 차가와 춥다고 느끼는 반면, 땀구멍이 닫히면서 몸 안에 열이 쌓여 체온은 오히려 오르는 현상)의 증상이 나타나는데 이때가 바로 감기에 걸린 때이다.

이 상황이 3~4일 정도만 지속 되어도 열로 꽉 차게 된 인체는 열에 취약한 부분부터 차례로 화상을 입게 되는데 폐렴, 신장염, 간염 등이 그것이다. 염炎이란 말이 2개의 火로 되어있고 영어로도 inflammation(flame : 불꽃)이라고 표현하듯 위에 열거한 중요장기에 염자가 붙는 것은 외부의 화기에 의해서가 아닌 바로 자기 자신의 체온에 의해 장기가 화상을 입었다는 뜻이다.

인체에서 잠시 눈을 들어 지구에서 벌어지고 있는 일로 시선을 옮겨보자. 현재 지구인이 해결해야 할 가장 큰 현안은 대기의 온도가 높아져 남극과 북극의 빙하가 녹아내려 점점 육지의 면적이 줄어들고 농경지가 감소하는 것인데, 이 문제의 발단은 대기층의 이산화탄소 농도가 높아지면서 지구 복사열을 가두게 되어 지구 대기 온도가 점점 오르는데 있다. 이 또한 지구가 자기체온을 대기 밖으로 발산하지 못하면서 높아진 자기체온에 의해 화상을 입게 된 결과이다.

화상으로 지구가 겪게 되는 후유증이 바로 '엘리뇨' 니 '라니냐' 니 하는 이상 기후 현상들이다. 인체의 생명현상이나 지구의 자연현상이나 그 운행 원리는 늘 맥을 같이 한다.

인체는 오한으로 열이 발산되지 않아서 생긴 화상정도는 일정기간 자동복구(자연치유) 프로그램을 가동시켜 자신도 모르는 사이에 원상으로 회복시켜 놓을 만큼 훌륭한 생명력을 보유하고 있다. 자연치유 시스템은 밤새 집안일을 모두 마치고 새벽녘이면 항아리 속으로 자취를 감추는 우렁각시다.

그런데 묵묵히 일만하던 우렁각시가 어느 날 일손을 멈추고 두문

불출, 항아리 밖으로 일체 발길을 옮기지 않는 일이 벌어지게 되는데 이는 현대의학이 그토록 선호하여 즐겨 사용하는 해열진통제와 냉각 해열법이 밤샘도 마다 않고 우리 몸을 돌봐주던 우렁각시의 손과 발을 모두 묶어 놓아서 생긴 일이다.

우렁각시를 결박하는 해열진통제와 알코올 마사지의 개입으로 자연치유가 정지되면서 고장 난 우주복을 수리할 기회를 잃게 되어 1도 화상으로 그칠 장기의 염증은 종종 골수의 3도 화상으로 비화되고 현대의학이 만들어 낸 백혈병이라는 가공加工의 블랙홀 속으로 편도片道여행을 떠나게 된다.

오한발열로 출발한 감기가 해열진통제를 안장에 얹고 기세등등한 화마火馬로 바뀌어 골수기능 마저 유린, 마침내 백혈병이란 깃발을 우리 몸 깊숙이 꽂는데 까지 걸리는 시간이 고작 십 여일 안팎이다. 왜군이 부산포에 닻을 내리고 한양을 유린하는데 20일이 걸렸다하니 나라를 지키는 일에서나 몸을 지키는 일에서나 허술한 관리와 방비는 모든 것을 삽시간에 무너지도록 한다. 몇 년이 걸려 세워진 빌딩이 무너지는 것도 오랜 만남과 헤어지는 것도 모두가 순간인 것처럼.

4

감기는 자율신경 실조증이다

감기는 만병의 근원이며 감기의 근원은 육체적, 정신적 스트레스다. 감기가 만병의 원인이 될 수 있는 이유는 현대의학의 오류 때문이며 스트레스가 감기의 원인이 되는 이유는 그것이 에너지를 집어삼키는 블랙홀이기 때문이다. 자율신경 실조 또한 그 배후에는 만성 스트레스가 도사리고 있다. 이로써 감기 증상은 자율신경실조 증상과 궤를 같이 하게 된다.

교감 신경의 성격, 부교감 신경의 성품

흔히 교감신경을 흥분시키는 스트레스를 부정적인 것으로만 받아들인다. 그러나 삶에 대한 의욕이나 호기심, 성공을 위해 투혼을 불사르는 일 등은 교감신경의 작동 없이는 성립될 수 없는 현상들이다. 누군가를 만났을 때 그에게서 생기가 느껴지고 이유 없이 기분이 좋아지며 함께 있고 싶은 마음이 든다면 그 사람 안에서 긍정적인 교감신경이 경쾌히 작동하고 있기 때문이다. 이와는 다르게 산만함이 느껴지거나 호전적이어서 황급히 회피하고 싶은 마음이 든다면 그에게는 부정적인 교감신경이 작동하고 있기 때문이다.

이 둘의 교감신경을 MP3로 다운받아 듣는다면 전자로부터는 사계의 차분함과 역동적인 선율이, 후자에게서는 헤비 메탈음이 들릴 것이다. 이처럼 교감신경의 표현양식에는 긍정적인 톤과 부정적인 톤이 함께 내재되어 있다. 교감신경 흥분상태가 두 가지 톤으로 나타나는 현상은 교감신경호르몬간의 분비율의 차이로도 설명 될 수 있다.

아드레날린과 노르아드레날린은 교감신경이 흥분할 때 분비되는 호르몬이다. 노르아드레날린의 분비율이 높은 사람에게서는 다른 사람의 마음까지도 밝게 만드는 긍정적인 에너지가 느껴지고, 공격적이며 제어되지 않는 용수철처럼 흥분하기 쉬운 사람에게서는 노르아드레날린의 분비율이 낮게 나타난다고 한다.

교감신경에서처럼 부교감신경의 내면에도 양면성이 존재한다. 아늑한 산수화처럼 느껴지는 부교감신경의 평화로움이 있는 반면, 자폐적인 부교감신경의 침울함이 있다.

사람은 부교감신경과 교감신경의 정중동이 끊임없이 자유롭게 흘러 호수의 평온함과 사계의 역동이 함께 어우러져 있는 리듬 속에 있어야만 한다. 그것이 건강의 필요조건이다. 자율신경 실조증이란 그러한 조화가 깨진 상태를 말한다. 왕성한 활동이 필요한 낮에는 교감신경의 팽팽한 탄력 있는 후원이 필요하며 밤이 되면 부교감신경이 깨어나 우리를 안락한 잠에 들게 하여 한 낮의 수고로 상처 입은 세포를 수리하고 재생시키며 노폐물을 깨끗이 해독해 주어야 한다. 그런데 낮과 밤이 뒤 바뀐 생활을 한다든지(40세가 넘은 조종사가 대륙간 항공노선에 장기간 투입되면 수명이 짧아진다고 한다) 근심과 초조, 불안으로 찌든 삶 속에 있게 되면 교감신경이 과도하게 작동하여 부교감신경 기능이 위축되고 교감과 부교감 신경 간의 균형을 바로 잡는 조정력이 상실된다.

감기는
교감신경이 혹사당했다는 증거

감기는 교감신경이 혹사당하고 난 후유증이다. 교감신경의 혹사는 에너지 과소비와 에너지 생산저하를 수반한다. 분노와 공포, 초조와 불안 속에 지냈다거나 무리한 운동을 하여 교감신경이 과작동하게 되면 비축 에너지가 급격히 감소된다. 급격한 에너지 감소는 곧바로 면역세포의 활동력저하, 즉 면역력의 약화로 이어진다.

또한 교감신경의 일방적인 에너지 독식으로 부교감신경이 사용할 에너지가 줄어들면 부교감 신경이 작동할 때 나오는 1차 방어 물질인 점액(타액, 눈물, 기도 분비물, 소화 액, 장액 등)을 만드는 샘이 마르게 된다. 그 결과 바이러스와 세균의 침입을 차단해 주는 점액이 스며 나오지 못하면 미생물의 인체유린, 즉 감염이 시작되는데 이렇게 감기 바이러스를 초대하기에 알맞은 체내 환경이 교감신경의 과작동에 의해 조성되어진다.

감기는 자율신경 실조증이다

감기초기 오한 발열하는 동안 신체에서 일어나는 현상을 교감신경과 부교감신경간의 자율신경 지배 관점에서 바라보면, 그 여러 현상들이 자율신경이 실조 되었을 때 나타나는 증상임을 알 수 있다. 차가운 공기에 노출되어 체온유지가 어려워지면 아드레날린의 작용으로 피부 혈관이 수축, 소름이 돋는 오한현상이 일어나고 심장박동이 빨라진다. 한편 갑상선에선 체온을 올리기 위해 신진대사 촉진 호르몬인 티록신을 내보내는데 이 모두는 교감신경이 흥분할 때 일어나는 반응들이다.

한편 오한이 지속되면 부교감신경 반동이 일어나 PGE_2가 분비되는데 PGE_2는 시상하부에 있는 체온조절중추의 set-point(기준 온도)를 상향 조정, 발열반응을 유발한다.

PGE_2의 생산은 미생물 감염시 대식세포가 방출하는 인터루킨-1이라는 싸이토카인에 의해 촉진된다. 이처럼 초기 감기 증상인 오한 발열이란 교감신경 흥분과 부교감신경 흥분이 동시에 일어나는 현상, 즉 자율신경실조증에 다름 아니다.

오한이 들 때, 피부혈관이 수축하고 심장박동이 빨라지는 것은 교감신경 흥분에 의해 나타나는 반응이다. 반면에 근육에 힘이 풀려 몸을 가누기 힘든 증상은 교감신경이 억제되어 나타나는 현상이다. 감기 초기에 기침, 콧물이 나는 것은 대표적인 부교감신경 흥분 현상이며 임파구의 활성 증가 또한 부교감신경 지배로 나타나는 면역계의 반응이다. 이와 동시에 겪게 되는 소화장애는 부교감신경이 억제되었을 때 나타나는 증상이다. 이처럼 감기에 걸려 오한 발열할 때, 몸 곳곳에선 교감과 부교감신경이 동시에 흥분하고 또 동시에 억제되어 나타나는 현상이 뒤엉켜 일어나게 된다.

오한이라는 단순한 현상이 우리 몸에 자율신경 실조증을 불러일으킨 것인데 이는 각각 피부와 근육, 장기로 뻗어있는 혈관의 혈류속도와 혈류량이 급변하면서 신체 구성 요소간에 설정되어 있던 혈류속도와 혈류량에 관한 혈류 조건이 유지되지 못하여 생긴 결과이다(궁금증은 '상한론의 비밀 열쇠, 베르누이 정리'에서 풀리게 된다).

초기 설정 값과는 달리 혈류속도와 혈류량이 장기와 조직마다 제각각 달라지면, 그 결과 인체의 기능 전반을 조절하고 있던 자율신경이 통제권을 상실하여 자율신경이 실조 되는 것이다(자율신경은 얼만큼의 혈액을 얼마나 빨리 조직이나 장기에 보낼지를 결정하는 통제 장치이다). 이런 자율신경실조증이 단지 감기 바이러스 감염 때에만 나타나는 것이 아니라 모든 미생물의 감염시에 나타나는 공통적인 현상이란 점을 깊이 인식해야만 한다. 우리의 머리가 감기를 무심히 생각해온 것과는 달리, 우리의 몸은 감기에 걸려 겪게되는 자율신경 반응의 모순과 혼란 속에서 시련과 마주 하고 있었던 것이다.

따라서 감기에 대한 대응법은 이 같은 모순현상을 안전하게 극복할 수 있는 방법으로만 이루어져야 한다. 감기 후유증이 필연일 수밖에 없는 이유는 모순을 부추기거나 극대화 시키는 쪽으로 현대의학이 오랫동안 정신없이 매진하여 온 탓이다.

얼마 남지 않은 에너지를 면역기능을 올리는 데에 집중시켜도 모자라는 비상상황에서 열이 난다며 공냉도 아닌 수냉(알코올과 찬물 마사지)으로 귀중한 에너지를 바닥나게 하고, 이것이 땀구멍을 오므려 놓아 열이 오르는 기미가 보이면 또 다시 무턱대고 해열제를 쓰는 일고의 가치 없는 치유법이 행해지면서 인류의 생존이 크게 위협 받아 왔던 것이다.

설상가상으로 이와 같은 상황에서 '잘 먹어야 낫는다' 며 억지로 밥을 많이 먹게 되면 제 2의 심장인 위장운동이 마비되면서 혈액순환에 위급 상황이 벌어질 수도 있다. 혹 소화력이 유지되고 있다 하더라도 음식소화에 에너지를 소진하게 되면, 정상일 때와는 달리 소화력이 급격히 떨어지게 되고 체온유지에 쓸 에너지를 확보하기 위해 체열발산이 차단되면서 재차 오한이 들게 된다. 그러면 땀으로 배출되지 못한 잉여 수분이 콧물로 흐르는 부교감신경 흥분성 반응이 뒤를 잇게 된다. 부교감신경 억제와 부교감신경 흥분이라는 양극화 현상이 식사를 통한 오한으로 재차 야기되면서 자율신경계는 다시 한번 갈피를 잡을 수 없는 혼돈을 겪게 되는 것이다.

암 환자를 비롯한 모든 중증의 질환자가 신경 써서 경계해야 할 대상은 질환자체 뿐만이 아니다. 무엇보다 감기와 식체를 요주의 대상으로 삼아야만 한다. 암 환자라 하더라도 출혈이 발생한 경우가 아니라면 생리 변화에 대해 대응할 만한 시간적인 여유가 있다. 하지만 감기와 식체, 이 두 가지는 하루 이틀 사이에라도 몸을 극한 상황으로 몰고 갈 수 있는 파괴력을 지니고 있다. 하지만 가장 경계해야 할 것은 스트레스다. 스트레스는 감기와 식체가 2~3일이 걸려야 할 수 있는 일을 단 몇 분만에 해치울 수 있는 잠재력을 지니고 있기 때문이다.

5

상한론의 비밀 열쇠, 베르누이 정리

1,800년 전 장 중경 선생이 상한론에 실어놓은 감기 처방은 최근에 발생한 그 어떤 유형의 독감에도 여전히 유효하며 탁월한 효과를 발휘한다.

그러나 모든 임상경험을 그 당시의 제한된 의학지식과 언어감각을 동원하여 이론화 해놓은 것이 상한론이기 때문에 현대인의 의학상식과 언어 감각으로는 이해하기 힘든 추상적 표현들이 대부분이다.

이에 일반인들이 상한론의 실용적 가치와 응용법을 정확히 파악하여 〈적은 비용으로 효과적이면서 부작용 없이〉 감기를 스스로 치유할 수 있도록, 새로운 매개 수단을 통한 상한론 재해석 작업의 필요성이 상존하여 왔으나 1,800년 동안 마땅한 수단이 마련되지 못하고 있었다.

이제 필자가 그 소임을 이룬바 이 책의 부제목을 '다시 쓰는 상한론' 으로 삼게 되었다.

한의대 교육과정에 상한론과 같은 원전原典의 의미를 해독하는 원전강독 시간이 있다. 하지만 원전에 담긴 임상적 의미를 온전히 이해해내는데 필요한 올바른 매개수단이 마련되어있지 않다면 한문을 한글로 옮겨놓는 수고는 원전의 의미를 구체화하여 실용성을 높이는 데에 그다지 큰 도움을 주지 못한다. 전문교육 과정을 마치고 수년간 상한론을 임상에 적용한 사람들의 입에서 '심오하다, 어렵다' 는 말이 나오고 있으니 말이다. 오랜 세월 상한론이 가정의학서가 되지 못하고 전문가의 전유물로 남아있었던 이유는 그것이 담고 있는 이론의 바탕이 심오해서라기보다는 이론의 성립 배경과 과정 그리고 원전이 놓치고 있던 의미까지도 명료히 설명해 낼 수 있는 적합한 매개수단이 없었기 때문이다.

필자는 베르누이 정리를 통하여 상한론을 재해석해 놓음으로써 91가지 약재, 113가지 처방을 실은 소설 상한론傷寒論을 4가지 처방, 15가지 약재를 담은 상한시傷寒詩로 만들 수 있었다. 이로써 현시대와 후세의 모든 사람들이 상한시를 낭송하며 자신의 건강을 스스로 돌볼 수 있는 새로운 패러다임의 막이 오르게 되었다.

소설 상한론을 한 줄로 정리한 베르누이 정리

〈에너지 과소비가 감기의 원인이며, 혈액의 원활한 흐름이 장기의 기능을 유지한다〉라는 대 전제 하에, 유체의 유속流速과 압력과의 관계를 밝힌 베르누이 정리를 채용하여 상한론 원전에 흩어져 있는 개념들을 일관된 논리로 정리할 수 있게 되었다.

이제 상한론의 추상적 이론과 실제 임상경험 사이에서 필연적으로 발생할 수 밖에 없었던 괴리를 극복하게 됨으로써 원전에서 조차 생략되어 있던 〈자연치유의 의미와 방법〉이 일목요연해지게 된 것이다.

가장 큰 의미는 상한론의 난해함을 들어 1,800년간 일반인의 접근을 가로막아 왔던 빗장이 풀림으로써 일반인 모두가 상한론을 쉽게 이해하여 거리낌 없이 실생활에 적용할 수 있는 대중화의 기틀이 마련되었다는 점이다. 과학자의 전유물이었던 컴퓨터가 몇몇 선각자의 예지대로 초등학생의 놀이도구가 된 것처럼.

베르누이 정리를 채용하여 감기에 걸린 시점에서 발생하는 혈류변화의 추이를 이해하게 되면, 마치 유전자 암호같았던 상한론의 문구들이 모두가 이해할 수 있는 에스페란토어로 해독되어 방대한 임상경험과 난해한 이론들이 일반인의 이해 수준으로 다가서게 된다. 이것으로 상한론을 공부하는 한의학도나 감기나 식체와 같은 단순한 질환이 단순하게 느껴지지 않았던 현대의학 임상의, 치료는 받는 것으로만 여겨왔던 일반인 모두가 감기를 포함한 기타 질환의 현 상태와 예후를 쉽게 조망해 볼 수 있는 유리한 고지에 설 수 있게 되었다.

유체는 좁은 통로를 흐를 때 속도가 증가하고 넓은 통로를 흐를 때 속도가 감소한다. 유체의 속도가 증가한 곳은 압력이 낮아지고, 반대로 감소한 곳은 압력이 높아진다. 이것이 1738년 발표된 베르누이 정리다. 감기에 걸렸을 때 베르누이 정리를 통해 혈류의 변화를 읽어 낼 수 있게 된다면 〈무엇을 조심하고 무엇에 집중해야 할지〉에 대한 지침이 일목요연해 진다. 오한이 발생한 시점에서 오한이 풀리는 시점까지, 피부의 혈관은 강하게 수축하여 피부는 〈심한 허혈상태〉가 되고, '부교감신경 지배 장기' 또한 혈류량이 줄어들어 〈허혈상태〉가 야기되며, 이들 지역에 머물던 혈액은 심장과 근육으로 몰려가 두 곳은 반대로 〈충혈〉지대가 된다.

오한은 저 체온증으로 가는 길목을 차단하기 위한 강력한 체온발산억제 반응이다. 차가운 외기에 노출되면 체온유지를 위해 피부 모세혈관으로 혈액을 수송하는 혈관의 괄약근이 수축, 피부가 창백해지고 입모근 수축으로 털이 꼿꼿이 서면서 소름이 돋는다. 한편 체온을 올리기 위해 갑상선은 티록신(신진대사 촉진 호르몬)을 내보내 불을 지피며 부신수질과 피질에서는 각각 아드레날린과 코르티솔이 나와 심장박동에 채찍을 가하고 혈당을 높여 에너지 생산량을 늘린다. 교감신경의 흥분도는 외기가 차가울수록 커진다. 열발산을 차단하려는 가장 적극적 반응인 오한이 들 때, '으스스' 한 느낌이 드는 것은 교감신경의 흥분이 정점에 이르렀다는 뜻이다.

이렇게 오한이라는 사소해 보이는 변수가 작용하여 신체 각 부위를 흐르던 혈액의 혈류속도(하행 대동맥 : 27cm/초, 세동맥 : 20~50cm/초, 모세혈관 : 0.1cm/초, 세정맥 : 15~20cm/초)에 급격한 변화가 생기면서 인체 각 부위와 조직 간에 설정되어 있던 정상 혈류속도비(하행대동맥 : 모세혈관 = 270 : 1, 세동맥 : 세정맥 = 1~3.3 : 1, 세정맥 : 모세혈관 = 150~200 : 1)의 균형이 허물어진다.

혈류속도비의 불균형은 곧 교감과 부교감신경 간의 불균형으로 파급되어 인체 항상성 유지는 일대 위기를 맞게 된다. 이렇게 오한은 자율신경의 작동 메커니즘을 순방향이 아닌 역방향으로, 완만한 리듬이 아닌 급격한 출렁임으로 진행시킨다. 즉 외기의 냉 자극이 교감신경을 작동시켜 오한을 일으키면, 혈관의 직경과 혈류속도가 급변하면서 그것이 역으로 자율신경계에 충격을 주어 항상성유지 기능에 교란이 초래되는 것이다.

모세혈관을 제외한 모든 혈관에는 교감신경과 부교감신경의 신경전달물질(neurotransmitter)에 의해 수축, 이완하는 평활근(smooth muscle)이 있다. 교감신경전달물질인 아드레날린은 혈관 수축작용(근육의 세동맥은 반대로 이완됨)을, 부교감신경전달물질인 아세틸콜린은 이완작용을 나타낸다. 좌심실을 빠져 나온 혈액은 대동맥, 소동맥(arteriole), 세동맥(metarteriole)을 거쳐 모세혈관에 이르고 소동맥과 모세혈관, 세동맥과 모세혈관의 연결부위에는 평활근이 발달한 전모세혈관 괄약근(precapillary sphinter)이 있다. 스트레스로 교감신경이 작동하여 혈압이 오르는 것은 아드레날린이 분비되면서 세동맥과 괄약근이 수축하여 말초혈관의 저항이 커지기 때문이다. 이런 작용을 하는 아드레날린이 오한이 들 때도 등장하여 피부혈관의 괄약근을 수축시켜 모세혈관으로의 혈류를 차단, 열손실을 막는다.

오한은 교감신경 과잉 흥분상태를 종식시키기 위한 제한장치이자 안전장치이다. 교감신경 작용이 절정에 달해 오한이 들면 피부와 소화, 흡수, 분비에 관계된 부교감 신경 지배 장기의 혈관은 모두 수축되어 신체 전반의 생리작용이 크게 제한 받게 되는데 그 제한 정도에 따라 감기증상이 심하게 혹은 경미하게 나타난다.

감기 증상이란 오한으로 자율신경의 항상성 유지기능이 급격히 교란되어 발생한 충격파의 작용과 그 충격파를 상쇄하기 위한 반작용간의 옥신각신이다. 이렇게 출렁이는 항상성이 평온을 되찾는 동안 60조 개의 인체 세포는 불편과 고통 속에서 때로는 심한 멀미를 하게 된다.

오한이 들면 베르누이 정리에 따라 피부와 내장의 혈관은 좁아진 만큼 혈류속도는 증가할 것이며 반면 심장과 근육은 혈액 유입량이 늘어나는 대신 혈류속도는 감소될 것이다. 그런데 베르누이 정리대로라면 감기에 걸려 오한이 들 때, 피부 말초혈관의 직경이 줄어든 만큼 피부의 혈류속도는 증가해야겠지만 이론과는 다르게 피부 말초혈관의 혈류장애가 더 심하게 나타난다. 어찌 된 일일까?

여기에 상한론의 비밀을 푸는 열쇠가 숨어있다.

만약 혈액이 액체로만 되어 있다면 베르누이 정리대로 피부 말초혈관의 혈류속도는 증가할 것이다. 하지만 적혈구를 위시한 고형의 혈구세포들이 혈액에 존재하기 때문에 베르누이 정리에 들어맞지 않는 현상이 나타나게 된다. 오한이 들면 피부와 내장혈관의 괄약근이 수축, 모세혈관으로의 혈액유입이 차단되고 피부 혈관의 직경이 좁아지면서 혈구세포들이 혈관 틈에 끼여 말초혈관 저항이 급격히 커지기 때문이다. 이렇게 피부의 혈관뿐만 아니라 장기와 근육에 이르기까지 전신에 혈류장애를 일으키는 원인이 바로 〈감기로 인한 오한〉에 있는 것이다.

적혈구는 헤모글로빈에 산소분자를 실어 나르는 산소 수송용 덤프트럭이다.

(※ 적혈구의 산소운반능력 : 적혈구 1개가 보유하는 헤모글로빈의 양은 약 2억~3억 개다. 헤모글로빈 하나에는 4개의 헴(heme)이 들어있고 한 개의 헴은 산소 1분자를 탑재할 수 있다. 즉 적혈구 하나는 산소분자 8억~12억(2억×4~3억×4)개를 운반할 수 있는 능력이 있다. 이런 적혈구가 혈액 1㎣에 약 450만~500만 개가 들어있다.)

영양소들은 혈류를 타고 수송되거나 알부민 같은 혈장단백이라는 트럭에 실려 세포로 수송된다. 혈류속도가 느려지면 교통이 정체되어 혈관을 달리던 모든 트럭의 주행속도가 떨어져 영양소와 산소를 원활히 공급하지 못하게 되고 자연히 세포의 에너지 생산량은 감소하게 된다.

피부 혈관에서는 적혈구와 혈관 사이의 〈마찰 증가〉로 정상일 때보다 적혈구 이동 속도가 급격히 줄어, 산소와 이산화탄소의 교환주기가 길어지고 이 때문에 피부주위 조직은 〈저 산소증〉을 앓게 된다.

또한 부교감 신경이 지배하는 장기에서도 혈액 유입량의 감소로 신진대사에 필요한 포도당과 산소의 유입량이 줄어들어 ATP(에너지원)를 만드는 발전소인 미토콘드리아의 기능이 떨어지게 된다.

말초 모세혈관의 직경은 2.5~3㎛, 적혈구의 직경은 그의 약 세 배인 7.5~8㎛, 따라서 적혈구가 허리를 꼿꼿이 세우고 있는 한 말초 모세혈관은 절대 적혈구를 통과시키지 않는다. 그래서 적혈구는 모세혈관으로 들어갈 때 공손히 허리를 굽힐 수 있게끔(이것을 적혈구 변형능이라 한다) 중앙부위가 오목 들어간 도너츠 모양을 하고 있다.

결과적으로 에너지 생산량이 감소된 세포가 속한 장기의 기능도 동반 저하될 수밖에 없는데 이것이 베르누이 정리를 통해 알아본 '왜 감기에 걸리면 갑자기 기운이 떨어지게 되는가?' 에 대한 답이다. 또한 오한이 들면 피부 혈관이 움츠러들면서 심장으로의 혈액유입량이 늘어나 심장근육이 수축하는 데에 평소보다 많은 에너지가 소비된다. 이와 동시에 발열로 심장 온도가 상승하여 누워 있는 상태에서도 심장 박동이 빨라져(1도 상승으로 박동량이 8회 증가한다) 에너지 소비가 늘어나기 때문에 전신권태가 심화된다.

한편 오한에 의해 충혈정도가 임계치를 넘게 된(어떤 기능이든 항진 정도가 임계치를 넘어서면 곧 급격한 기능저하가 일어난다) 근육 조직의 경우 혈류속도의 감소로 영양분과 산소 공급이 부족해지면서 팔, 다리에 힘이 빠지는 근력저하 현상이 찾아온다. 이런 이유로 눈꺼풀을 치켜세우는 일이나 화장실 손잡이를 돌리는 일이 그렇게도 힘이 들었던 것이다. 오한상태가 되면 심한 정신적 충격으로 인한 쇼크상태에서 나타나는 — 얼굴이 창백해지고 소름이 끼치고, 심장이 두근거리며 사지의 힘이 빠지는 — 경악 반응과 같은 현상이 일어난다. 오한은 정신적 쇼크와 동일한 결과값을 갖는 것이다.

이로써 상한론에 등장하는 수많은 임상증상과 현상에 대한 설명이 가능해 진다. 이제는 상한론의 수많은 난해한 조문을 머리 속에 넣지 않고서도 일반인 스스로가 감기의 예후를 쉽게 파악할 수 있게 되었다. 이제 까지 전문가의 영역에서 도제식 수업으로만 전수되어 오던, 난해하기만 했던 상한론의 비밀들이 베르누이 정리를 통해 재해석됨으로써 일반인들도 그 심오한(?) 세계를 쉽게 넘나들 수 있게 된 것이다.

'모든 문제점이 오한으로 시작되었다' 는 사실을 이제 명확히 이해하게 되었으니 그 문제를 풀 수 있는 해결책이 보온에 있음도 분명히 알게 되었을 것이다. 문제의 원인도 파악되고 해결의 열쇠도 손에 쥐게 된 이상 현대의학의 이곳저곳을 기웃거리며 우왕좌왕 갈피를 잡지 못할 이유도, 보름이 지났는데도 왜 낫지 않는지 머리를 갸웃거릴 필요도 없게 되었다.

오한의 후유증,
허혈 – 재 관류

오한이 들면서 열이 나고 있을 때, 세포에서는 무슨 일이 벌어지게 되는지 들여다보자. 혈류 속도비의 변화가 인체의 생리작용과 에너지 생산에 얼마나 지대한 영향을 미치게 되는지 이해하게 될 것이다.

교감신경이 과작동하게 되면 에너지 소모가 급격히 늘어난다. 오한은 에너지 소모정도가 임계치를 넘으려 할 때 찾아온다. 즉 오한은 교감신경 흥분도가 최대 정점에 이르렀을 때, 더 이상의 에너지 손실을 차단하기 위해 자구책으로 일어나는 반응이다. 감기의 첫걸음은 오한으로 시작된다.

그러나 오한이 장기간 지속되면 혈류 속도비의 불균형이 위험수위에 이르게 되는데 이를 해결하기 위해 '부교감 신경 반동'이 일어나면서 발열과 통증 반응이 수반된다. 이것이 감기의 두 번째 걸음이다. 자율신경 간의 상호 견제의 의미가 혈류 속도비의 균형을 맞추기 위한 조율 작업이었던 것이다. 이해를 돕기 위한 그림이 아래에 있다.

교감신경 우위의 상태가 되면 피부와 부교감 신경 지배 장기(소화, 분비, 배설, 생식기관)의 혈관은 수축하게 된다. 혈관이 수축함에 따라 모세혈관 주위 조직은 허혈로 인한 저 산소상태가 되고 산소와 포도당 공급이 줄어들면서 세포의 ATP생산량 또한 감소하게 된다.

〈감기로 인한 자율신경계의 변화〉

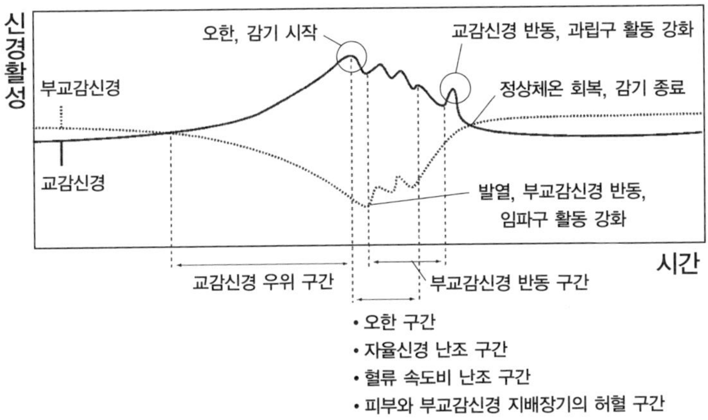

ATP생산량이 줄어들면 세포 안팎의 이온농도를 유지하기 위해 세포막에 설치돼있는 '미네랄 교환펌프'의 작동이 멈칫거리게 되는데 그 틈을 타고 세포막의 바깥에 고 농도로 머물고 있는 나트륨이온(Na^+)이 세포 안으로 유입된다.

이 상황을 역전시키기 위해 부교감신경이 작동하게 되고 오한이 풀리면서 모세혈관이 이완되어 혈액이 다시 잘 흐르게 되면(재 관류) 세포 안에 있던 나트륨이 칼슘으로 교체되는데, 세포로 유입된 칼슘은 세포막을 파괴하고 에너지생산 공장인 미토콘드리아를 부풀려 놓아 기능을 멈추게 만든다.

재 관류가 일어나면 세포막에서 프로스타그란딘(PG)이라는 염증유발 호르몬이 급격히 분비되어 염증반응이 개시되고 이때 통증을 느끼게 된다. 또한 재 관류될 때 백혈구 세포들이 몰려들어 활성산소를 내뿜게 되면서 염증반응은 증폭된다.

위와 같은 이유로 오한이 들어 미열이 날 때, 전신에 힘이 쭉 빠지고 사지가 쑤셔왔던 것이다. 단순한 현상으로 그치겠거니 여겨왔던 지금까지의 생각과는 다르게 감기로 인한 오한 – 발열 – 관절통 증상이 차례로 일어나고 있던 그 순간, 세포는 사느냐 죽느냐의 기로에서 있었던 것이다.

역대 명의들의 고민을 풀어주는 베르누이 정리

집을 나설 땐 밥 한 그릇을 뚝딱 비운 사람도 산정상에 올라 찬바람을 맞고 나면 김밥 두 세 조각 먹은 것으로도 속이 미식거릴 만큼 소화기능이 떨어진다. 멀쩡히 예비소집에 나갔던 수험생도 운동장에서 한 시간 덜덜 떨고 나면 책 한 줄 읽을 수 없을 만큼 눈꺼풀이 내려앉기도 한다.

또한 간장의 혈류속도가 느려지고 해독효소의 기능이 떨어지면서 해독 진행속도가 더뎌져 1차 해독과정에서 생성된 중간 대사물질이 2차 해독단계로 넘어가지 못하고 혈액에 유입돼 전신을 떠다니면서 입안엔 쓴 맛이 돌게, 목은 바싹 마르게, 머리는 띵하게, 눈은 벌겋게 충혈시켜 놓는다(이것을 상한론에서는 구고, 인건, 목현이라 하여 소시호탕의 적응증으로 삼는다).

사우나를 하여 피부 모세혈관이 충분히 확장되면 혈액의 60%정도가 피부 쪽으로 쏠린다(평상시에는 심 박출량의 44%가 신장과 내장에, 피부에는 단 9%만이 배분된다). 반대로 오한이 들어 피부 혈관이 수축하게 되면 혈액배치가 역전된다. 이와 같은 각 조직간의 혈액 배치 비율의 변화에 의해 상한론에서 언급된 수많은 임상증상이 연출되었던 것이다.

상한론이나 동의수세보원(이 제마 선생이 쓴 체질 한의학서)에 보면 험증에 빠진 감기 환자에게 약을 잘못 투약하여, 혹은 알 수 없는 원인에 의해 속수무책으로 환자가 사망하였다는 경험담이 기술되어 있다.

수천 년 전 고대 유물에 얽힌 비밀이 스캐너(scanner)를 통해 풀어지듯이, 베르누이 정리를 통하면 역대의 명의들이 진땀을 흘리며 험증에 빠진 환자들을 진맥하면서 무엇을 고민하였을지도 역으로 유추해 낼 수 있다.

- 피부 모세혈관을 흐르는 혈액이 내부로 대거 유입되는 일이나
- 역으로 중심부의 혈액이 대거 피부 쪽으로 쏠리는 일,

이 두 가지 사건이 벌이지는 상황을 막아 혈류의 흐름을 정상화 시켜 놓기만 하면 결코 환자를 험증으로 빠지게 하는 일도 환자의 죽음을 지켜볼 일도 생기지 않는다. 역대 명의 들을 고민케 만들었던 험증의 예방법이 실은 쉽고도 간단한 물리적 조건(혈류 속도비)을 맞추는 일이었던 것이다. 이처럼 상한론에서 변화무쌍하게 전개되었던 일련의 현상들이 베르누이 정리를 통해 쉽게 정리될 수 있다.

감기에 걸렸을 때나 어떤 중한 병에 걸렸을 때나 가장 중요한 점은 누차 강조 되고 있는 〈보온〉이다. 보온의 중요성을 백안시 하여 오한이 들면서 피부와 내부 장기, 심장과 근육, 그 밖의 동 · 정맥의 혈류속도가 동반 저하되고 그들 간의 혈류속도비가 깨져 장기의 기능이 떨어지고 설상가상으로 심장의 에너지 소모량이 급격히 늘게 되면서 단순한 감기가 저 유명한 스페인 독감이나 조류독감, 사스 등의 유명세를 타고 수많은 목숨을 앗아갔던 것이다. 그 모든 비난의 화살을 말 못하는 바이러스만 홀로 맞아 왔던 것이다.

피부와 장기의 혈류 속도비를 최적으로 맞추는 방법

최적의 컨디션을 만끽하기 위해 필요한 가장 중요한 물리적 조건은 다름아닌 원활한 혈액순환이다. 원활한 혈액순환은 인류가 탄생하면서 입력되었던 피부의 혈류속도, 장기의 혈류속도, 근육의 혈류속도, 뇌의 혈류속도 간의 비율에 대한 초기값을 유지할 수 있을 때 보장된다.

바쁜 일상생활 중 신체 각 부위의 혈류속도를 일일이 점검하지 않고도 혈류 속도비가 안전한 범위 내에서 유지되고 있는지 손쉽게 확인할 수 있는 방법이 있다. 춥지만 오한은 느껴지지 않고 덥지만 15분 이상 땀이 지속적으로 흐르는 일이 없다면, 혈류 속도비는 안전지대에 머물러 있다고 볼 수 있다. 즉 〈오한 초과 ~ 15분 간의 발한 미만〉의 온도 범위 내에서 활동이 이루어지도록 조절하면 되는 것이다.

〈 〉부분을 다시 풀어 말하자면, 자신이 현재 위치해 있는 곳의 온도가 낮아도 오한이 느껴지지 않을 정도여야 하며 높아도 땀이 철철 흐를 정도가 되어서는 안 된다는 뜻이다.

이 조건은 추운 겨울 뿐만 아니라 더운 여름에도 잘 유지되고 있어야만 한다. 어느 환경에서든 신진대사량이 급격히 늘어나게 되면 사소한 밤낮의 기온차나 차가운 음식을 먹는 것만으로도 오한이 들어 적절한 혈류 속도비를 유지할 수 없게 되기 때문이다.

아침에 잠자리에서 일어났을 때 명치와 발바닥, 겨드랑이에 미미한微微汗, 즉 아주 약간 스며나온 정도의 땀이 만져졌다면 훌륭한 잠자리였다고 할 수 있다. 취침 중 보온이 잘되어 혈액순환이 원활했다는 증거이므로 그 날의 컨디션은 상쾌할 것이다.

상황에 따라 보온의 정도가 다르긴 하지만 기상 시 약간 스미는 정도의 땀이 만져지기 위해서는 취침 시 하체의 보온이 중요하다. 여름이라도 통기가 잘 되거나 선풍기나 에어컨을 켜고 잘 때에는 넉넉한(얇은)바지를 입고 여름용 보온용 실내화(혹은 넉넉한 얇은 양말)를 신고 자도록 해야 한다. 오히려 상체의 충혈이 풀려 시원한 잠을 청할 수 있을 것이다. 물론 여름이라도 차가운 바람을 직접 쏘여서는 안 된다.

반면에 썰렁한 기운이 느껴져 잠자리에서 일어나게 되었다면 하루 종일 개운치 않은 가운데 피로감에 쌓여 지내게 될 것이다. 그런 날은 아침밥도 잘 먹히지 않는다. 냉탕에서 수영하고 난 후나 냉방이 너무나 잘 된 극장에서 영화를 보고 난후 기운이 축 쳐지거나 고뿔에 걸렸던 기억이 있을 것이다. 한 여름에 땀을 철철 흘린 후 수박화채를 먹고 나서 하루 이틀을 나른하게 보낸 기억도 있을 것이다.

모두가 최적의 혈류속도비를 맞추지 못해서 생긴 결과이다. 이런 일이 기초체력이 매우 약한 사람이나 만성 소모성 질환자에게 생긴다면, 생사의 갈림길에 한 발 더 다가서게 될 것이다.

안전한 혈류 속도비를 찾지 못하여 하늘이 빙빙 도는 것 같을 때

혈류 속도비를 안전역으로 되돌리는 일이 보온만으로는 이루어지지 않을 만큼 기력이 소진된 상태라면 〈따뜻한 미역국과 따뜻한 생강차〉의 도움을 빌어 오한으로 허물어진 혈류 속도비를 되찾을 수 있다.

미역국으로 신진대사율을 높이고 생강차로 피부와 내장의 혈관을 이완시켜 신체 기능을 안팎으로 튜닝해 놓을 수 있기 때문이다. 특히 오랜 스트레스로 갑상선기능이 떨어져 있는 사람은 신진대사율이 저하되어 있기 때문에 다른 사람에게는 전혀 무리가 되지 않는 일(걸레질 하고 나서 냉수 한잔 마시고 시원한 바람 쏘이는 정도)로도 비축 에너지 레벨이 임계치 이하로 뚝 떨어져 쉽게 오한이 들게 되고 혈액순환부전이 생겨 하늘이 도는 것 같은 현기증을 느끼게 된다.

만약 미역국과 생강차를 동원하여도 하늘이 계속 빙빙 돌거나 설사가 지속된다면 인삼차(5년근 이상이 유효)에 가장 빠르게 흡수될 수 있는 단당류인 백설탕이나 흑설탕, 물엿을 진하게 타서 처음에는 입에 물을 축이듯이 하여 조금씩 양을 늘여가며 마시도록 한다.

극도로 쇠약해진 경우가 아니라면 모두 효험을 볼 수 있을 것이다. 컨디션이 좋지 않은 상태에서 출장길에 오르거나 외국여행에 나서는 경우에는 〈생강차, 인삼차, 초코렛〉을 응급약으로 준비하여 현지 활동 중, 활동량 증가로 인한 기온차의 부적응으로 발생할 수 있는 급작스런 혈액순환부전을 예방하거나 치유할 수 있는 세심함이 필요하다.

한편 자연치유방법을 몰라 흔히 기운을 차리려고 포도당이나 아미노산 수액제를 맞으러 병원을 찾게 되는데 여기엔 반드시 주의할 점이 있다. 만약 수액제 투여로 체액량이 불어난 상태에서 찬바람을 쏘여 오한이 들면 체액이 늘어난 만큼 심장이 고도로 충혈되고 전신의 혈류속도비가 급격히 깨져 장기의 기능장애가 심하게 일어날 수 있으므로 반드시 체온수준으로 덥힌 영양제 수액이 보온이 유지된 가운데 아주 천천히 유입되도록 하고 특히 겨울이라면 수액제 투여 후 소변을 한번 보고 나서 체액량이 줄어들 때까지는 외출을 삼가 해야 한다.

여름철 심장마비와 냉방병이 감기와 다른 점

한강물이 깨끗했던 시절, 여름철이면 술에 취해 강물에 뛰어들어 심장마비로 사망한 사람들의 사고기사가 종종 보도되곤 했었다. 심장마비는 갑자기 찬물에 들어가 심장이 놀라서 생긴 것일까?

술에 취하면 심장박동이 빨라지고 이는 호흡량의 증가로 이어져 심장과 폐로 혈액이 집결하게 되는데 그런 와중에 차가운 강물 속으로 뛰어들어 피부 혈관을 급격히 수축시켜 놓으면 심장과 폐에 고도 충혈이 일어나게 된다.

여기에 전신이 수중에 잠기면서 체표면에 작용하는 약 540kg에 해당하는 수압이 피부 혈관을 납작하게 만들어 심장은 더욱더 고도로 충혈되어진다. 피부 혈관의 혈류가 순식간에 정지되고 심장과 근육에 고도 충혈이 일어나면서 생명유지에 필요한 혈류속도비가 깨져 심장의 급성 기능부전, 즉 심장마비가 발생하였던 것이다.

그러면 강에 뛰어들어 생긴 심장마비와 냉방병과는 어떤 차이가 있을까?

여름이 되어 수은주가 치솟을 때, 한참 땡볕을 쪼이게 되면 사우나를 할 때처럼 피부혈관이 이완되어 피부가 충혈된다.

이때 성능 좋은 냉방장치가 작동하고 있는 도서관이나 극장에 들어가 한참을 있다 보면, 이완되어 있던 피부 혈관이 바짝 움츠러들면서 오한을 느끼게 된다. 오싹한 기운이 들어 다시 땡볕에 나오면 피부 혈관은 재차 이완되고 어찔하면서 기운이 쏙 빠져 나가는듯한 느낌이 든다.

이렇게 짧은 시간 동안 심한 기온차를 겪게 되면서 한번은 피부에 한번은 내부 혈관에 번갈아 가며 충혈이 일어나 각 조직간의 혈류 속도비의 편차가 임계치를 넘게 되면, 혈류 속도비의 균형을 되찾는 동안 에너지 생산량이 줄어든 신체는 순간적인 전신 기능부전, 즉 몸살을 앓게 된다.

또한 더위로 피부 모세혈관이 이완되면서 혈압이 떨어지는 것을 막기 위한 반작용으로 심장박동이 빨라지게 되는데 다습한 날씨 때문에 땀의 증발속도가 느려져 체온이 오르면 이것으로도 심장박동이 촉진된다.

심장의 노동량이 늘어나 비축에너지가 바닥나게 되면, 선풍기 바람을 쐬는 것만으로도 체온유지에 실패하게 되어 땀구멍이 해치를 닫게 되는데 이것은 감기에 걸렸을 때 나타나는 전형적인 현상이다.

즉 냉풍으로 혈류속도비가 변하고 그에 따른 장기의 기능저하로 생긴 몸살증상과 심장의 에너지 소모량 증가와 냉풍으로 인한 감기 증상, 이 둘의 합이 냉방병인 것이다.

심장마비、냉방병、감기, 이 셋은 인체 조직간에 설정되어있던 정상 혈류속도비가 깨지면서 생긴 현상들이다. 한강의 여름철 심장마비가 찬물에 의한 혈류 속도비의 급격한 변화 때문이라면 냉방병은 그 변화가 냉방장치 때문에 생긴 것이며 감기의 경우는 과로 때문에 생긴다. 상황과 표현만 다를 뿐 이들 세가지는 모두 신체 각 부위의 정상적인 혈류에 장애가 생겨서 온 이명동병異名同病이다.

일사병(sun stroke)과 감기

바람도 없는 무덥고 습한 날씨에 땡볕을 오래 쪼이면 피부가 달아오르면서 땀을 많이 흘리게 되어 수분과 전해질 손실이 일어나 일사병에 걸리게 된다. 머리는 무겁고 전신은 권태로워지며 현기증도 나고 사지의 운동장애가 따른다. 심하면 경련과 의식장애를 겪기도 한다.

일사병의 증상이 나타나면 바람이 잘 통하는 곳으로 자리를 옮겨 체온을 서서히 식히고, 보리차나 과일음료를 따뜻하게 마시도록 하여 손실된 수분과 전해질을 보충해 주어야 한다. 이때 몸에서 열이 난다고 찬바람을 쏘이거나 찬물을 마시면 필자가 가장 경계하는 〈혈류 속도비의 균형이 급격히 깨지는 상황〉이 발생하게 된다.

일사병 증상이 나타날 정도가 되면 피부 모세혈관은 완전히 이완되어 혈압저하가 일어난다. 자연히 혈압을 유지하기 위해 심장박동이 빨라지고 그에 따른 에너지 소모량도 증가하게 된다.

이때 선풍기나 에어컨바람을 직접 쏘이게 되면 자율신경은 체온유지를 위해 급히 땀구멍을 닫아걸게 되고 이 조치로 피부혈관이 오므라들면서 내부 혈관에 충혈이 일어난다. 이렇게 단 기간에 혈류속도비가 급변하게 되면 정상 혈류 속도비를 되찾는 동안 에너지 생산량이 줄어들게 된다.

고온에 노출되어 → 피부에 혈액이 고도로 분포되면서 정상 혈류 속도비가 깨져 에너지 생산량이 감소, 1차 에너지 파동을 겪게 되고 → 심장박동 증가로 에너지가 소진되어 2차 에너지 파동이 일어나고 이어서 다량의 전해질과 수분을 잃어 항상성유지에 크게 금이 간 상태에서 찬물과 찬바람으로 신체를 썰렁 식혀놓으면 → 오한이 들면서 → 혈류속도비에 다시 한 번 엄청난 변화가 일어나 에너지 생산량이 급격히 감소되어 3차 에너지 쇼크를 당하게 된다. 이로써 자칫 목숨을 잃는 사태로 발전하게 되는 것이다. 커다란 성공도 피할 수 없다던 재앙도 언제나 사소한 그 무엇에서 비롯되는 것이다.

한편 갈증이 난다 하여 찬물을 들이키게 되면 〈수분 중독〉현상이 발생하여 매우 위험한 상태에 노출될 수 있다. 수분중독이란 혈장삼투압을 유지하기 위한 현상이다. 땀을 많이 흘려 전해질과 수분을 동시에 잃게 되었을 때, 맹물만을 마시게 되면 혈액이 물로 희석되어 혈장 삼투압이 내려가게 된다.

이 물이 나중에는 세포 간극으로 들어가 세포 간극의 삼투압을 떨어뜨린다. 세포는 세포외벽에 비해 상대적으로 삼투압이 높은 상태이기 때문에 세포 밖에 머물고 있던 수분은 세포안으로 몰려 들어가 세포 간극엔 탈수가 일어나고 세포는 수분과잉상태가 된다. 이때 갈증을 느끼게 되는데 이 과정이 악순환되면서 갈증이 극심해 진다. 그 결과 뇌조직 팽창으로 인한 혼수에 빠지게도 된다. 이렇게 수분중독이란 물을 마실수록 갈증이 심해지는 모순이 일어나는 현상을 말하는 것인데 이러한 기전에 따라 수분중독으로 인한 갈증에 오히려 오령산五苓散이라는 이뇨제를 사용할 수 있는 것이다.

또 한편으로 찬물을 마셔 내장의 온도가 내려가면 이를 정상체온으로 끌어올리는 동안 체온발산을 막게 되는데 이 작용의 최대 결과값이 오한이다. 또한 찬물로 내장주위의 모세혈관이 수축하게 되면 그 안에 담겨있던 혈액이 바깥쪽을 향하게 되면서, 더위로 이미 충혈되 있던 피부 모세혈관에 순간 고도 충혈이 일어나 혈류 속도비의 차가 더 크게 벌어진다. 이열치열以熱治熱이란 경구가 이 점을 경계하여 생겨난 것이다.

이렇게 찬바람을 쏘이거나 찬물을 마시는 일은 감기와 전혀 다른 상황에서 발생한 일사병의 경우에서도 〈안전한 혈류 속도비의 유지〉를 위해 감기에 걸렸을 때와 마찬가지로 크게 삼가야 할 핵심 경계대상인 것이다.

베르누이 정리로 본 식사의 위험성

여기서 '감기에 걸렸을 때(오한 증상이 있을 때) 밥을 많이 먹어야 빨리 낫는다' 는 말의 위험성을 베르누이의 정리를 통해 짚어보도록 하자.

밥을 먹게 되면, 이를 소화시키기 위해 위장은 에너지를 사용하게 되는데 오한이 든 상태에서 체온유지에 쓸 에너지가 위장의 교반운동에 전용轉用되면 이에 대한 비상조치로 피부를 더 오므려놓는 일, 즉 오한현상이 더 심하게 일어난다. 오한이 심해질수록 혈류 속도비의 불균형과 그로 인한 자율신경계 교란이 심화되고 항상성유지는 그 만큼 정상 궤도를 벗어나게 된다. 또한 이 상태가 좀 더 심해져 극단적인 부교감신경 반동이 일어나는 경우엔 토사곽란吐瀉癨亂(토하고 설사하며 복통이 심하게 나타나는 증상)을 겪게 된다.

토사곽란의 발생은 심장마비에 버금가는 비상사태다. 위 · 장관이 불규칙하게 수축하면서 심장의 수축, 이완리듬과 엇박자가 일어나 혈류속도비가 급격히 깨지기 때문이다. 또한 토사곽란의 토吐작용으로 대량의 수분과 산(HCI의 H^+)을 잃게 되면 혈장량 감소로 인한 순환상의 문제점과 혈액의 pH가 높아지는 알카리혈증(alkalosis)이 야기된다. 한편 사瀉의 작용으로 탄산수소이온(HCO_3^- : HCO_3^-는 H^+를 소모함으로써 혈액의 pH를 높이는 작용을 한다)을 잃게 되면 산혈증(acidosis)이 발생하는데 세포외액의 산도(pH)가 6.8~7.8 범위를 벗어나면 생명을 유지할 수 없게 된다(세포외액의 정상산도는 7.4이다).

감기는 보온에 의해 예방되고 보온에 의해 자연치유 되며, 감기는 체온유지 실패로 시작되고 체온유지 실패로 악화되며, 식체로 위험해 지고 해열진통제 때문에 위태로워진다. 우리가 어떠한 질병에 노출되었을 때라도 항상 유념하고 조심해야 할 것은 첫째 보온의 중요성, 둘째 식체의 위험성, 셋째 해열진통제와 스트레스의 치명성이다.

오한과 발열, 무엇이 문제인가?

대부분 감기에 걸렸을 때 체온이 오르는 것에만 온 신경을 쓴다. 하지만 이것은 현상의 한 쪽 면만을 보아 생긴 조급증 때문이다. 발열은 오한이라는 작용에 대한 반작용이다. 즉 오한현상이 제거되면 자연히 발열현상도 사라지게 된다. 인체장기가 오랜 시간 고열에 노출되는 것은 위험한 일이다.

보온조치를 정확히 취하고 절식節食했음에도 고열이 발생하는 일은 분명코 없다. 반드시 유념해야 할 것은 〈보온조치〉가 취해지지 않은 상태에서의 해열제의 복용은 7일 내에 〈다장기 부전증〉을 일으킬 만큼 위험천만한 일이 될 수 있다는 사실이다.

오한으로 전신의 혈액순환장애가 일어나고 계속된 오한으로 고열이 되어 효소작용에 최적인 온도범위를 벗어나게 되면, 세포 내 생화학 반응 효율이 급격히 떨어지게 된다. 또한 오한이 들 정도로 추위에 노출된 상태에서는 발열이 일어나기 전까지 헤모글로빈으로부터 산소가 잘 분리되지도 않는다.

이로써 오한에 노출된 세포는 저 산소증을 일으키는 두 요소인 〈혈액순환장애〉와 〈산소해리도의 감소〉라는 2중의 피해를 입게 된다. 오한에 의해 일차적으로 산소와 영양분 공급 부족을 겪고 난 세포에 2차적으로 고열에 의한 효소 기능저하가 추가로 일어나면서 그가 속한 조직과 장기는 기능 부전의 늪에 빠져 들게 되는 것이다.

생리학에서는 체온이 1도 오르면 대사율은 10% 증가한다고 말한다. 여기서 한 가지 의문이 제기된다. 온도가 오르면 오히려 신체기능이 항진 된다는 말인데, 왜 필자는 이와 반대로 기능저하가 일어난다고 말하고 있는 것일까?

앞서 인체의 정상기능은 〈신체 각 부위간의 혈류 속도비〉가 원래 입력되어 있던 초기값의 범위 내에 머무를 때에만 보장될 수 있다고 하였다.

오한으로 피부 혈관과 내부 혈관 사이의 혈류속도비가 초기 입력값과 동떨어진 상황이 오래 지속되면 장기의 기능 부전이 초래된다.

오한은 세포 내 모든 대사활동에 필요한 산소와 영양분 공급을 차단하는 연료차단 장치와 같은 역할을 하기 때문이다.

또한 오한으로 피부 혈관이 오므라들어 모세혈관으로의 혈액 공급이 차단되면 인체 중심부와 피부 사이에 대류에 의한 열 교환이 억제되어 고열로 인한 효소의 활성저하가 빨리 일어난다. 이것이 오한을 동반한 체온상승이 대사율을 높일 수 없는 이유다.

오한이 없는 상태에서 운동을 통하여 체온이 상승하면 단백질 변성이 일어나지 않는 온도 범위 내에서 대사항진이 일어난다. 오한으로 인한 혈류장애가 발생하지 않기 때문이다. 독자들은 〈오한이 들면서 미열이 있을 때〉 평지를 걷는 것이 〈오한이 없는 여름에〉 땀을 흘리며 가파른 언덕을 오르는 것 보다 훨씬 힘들었던 기억이 있을 것이다. 그 기억이 오한발열과 단순발열과의 차이점이 얼마나 큰 것인가를 말해 준다.

위장의 평상시 온도 범위는 36.3~39도 이며 장은 38.2~38.5도, 직장은 37도 이다(심장은 39도 쯤으로 추정된다). 이때 체온 체크 포인트인 겨드랑이는 36~36.8도다. 감기에 걸려 겨드랑이 온도가 38도쯤이 되면 심장이나 간, 비장, 신장 등 공기와 직접 맞닿지 않는 장기의 온도(core temperature)는 40도를 넘어서게 될 것이다.

이 온도에서는 열 피로가 발생하기 시작하고 파이렉시아라는 유전자의 스위치가 켜져 고온으로부터 뇌와 신경세포를 보호하게 된다.

오한이 지속되어 1도가 더 올라 체온계가 39도를 가리키게 되면 중심 장기 온도는 41~42도 쯤이 될 것이다. 이 상태에서도 오한만 풀리게 되면 정상적인 신체활동이 재개 된다.

하지만 현대의학에 의한 가장 심각한 의료사고가 이때 발생하게 된다. 100이면 99, 오한을 그대로 방치하여 체온이 치솟게 된 상황에서 현대의학 병동에서는 해열제 투여와 알코올 마사지가 감행된다. 해열제의 해독이 원활히 진행될 리 만무하며 알코올 마사지는 오한 증상을 확고히 고정시켜 놓을 것이 불을 보듯 뻔하다. 이 과정을 몇 차례 거치고 난 정상인 중 일부는 수일 내에 백혈병 병동으로 이송된다. 현대의학 병동에 비치된 해열제와 알코올을 모두 압수한다면 환자들의 혈류 속도비는 곧 제자리를 찾을 것이며, 고열은 간밤에 사라지고 말 것이다. 그러면 백혈병 병동엔 빈방의 정적만이 감돌 것이다(자세한 내용은 백혈병 편을 참조하시길).

부디 필자의 말에 귀를 기울이고 이해하고 실천하여 어린 생명이, 고귀한 생명이 현대의학이 파놓은 함정과 재앙으로부터 벗어나 안전한 삶을 살기를 바랍니다.

6

다시 쓰는 혈액 순환론, 감기는 경락과 차크라를 폐쇄한다

자연계 모든 요소의 근본 운동은 회전이며 가장 큰 힘 또한 회전에서 나온다. 물질의 기본 요소인 원자는 전자가 회전하여 만든 전자구름에 덮여있다. 박테리아는 자신이 좋아하는 당분자를 찾아 헤엄쳐 갈 때, 분자 차원의 '회전 모터'에 연결된 편모를 회전시켜 추진력을 얻는다. 악어의 가공할 공격력 또한 먹이를 문 채 전신을 회전시키는 공격기술에서 나온다. 지구는 자전과 공전의 이중 회전을 하고 있으며 지구상에 존재하는 그 어떠한 힘도 지구의 자전과 공전을 거스를 수 없다.

지구 행성을 지배하고 있는 물리 법칙이란 우리와 가장 가까이에 있는 마젤란 은하의 회전력으로부터 초속 280km의 속도로 회전하고 있는 안드로메다 은하의 회전력, 더 나아가 우주 공간에 산재해 있는 무수한 은하단들의 회전력 그리고 지구와 100억 광년이나 떨어져 있는 이름 없는 항성의 회전력에 이르기까지 이 모든 회전력이 지구에 영향을 미쳐 일어나는 현상들에 대한 해석이다.

인체의 혈액 순환 미스터리를 풀어주는 '혈액 회전 순환론'

자연계에서 일어나는 어떤 종류의 회전이라도 그것이 느려지거나 멈춰서는 일이 생긴다면 생명질서는 실시간으로 무너지게 될 것이다. 인체 또한 혈액 순환이 느려지거나 멈추어 서게 되면 그로써 발생할 수 있는 최소값과 최대값은 감기와 죽음일 것이다. 생리학에서는 심장 박동이나 근육의 움직임과 같은 실질기관(parenchymal organ)의 수축작용으로 혈액순환이 이루어진다고 말한다.

위장은 식후 3~4시간이 경과하여 위 내용물이 없는데도 계속적인 수축운동을 한다. 이를 공복수축(hunger contraction)이라 하는데 이는 30초 간격으로 주기적으로 일어나는 연동파이다. 철저히 경제법칙을 따르는 인체장기가 공복인 상태에서 에너지를 소비하는 데에는 반드시 이유가 있다. 필자는 그 이유가 혈액순환을 돕는 것에 있다고 본다.

그러나 이러한 설명엔 여러 가지로 석연치 않은 점이 있다. 단지 몇몇 실질기관의 움직임만으로 심장에서 출발한 혈액이 1분 만에 총 연장 10만 km가 넘는 혈관을 주파해 내기란 물리적으로 불가능 한 일이기 때문이다.

힌두교와 탄트라 불교에서 행하는 수련에서 중요시되는 개념이자 신체부위로 차크라(chakra)라는 것이 있다. 차크라는 산스크리트어로 '회전'의 의미가 담긴 '바퀴'라는 뜻으로 회전 에너지 발생의 중심점이다. 인체에는 8만여 개의 차크라가 존재한다고 하는데 필자는 이들이 존재하는 이유 중의 하나가 '혈액순환 추진체(blood circulating booster)로서의 역할'이라고 생각한다. 정상인의 신체 어느 곳에서도 혈류의 정체 현상이 빚어지지 않는 것은 차크라의 회전에너지 공급에 힘입은 바 크다고 보는 것이다.

또한 침술치료에서 반응점으로 삼는 360곳의 경혈 또한 침을 꽂으면 바늘이 회전하는 회전력이 발생하는 곳이다. 이렇게 인체 곳곳에 마련된 회전에너지 발생장치로부터 회전력이 끊임없이 혈류에 공급됨으로써 혈액순환이 순조롭게 이루어지는 것으로 판단된다.

필자가 이러한 논리를 펴게 된 배경은 다음과 같다. 생리학에서는 ①심장 박동(cardiac pump)과 ②근육의 움직임(skeletal-muscle pump), ③호흡 운동(respiratory pump), ④교감신경에 의한 평활근 수축으로 혈액순환이 유지된다고 말한다. 여기에 필자는 ⑤위·장관이 제 2의 심장이라는 개념을 추가하였다. 그러나 이 다섯 가지 요소만으로 1분만에 10만 km의 혈관을 돌아 나오는 혈액 순환현상을 이해하기에는 크게 역부족이다.

그 대상이 몸무게 100톤에 전장 50m에 이르는 사이스모 사우르스 공룡이거나 몸무게 190톤, 전장 30m가 넘는 흰 수염고래인 경우엔 해명은 더 한층 궁색해 진다.

취침 중에는 교감신경도 잠이 들기 때문에 몸을 뒤척일 때 빼고는 근육의 움직임이 없다. 뇌사 상태인 경우엔 아예 부동자세다. 따라서 수면 중이나 식물인간이 된 경우에는 오로지 심장의 펌프질과 호흡 운동 그리고 미약해진 위 · 장관 운동에만 전신의 혈액순환을 맡겨야 한다는 결론이 나오는데 이것만으로 혈액순환이 이루어지려면 새로운 물리법칙이 등장해야만 할 것이다. 또한 위 · 장관 절제술을 받은 경우에는 제 2의 심장인 위 · 장관이 자기 몫을 해 줄 수 없기 때문에 위 절제술을 받은 채, 단잠을 자고 있는 위암환자의 별탈이 없어 보이는 혈액순환에 대해선 설명이 더욱더 난감해 진다.

따라서 어떠한 상황에서든 잠시의 단절도 없이 이루어지는 혈액순환 현상을 설명해 내기 위해선 현재까지 파악되지 않은 제 3의 실체가 존재해 주어야만 하는데, 필자의 추론으로는 그 보이지 않는 손이 바로 차크라와 경혈이다.

이러한 추론과 더불어 필자는 격발된 총알이 총열의 강선(rifling)을 타고 회전함으로써 멀리 날아갈 수 있도록 고안돼있는 것처럼, 혈관의 곳곳에도 이와 유사한 강선기능을 하는 장치가 있어 혈류에 회전력을 실어주리란 추정을 해왔다.

그러던 차에 추론과 추정에 머물러 있던 '혈액 회전 순환론'이 우리 몸에서 일어나고 있는 혈액순환에 대한 납득할 만한 해명 수단이 될 수 있는 근거가 마침내 '러시아 과학 아카데미 시베리아 지부' 소속 과학자들에 의해 마련되었다.

'혈액은 정맥과 동맥을 회전하며 이동한다'는 사실이 이들에 의해 발견된 것이다.

「출처 : 빠를라멘스까야 가제따 : 2001년 8월 23일」

러시아 과학자들의 발견으로 정·동맥 혈압 유지에 대한 기존의 인식오류가 교정되는 계기가 마련되었고, 수술 후 염증 이외에 다른 무엇이 작용하여 혈전이 발생하게 되는지에 대한 실마리도 찾을 수 있게 되었다. 혈액에 회전력을 전달하는 〈장치와 통로〉가 수술로 손상을 입어서 야기된 특정 부위의 〈와류〉가 혈전생성의 중요 원인일 것이라는 필자의 생각이 설득력을 얻게 된 것이다.

베르누이 정리를 통한 상한론의 재해석에 이어, '혈액 회전 순환론'의 등장으로 감기 증상인 〈오한〉이 어떤 의미를 갖는지가 또 한번 명료하게 드러나게 되었다.

오한은 더 이상의 에너지 손실을 막기 위한 자구적 노력이며 교감신경 흥분의 최고점에서 발생한다. 오한은 피부 표면적의 최소화 작업이며 소름이 돋고 땀구멍이 닫히는 현상이다. 오한으로 피부 표면에 존재하는 모든 것이 움츠러들면 인체 내부와 외부와의 소통 채널인 경혈과 차크라의 문 또한 따라서 닫히게 될 것이다.

피부에 존재하는 회전력 공급장치가 폐쇄되기 시작하면서 동 · 정맥과 모세혈관(체표면의 경혈은 피부 모세혈관과 가까운 위치에 분포해 있다)을 돌아 나오는데 필요한 에너지를 충분량 획득하지 못한 혈액은 자연히 순환력이 감소되고 이는 신체 전반의 기능 저하로 이어질 것이다.

오한증상이 있을 때, 모세혈관에 연결된 괄약근이 수축하여 모세혈관으로의 혈액진입을 막아놓는 것은 체온유지를 위한 방책이자, 경혈과 차크라의 폐쇄에 따른 회전에너지 감소로 발생하게 될 혈류장애를 최소화하기 위한 대비책인 것이다.

에너지 과소비에 대한 반작용으로 땀구멍을 막기 위해 일어나는 오한은 2억 2천 5백 만년 전, 공룡이 포유류가 아닌 파충류의 모습으로 지구상에 출현할 수밖에 없도록 작용한 가장 강력한 이유였으며 1,800년 전에는 장중경 선생의 혼을 깨워 상한론을 집필토록 하였으며, 지금에 와서는 필자로 하여금 '베르누이 정리' 를 통한 상한론의 재해석을 부추겼으며, '혈액 회전 순환론' 을 통해서는 회전력 공급장치인 경혈과 차크라의 의미와 중요성이 드러나도록 하였다.

오한은 인류의 출현이후 지금까지 인간의 삶 속을 관통해 오면서 저 악명 높은 폭군들의 공포정치보다도, 엄청난 자연재해보다도, 때로는 대륙간의 전쟁보다도 더 깊이 더 폭넓게 인간의 삶을 제약해 왔다. 그러했던 오한이 수억 년 공룡의 역사와 수만 년 인류의 역사가 진행되는 동안 쓰고 있었던 베일을 이제야 벗게 되었다. 감기에 걸렸을 때, 체했을 때, 혹은 현대의학이 난치, 불치라며 포기한 질병을 치유해 나갈 때, 우리가 신경 쓰고 우리가 집중해야 할 대상이 무엇인지가 선명해지게 된 것이다.

그 무엇이란 바로 보온이다.

2

감기

1. 감기 유감
2. 왜 아이는 빠르게 고열이 나는가
3. 자연치유에 역행하는 현대의학의 감기처방
4. 감기의 자연치유법 익히기
5. 상한론의 재탄생
6. 후유증 없는 감기 셀프 – 메디케이션 : 생약요법 익히기
7. 병원이 필요없는 증상별 자연 치유법
8. 감기바이러스를 차단하는 당영양소 (glyconutrients)
9. 감기의 다른 이름, 사스(SARS)와 조류독감

1

감기 유감

우리가 접하는 첨단분야 중 가장 기본적인 물음에 대해 가장 난해하고 화려한, 그렇지만 동시에 가장 서툴고 궁색한 답을 하는 곳이 현대의학의 내과학과 예방의학 그리고 혈액 종양학이라는 분야다.

응급의학으로 그 기능이 집중되어야 할 현대의학이 길을 잘못 들어 응급 수술용 칼과 수많은 부작용을 지닌 약물의 쓰임새를 자연치유가 필요한 곳으로 까지 확장하려 들게 되면서 생명현상의 정교한 질서가 무너지게 되었고 신약이라는 이름으로 다국적 기업들이 수십억 달러가 넘는 판매고를 올리고 있는 동안 인류의 간과 신장, 심장, 골수는 회생키 힘든 고통의 나락으로 떨어지게 되었다.

독자들은 이런 사실을 앞으로 전개될 내용을 통해 여러 차례 목도하게 되면서 자신의 건강을 현대의학에 의탁하려 했던 것이 얼만큼 위험한 시도였는지를 알게 될 것이며, 감기에 걸렸을 때 스스로 자신의 증상을 파악하여 스스로 치유하는 '자가 자연 치유(self healing by self medication)'가 왜 필요하며 또한 그것이 자신과 가족의 건강유지에 얼만큼 큰 의미를 지니는가에 대해 깊이 인식할 수 있는 기회가 될 것이다.

한국의 대입 수험생들이 의학도가 되겠다는 열정이 유달리 넘쳐나는 것은 환절기가 뚜렷하여 그 때마다 감기가 창궐하여 주기 때문이다. 단순한 감기로 수많은 이들이 병원과 약국 사이를 분주히 오가고 있는 지금의 의약분업은 감기분업이라고 하는 편이 현실성 있는 평가일 것이다. 환절기가 되어 독감이 유행할라치면 전 국민은 명절연휴 귀성전쟁에 버금가는 홍역을 치르게 된다.

병원을 찾는 외래환자의 4분의 1이 감기환자이며 여기에 지급되는 의료비가 전체지급액의 5분의 1을 차지하고 단순감기로 인한 의료비 지출이 암 치료에 드는 보험재정의 두 배에 이른다고 한다.

여기에 감기로 인한 후유증(폐렴, 신장염, 간염, 근 무력증, 소아마비, 가와사키병, 심장 판막증, 소아당뇨, 자가면역질환, 뇌 척수염, 백혈병 등등)까지를 포함한다면 의학공부에 대한 남다른 열정이 넘쳐 날 만도 하다 하겠다.

이렇게 감기가 의료재정을 그늘지게 만드는 것은 비단 우리나라만의 일이 아니다. 의료복지의 중요성을 앞장서 보여준 선진국에서는 아주 오래 전부터 앓고 있던 만성 두통거리이다. 미국인들은 한 해 동안 감기에 1인당 80달러 정도를 직 · 간접비용으로 지출하고 있으며 미국 전체로는 매년 400억 달러에 달하는 비용부담이 단순감기 때문에 발생한다고 하니 감기는 오늘날 현대의학이 현재의 의료시스템을 유지할 수 있도록 가능케 해주는 몇 안 되는 든든한 후원자 중 하나이자 동시에 복지국가를 표방하는 나라 모두에게는 벗어버릴 수 없는 멍에이기도 하다.

미국에서만 한해 3만 6,000여 명이 사망함으로써 AIDS에 원인을 둔 사망자 수를 능가하는 치명적 사망원인이 된 독감. 그렇게 위력적이라고 여겨온 독감이 사실은 그 자체의 파괴력이 대단해서가 아니라 자연치유법에 대한 무지와 현대의학의 대처방법상의 명백한 오류 때문에 가공할 파괴력을 지닌 것처럼 오인되었던 것임을 독자들은 곧 이해하게 될 것이다. 우리는 지금껏 종이호랑이를 상대로 괜한 소모전을 펴고 있었다. 종이호랑이를 진짜 호랑이로 둔갑시켜 놓은 조련사는 바로 현대의학이었던 것이다.

담배와 술, 패스트푸드에는 불량식품이라는 공통점이 있다. 그렇다면 담배와 술, 패스트푸드 그리고 감기의 공통점은 무엇일까? 이들이 사라지면 현대 의료산업은 사양산업이 된다는 점이다.

2

왜 아이는 빠르게 고열이 나는가

같은 날 감기에 걸렸는데도 왜 어른보다 소아에게서 고열이 나게 되는지, 왜 해열은 잘 안 되는 것인지, 어떤 아이는 감기에 걸리기만 하면 고열이 나는데 다른 아이는 미열에서 그치게 되는지, 또 모두가 잠든 자정이 되면 열은 왜 최고조에 이르게 되는지에 대한 의문을 풀어 보도록 하자.

소아의 단위체중당 체표면적이 어른 보다 넓기 때문이다

어린이의 단위체중당 체표면적이 어른 보다 넓기 때문

에 단위체중당 외부로 발산할 수 있는 열량 또한 어른에 비해 많다. 그러나 오한으로 땀구멍이 닫히게 되는 상황에서는 이 능력이 도리어 짧은 시간에 체온을 급상승시키는 위험요소로 작용한다.

피부를 통해 체외로 방출되던 체온이 오한 상태에서는 피부 주머니(땀구멍이 닫히게 되면 몸은 밀폐된 주머니 안에 갇힌 꼴이 된다) 안에 고스란히 갇히게 되어 아이의 몸은 짧은 시간에 뜨겁게 달아오른다. 아이의 단위체중당 체표면적이 넓어야 하는 이유는 아이의 신진대사 속도가 어른보다 빨라서 신진대사 부산물인 열 발생이 그만큼 많기 때문이다. 만약 단위체중당 열 발산 양이 어른보다 적어지는 일이 발생한다면 감기에 걸리지 않더라도 아이는 고체온증을 겪게 될 것이다. 또한 아이는 어른 만큼 열을 가두어 둘 만한 여유공간이 부족하기 때문에 짧은 시간에 열이 몸통을 채우게 된다.

한편 어린이의 피하지방층은 성인만큼 발달되어 있지 않기 때문에 체온유지(단열, 보온) 능력이 어른에 비해 열등하다. 따라서 차가운 외기에 노출되었을 때 아이들은 어른보다 빨리 땀구멍을 닫게 된다. 아래의 공식을 이용, 집안의 아이와 어른들의 체표면적을 구해 보면 아이의 단위체중당 체표면적이 어른에 비해 큰 값으로 계산되어 나올 것이다.

$$\text{체 표면적}(m^2) = \sqrt{\text{키}(cm) \times \text{몸무게}(kg)/3600}$$

아이는 부신피질호르몬을 원활히 생산하지 못하기 때문이다

부신피질 호르몬은 우리 몸에서 소방수 역할을 담당하는데 취학 전 아동의 경우 이 호르몬의 분비량이 적기 때문에 고열을 식힐 만큼 충분한 부신피질호르몬을 확보하지 못하여 열이 급격히 오르고 고열이 장기화 될 수 있다.

아이들이 소변을 잘 가리지 못하는 이유는 신, 방광의 기능이 아직 미완성 상태이기 때문이다. '남녀 칠세 부동석' 이란 말이 생겨난 것은 이때쯤 신장이 제 기능을 발휘하게 되어 부신피질호르몬을 비롯한 신장유래 호르몬이 왕성히 분비될 수 있는 여건이 마련되어 비로소 이성을 의식할 만큼 성적으로 성숙하게 된다는 뜻이다.

반대로 나이가 들면 어린애가 된다는 말은 노년이 되어 소변을 가리지 못할 정도로 신 · 방광 기능이 저하되고 상황을 지각하는 능력이 어린애의 수준으로 다시 떨어진다는 의미이다. 이렇듯 신장의 기능은 지적능력과 밀접한 관계를 맺고 있다. 치아와 지능과의 관계도 마찬가지이다.

신장 하나만을 보아도 신장기능의 성쇠가 인생의 나고 자라고 늙어가는 과정과 흡사함을 알 수 있다.

감기로 인한 모든 후유증에 어린이가 빠르게 이환되는 이유는 미처 발산되지 못한 열이 순식간에 몸 안에 쌓여 염증으로 발전하기 때문이다. 어린 아이 중에서도 감기만 걸렸다 하면 열이 펄펄 끓게 되어 주위 사람들을 깜짝 놀라게 하는 아이가 있는가 하면 미열이 잠시 나다가 별 탈없이 해열이 되는 아이가 있기도 하다.

이 같은 차이는 체질이 다르기 때문에 나타나는 현상이다. 고열로 쉽게 빠지는 아이는 다른 체질에 비해 신진대사 속도가 빠른 소양인 체질인 경우가 많다. 소양인은 신진대사가 빠르게 진행되기 때문에 같은 체중의 소음인 체질 아이에 비하여 땀구멍이 닫혔을 때 단위 시간당 체내에 축적되는 열량이 상대적으로 많기 때문이다.

모두가 잠든 자정 무렵에 고열이 나는 이유는 전날 밤새 만들어 놓았던 부신피질호르몬이 낮에 활동하는 동안 대부분 소모되기 때문에 부신피질호르몬 생산라인이 작동하기 직전인 자정 무렵에 고열이 나게 되며 낮에 든 오한을 자정이 되도록 풀어버리지 못하기 때문이다. '감기 자연치유법'의 '보온 발한법'을 적용하면 자정 녘의 고열을 피할 수 있다.

소음인은 열이 나지 않나요?

체질한의학에서 소음인은 몸이 차가운 체질이라고 한다. 그러나 감기에 걸렸을 때 소음인도 몸이 불덩이처럼 되는 경우가 있다. 위장관 기능이 체질적으로 약한(위장관의 혈액순환이 저하되어 있는) 소음인이 체온유지에 실패하여 땀구멍이 막히게 되었을 때, 그때가 마침 소화하기 힘든 음식(보리밥, 오징어, 차가운 식혜 등)을 과식한 뒤라면, 이들 음식을 소화시키려고 위장이 과도하게 움직이면서 에너지가 고갈되어 소장, 대장근이 마비되기에 이른다.

시간이 지나 장 안에 갇혀 있던 음식물이 발효·부패하면서 열이 발생하고 땀구멍을 통한 체온발산도 차단되어 소양인에서 나타나는 열보다 극심한 고열이 날 수 있다. 따라서 감기에 걸렸을 때는 소음인 뿐만 아니라 다른 체질의 모든 사람이 위장관에 부담을 주는 식사를 하지 않도록 반드시 주의해야만 한다.

소음인의 고열은 보온을 철저히 유지한 채 땀을 나게 하는 약(계지탕)과 함께 위장관의 기능을 강하게 촉진시키는 소화제(인삼, 건강, 생강, 매운 고추, 매운 라면 국물, 카레 같은 강한 향신료)를 다량 복용하여 해열토록 한다. 인삼과 건강은 다른 체질자에게 다량 사용하면 큰 무리가 따를 수 있다. 나머지 약제는 다른 체질자에게 사용해도 무방하다. 소음인의 해열법은 한의학 임상에 있어서도 매우 중요한 체질적 치료기법에 속한다.

아이는 어른에 비해 땀샘이 발달하지 않았기 때문이다

아이들은 피하지방층이 발달해 있지 않기 때문에 체온유지에 있어 성인 보다 불리한 입장이다. 체온유지 능력이 어른에 비해 불리하기 때문에 오한증상은 쉽게 오는 반면 땀샘의 미未 발달로 단위 체표면당 열발산 능력은 오히려 떨어져, 시간당 체온 상승률이 어른 보다 가파를 수 밖에 없다. 단위 체중당 체표면적은 넓지만 땀샘기능이 취약하기 때문에 단위 체표면당 열발산 능력은 어른에 비해 뒤떨어진다.

이것이 후에 설명할 **소아 백혈병의 97%가 급성 백혈병인 이유** 중의 하나가 된다. 가뜩이나 땀샘이 완전히 발달하지 않아 열발산 능력이 부족한 아이에게 고열이 난다하여 찬물과 알코올 세례를 퍼부어 땀을 내지 못하도록 만든 현대의학의 명백한 해열법상의 오류때문에 무고한 어린이의 생명이 사라져간 것이다.

찬물을 끼얹으면 한여름에도 순간 오싹한 기운을 느끼게 된다. 이미 오한 증상을 호소하고 있는 아이에게 다시 한 번 옷을 벗겨 수냉시키면 오한 증상은 더욱 더 심해지고 발산되지 않은 열은 인체 중심부를 향해 급격히 쌓여 간다. 오한 기간이 길어지면 길어질수록 내부장기가 입는 화상의 도수는 점점 더 증가하고 결국에는 골수마저 기능부전이 되어 혈구생산라인이 비정상적으로 작동함으로써 현대의학이 혈액암이라고 주장하는 백혈병이 만들어지는 것이다. 어마어마한 것으로 여겨왔던 백혈병이란 천형이 어이없게도 현대의학이 수냉해열법을 시도하여 생긴 감기의 후유증이었던 것이다. 가공된 질병인 백혈병을 피해가는 가장 효과적이며 단순한 방법이 땀샘을 이용한 발한해열법인 것이다.

3

자연치유에 역행하는 현대의학의 감기처방

자연치유에 역행하는 현대의학의 감기처방 ①
열이 높을수록 해열제를 자주 많이 복용한다?

자기체온에 의한 화상 때문에 염증이 발생하게 된 사실을 독자들은 이해하게 되었을 것이다. 그런데 정작 독자의 의문은 여기서부터 시작될 듯싶다. 현대의학이 이런 정도의 해석도 못하여 그 수많은 환자가 감기 후유증으로 희생되도록 방치하고 있었단 말인가? 처음엔 필자도 같은 의문이 들었다. 하지만 결론은 '그렇다' 였다.

이제 감기에 대하여 현대의학이 내린 가장 보편적인 처방을 살펴봄으로써 그 의문의 실마리를 풀어보도록 하자. 아래는 6개월 된 아기에 대한 종합병원의 감기 처방이다.

아이의 경우를 예로 들었지만 여기에 설명된 모든 내용은 성인에게도 그대로 적용된다.

처방의약품	1회 투약량	1일 투여횟수	총 투약일수	복용법
이부부루펜시럽	3ml	3	5	필요시
아세트아미노펜	0.38정	4	〃	식후30분, 취침전
클로르페니라민2mg	0.19정	〃	〃	〃
에비오제분말	0.13g	〃	〃	〃
푸로스판시럽	3ml	〃	〃	〃
세픽심50mg	0.2g	〃	〃	〃

＊사용 의약품

① 부루펜 : 해열진통소염제 ② 아세트아미노펜 : 해열진통제 ③ 페니라민 : 항 히스타민제 ④ 에비오제 : 소화제 ⑤ 세픽심 : 호흡기계 감염에 사용되는 3세대 세파계 항생제 ⑥ 푸로스판 : 기관지 소염제

현대의학의 입장에서는 당연한 일이겠지만 열이 날 때 맨 먼저 등장하는 것이 해열진통제다(열이 좀 높다 싶으면 이 처방에서처럼 흔히 두 종류의 해열제가 동시에 처방된다). 온도 조절중추를 억제함으로써 잠시 체온이 내려가게 되어 열로 인한 고통을 덜어줄 수 있기 때문에 감기뿐 아니라 여타질환의 해열, 진통목적으로 현대의학이 선택하는 퍼스트이자 라스트 초이스가 해열진통제다.

감기에 걸려 자연치유법을 적용하지 않은 상태(보온조치를 정확히 취하지 않은 상태)가 지속되면 한밤중에 체온이 38도나 39도쯤(아이의 경우는 41도 까지도 오른다)에 이르게 된다. 열은 자시子時(밤 11시~새벽 1시)를 정점으로 오르게 되는데 어느 정도 보온조치가 취해진

경우라면 대개는 다음날 아이의 자구적 노력으로 해열이 되어 있곤 한다.

그러나 보온조치를 등한히 하고 해열제만을 먹었을 경우 적지 않은 예에서 해열이 되지 않고 더욱더 고열로 빠지게 되는 경우를 흔히 볼 수 있다.

이때 현대의학에서는 옷을 벗기거나 물수건으로 체온을 식히고 해열제의 복용량과 복용횟수를 늘리려 하는데 여기에서 비극의 싹이 트게 된다.

체온계상으로는 고열이지만 아직 아이가 이불을 덮어주어도 가만히 있으려 한다면 이때는 몸을 차갑게 식히려 말고 오히려 보온에 힘써야 하는 때이다. 현대생리학에서도 말하듯 뇌의 시상하부에 있는 체온조절중추가 몸에 침입한 세균이나 바이러스를 박멸하고자 체온을 상향 조정하는 시기이기 때문에 체표의 온도를 내리는 일은 얼굴의 이마 정도를 빼놓고는 절대 삼가야만 한다.

자꾸 몸을 차갑게 하면 할수록 혈액순환은 더욱 힘들게 되고 체외로 방출되지 못한 열은 몸 안을 가득 채우게 되어 여러 가지 심각한 신체기능 이상이 초래된다.

해열제를 썼는데도 예상과 달리 열이 떨어지지 않게 되면 병원에서나 스스로 더 많은 양의 해열제를 더 자주 복용하게 되는데 아이의 경우는 시럽을 먹이고도 안심이 되지 않아 해열제 좌약까지 같이 사용하는 일이 흔히 벌어진다. 바퀴가 구덩이에 빠졌을 때 가속페달을 밟으면 밟을수록 점점 깊이 빠져들듯이 해열제의 양이 늘면 늘수록 열은 더욱더 고열로 치솟게 된다는 점을 명심해야만 한다.

현대 임상의학의 가장 큰 오류는 '해열제의 양과 해열효과가 비례할 것' 이라는 막연한 기대에서 시작된다.

자연치유에 역행하는 현대의학의 감기처방 ②
콧물이 나면 항 히스타민제를 복용해야 한다?

왜 감기기운이 들면 콧속이 붓게 되는 것일까. 찬바람 때문에 땀구멍이 꽉 막힌 상태에서 땀으로 배출되지 못한 수분은 몸 안에 쌓이게 된다. 그 잔여 수분이 몸 안에 머물게 되면 혈압이 높아지는데 이때 뇌로 혈압이 몰리는 것을 막기 위해 콧속 모세혈관이 대신 부풀어 오르게 된다. 마치 왕에게 날아오는 칼을 근위병이 몸을 날려 막아내는 것처럼. 뇌졸중 환자가 쓰러지기 전에 코피가 나거나 머리부위(귀나 이마)에 인위적으로라도 피를 흘릴 수 있게 된다면 뇌혈관이 터지는 위험한 상황을 모면 할 수 있다.

이처럼 인체에서는 중요한 곳을 보호하기 위해 우리가 알든 모르든 인정하든 안 하든 쉼 없는 감시와 조절작용이 끊임없이 이어지고 있다. 따라서 코피가 자주 난다고 귀찮게 여겨 콧속을 불로 지져서 뇌혈관보다 콧속의 혈관을 더 단단하게 만드는 일은 지각있는 사람이라면 절대로 감행해서는 안 될 일이다.

감기로 콧물이 줄줄 쏟아진다고 호소하는 사람은 틀림없이 차디찬 바람에 30~40분 이상 몸을 덜덜 떨고 있었던 사람이다. 땀을 흘리지 못해서 그리 된 것이니 이를 해소하려면 어떻게 해야 하는지는 너무나 자명한 일이다. 사우나에 가서 땀을 빼든지 방안을 한증막처럼 하고 누워있으면 될 일이다. 나와야 할 콧물을 나오지 못하게 하면 인체는 다른 경로를 찾아 잔여 수분을 배출하려 하는데 코와 가장 가까운 호흡기계인 폐를 선택하여 잔여수분을 가래의 형태로 처리하려 든다.

그러면 또다시 가래를 삭히는 약을 써야 하고 고열인 상태에서 이 가래는 폐렴을 일으키는 온실역할을 하게 되므로 악순환의 고리가 형성된다. 총론으로 대응할 일을 각론으로 대응하려다 보니 이 약, 저 약을 쓸 수 밖에 없고 해독기능을 담당하는 간이나 장균만 몸살을 앓게 된다.

응급처치는 응급한 경우에 해당되는 조치이건만 어떠한 증상이건 간에 나타난 즉시 한시라도 빨리 없애야 한다는 현대의학의 지나친 강박관념이 처방전에 고스란히 묻어 나온다.

콧물이 나오면 말려 버려야 할 대상이라 단정지어 버리고 즉시 클로르페니라민같은 항 히스타민제(부교감신경의 작동에 의해 생기는 히스타민이라는 염증유발물질이 나오지 못하도록 봉쇄하는 약)를 사용한다.

누구나 느낄 수 있는 이 약의 부작용은 졸리거나 어지러움증을 유발하는 것이지만 더 큰 문제는 정상적으로 분비되어야 점액(눈물, 침, 위 · 장관액, 질액, 요도액)마저도 나오지 못하게 하여 조직을 건조하게 만들어 염증이 쉽게 발생되도록 한다는 점에 있다. 고열로 인체내의 모든 조직에서 분비되는 점액이 줄어드는 상황에서 항 히스타민제를 먹게 되면 신장같이 정교한 필터기능을 맡고 있는 조직은 더 큰 손상을 입게 된다. 사구체 주변의 세포가 말라버려 여과 기능은 저하될 수밖에 없고 이 때문에 소변이 나오지 않는 일이 벌어질 수도 있다. 특히 당뇨, 고혈압환자에게 이런 일이 발생한다면 이는 심각한 상황으로 이어진다.

자연치유에 역행하는 현대의학의 감기처방
항생제는 최신예를 쓰자?

의약분업의 성공여부를 평가하면서 항생제의 처방비율이 '낮아졌느니 그대로이니' 하며 입씨름을 벌였을 만큼 약을 복용하는 이의 입장에서도 가장 예민하게 받아들이는 부분이 항생제다. 어떤 이는 아예 항생제는 빼고 약을 지어달라는 특별 부탁을 하는 것을 보면 항생제의 해악에 관한 문제점은 따로 강조할 필요가 없을 만큼 홍보가 잘 되어있는 것 같다.

필자가 항생제 때문에 안타까워하는 부분은 인체의 면역계에 미치는 영향 때문이다. 인체는 약 60조개의 세포로 이루어졌다고 하는데 장내 유익균의 숫자를 합한다면 100조에 이를 것이다.

이들 유익균은 우리가 모르는 사이 단백질, 비타민, 효소, 호르몬의 합성 / 충치예방 / 혈압조절 / 혈당조절 / 콜레스테롤 저하 등에 관여하며 변비를 막아 주고 면역계를 활성화 하는 등 인체 세포에 못지않은 지대한 영향을 미치고 있다.

유아기에 항생제를 오래 복용하게 되면 유익한 장내미생물계가 타격을 입어 균형 잡힌 면역시스템을 갖추는데 필요한 터전을 잃게 되는데 이로써 아토피 피부염이나 비만, 기타 면역기능저하로 인한 질환, 대장암, 간암 등의 토대가 마련되어진다.

특히 요즈음 사용되는 항생제는 폭탄으로 말하면 핵폭탄에 해당되는 것들로 한번의 복용으로도 장내 미생물계를 초토화 시킬 만큼 위력이 대단하다. 처방에 나와 있는 세픽심 또한 최신예 항생제 중 하나이다. 현대의학 처방전에서 항생제와 해열진통소염제가 빠지고 나면 현대의학의 임상기능은 작동불능 상태가 될 것이다.

교감신경 과항진 → 에너지 소모 → 체온유지 실패 → 오한, 피부혈관 수축 → 말초 혈액의 상행 → 인후부 충혈, 점막 부종에 이르는 연쇄반응이 일어나면서 미생물 침투가 용이해져 염증이 발생한 것인데 여기에 최신예 항생제를 동원하여 융단포화를 퍼부어 버리면 감기가 나은 다음 이 아이의 전신건강은 어찌 된단 말인가.

보온과 귤껍질이라는 과도를 쓰면 될 일을 굳이 항생제라는 도끼를 들어 해결하려 하니 정교함이나 세심한 배려를 처방전에서 찾아보기란 매우 힘든 일이다.

환자가 몰린다는 유명 소아과의 처방을 보고 있으면 참으로 모골이 송연해 질 때가 많다. 한 가지 증상에 보통 두 가지 이상의 약을 사용하여 도합 십여 종을 처방하는 경우도 있다. 그런데도 그 병원에 가기만 하면 감기가 잘 떨어진다는 입 소문이 도는 것을 보면 최소한 병원과 패스트푸드 식당만큼은 아직 우민정치가 통하고 있음을 실감하게 된다. 하루 속히 환자의 의식수준이 높아져야 한다는 생각이 밥을 뜨다가도 든다.

여기까지의 설명에서 독자는 어떤 느낌을 갖게 되었는지… 심각성을 제대로 이해했다면 '벼룩 잡으려다 초가 삼 칸 태운다' 는 옛 속담이 떠올랐을 것이고 '지금껏 먹어왔던 약이 설마 그런 것 일라고' 하는 소음인적 의구심을 갖게 된 독자도 있을 것이다.

자신의 건강을 어디에 맡기겠다고 마음먹는 일에는 신중을 기해야만 한다. 항상 또 다른 방법이나 세계가 존재함을 인식하여 보다 안전하고 보다 효과적이며 보다 효율적인 방법들을 찾아 나서야만이 신체 건강과 재정 건강 모두를 누리는 삶이 될 수 있다.

4

감기의 자연치유법 익히기

현대의학에서 말하는 감기의 원인은 면역기능 저하로 인한 감기 바이러스 감염이다. 그런데 감기발생에 대해 이런 명확한 설명을 해 놓고도 막상 현대의학이 내놓은 처방은 '팔다리 쑤신데 진통제, 콧물 나는데 항 히스타민제, 목 아픈 데는 항생 소염제' 식의 대증요법 일색일 뿐 면역력을 높이는 방법도, 그렇다고 바이러스를 퇴치하는 방법도 제시되어 있지 않다.

원인은 명확하되 해결방법은 원인과 동떨어진 것이기에 현대의학 스스로도 어쩔 수 없이 감기처방이 대증요법임을 고백하고 있다(감기말고도 당뇨, 고혈압 등 현대 내과학이 치료 대상이라고 말하는 기타 질병에 대한 대응방법도 대증요법 수준이기는 마찬가지다). 현대의학이 제시한 대증요법이 끼치는 영향이 불편한 증상을 가라앉히는 선에서 그치고 만다면 굳이 이 방법도 탓할 일은 아니나 불행히도 많은 사람이 감기를 앓고 난 후, 후유증을 겪게 되는 원인이 감기에 대한 현대의학의 잘못된 대증요법에서 비롯된다는 점이 심각한 문제이다.

원인은 급격한 에너지 소비, 결과는 전신 혈액순환 장애

감기感氣를 영어로 'cold'라 한다. 첨단의 과학적 시각을 가졌고 그 시각으로 새로운 말을 짓기에 좀처럼 주저하지 않는 미국인들이지만 '감기에 걸리다'를 표현할 때 미국인 의사조차도 'catch a virus'라는 말 대신 'catch a cold'라 말한다.

그 이유가 단지 바이러스의 존재를 몰랐기에 'catch a cold'라고 표현할 수밖에 없었던 언어의 역사성 때문만은 아닐 것이다. 그 보단 교과서에서는 감기의 원인을 바이러스라고 가르치고 있지만 감기에 걸리게 되면 그 가르침이 그리 현실적인 도움을 주지 못했던 기억이 더 크게 작용했기 때문일 것이다.

그러면 찬바람을 똑같이 쏘였는데 어떤 이는 감기에 걸리고 어떤 이는 괜찮은 것일까. 인체는 섭취한 열량의 60% 이상을 피부를 통해 방출하고 있다. 결국 섭취 열량의 40% 정도만이 대사활동에 쓰인다는 것인데 과다한 활동으로 비축 열량이 얼마 남아있지 않은 상태에서 찬바람을 맞게 되면 → 체온손실이 일어나고 → 대사활동에 쓰일 에너지가 부족하게 되면 → 이를 보정하기 위한 수단으로 오한이 들면서 → 땀구멍이 닫히게 된다. 경제가 호황일 때에는 지갑을 열고 다니지만 불황으로 접어들면 지갑을 닫는 것처럼.

기운이 바닥난 상태에 놓인 사람은 조금만 외부 온도가 떨어져도 체온을 유지하기 위해 〈엣~ 취~~〉 재채기 소리와 함께 땀구멍을 재빨리 닫아 버리는데 이때가 막 감기에 걸리려는 순간이다.

개구쟁이들이 냉탕에서 물놀이 하고 난 후 팥빙수를 먹었다든지 회사에서 스트레스를 받고 난 후 무리한 부부관계를 감행하였다든지, 땀 흘리며 높은 산에 올라 차가운 김밥이나 맥주를 마셔 몸의 안팎을 썰렁 식혔다든지, 이른 봄 생리 중에 내의도 입지 않은 채 으스스 떨며 강의실에서 몇 시간이나 수업을 받게 되었다든지 하는 경우에서처럼 다량의 열손실이 발생한 후에는 주위의 기온이 약간만 떨어져도 민감하게 피부혈관이 움츠러들고 땀구멍이 재빨리 막히게 된다.

가을철 환절기에 감기환자가 급증하는 것은 여름내 땀을 흘리며 활동하느라 체력이 소진되어 수시로 변하는 일교차를 극복하지 못하기 때문이다. 집을 나설 때의 기온에 맞춰 옷을 차려 입고 외출하였다가 귀가 시 기온이 갑자기 떨어졌다든지 잠자리에 들 때 보다 아침 기상 시 온도가 큰 폭으로 떨어져 있을 경우, 체온 유지를 위해 땀구멍을 닫으면서 오한 발열하게 된다. 이런 의미에서 '여러 사람이 모인 곳에 다녀오면 손을 씻으라'는 말은 전쟁터에 나가는 군인에게 바지에 주름잡으라는 얘기만큼 실효성이 없다.

당뇨나 고혈압이 장기간의 혈액순환 장애라면 감기는 오한증상이 있는 동안 벌어지는 단기간의 전신 혈액순환 장애다(상한론의 비밀열쇠, 베르누이 정리 참조). 감기에 걸릴 정도로 잉여 에너지가 부족하게 되면 열손실을 막기 위해 피부 혈관이 수축하여 그곳에 담겨있던 혈액은 이동하여 내부혈관을 충혈시킨다.

이로써 각 조직간의 혈류속도비의 균형이 깨지면서 혈액순환 장애가 야기된다. 다른 만성질환과 다른 점은 감기의 혈액순환 장애는 오한에 의한 혈류속도비의 급격한 변화로 야기되며 감기가 지나고 나면 사라지는 단기간의 현상이라는 점이다.

현대의학 처방에 비할 수 없이 안전하고 효과적인 자연치유법

감기 자연치유법의 핵심은 〈보온과 절식〉이다. 이제 감기에 걸린 시점으로부터 만 하루 만에 감기에서 벗어날 수 있는 간단하고 구체적인 대응방법을 익혀보도록 하자.

자연치유법의 중요성을 이해하고 정확히 적용해 보면 누구나 예외 없이 너무나도 쉽게 초기 감기증상에 대처할 수 있음은 물론 감기 후유증과의 연결고리를 미리 끊어 놓을 수 있다. 아래의 내용은 성인에 비해 오한 발열에 취약한 아이의 경우를 상정하여 설명하였다. 성인의 경우라 해서 아이와 하등 다를 바 없다. 아래 내용 그대로를 적용하여 탁월한 효과를 볼 수 있기 바란다.

1. 100% 면 버선을 신도록 한다 (차선으로 양말을 2겹 신는다)

양말보다 더 바람직한 것은 면으로 된 버선이다. 요즘엔 순면으로 된 양말도 없으려니와 있다 하더라도 신고 있는 동안 발을 옥죄어 혈액순환을 방해한다. 필자가 버선을 개선하여 만든 〈발 보온용 실내화〉를 착용하면 감기뿐 아니라 손발이 차갑거나 수면장애를 겪고 있는 경우 많은 도움을 받을 수 있을 것이다.

초기 감기로 오한증상이 나타나면 체온유지를 위해 피부는 땀구멍을 닫아걸어 체온 누출통로를 차단한다. 피부 안에 갇힌 열에 의해 데워진 혈액은 내부장기로 몰려가 뇌와 심장 등을 달군다.

열이 오르면 면역계의 움직임이 활발해진다는 분명한 이점이 있다. 하지만 보온조치를 취하지 않는다면 땀구멍의 해치가 계속 닫힌 상태에 머물러 중요장기가 열손상을 입게 된다. 보온조치를 취하면 에너지 절약을 위해 땀구멍을 닫고 있던 해치가 개방되면서 열이 떨어지기 시작한다. 완전한 해치(땀구멍)의 개방은 완전한 해열을 의미한다. 보온조치는 그 어떠한 감염질환이나 소모성질환의 치유에 있어서도 생략해서는 안 될 가장 중요한 기본 치유요소다. 이 점을 허술하게 다루면 자연치유될 수 있는 기회를 놓치게 되고 만다.

발을 따뜻이 해서 상체에 쏠려 있던 뜨거운 피를 하체로 유인하는 〈우회 해열요법〉을 적용하면 해열제에 의존할 때 생기는 위험을 피할 수 있게 됨은 물론 기침 등의 체온유지 실패로 인한 감기 후유증을 예방할 수 있다.

또한 발바닥의 모세혈관이 확장되면서 발바닥으로 유입되는 노폐물이 증가하여 발바닥을 통한 노폐물 배출이 쉽게 이루어져 피로회복 효율이 높아진다. 체온상승으로 염증상태에 빠지게 된 각 장기에서 쏟아내는 노폐물 때문에 나타나는 전신권태감을 감소시킬 수 있는 효과적인 방법인 것이다. 그야말로 일석 삼조의 효과를 보게 되는 셈이다.

어떤 이는 열이 많아서 집에서 양말을 신고 있으면 답답하고 스멀거려 잠이 오지 않는다고 한다. 그러나 '열이 많다' 고 자랑 삼아 얘기할 때의 그 '열감' 이라는 것은 건강한 온감이 아니라 한열이 분리되어 생기는 상체의 병적인 열감이다.

스트레스로 상체에 혈액이 몰려들어(스트레스를 받으면 피부와 내장 혈관이 수축하기 때문에) 심장주위가 과열된 상태에서 공기의 유통이 없는 실내에 들어오게 되면 상체의 열이 식지 않아 답답한 열감이 느껴진다.

열 분포의 상하 편차가 큰 폭으로 벌어져 있는 경우 양말을 신고 잠자리에 들게 되면 상체에 쏠려있던 혈액이 발로 하행하여 허혈상태의 발바닥으로 혈액유입량이 증가(재관류)하면서 감각이 회복되는 동안 답답함이 느껴진다.

발 부위의 혈액순환이 정상이거나 열 분포의 상하 편차가 크지 않은 경우엔 양말을 신으면 더 편한 잠을 청할 수 있다. 어느 날 양말을 신고 자려는데 평소와 달리 답답한 감이 들었다면 그의 하루는 긴장과 스트레스가 이만저만이 아니었을 것이다.

발이 스멀거리는 느낌 또한 발 부위 혈액순환이 정상화되면서 느껴지는 자연현상이다.

어릴 적 한 겨울에 장갑도 없이 맨손으로 눈싸움을 하고 나서 언 몸을 녹이려고 따뜻한 아랫목에 손을 넣으면 처음에는 가렵고 따끔거리다가 벌레가 기어가는 듯 스멀거려 깜짝 놀라 이불에서 얼른 손을 빼보면 벌게져 있는 손만 바라본 기억이 있을 것이다. 차가운 눈을 만져 손바닥 혈관이 잔뜩 움츠러들면서 모세혈관으로의 혈류가 잠시 차단되었다가 아랫목의 온기로 모세혈관에 혈액이 재유입되는 '허혈-재관류' 의 변화를 거치면서 손의 감각이 회복되는 과정에서 그렇게 느껴졌던 것이다.

2. 코에는 마스크, 목에는 명주 스카프를 둘러라

마스크는 코를 통해 폐로 유입되는 공기를 미리 데우기 위한 예열 장치다. 흡입공기와 체온사이의 열 경사가 클 경우(실외에 있거나 방안 공기가 차가운 경우) 폐포에 차가운 공기가 유입되면 체온이 떨어져 땀구멍이 닫히게 된다.

따라서 예열된 공기가 폐에 유입되면 체온유지가 그만큼 용이해져 땀구멍이 개방되고 해열이 보다 쉽게 이루어진다. 허파꽈리라고 부르는 폐포의 수는 약 5억 개 정도로 이들의 표면적을 합하면 피부 표면적의 40배(70~80㎡)가 되며 최대로 호흡하면 약 100㎡가 된다고 한다. 일회 호흡으로 400~500cc의 공기가 드나들게 되는 만큼 감기에 걸렸을 때 피부를 따뜻이 해주는 것처럼 폐의 보온에도 신경 써야만 한다.

이와 같은 맥락에서 음식 또한 따뜻하게 먹어야만 한다. 위 장관이 썰렁 식는 일을 만들어선 안되기 때문이다. 방안 공기가 따뜻하거나 5)항에서처럼 전기히터를 가동하고 있다면 마스크는 착용하지 않아도 된다.

목에 스카프를 두르는 목적은 목의 보온에 있다. 목 부위의 차크라와 경혈을 개방하여 인후부의 혈류를 개선, 바이러스와 맞상대할 면역세포들의 이동속도를 높임으로써 인후부에 침투한 바이러스가 미처 진을 치기도 전에 이들을 무력화하기 위한 속전속결 전술이다. 감기를 상기도 감염이라 부르는 것은 인후부가 바이러스 공격이 집중적으로 이루어지는 최전선이기 때문이다. 감기에 걸려 코가 맹맹하거나 싸하고 목이 아프다면 스카프를 두르고(집에서라면 코나 목 부위에 원적외선 램프를 쪼이면 훨씬 효과적이다) 따뜻한 생강차를 마셔보라. 스카프전술, 원적외선 그리고 생강이 지니고 있는 파이토케미칼의 후원이 어우러져 비점막과 인후부의 불편함이 1분 이내에 가실 것이다. 당신은 곧 감기 치유의 핵심은 〈보온〉이라고 느끼게 될 것이다.

3. 넉넉한 면 모자를 쓴다

이 또한 〈면역활동에 쓰일 에너지확보〉라는 측면에서 매우 중요하다. 감기에 걸리지 않은 때라도 모자를 쓰지 않은 채 겨울 산행을 하거나 스키를 타면 근력이 급격히 떨어지면서 몸이 오싹해지는 것을 느껴 보았을 것이다. 머리는 구형이기 때문에 표면적이 넓어 두피를 통해 발산되는 체열양 또한 많다. 오한이 시작될 때 모자를 쓰고 있으면 편안한 느낌이 들 것이다.

만약 보온을 철저히 했음에도 불구하고 과식하여(오한기간에는 고형식을 먹어서는 안된다) 자정이 지나도록 오한증상이 풀리지 않고 발열이 심해지면 생강차를 마시고(소화와 발한의 목적) 이때도 계속 모자를 쓴 채 이마의 정 중앙(폭 3cm정도)만을 찬 수건으로 식혀주도록 한다. 오한 발열하고 있는 사이 우리 몸에서 유일하게 수냉요법을 적용할 수 있는 곳이 딱 한군데 바로 이 지점이다. 단 39도를 넘는 시점에서만 시행토록 한다.

그러나 보온과 절식을 정확히 지켜냈다면 39도를 넘는 일은 결코 벌어지지 않을 것이다. 이마를 제외한 그 어느곳도 체외 · 내를 막론하고 절대로! 식혀서는 안 된다.

신경세포 근접 부위의 온도가 39도 이상이 되면 파이렉시아(Pyrexia)라는 유전자가 작동하여 신경세포를 보호한다. 따라서 체온계상으로 38도 정도인 경우는 이마에 냉각요법도 적용치 말며 보온만으로 뇌열을 내리도록 한다. 해열제나 얼음을 찾는 일로 전전긍긍하지 않기를 당부한다.

〈버선과 한복〉

모든 생물은 태어나 생명활동이 시작되는 순간 이미 죽음을 향한 시간여행이 시작된다. 중년에 들어서면 무릎이 시리다는 말을 하고 일흔을 넘어서면 겨울철이 아닌데도 머리가 시려 외출할 때 모자를 찾아 쓰는 이들이 많아진다. 태어나면서 인체는 서서히 발가락, 발, 무릎, 엉덩이, 허리 순으로 식어간다. 이 속도가 너무 빠른 사람은 아직 환갑이 되기 전에도 여러 가지 병치레를 하게 된다. 그것을 놓고 나이가 들어 생기는 병이라 하여 퇴행성 질환 또는 노인성 질환이란 말을 붙인다. 하지만 자신의 체질에 맞는 음식을 잘 가려 먹고 먹는 마음을 잘 다스려온 사람이라면 죽는 바로 전날 까지도 밭을 일구고 손자와 숨바꼭질을 하며 다정한 눈빛으로 내리 사랑을 실천할 수 있다.

대부분의 사람들은 나이가 들면 병이 생긴다는 말을 철석같이 믿고 있다. 하지만 이는 대단히 잘못된 고정관념이다. 우리의 노력여하에 따라서 얼마든지 암이란 덫에 걸리지도 않고 치매로 다정했던 이의 이름을 잊는 불상사도 피하며 중풍이란 태클에 넘어지는 일 또한 막을 수 있다.

well being이 자신의 의지로 이루어지듯이 well dying 또한 well being의 연장선이며 자신의 의지 영역에 속하는 것일 뿐이다.

건강한 삶이란 인생을 살며 이 세가지 질병과 인연을 맺지 않는 것을 의미하며 모든 이들은 이것을 당연한 목표로 삼아야만 한다.

그 목표를 이루는 첫번째가 발부터 식어가는 일을 막는 것이다. 이것은 감기에 걸렸을 때뿐만 아니라 평소에도 가장 우선해야 할 중요한 건강 캠페인의 일환이다.

질병을 달리 말하자면 혈액순환의 부분적 부전 혹은 전체적 부전이라고 표현할 수 있다. 〈당뇨나 고혈압은 장기적이고 완만한 전신 순환부전이며 감기는 단기적이고 급격한 전신 순환부전이다〉

혈액순환 부전을 개선 할 수 있는 방법 중의 하나는 신체 상하의 보온 정도를 달리하여 상체와 하체와의 〈온도 기울기〉를 줄이는 방법이다. 온도 기울기가 커지면 혈액은 항상 높은 온도쪽에 머무르려 한다.

이 방법은 전혀 인체에 부담을 주지 않는 가장 자연스러운 혈액 순환법이다. 그것을 간단히 실현시켜주는 복장이 바로 한복을 입는 것인데 한복은 첫째 신체에 접촉한 부분이 풍성하여 피부혈관을 짓누르지 않고 그 결과 에어백이 자연스레 생겨나 항상 일정한 온도를 유지할 수 있게 해준다. 특히 서양의 미니스커트에 비교한다면 건강면에서의 우월성은 탁월하다. 하체를 차갑게 하고 상체는 오히려 보온하는 서구의상은 상체의 온도를 더욱 높여놓아 혈액순환부전을 조장한다.

무릎위로 치켜 올린 미니스커트를 즐겨 입는 여성은 잘못된 의복생활과 식생활이 맞물려져 남성에 비해 쉽게 퇴행성 질환(특히 무릎관절염)에 더 잘 걸릴 수밖에 없다. 하지만 버선을 착용하고 대님을 맨 바지나 땅에 까지 끌릴 정도로 긴 겹치마는 공기 주머니를 형성하여 아래를 따뜻이 하고 윗저고리는 소매를 풍성히 하여 열의 대류가 쉽게 일어나도록 함으로써 퇴행성 질환을 막아주는 훌륭한 복식이다.

단연코 바람직한 건강상의 의상은 한복이어야 마땅한 이유가 여기에 있다. 수면 중에 체표면의 온도는 활동시보다 3~4도가 낮아진다. 이로 인해 혈액순환부전현상이 누적되다 보면 신체기능의 저하가 → 면역기능 저하로 이어지고 → 이로써 감기에 쉽게 걸리게 되며, 피부혈관이 수축함으로써 원활한 노폐물의 배설 또한 이루어 질 수 없게 된다. 이런 요소들이 뭉쳐서 만성피로를 불러온다. 이제부터 잠잘 때는 헐렁한 바지에 넉넉한 버선을 신어 보도록 하자. 전날과는 다른 아침을 맞이할 수 있을 것이다.

4. 얇은 내의는 2~3겹, 얇은 이불(면이나 오리털 같은 소재로 된)도 2~3겹, 전기요(되도록 전자파가 발생되지 않는 온수패드)의 온도는 체온으로 세팅해 놓는다.

이 상태로 20~30분 정도 지나면 땀이 날 것이다. 땀이 난다는 것은 해열의 실마리를 잡았다는 뜻이다. 온수패드를 구입하지 못한 경우는 침낭을 사용한다. 침낭은 밀봉효과를 기대할 수 있다. 외풍이 심한 방(산사나 군 막사)이라면 방안에 텐트를 치고 침낭 속에 몸을 묻도록 한다. 며칠을 끙끙 앓는 일, 새벽에 병원에 달려가는 수고, 운 나쁘게 감기 후유증(백혈병)에 맞닥뜨리게 되는 일에 비한다면 너무나 값싼 성가신 일이다.

침낭이 없다면 등 뒤에서 상대방을 안아 주도록 한다. 가장 바람직한 보온법은 〈등뒤에서 껴안기〉이다. 체온의 전달로 오한증상을 가장 손쉽게 풀어줄 수 있다. 또한 밀착정도를 달리하여 보온정도를 조절할 수 있으므로 옷을 벗거나 이불을 걷어내는 번거로움도 없는 훌륭한 해열법이다.

〈4의 조건을 만족시킬 수 없는 상황에서의 대처 요령〉

부득이 외출하게 되거나 온방이 제대로 되지 않는 경우엔 약국에서 온찜질 팩을 구입하여 견갑골(양 날개 뼈)사이에 한 장, 엉치뼈 부위에 한 장, 명치 바로 아래에 한 장, 도합 3장을 붙여서 온방기능을 대신 할 수 있도록 한다. 이 제품의 발열 기간은 12시간으로 12시간 동안 최소 수준의 보온상태를 유지할 수 있다.

5. 전기히터 등으로 주위 온도를 높여 아이가 이불을 차버려도 다시 오한이 들지 않도록 한다.

동시에 가습기를 가동하여 점막이 건조해지는 것을 막아 2차 감염을 방지하도록 한다. 실내온도는 보통사람에게서 땀이 날 정도로 맞추어 놓으면 된다.

〈1, 2, 3, 4, 5〉항의 단 한 가지 목표는 보온에 온 신경을 써서 피부가 체온을 발산할 수 있도록 여건을 만들어 주자는 것이다. 이렇게 조치하고 몇 시간이 지나 아이가 이불을 발로 차버리고 더 이상 이불을 덮기 싫어한다면 아하! 이젠 땀구멍이 열려 해열이 되고 있구나 생각하고 잠시 후 체온계로 그 짐작을 확인해 본다.

이때 주의할 점은 주위공기가 아이에게 차가울 경우 다시 오한이 들 수 있으므로 〈전기히터 등으로 주위 온도가 높아져 있는가를 다시 한 번 확인하는 일〉이다.

그 다음 이불이나 내의를 한 겹 벗겨 주고 따뜻한 감잎차나 레몬차를 마셔 수분과 비타민C를 보충해 준다. 비타민C는 백혈구의 일종인 중성구를 활성화하고 임파구의 생산량을 늘려 직접적인 항 바이러스 작용을 나타낸다. 감염 시 비타민C의 하루 권장량은 성인기준 4g으로 차를 통해 섭취하는 것 이외에 별도로 산제나 정제를 구입하여 추가 복용토록 한다.

권장량보다 많은 양의 비타민C를 복용했다 하더라도 부작용을 걱정할 필요는 없다. 1~2회의 복용으로는 더욱더 그러하며 설사 이외의 부작용은 없다. 단, 다른 합성의약품과의 병용은 피하도록 하며 가급적 천연 비타민 C를 복용하도록 한다.

여름 감기의 경우 에어컨이나 선풍기만 틀지 않는다면 보온조치는 자연히 이루어질 것이다. 따라서 마스크나 스카프, 모자, 2겹 내의, 2겹이불, 침낭, 온수매트, 전기히터 등은 필요치 않을 것이다. 그러나 산속이나 바닷가인 경우라면 상황을 고려하여 그에 알맞은 보온 조치를 취하도록 해야 한다.

자시子時에 절정에 이르렀던 열이 새벽 4~5시가 되어 이마에 손을 짚어 보면 거의 정상체온으로 내려가 있을 것이다. 만약 새벽 4~5시가 되어서도 열이 내려가 있지 않다면 그래도 두려워하지 말라. 아침에 변을 보고 나면 그 즉시 열도 함께 내려갈 것이다. 위에 제시된 설명을 읽고서 그 의미를 이해하게 되었다면 당신은 지금 막 이 세상에서 가장 효과적이고 가장 안전한 해열법을 완전 정복한 것이다.

생명유지의 성수聖水 땀, 생명유지의 안전 핀 발한

해열법에 대해 통달의 경지에 이른 독자에게도 채 가시지 않는 한 가지 여운이 남아 있을 것이다. 〈39도가 넘는 고열일 때 조차도 해열제가 필요치 않다는 말인가?〉라는 마지막 의문 때문일 것이다.

성인 독자들은 호기심에서라도 한번 쯤 사우나실에 들어가 보았을 것이다. 나는 처음 사우나실에 들어갔을 때 온도계와 나무의자에 느긋하게 앉아있는 사람들을 번갈아 쳐다볼 수밖에 없었다.

언뜻 보아도 온도계는 80도를 넘어서 있었고 바늘이 가리킨 온도를 보면서 가장 먼저 떠오른 단어는 '화상' 이었기 때문이다. 하지만 우려와는 다르게 10분을 넘게 앉아 있어도 화상의 기미는 전혀 보이지 않았다.

만약 사우나실의 온도와 똑같은 물에 손을 넣었더라면 거의 모든 동물은 물에 담근 시간에 비례하여 심한 화상을 입게 될 것이다. 해열진통제를 먹지 않아도 해열에 성공할 수 있는 이유가 바로 여기에 있다. 물론 수증기입자 밀도가 낮아 열전도율이 높지 않은 탓도 있겠지만 사우나 룸에서 화상으로부터 자유스러울 수 있었던 이유는 전적으로 땀을 흘릴 수 있는 능력 때문이다(완전 건조 상태라면 130도에서도 20분간을 견딜 수 있으나, 습도가 높아지면 46도에서도 단 몇 분밖에 견딜 수 없다).

몸이 데워지면 자연히 땀이 나게 되는데 이때 땀이 증발하면서 냉매로 작용하여 피부에서 열을 빼앗아 가게 되고 빼앗긴 열만큼 인체는 냉각된다. 스케이트 선수가 빙판에서는 빠른 속도로 얼음을 지칠 수 있지만 표면이 얼음판 보다 더 매끄러운 유리 위에서는 스케이트를 탈 수 없다. 빙판 위에서는 좁은 스케이트 날에 실린 선수의 체중이 압력으로 작용하여 빙판의 얼음을 순간 녹여서 마찰을 줄여 미끄러질 수 있지만 유리표면은 선수의 하중에 의한 압력으로는 녹지 않기 때문에 스케이트날이 나갈 수 없기 때문이다.

동일 온도에서도 압력이 전달된 물질표면의 물리적 성질에 따라 스케이트날이 〈나가고 못 나가고〉가 결정되는 것이다.

빠르게 스쳐 지나가는 스케이트날에 순간적으로 얼음이 녹아내려 주기 때문에 빙상경기를 할 수 있듯이 사우나실의 80도가 넘는 고온에서 피부가 신속히 땀을 방출할 수 있기에 화상을 입지 않고 생명이 유지될 수 있는 것이다. 땀은 이만큼 효과적인 해열작용을 발휘한다.

해열제를 복용치 않았다고 애태울 하등의 이유가 없다. 80도의 화로에서도 우리를 구한 발한작용이 길어야 3~4시간, 높아야 40도의 상태에서 우리를 구하기란 너무도 쉬운 일이 아니겠는가? 단지 땀이 날 수 있는 조건만을 만들어 주면 되는 것이니 말이다.

성인의 체 표면에는 약 2백 50만~3백만 개의 땀샘이 있다고 한다. 이를 통해 시간당 약 4리터 이상의 땀을 흘릴 수 있는데 4리터의 땀은 2,500kcal를 제거할 수 있는 양이다(1cal는 1기압에서 물 1g의 온도를 1도 올리는 데 필요한 열량이다).

따라서 지금 39도의 고열에 시달리고 있는 몸무게 60kg인 성인이 정상체온(36.5도)이 되려면 대략 150Kcal(60,000g × 2.5도/1,000) 정도의 열량을 땀을 통해 소모하면 된다(물의 비열이 인체 구성성분의 비열 보다 크기 때문에 비열이란 변수를 적용하여 계산하면 150Kcal 보다 적은 값이 나온다).

즉 한 시간 동안 약 240ml (4,000ml : 2,500Kcal = x : 150Kcal) 정도의 땀만 흘릴 수 있다면 한 시간 후엔 정상체온이 된다는 이야기다(성인은 하루 600~700ml의 땀을 흘린다). 이처럼 가장 강력한 해열제는 땀인 것이다. 아무런 부작용 없이 한 시간 내에 2.5도 이상을 낮출 수 있는 약은 없다. 해열에 필요한 전부는 단지 땀을 흘릴 수 있는 인체 내, 외적 환경의 조성뿐이다.

익사자 중 많은 수가 자신의 키 높이 보다 낮은 수심에서 익사한다고 한다. 수영을 잘 하는 사람도 당황하게 되면 급류가 아닌 곳에서도 익사하게 된다고 한다. 마찬가지로 땀만 내면 충분히 안전하게 열을 내릴 수 있는 능력을 모두 다 갖추고 있으면서도 간단한 자연치유법의 의미를 모른 채 허둥지둥 위험한 해열제와 현대의학에 의지하려 들면서 스스로를 위험으로 몰고 갔던 것이다.

39도가 넘고 40도에 접어들었다면 이는 반드시 보온조치를 충분히 취하지 않았기 때문이며 오히려 해열제를 과량 사용했기 때문이다. 물론 40도가 넘는 그 순간에도 잊지 말아야 할 것은 역시 보온이다. 열사의 사막도 아닌 집 안에서, 어떠한 격렬한 운동도 하지 않았는데 체온이 40도로 오르는 일은 오한이라는 수단이 없다면 결코 이루어 질 수 없는 현상이다. 발한은 오한과 발열을 동시에 해결할 수 있는 가장 손쉽고도 효과적이며 부작용 없는 유일한 방법이다. 따라서 가장 경계할 일은 찬물과 알코올로 피부를 식히려고 수냉식 해열법을 시도하는 일이다. 수냉식 해열법의 시도는 오한 발열을 오한 고열로 접어들게 하는 가속페달을 밟는 일이다.

한편 고열로 갈증이 난다 하여 찬물을 들이키는 것 또한 크게 삼가해야만 한다. 갈증 때문에 찬물 한 컵(15도의 물 180ml)을 마신다면 인체는 위 속에 들어간 찬물을 위장의 온도(36.3도~39도)로 올리는데 필요한 열량을 확보하기 위해 체온발산을 더욱더 자제하려 든다.

그 결과 땀구멍이 더 오므라들어 오한이 심해지고 따라서 발열도 심해진다. 15도의 물 180ml를 정상 위장 온도까지 끌어 올리려면 약

4kcal가 필요한데 정상 상태라면 이정도의 열량은 미미하다고 할 수 있겠으나 감기몸살에 걸려 신진대사가 뚝 떨어진 상황에서는 결코 무시할 수 없는 양이다.

찬물만 마시지 않는다면 이 열량은 면역 활동이나 혈액순환 등에 요긴하게 쓰일 것이다. 통장의 잔고가 바닥난 상태라면 한 푼이라도 아껴 써야만 한다. 열량소모의 측면 이외에도 찬물을 마시면 위장 혈관이 움츠러들면서 심장의 부담이 늘어나 두통이 발생하거나 구토증상이 일어나는 문제점이 있다. 위장은 제 2의 심장이기 때문이다.

충분한 운영자금을 가진 회사가 비싼 이자를 무는 차입경영을 할 필요가 없듯이 우리 몸이 발한이라는 훌륭한 해열기능을 갖추고 있는데 굳이 해열제 부작용의 부담을 안고서 해열을 시도한다는 것은 참으로 현명치 못한 일이다. 유도에서 좋은 기술이란 힘을 써서 상대를 쓰러뜨리는 것이 아니라 공격하여 들어오는 상대의 힘을 이용하여 상대가 쓰러지도록 하는 것이다.

교감신경과 부교감신경의 공동경비구역(JSA), 땀샘

땀샘은 교감신경과 부교감신경이 공동관리하고 있다. 즉 땀의 생산은 교감신경이 맡고 있으며 분비는 부교감신경이 관장한다(식은땀의 분비는 교감신경 작용으로 이해되고 있으나 필자는 교감신경 흥분값이 최대에 이르렀을 때 이를 반전시키기 위한 부교감신경의 반동으로 본다).

따라서 땀을 낼 수 있는 가장 좋은 방법은 교감신경을 자극하여 땀 생산량을 늘림과 동시에 보온을 통해 부교감신경을 자극, 땀구멍이 이완되도록 하는 방법이다. 이론적으로는 교감신경 흥분제와 부교감신경 흥분제를 함께 투여하는 약물 운용 방법을 떠올릴 수 있겠다. 그런데 실제 이 방법을 한의학에서는 1,800년 전 고안된 상한론 처방인 마황탕을 통해 구사해 오고 있었다('후유증 없는 감기 셀프-메디케이션 : 생약요법 익히기' 편 마황탕 참조).

마황탕에는 교감신경 흥분제인 에페드린을 함유한 마황과 교감, 부교감신경 흥분 역할을 동시에 수행하는 계지가 들어있어 이 둘이 앙상블을 이루어 '오한에 의한 발열현상'을 효과적으로 해결한다.

물론 교감신경흥분의 최고점에서 일어나는 오한반응이 이미 교감신경 흥분제 역할을 해주고 있기 때문에 단순히 땀이 날 수 있는 보온조치만 이루어져도 땀은 잘 나게 되어있다.

뿌리칠 수 없는 유혹,
감기에 걸리면 잘 먹어야 기운 나지!

보온 조치의 가장 중요한 후속조치는 절식節食이다. 기운을 차려야 낫는다며 자꾸 밥을 떠 넣으려고 하는데, 감기 증상이 중증으로 발전하게 되는 가장 큰 이유 중 하나가 바로 배불리 먹는 것에 있다. 오한 증상이 있는 동안만큼은 비타민C와 따뜻한 수분(숭늉, 야채주스, 된장국, 프로테인 파우더)만으로 만족해야지 씹어야 할 무언가를 〈먹으려 해서도 주려 해서도〉 안 된다. 이때만큼은 먹은 것이 살이 되고 피가 되지 못하고 전신에 부담으로 작용하기 때문이다.

그 이유는 **첫째** 소화와 흡수를 위해 위 · 장관이 원활히 움직이려면 막대한 에너지를 소모해야 하는데 감기에 걸렸을 때에는 그만한 기운을 동원할 여력이 없기 때문이다.

독자들도 느껴 보아 알겠지만 감기몸살에 걸렸을 때 가장 힘들었던 일 중 하나가 눈꺼풀을 '떴다 감았다' 하는 것과 가장 손쉬운 부엌일인 냉장고 문 열기였을 것이다.

상상해보라! 감기에 걸려 휘청이고 있는 몸이 대충 씹고 넘겨버린 음식을 고물고물 굴려가며 소화시키려고 얼마나 큰 곤욕을 치러 기진하게 될는지를. 음식을 소화시키기 위해 체온유지에 쓸 에너지를 위장이 가로채어 소모함에 따라 체온유지를 위해 땀구멍만 더 조여들게 된다.

당연히 열은 더 오르게 된다. 찬 음료수를 먹었다면 열은 더욱더 치솟을 것이다. 만약 보온을 철저히 하였는데도 불구하고 오히려 열이 점점 오른다면 그것은 〈오로지 음식을 많이 먹은 탓이다.〉

평소 소화력이 약한 사람인 경우, 먹은 지 몇 분 지나지 않았다면 토하도록 하고 시간이 흘렀다면 아랫배에 적외선 램프를 쪼여 장으로의 혈액공급이 늘어나도록 한다. 하복에 온찜질팩을 붙이고 생강차를 마시는 방법이 병행되면 더욱 효과적이다. 이런 조치를 취하여 멈춰있던 장 운동이 되살아나면 변을 볼 수 있게 된다. 토하거나 변(대부분 설사)을 보게 된 직후 열은 내리기 시작할 것이다. 의심치 말고 확인해 보시길!

단, 설사를 시키려고 변비에 쓰는 약을 먹는다면 기운이 쭉 빠져버리는 대단히 위험한 상황이 벌어질 수 있으므로 이 방법은 평소 체력이 강한 사람이 아니고서는 섣불리 사용하지 않기를 당부한다. 특히 소아나 노약자에게는 하제 사용을 엄격히 금해야 한다.

둘째 피부 모세혈관을 흐르는 혈류를 정상화 하려는 데에 그 뜻이 있다. 평소처럼 딱딱한 음식을 먹게 되면 그것을 소화, 흡수, 배설하기 위해서 위장, 소장, 대장은 많은 양의 혈액을 반나절 이상 전세 내어 충혈상태에 머물러 있어야 하며 또한 많은 에너지를 사용해야 한다. 위 · 장관이 사용할 에너지를 확보하기 위해서 인체는 다시 한 번 체외로 방출할 열을 몸 안에 가두기 위해 피부 혈관을 좁게 만들고 땀구멍을 오므린다. 이 때문에 오한 발열 증상이 또 다시 반복된다.

반복된 오한으로 전신 혈액순환 부전이 재차 야기되고 이것은 장기의 지속적 기능저하로 이어진다('상한론의 비밀 열쇠, 베르누이 정리' 편 참조).

오한기간이 연장되어 피부 혈관과 내장의 혈관 수축이 오래 지속되면 될수록 각 장기는 고열에 노출되어 더욱 심한 염증상태로 빠져

들게 된다. 감기에 걸려 발을 지압하는 일도 근육을 쓸 일도 없는 상태에서 위장 기능마저 저하돼버리면 심장 홀로 모든 혈액운송 책임을 떠 맡게 된다.

과부하가 걸린 심장은 더 많은 에너지를 소비하게 되면서 심신피로는 가중되고 모든 장기가 정상체온을 벗어나면서 에너지 생산량은 줄어들어 비축 에너지양은 최저 임계치 쪽으로 접근하게 된다. 생명이 경각에 달리는 일의 초입에 들어서게 되는 것이다.

심장이 탈진하여 수축 기능이 떨어지게 되면 각 장기들은 염증 수복에 필요한 혈액을 제대로 공급 받지 못하여 결국 복구시점을 놓치게 된다. 특히 고열인 상태에서 신장으로의 혈액 유입량이 줄어들게 되었을 때 해열제를 과량 복용하면 하루나 이틀 만에 신장염이나 신부전증이 생길 수 있다.

이러한 일은 독자들이 지금 이 책을 읽고 있는 순간에도 각 병원의 응급실에서 드물지 않게 진행되고 있다.

감기로 땀구멍이 닫혀 정상체온 보다 높아진 체열을 발산하기 위해서는 몸 안쪽에 있던 혈액이 피부의 모세혈관 쪽으로 이동해야 하는데 먹은 밥을 소화하느라 혈액이 소화기에 머물고 있으니 소화가 끝날 때 까지는 이동할 형편이 못 된다. 성곽이 위태로울 때는 싸울 힘을 얻겠다며 밥상을 차리는 일에 신경을 써서는 안 된다. 모든 전력은 성벽수비에 집중되도록 해야만 하는 것이다.

오한 발열이 끝난 시점부터는 1회 식사량을 평소 양의 3할 이내로 제한하여 먹을 수 있다. 더부룩한 소화불량 증상이 나타나지 않는다면 1회 식사양을 3할 이내로 유지한 채 식사 횟수를 늘려서 먹을 수도 있다. 그러나 시장하다 하여 결코 1회 식사량을 평소양대로 하거나 차게 먹어서는 안 된다.

해열이 되고 나면 염증으로 손상된 조직을 복구하고 고열로 인해 발생한 염증물질을 신속히 해독하기 위해 단백질이 많이 든 조개스프나 프로테인 파우더와 해독용 효소의 작용에 필요한 미네랄과 식물내재 영양소가 풍부히 들어있는 (유기농)야채스프를 준비하여 몸의 전열을 가다듬도록 한다.

하지만 오한 발열 증상이 풀려난 후라도 이틀 동안은 고형식을 절제하여 위장으로 많은 양의 혈액이 다시 쏠리는 일을 삼가는 것이 좋다. 유동식을 마련할 수 없는 처지라면 씹는 음식을 먹되 미음상태가 될 때까지 수십 차례 씹어 삼키도록 한다.

회복이 채 되기 전에 위장이 과다한 에너지를 소모하게 되면 다시 체온유지를 위해 오한이 들 수 있기 때문이다.

특히 병약하거나 스트레스를 많이 받는 일에 복귀해야 할 때는 오한 발열이 끝난 시점에서 3~4일 간은 유동식 기간으로 삼는 것이 현명하다. 이렇게 주의하면 수비와 전력보강이 동시에 이루어져 적과의 싸움을 그 만큼 유리하게 전개해 나갈 수 있다.

이런 이치를 다시 음미하여 자기 것으로 할 수 있다면 더 이상 현대의학에게 볼모로 잡혀 쩔쩔매는 일은 당하지 않을 것이다.

5

상한론의 재탄생

수렵생활을 하던 인류는 마지막 빙하기 동안 동굴에 갇혀 지내면서 보다 안정적인 식량 공급을 궁리하던 끝에 곡식을 심어 먹는 방법을 터득하게 된다. 농경생활이 시작된 후 6,000년의 세월이 흐르는 동안 기상변화와 의식주의 문제, 전쟁, 질병 등 인류의 생존을 위협하는 요소들을 배제하기 위한 역사적 산물들이 수많은 현자들의 고뇌로 빚어지면서 인류는 외부 위협요소로부터 일정 한도 내의 안전을 보장 받을 수 있게 되었다.

그 역사적 산물 중 하나가 인류 건강에 가장 큰 위협 요소였던 감기에 대한 소상한 대처법을 적은, 1,800년 전 장 중경이라는 현인이 탈고한 상한론이라는 책이다.

천 팔백 년 전, 후한後漢 말기 장 중경이란 선비가 상한론이라는 감기백과사전을 짓기 위해 노심초사해야 할 만큼 감기는 생명에 관계된 중요한 질환이었다. 역병이 돌아 10년이 채 안 되는 기간에 이백명 가량의 일족 중 2/3를 잃게 되었다고 하는데, 그 중 7할이 상한傷寒(감기)으로 세상을 등지게 되자 이 일을 계기로 장 중경 선생은 의학공부에 뜻을 두게 되었다고 한다. 감기로 사람이 죽는다는 말이 과장으로 들릴 수 있겠지만 헐벗고 굶주리고 찬 바람 맞으며 살아야 했던 그때의 사람들에게 감기는 자연이 인간에게 들이대는 자연도태의 칼과 같은 것이었다.

평소 병약했던 사람이 감기에 걸린다는 것은 호랑이에게 물려 가는 것만큼이나 심각한 일일 수 밖에 없었기 때문이다. 옛날 사람들이 깨끗한 공기를 마시면서도 평균수명 40세를 넘기지 못했던 것은 기아와 전쟁으로 인한 돌림병 말고도 감기에 걸려 불귀의 객이 된 경우가 비일비재했던 탓이다.

현대의학의 바이러스 vs 한의학의 찬 바람

우리의 선조들이 걸렸던 감기가 열악한 의식주 때문에 따뜻이 자리 펴고 땀을 내며 조리할만한 형편이 못 되어 치명적인 것이었다면 한 겨울에도 문을 열어 놓고 지내야 할 만큼 모든 환경이 풍요로워진 현대 사회에서라면 더 이상 감기는 위협적인 존재가 될 수 없다. 그런데도 여전히 감기는 위험하고 또한 치명적인 질병이라고 필자가 앞으로 누누이 강조하게 되는 이유는 전적으로 현대의학의 감기에 대한 인식과 현대의학으로부터 나온 처방이 크게 잘못되어 있기 때문이다.

현대의학이 암을 정복할 날이 얼마 남지 않았다고 호언장담한지도 벌써 오래 전 일인데 그런 현대의학이 감기를 잘못 이해하고 있다 한다면 억지처럼 들릴 수도 있겠지만 이제부터 시작되는 내용에 조금만 주의를 기울이게 되면 필자의 말에 고개가 끄덕여질 것이다. 현대의학에서는 감기를 바이러스 전염에 의한 상기도 감염증이라고 말한다. 또 다른 의료의 축인 한의학에서는 상한론에서 말한 대로 상한傷寒(차가운 공기에 노출되어 신체 기능이 위축, 저하되는 것)이 그 원인이라고 말한다. 현대의학과 한의학이 한가지 사안에 대해 선을 그어 놓고 상대측 관점에 하자가 있음을 공박하고 있는 모습이다.

하지만 감기의 원인이 저항력(체력=면역력)이 떨어져서 발생한다는 관점에 있어 양측의 의견이 다르지 않다면 굳이 감기의 원인이 바이러스에 있느냐 찬바람에 있느냐에 대해서 논쟁할 이유가 없다.

면역력이 떨어지게 되었을 때 인체가 다른 미생물에 감염되는 것은 자연의 이치이기 때문에 감기의 원인을 바이러스라고 하는 것은 감기 발생에 있어서 2차적인 원인을 지적한 것이므로 틀린 말이 아니며 과로로 에너지를 과다 소비하게 되었을 때 차가운 대기에 더 이상 열에너지를 빼앗기지 않으려고 피부의 땀구멍을 닫으면서 생기는 오한 발열증상을 놓고 '몸에 한사寒邪(냉기)가 침입하여 감기에 든다' 고 하는 한의학의 인식 또한 합당한 것이다.

차가운 공기에 노출되어 감기에 걸리게 되는 과정을 지켜본 전자현미경 출현 이전시대의 의학자로서는 당연히 감기의 원인을 찬바람이라고 밖에는 설명할 수 없었을 것이다.

가장 정교하다는 인체의 열효율이 40%정도이다. 이 말은 섭취한 열량의 40%만이 생명활동에 쓰이고 나머지 60%는 체온을 유지하거나 체외로 방출되어 버린다는 뜻이다.

사용 가능한 에너지 총량은 일정한데 과로로 갑자기 활동에 사용되는 에너지량이 증가하게 되면 체온유지에 할당된 에너지가 상대적으로 모자라게 되고 이러한 에너지 분배상의 불균형을 해소하기 위해 인체는 비상조치를 취하게 된다.

그것이 바로 오한이란 조치인데 체외로 유출되려는 열에너지를 가두어 활동 에너지를 확보하기 위해 생명유지프로그램이 작동한 결과이다. 수입은 일정한데 의료비가 늘어나면 의복비나 식비를 줄이는 긴축재정을 펴게 되는 이치와 한가지이다.

따라서 감기의 원인을 〈급격한 활동에너지의 증가〉 즉 〈과로〉라고 통일하면 되겠다. 너무나 상식적인 말이긴 하지만 자연치유라는 임상목표에 접근하는데 이보다 더 명료한 정의는 없으리라 생각한다.

필자가 치유의 측면에서 두 부류의 의학이론을 바라보았을 때 현대의학이 선택한 감기치료의 접근방법은 애석하게도 모순과 허점이 너무도 많은 것이었다. 한편 감기에 대한 한의학적 시각에 손은 들어주게 되면서도 동시에 안타까웠던 점은 효과적인 치료법을 손에 거머쥐고서도 현대의학이 난제라고 하는 감기 후유증들(신부전이나 백혈병 등)에 대해서는 평소에는 자연의학실천을 자임하며 전체의학을 표방하던 한의학도 이 대목에서는 한발 물러서 있는 것을 바라보면서 의료수혜자 스스로가 자신을 지켜나갈 수 있는 체계적인 계몽프로그램의 필요성을 절실히 느끼게 되었다.

현대의학의 상식인 '감기는 감기바이러스가 인체를 감염시켜서 생기는 바이러스성 질환' 이라는 관점이 성립될 수 있었던 이유에 대해서 알아보기로 하자. 바이러스는 식물이나 동물의 생체에 침입하여 기생하는 생명체이다. 기생하는 모든 생명체는 그들이 기생하여 번식하기에 가장 알맞은 숙주를 찾기 마련인데 감기 바이러스 또한 지구상의 수많은 대상을 검색한 결과 인체가 그들이 공략하여 생활하기에 가장 알맞은 숙주라는 결론에 도달하였기 때문에 표적으로 삼게 되었을 것이다.

인체가 감기바이러스의 공격목표가 된 데에는 여러 가지 이유가 있었겠지만 그 중 가장 명확한 이유라면 인체가 제공하는 〈36.5도의 온도와 70퍼센트의 수분〉이라는 물리적 조건을 들 수 있을 것이다. 모든 생명체의 생장조건에서 가장 중요한 요소가 온도와 습도이기 때문이다. 이외에도 비물리적 요소로 감기 바이러스에게 부여된 인체의 생명장 파동에 대한 감시기능 때문일 것이다(생명장 : '자가 면역은 자연치유 현상이다' 편 참조).

그렇다면 감기가 유행하는 계절을 놓고 보았을 때, 1년 4계절 중 〈섭씨 36.5도와 수분량 70퍼센트〉라는 인체환경과 가장 접근된 계절은 여름일 터이고 통계상으로도 독감이 가장 유행하는 철은 마땅히 이때쯤이어야 합당할 것이다.

그런데 '오뉴월 감기는 개도 안 걸린다'는 말이 있듯이 독감이 맹위를 떨치는 때는 유사이래로 언제나 예외 없이 가을에서 겨울철로 접어드는 길목에서 기온이 뚝 떨어지게 되는 환절기였을 것이고 또 앞으로도 늘 그러할 것이다. 어떻게 이런 모순된 현상이 나타날 수 있을까?

감기라는 현상을 가볍게 보기 전에 현대의학 이든 한의학이든 무엇보다 먼저 이에 대한 명확한 이해와 해답을 갖고 있어야 만이 감기로부터 파생되는 모든 후유증(폐렴, 중이염, 축농증, 뇌 수막염, 소아당뇨병, 신부전, 심장 판막증, 가와사키병, 간염, 루푸스, 류머티스 관절염, 베체트 병, 근 위축증, 쇼그렌 증후군, 다발성 경화증, 백혈병 그리고 돌연사)에 대한 정확한 예방책도 그에 대한 안전하고도 완전한 치유방법도 확립할 수 있게 될 것이다.

상한론의 재해석

백혈병을 하나님이 어느 한 개인을 벌주시려는 수단으로 받아들이고 있는데 백혈병의 발생에 있어 하느님의 감정은 조금도 관여된 바 없다. 결과부터 말하자면 백혈병이라 함은 오로지 단순 감기를 치료하는 초기 과정에서 현대의학의 그릇된 판단이 개입되어 일어나게 된 인재이며 의료사고일 뿐이다.

마치 무심코 버린 성냥불이 수 만년의 풍우를 이겨낸 광활한 원시림을 하루 이틀 만에 초토화 시켜 놓듯이, 무심히 먹었던 해열진통제가 80수를 누리기에 충분할 건강을 거품으로 만들어 놓은 것이 바로 백혈병이다.

이제부터 나는 너무나 흔한 것이어서 어느 분야(현대의학, 한의학, 대체의학, 기공, 심령술 등 치료에 관련된 모든 분야)에서나 다들 잘 알고 있으리라 생각하여 왔던 그러나 사실은 그렇지 않은 감기 혹은 이와 관련된 모든 것들을 독자들과 하나씩 하나씩 진지하게 이야기 나누려 한다.

상한론은 현대의학이 태동하기 전에도 유효하였고 현대과학이 나노 로봇을 개발하려고 하는 이 시점에 새롭게 등장한 임상제목에 대해서도 여전히 유효하다. 상한론은 앞서 말하였듯이 추위에 몸이 상하여 생긴 감기증상과 감기 후유증의 예후를 논하고 약재를 통해 그것을 치료키 위한 치료지침서이다. 하지만 감기를 상한傷寒이라는 관점에서만 보게 되면 감기에 걸리고 시간이 지나면서 다양하게 변화하는 증상들을 통찰할 수 있는 시각을 자칫 하면 잃게 된다.

한방 의료인들조차 상한론의 내용을 이해하려면 오랜 시간과 경험이 필요하다고 할 만큼 상한론이 난해하게 비쳐졌던 이유는 감기에 수반되는 여러 증상을 상한이라는 한 쪽 측면으로만 이해하려 들었기 때문이며 병증을 따라잡기 위해 시시각각으로 변하는 증상 모두에 대한 처방을 고안하여 증상과 처방을 일일이 맞대응 시키려 했기 때문이다.

이론 보다는 경험에 바탕을 둘 수밖에 없었던 상한론의 한계성으로 상한론이 다루는 처방은 113 가지에 이르게 되었던 것이다.

오히려 상한만큼 중요한 요소로 작용하는 식체食滯를 감기와 무관한 것으로 여겨왔던 불완전한 인식때문에 상한론이 일반화될 수 있었던 기회를 천 팔백여 년 간 놓치고 있었던 것이다.

이 책을 통해 비로소 상한론이 감기와 식체라는 두 요소에 의해 이해되고 〈베르누이 정리〉를 매개로 상한론 전체의 의미를 하나로 관觀할 수 있게 됨으로써 상한론을 가득 메우고 있던 1백 13종의 처방을 4종의 처방(마황탕, 계지탕, 시호계지건강탕, 반하사심탕)으로 갈음할 수 있는 근거가 마련되었다. 더 이상 경험이나 짐작으로서가 아닌 구체적인 이해의 토대 위에 가정에서 누구나 자유로이 처방을 구사할 수 있게 된 것이다.

이렇게 상한론은 천 팔백년 만에 쉽고 친근한 모습으로 부활함으로써 의원이 아닌 가정에서 그의 진정한 의료사적 의미가 다시 숨쉬게 되는 대중화의 길을 걸을 수 있게 된 것이다.

6

후유증 없는 감기

셀프-메디케이션 : 생약요법 익히기

몸에 생기는 모든 이상 증상을 지금까지 대부분 병원에 의지하여 풀려 했다. 그것으로 인한 폐해가 어떠한 것인지는 이 책을 통하여 앞으로 자세히 알게 될 것이다.

필자는 감기와 식체 뿐만 아니라 고혈압이나 당뇨, 암에 이르는 모든 질환이 지금까지의 상식과는 다르게 가정의 식탁 내에서 해결될 수 있으며 또한 그래야만이 온전한 치유가 이루어지게 됨을 알리고 싶다.

수많은 난치나 불치라 불리는 급 · 만성질환들이 만연하고 있는 현상은 우리가 매일 3회 이상 이용하는 한 평 남짓한 식탁에서 비롯된 문제들을 이와 동떨어진 제 3의 장소인 병원에서 해결하려 들었기 때문에 파생된 것에 불과하다.

우리가 매일 먹는 음식이 우리 몸을 이루는 세포의 재료라는 단순한 사실을 순수히 받아들이기만 한다면 대부분의 문제가 손쉽게 해결될 수 있다. 말기 암환자조차도 좀 더 나은 약을 찾아 헤메이다 임종을 맞이하는 것을 바라보면서 위기에서 인간이 현명해진다는 것이 얼마나 힘든 일이며 동시에 얼마나 큰 기회가 될 수 있는지를 알게 되었다. 간혹 현명한 판단으로 식탁을 바로잡아 말기 암에서 털고 일어난 사람조차도 이를 순전히 기적이라고만 치부하는 모습을 보면서 그것이 기적이 아닌 일반 현상임을 널리 알릴 수 있는 방법을 고민하게도 되었다.

감기와 식체라는 증상만큼이라도 가정에서 스스로 치유할 수 있는 능력을 키워 놓는다면 합성 의약품의 부작용과 비용 낭비를 줄일 수 있는 훌륭한 방편이 될 것이다. 이 장을 통하여 한방 과립제 사용법을 숙지하거나 필자의 강의를 듣게 된다면 스스로 건강한 삶을 꾸려나갈 수 있는 방법론을 새로이 마련할 수 있을 것이며 나아가 현대의학이 난제라고 여기는 수많은 난치성 질병 또한 스스로 자연 치유할 수 있는 능력을 배양할 수 있을 것이다.

다음에 나오는 처방들은 상한론에 등장하는 것들이다. 대부분 간단한 약재로 구성된 처방으로 필자와 호흡을 맞춰 이해해 나간다면 실제 상황에서 각 증상에 알맞은 처방을 적용하는데 아무런 문제가 없을 것이다.

감기의 자연치유법과 이 장에서 소개하는 생약요법을 함께 병용한다면 앞으로 그 어떠한 유형의 감기에 대해서도 스스로 대처할 수 있을 것이다(기침에 대한 처방은 감기 후유증의 '기침은 폐에 고인 물을 퍼내는 작업이다' 편에서 다루게 된다).

1. 뼈마디가 욱신거릴 때, 마황탕

찬바람을 (오래)쏘이고 나면 오한 발열과 함께 피부나 관절부위에 통증과 두통이 생기는 이유는 허혈-재관류(피부와 관절 부근에 잘 발달되어 있는 혈관이 수축하여 모세혈관이 허혈상태가 되었다가 혈관이 이완되면서 모세혈관에 다시 혈액이 흐르는 과정)가 일어날 때 프로스타그란딘이라는 통증유발 물질이 세포에서 흘러나오기 때문이다(고무줄로 손가락을 묶어 놓았다 풀면 욱신거리듯이).

두통에는 교감신경의 과흥분으로 어깨와 두피의 모세혈관이 움츠러들면서 생기는 긴장성 둔통(스트레스를 받고 있는 동안 손발이 싸늘해지면서 목 부위와 머리가 뻐근해져 오는 통증)과 둔통보다 심한 흔히 편두통이라고 말하는 혈관이 재관류될 때 나타나는 두통(분노하거나 고도의 스트레스를 받고 난 후 부교감신경 반동으로 수축해 있던 모세혈관이 다시 팽창하면서 발통물질이 나올 때 느껴지는 통증)이 있다.

심한 오한이 든 후 발열과 함께 나타나는 관절 마디마디의 심한 통증은 혈관이 재관류될 때 나타나는 증상으로 이때가 마황탕을 써서 탁효를 볼 수 있는 때이다. 증상이 심하다는 기준은 말 그대로 본인이 느끼기에 〈심하다〉고 생각되는 경우를 말하는데 이불을 두겹, 세겹 덮고 있어도 오한이 들며 자리에서 일어나 화장실에 가기가 고통스럽고 자기발로 약국에 직접 올 엄두가 안 날 만큼 뼈마디가 아픈 경우이다.

이 처방은 마황이라는 약제가 교감신경을 자극하여 땀 생산량을 늘리고 계지의 작용으로 땀구멍을 열어 체열이 발산되도록 한다. 마황의 효과(에페드린의 효과)는 상온(20~25도)에서는 잘 나타나지 않는다. 따라서 이 처방의 효과를 극대화 하려면 땀이 날 수 있도록 이불을 뒤집어쓰는 등의 자연치유법에서 소개된 보온방법을 적용해야 한다.

땀이 나기 시작하면서 열이 떨어지고 오한이 잦아들면서 부교감신경의 반동도 줄어 전신통도 점차 사라지게 된다. 땀구멍이 닫혀 있는 동안 몸 안에 정체되어 있던 수분이 발한작용에 의해 땀으로 배출되면서 자연히 콧물이나 가래도 줄어든다.

한편 마황탕 복용이 적합한 상황에서 콧물이나 묽은 가래 증상이 심할 때에는 마황탕의 변형된 처방인 소청룡탕이 보다 효과적이다.

많은 한의학 전문가들이 '마황탕은 함부로 쓰지 않는 처방이다' 라고 알고 있는데 이는 마황이라는 약재를 증상이 맞지 않을 때 복용하면 '에페드린' 이란 성분이 맥박을 빨리 뛰게 하여 심장에 부담을 주기 때문이다. 따라서 빈맥증상 등의 심장질환이 있는 환자일 경우에는 조심할 필요가 있겠으나 일반인에게 있어 〈오한 증상으로 인한 심한 전신통〉이 있는 것이 확인된 경우라면 전혀 문제가 되지 않으며 해열진통제 보다도 빠른 효과를 나타낸다.

물론 오한과 심한 전신통이 사라지면 복용을 중지해야 한다. 안전한 복용횟수는 3회 이내이다. 공중에 떠있는 듯한 몽롱한 감이 들면 복용을 중지한다. 그러나 태음인의 경우는 횟수를 제한할 필요가 거의 없다.

마황은 교감신경을 자극하는 약재로 소화기관의 운동을 느리게 한다. 따라서 오한 발열, 심한 관절통 증상이 생긴 시점으로부터 3시간(소화에 필요한 시간) 이내에 식사를 했다면 마황탕과 함께 〈반하사심탕이라는 소화제나 양약 소화효소제〉를 함께 복용하여 위 장관에 부하가 걸리는 일을 막아 주는 것이 현명하다.

오한 기간은 단식 기간이라고 할 만큼 철저히 소화기계에 무리를 주는 일(체온이하의 음료수나 음식을 먹은 일, 평소 음식량의 30% 이상을 먹는 일, 평소 음식처럼 딱딱한 것을 먹는 일)을 해서는 안 된다. 가장 바람직한 것은 오한 증상이 있는 동안 만큼은 비타민C와 따뜻한 수분(숭늉, 야채주스, 된장국, 프로테인 파우더)만으로 만족하며 씹어야 할 것은 먹지 않는 것이다.

이에 대한 주의점을 상한론에서 소홀히 다루었기 때문에 감기가 위험한 병증으로 발전하는 일이 비일비재하였던 것이다.

〈감기에 걸리면 잘 먹어야 낫는다〉는 위험한 조언 때문에 겪는 소화불량증상이 감기 후유증을 악화시키는 요인이었음을 의료 전문인들 또한 깊이 인식해 두어야 할 것이다.

마황의 교감신경자극 정도는 체질에 따라 각각 다르게 나타나는데 소양인에게서 가장 크게 나타나며 태음인에 대한 작용은 상대적으로 약하다. 한편 자기 의사를 표현할 수 없는 아기의 경우는 시호계지건강탕을 먹이면서 자연요법에서 설명된 보온 조치를 취해 준다면 안전하게 해열할 수 있다.

아기는 마황탕을 먹어야 할 만큼 찬바람에 노출되는 일도 없으려니와 감기에 걸린 시점에서 몸 안 깊숙이(심장) 까지 열이 쌓이는데 걸리는 시간이 어른에 비해 짧기 때문에 마황탕 복용시점이 빨리 스쳐 지나간다.

마황탕은 감기초기 심한 오한만 있거나 심한 오한과 함께 발열이 있을 때, 즉 아직 내부장기가 뜨거워져있지 않은 상태에서 복용한다.

2. 오슬오슬 추울 때, 계지탕

마황탕에서 마황을 뺀 처방으로 마황탕처럼 초기 감기증상에 사용하지만 마황탕과는 달리 계지탕은 자각 증세가 약할 때 사용한다. 즉 관절이 욱신거리며 이불을 쓰고 있어도 덜덜 떨릴 정도의 증상에는 마황탕이 적합하며 계지탕은 관절 통증은 뻐근한 정도이며 몸을 따뜻이 하고 이불을 쓰고 있으면 춥지 않은데 이불 밖으로 나오면 오싹해지는 정도의 오풍惡風 증상이 있을 때 복용한다.

평상시 자신의 체온유지능력을 100이라 하고 감기에 걸리게 되는 시점의 체온 유지능력을 50이라 한다면, 마황탕은 그 능력이 50미만으로 떨어져 땀구멍을 굳게 닫을 만큼 증상이 심할 때, 계지탕은 50 근처에서 사용하는 것으로 두 처방의 적용점을 이해하면 되겠다.

과도한 정신적 스트레스로 인한 에너지 허비, 과도한 신체적 활동으로 인한 에너지 소비로 체온유지 능력이 떨어져 정상적으로는 체온유지가 힘들 때 인체가 비상수단으로 사용하는 것이 피부의 혈관을 조이고 땀구멍을 오므려 몸에 소름을 돋게 하는 것이다. 이 조치는 체표면적을 줄여 열방출을 억제할 수 있는 가장 효과적인 방법이다.

마황탕이 땀 생산량을 늘리고 땀 분비도 촉진시키는 긴급한 연합작전이라면 계지탕은 피부 혈관과 내장의 혈류량을 증가시킴으로써 각 조직간의 〈혈류속도 기울기〉를 정상화하여 해열을 유도하는 여유가 있는 처방이다('상한론의 비밀열쇠, 베르누이 정리' 편 참조). 마황이 땀 생산량을 늘리는 반면 계지는 땀을 분비, 기화열에 의한 해열작용을 유도하고 피부혈관을 확장, 열을 대류시킴으로써 체온을 떨어뜨린다.

또한 계지는 교감신경 작용제와 같은 기능을 하는 동시에 위 장관을 자극하는 부교감신경 작용제의 역할을 겸하고 있기 때문에 소화장애를 일으키지 않는다. 물론 계지의 작용에 의지하여 음식 섭취량을 늘려서는 결코 아니 될 일이다.

마황탕에서처럼 계지탕도 반하사심탕이나 소화효소제를 함께 복용하는 것이 예후가 좋다. 마황탕과 계지탕에 해당하는 증상이 있는 동안만큼은 절식 혹은 단식할 것을 당부한다. 많은 사람들이 상한론이 탄생할 시점과는 달리 하루 3끼 식사와 함께 중간 중간 간식을 먹는 풍족한 식습관이 몸에 배어 있기 때문이다.

'신주단지 모시듯 한다' 는 말처럼 감기를 하찮게 여기지 않고 위중한 것으로 여겨야만 할 것이다. 그래야 기침을 포함한 위험증상에 빠져드는 일을 막을 수 있다.

월경의 경우도 감기처럼 대수롭지 않은 일로 취급 받고 있지만 수십cc의 혈액이 몸에서 빠져나가는 일은 분명 내출혈에 견줄만한 비상사태라 할 수 있다. 학교나 직장에서 감기나 월경, 이 두 가지 상황에 노출되어 있는 사람들은 무리하는 일이 없도록 배려하는 제도적 장치가 마련돼야 할 것이다. 이것이 훨씬 효율적이고 비용이 적게 들기 때문이다.

3. 초기 종합감기약, 시호계지건강탕

계지탕과 소시호탕(다음 항에서 설명)에 소화제가 가미된 처방이다. 계지탕처럼 오풍과 발열이 있고 열로 인한 구강 건조증과 소화불량증상(미약한 복통과 미식 미식하며 어지러운 증상)이 있을 때 사용한다면 적기에 사용한 것이다. 가정에서 쓰게 될 일이 가장 많은 처방이며 '초기 종합감기약' 으로 이해하면 된다. 최소한 이 처방 하나만이라도 집안에 비치해 두고 있으면 아주 요긴하게 감기 증상에 대처할 수 있다.

감기에 걸리면 식욕이 떨어지거나 입안에 쓴맛이 돈다. 이것은 자연치유기능을 가동시키기 위해 음식을 멀리하라는 경계조치다. 입안이 쓰게 느껴지는 이유는 소화기관의 운동 능력이 떨어져 위 장관 내에 정체돼있던 음식물이 상승된 체열로 부패하면서 발생한 가스와 염증반응으로 전신에서 쏟아져 나오는 노폐물을 간장에서 처리하면서 발생한 가스가 혈액을 타고 돌아다니다 혀의 돌기에 쌓인 것을 미각세포가 느끼기 때문이다.

이 처방에는 위장을 자극하는 생강을 말린 건강이 들어있어 위 장관 운동을 촉진시켜 부패에 의한 체온상승을 막아준다. 시호는 체온상승으로 인한 간세포 손상을 막고 부신피질호르몬 생성을 촉진하여 체온을 떨어뜨리며 담즙을 통해 노폐물이 쉽게 배출되도록 함으로써 간세포를 보호한다.

감기에 걸렸다는 것은 체온유지가 안될 정도로 신체의 보유에너지가 떨어져 있다는 증거이므로 소화력이나 운동능력 등 인체의 모든 기능 또한 그 만큼 동반 저하되어 있기 마련이다. 감기는 바이러스가 외부에서 침투한 것이 아니라 면역방어벽이 무너질 정도로 기력을 소진하여 놓음으로써 바이러스가 초청되어진 것이다. 감기에 걸렸을 때 주위 사람들은 흔히 먹어야 기운이 난다며 영양가 높은 음식을 먹으라고 성화이다. 하지만 앞서 말하였듯이 평소처럼 음식을 먹는 것은 자연치유를 방해하는 일이다. 감기에 걸렸을 때는 절식節食 때로는 단식이 바람직하다.

잘못된 짐작으로 자꾸만 음식을 먹는 것은 감기증상에 소화불량 증상을 추가하는 일이며 감기를 장기화, 중증화 하는데 결정적 원인이 된다.

그래서 이것을 염려하여 감기에 걸린 지 하루나 이틀이 지났을 때 사용하는 시호계지건강탕에 건강이라는 강력한 소화제가 들어있는 것이다.

감기에 걸렸는데 배불리 먹는다는 것은 성능이 시원치 않은 복사기의 연속 복사단추를 눌러 페이퍼 잼(paper jam)이 일어나도록 하는 것과 같은 일이다.

감기 초기 따뜻한 콩나물국에 고춧가루를 풀어 마신 다음 땀을 내면 낫게 된다는 민간요법은 충분한 임상적 의미가 있는 자연요법이다. 따뜻한 국물이 체온유지를 돕고 고춧가루가 첫째 위벽을 자극하여 음식물의 소화를 도와 이상발효를 막아줌으로써 오랫동안 위장관에 음식이 정체되어 부패하면서 생기는 양명경열이라는 발열증상을 미리 막아주며, 둘째 발한효과가 있는 고추(매운맛이 미각을 자극하여 미각성 발한이 일어난다)가 마황과 같은 역할을 하여 땀을 내게 함으로써 고열로의 진행을 막아 주기 때문이다.

고춧가루는 국을 끓인 다음 약간 식었을 때 넣는 것이 좋은데 이는 고추에 들어있는 비타민C를 좀 더 섭취할 수 있기 때문이다. 마황탕이나 계지탕이 없을 때 고추탕을 이용하는 것은 어설픈 대처법이 아니라 삶의 지혜인 것이다.

위장관에서 나는 열을 한의학에서는 양명경열이라 한다. 양명경열은 태양경열(감기가 시작되어 오한이 있으면서 피부 표면에만 나타나는 열) 보다 심하게 나타날 수 있다. 그 이유는 태양경열의 경우엔 단순히 땀을 빼서 열을 떨어뜨릴 수 있지만 양명경열(위 · 장관의 열)은 그 안에 담겨져 있는 음식물이 위 · 장관을 통과하여 직장을 통해 배설될 때 까지 오랜 기간 부패 · 발효현상에 의해 점점 커지기 때문이다.

시호계지건강탕이 필요한 상황이라면 이미 양명경발열이 준비되고 있는 때이다. 이틀이나 3일 후 고열이 몰려올 징조다. 시호계지건강탕 복용 시점에서 열 폭풍을 미리 막아 놓아야 한다. 그러기 위해서 절식이 필요한 것이다.

4. 입맛이 쓸 때, 소시호탕

시호계지건강탕이 필요한 단계에 들어서게 되면 그 동안 고열에 시달리느라 가슴이 답답하고 갈증이 나서 찬 음료를 찾게 되고 하루 이틀간 평소보다 적은 식사를 하였던 터라 식욕이 동하여 과식하려 들게 된다.

그러나 감기와 싸우느라 이미 소화기능이 떨어진 상태에서 식욕을 따르게 되면 곧바로 체하게 마련이다. 실제로는 체한 느낌이 들지 않을 수도 있지만 감기에 걸렸는데 음식을 먹어 포만감을 느낄 정도가 되었다면 그 자체가 소화기관에 대단한 무리를 준 것이며 체한 것이다.

감기를 앓고 있는 중에 체한 증상이 추가되면 상황이 매우 불리해지는 쪽으로 가닥이 잡힌다. 왜냐하면 소화하는데 에너지를 사용함으로써 그나마 얼마 남아있지 않은 에너지가 바닥나 버리기 때문이다. 기운이 떨어지면 체하고 체하게 되면 감기에 걸리는 것이다.

어쨌든 시호계지건강탕을 복용하고 있을 때 냉 음료(체온 보다 낮은 온도는 모두 찬 것이다)를 마시고 과식(평소양의 30% 이상이면 과식이다) 하게 되면 우리 몸은 다시 한 번 출렁이게 된다. 다시 한 번 출렁일 때 소시호탕이 필요한 증상이 발생하는 것이다. 식욕을 절제하기만 한다면 소시호탕을 사용할 일은 벌어지지 않는다.

이젠 정상으로 회복되기 위해 넘어야 할 고개가 하나 더 생겨 버렸다. 그 고개란 바로 한寒과 열熱이 오락가락 한다는 한열왕래 증상이다. 대체 한과 열이 오락가락하는 현상은 왜 생기는 것일까? 한의학 원전인 상한론을 읽어서는 그 이유를 알기 힘들다.

그것은 다음과 같은 이유에서이다. 시호계지건강탕이 필요한 단계에서 과식을 하고 찬 음료를 마시게 되면 위와 장의 기능이 떨어져 소화 · 흡수 · 배설이 모두 원활히 이루어지지 않게 되는데 이것은 정상적인 생명활동에 큰 부담으로 작용하게 된다.

이윽고 인체는 위와 장의 기능을 원상태로 회복시켜놓는 일에 에너지를 집중하려 든다. 위 장관의 기능 정상화에 필요한 에너지를 얻기 위해 피부로 새나가는 열을 차단하려고 피부는 다시 땀구멍을 닫는다.

이때가 한열왕래寒熱往來(떨렸다 열이 났다 하는 증상이 오락가락 하는 현상), 풀어서 말하면 (오)한(발)열왕래 중 오한이 느껴지는 때이다.

한편 발열發熱은 다음 세가지가 합해져서 일어난다. 첫째 오한증상으로 땀구멍이 닫히게 되면서 쌓이는 내열과 둘째 소화기관의 기능이 떨어지면서 위장관 내에 적체된 음식물의 배출속도가 느려져 생기는 부패에 의한 열(두엄이 썩을 때처럼 많은 열이 난다) 셋째 부패로 인한 유독물질을 간장에서 처리하면서 생긴 간의 염증으로 인한 간열, 이 세가지 원인으로 발열이 일어난다.

이러한 상황이 몸 안에서 벌어지고 있을 때 시호라는 약재가 다량 들어가 있는 처방인 소시호탕이 한열왕래의 증상을 해결한다.

시호는 감기라는 위급상황에서 교감신경작용과 부교감신경 작용을 조율해 주는 조정자(harmonizing drug)로서의 역할을 수행한다.

황금이라는 약재는 상승된 체온이 심장에 까지 미쳐 심장박동이 증가하는 것을 막아준다.

감기에 걸리게 되면 발산되지 않은 체열은 시간이 지남에 따라 몸 바깥인 피부 쪽에서 장기가 있는 몸 안쪽으로 파고든다. 이렇게 감기 증상이 초기 단계에서 멈추지 않고 진행하게 되면 주요 장기들은 열 손상을 입게 된다. 고열을 겪으면서 전신의 세포에는 크고 작은 상처가 생겨나 상처 복구에 쓰일 원료의 수요는 급격히 늘어나는 반면, 이러한 수요를 수용해야 할 간장은 그 동안 열에 노출되어 기능이 위축된 상태이기 때문에 원료를 원활히 생산해 낼 처지가 못 된다.

한편 신장도 고열과 그로 인한 수분부족으로 기능이 떨어지게 된다. 간 기능 저하로 부신피질 호르몬의 원료인 콜레스테롤 생산량이 줄고 신장도 부신피질호르몬 생산능력이 떨어져 부신피질호르몬 보유량은 임계치 이하로 감소되는데 그나마 부족해진 부신피질호르몬을 낮에 활동하면서 대부분 써버려 저녁에는 호르몬 양이 더욱더 줄어 있게 된다. 따라서 감기에 걸렸을 때 무리(TV를 보는 일, 게임을 하는 일, 엔진 진동이 심한 차를 타는 일 조차도 무리이다)하지 말라는 말은 대단히 중요한 임상적 의미를 갖는다(무리하면 부신피질 호르몬이 소진된다).

부신피질호르몬은 소방수역할을 한다. 따라서 낮에는 한열왕래증상 중 한寒증상이 더 크게 되고 호르몬 농도가 떨어지는 밤에는 열熱증상이 크게 나타나는 것이다. 즉 낮에는 한多열小왕래가 되고 밤에는 한小열多왕래가 된다. 좀 어려운가요?

부신피질호르몬은 간과 신장이 작은 소양인에게 부족하기 쉬운 호르몬이다. 따라서 소시호탕은 다른 체질보다 소양인에게 잘 맞는 처방이다.

5. 며칠째 열이 안 떨어지며 의식이 또렷하지 않을 때, 대시호탕

병이란 모든 것이 다 그렇지만 특히 감기는 초기 치유가 중요하다.

발열 상태에서 몸에 나타나는 신체기능의 저하는 상상하는 것 이상으로 빠르며 또한 변화무쌍하다. 고작 2~3일 사이에 감기는 폐렴으로 변할 수 있으며 백혈병이라는 것에 도달하는데도 7일이면 족하기 때문이다.

현명한 사람은 평소 감정과 육체관리를 면밀히 하여 감기에 걸리지 않으며, 지혜로운 사람은 감기에 걸리더라도 마황탕이나 계지탕으로 끝을 내며, 똑똑한 사람은 과식과 보온조치가 허술하였음을 재빨리 알아차려 시호계지건강탕으로 감기를 마무리 할 줄 알며, 눈치라도 있는 사람은 모자란 에너지를 바닥내고 음료수를 차게 먹고 과식한 일을 후회하며 소시호탕으로 더 이상 감기의 후유증이 생기지 않도록 조치할 것이다.

자신의 몸을 소홀히 여기며 절제하지 못하고 예민하게 대응하지 못하게 되면 감기증상이 여러 가지 후유증으로 둔갑하여 대시호탕이 필요한 지경에 이르게 된다.

소시호탕으로 감기증상을 끝내야 할 시점에서 오한을 방치한 채, 다시 한 번 과식을 절제하지 못하면 소화관 운동은 더욱더 위축되어 감기 초기부터 장에 차곡차곡 쌓여있던 오래된 음식물이 부패되어 소화관주위는 부패열이 발생하게 되고 유독물질이 혈관에 유입되어 문맥을 타고 들어가 간장의 기능을 더 떨어뜨려 놓는다. 또한 열을 내리려고 복용한 해열진통제는 간세포를 공격하여 간세포의 염증은 더욱 심해지고 이로써 간열은 감기 이후 이 시점에서 최고조에 접어들게 된다.

간기능의 급속한 저하로 → 신장기능이 연쇄적으로 타격을 입어 → 부신피질 호르몬이 제대로 생산되지 못하면서 → 몸통은 고열이 꽉 들어차게 되어 → 답답한 나머지 환자는 찬 바람을 쏘이려 하게 되고 → 이에 대한 반작용으로 땀구멍은 계속 닫혀 있게 되어 땀이 나지 않는 상태가 지속된다. 바야흐로 온통 혈액은 고열로 달구어져 심장은 끓는 물을 담고 있는 솥으로 변해간다.

내열 한계치에 이른 심장은 열을 식히기 위해 혈액을 전신으로 보내려고 빠르게 고동치게 되고 여기에 필요한 산소를 공급하느라 가만히 누워있는데도 숨이 가빠진다.

심장에서 뿜어져 나온 혈액은 곧장 머리로 올라가 뇌를 뜨겁게 달구어 놓고 두뇌는 냉각장치가 고장 난 컴퓨터처럼 시스템이 다운되어 명료한 의식을 유지하기가 힘들어진다. 당황하고 놀란 나머지 병원으로 달려갈 때쯤이면 이미 몸 곳곳에서 염증이 한창 진행되어 뇌막염, 각막염, 중이염, 폐렴, 췌장염, 신우염, 고환염, 가와사키병이란 의심을 받기 십상인 상태가 되어있기 마련이다. 대시호탕은 이러한 증상을 예방, 치유하기 위해 사용한다.

현대의학의 몰이해로 고난의 길에 잘못 들어서게 되는 시점이 바로 이때다. 부디 이때 내려지는 현대의학의 어떠한 경고나 유도나 권고나 판단도 맹신하지 말아주길 당부하며 냉철하고 현명하게 다시 한 번 감기의 자연치유법을 되새겨 주기 바란다.

하찮다던 감기가 어느덧 우리를 생사의 갈림길로 내모는 시점에 이르게 된 것인데 감기에 대한 보온조치와 자연치유법이 지켜지지 못한 상태에서 해열진통제를 과, 남용하게 되면 만 2~3일 만에라도 이런 일이 실제로 벌어지게 된다.

의식이 흐려지는 기미가 보이면 기응환을 함께 복용한다. 대시호탕은 독자들 스스로의 판단에 맡기기에는 안심이 되지 않는 면이 있다. 이 약이 심장허탈을 일으킬 수 있기 때문이다.

대시호탕 처방에 들어있는 대황이나 황금이라는 약제는 혈액을 위장관으로 하행시키는 작용이 있기 때문에 많은 양을 한꺼번에 먹는다든지 혹은 반복하여 복용하게 되면, 평소 심기능이 약한 사람의 경우 심부정맥이 유발될 수 있기 때문이다. 이 점을 간과할 경우, 한의학 전문가도 낭패를 볼 수 있다.

이 약을 먹을 일을 만들지 않는 것이 가장 바람직하지만, 만약 피치 못하여 대시호탕이 필요한 상황이 되었다면, 만약의 심장허탈을 막기 위해 인삼차를 준비하여 두었다가 대시호탕을 복용한 후 탈진할 기미가 엿보이면 마실 수 있도록 한다. 하지만 평소 신체가 강건한 사람이라면 심장허탈을 우려할 필요는 없다.

6. 경기를 하며 눈을 치켜 뜰 때, 우황포룡환牛黃抱龍丸

위에서 설명한 대시호탕의 증세가 나타나면 뇌열은 빠른 속도로 올라 뇌신경 작용에 하나 둘씩 이상이 생겨 주위 사람을 당황스럽게 하는 몇 가지 증상이 나타날 수 있다.

안구의 움직임을 조절하는 신경이 조절능력을 잃어 눈을 치켜뜨며 흰자위를 드러내 보이는가 하면, 언어회로 누전으로 헛소리를 하고 운동신경 실조로 경련이 일어나고 기억회로에 염증이 생기면 어제의 일도 기억하지 못하는 현상이 벌어진다.

이렇듯 열은 단백질의 생리작용에 가장 치명적인 타격을 입힌다. 이런 때 우황포룡환을 사용한다. 이약의 쓰임새는 참으로 요긴하다. 모든 이가 이 약의 쓰임새를 잘 이해하고 비치하여 두었다가 큰 후회를 남길 일을 사전에 막을 수 있도록 해야겠다.

이 약이 필요한 증상은 성인에서 보다 소아에게서 흔히 나타나게 된다. 왜냐하면 소아의 단위체중 당 체표면적이 성인에 비해 더 크기 때문에 땀구멍이 닫혀있는 기간이 같더라도 몸 안에 쌓이는 체열은 소아 쪽이 훨씬 많기 때문이다.

이 약은 자동차의 에어백과 같아서 거의 쓸 일이 없는 처방이며 또한 쓸 일을 만들어서도 안 된다. 수냉식 해열법과 해열제의 과량복용만 없다면 이 약을 쓸 일은 없을 것이다. 우황포룡환을 구비해 놓지 못한 경우에는 〈기응환〉과 〈원방 우황청심원액〉을 함께 복용하면 된다.

기응환과 우황청심원액의 복용량은 설명서의 지시사항에 따르면 되는데 용량을 초과하여 복용하여도 문제없다. 단 복용 후 30분이 경과했는데도 증상이 수그러드는 기미가 보이지 않는다면 지시된 용량을 2~3시간 단위로 연속 복용토록 한다.

용량 · 용법의 지시내용에 위배 되어도 개의치 말고 복용횟수를 늘리도록 한다.

눈을 치켜뜨거나 헛소리를 하는 증상이 약해지고 의식이 돌아오면 복용횟수는 〈일일 3회〉로 줄여 복용한다.

우황포룡환이 필요한 상황에서도 〈보온〉은 필수이다. 우황포룡환이 필요할 정도로 상황이 악화되어 있다면 감기에 걸린지 최소 2~3일이 경과된 시점일 것이고 체온은 40도를 넘나들고 있을 것이다.

며칠간의 발열로 효소 기능이 떨어져 몸은 축 쳐져 있을 것이다. 이러한 상황에서 열을 식히겠노라며 이불을 벗기고 냉찜질로 몸을 수냉시킨다면 얼마 남지 않은 에너지마저도 기화열로 빼앗긴 인체는 자구책으로 땀구멍을 완전히 닫아 걸어 해열은 아득히 멀어지고 목숨은 경각에 달할 것이다.

대시호탕을 써야 할 즈음, 가와사키병 혹은 백혈병이 아닐까하는 짐작수준의 진단이 나온다면, 우황포룡환을 써야 할 때쯤이 되면 '가와사키병입니다, 백혈병입니다' 라는 확진이 내려질 수도 있다. 이 얼마나 무섭고도 두려운 일인가. 만약 당신의 가족이 그런 말을 듣게 되었다면 다시 한 번 냉철한 판단을 해주기 바란다.

현대의학은 현상의학이다. 현상만을 중요시 할 뿐 앞선 고민은 좀처럼 하려 들지 않으며 그런 고민의 가치를 높이 사지도 않는다. 현대의학이 어떠한 선고를 내린다 하더라도 자연치유의 힘이 아직 남아 있음을 다시 한 번 마음에 새겨 안전한 자연치유의 길을 선택하길 바란다. 그들이 사용하려는 방법은 분명 〈해열제〉와 〈수냉〉일터이니 말이다.

다음은 우황포룡환이 유용하게 쓰일 때를 묘사한 가상의 이야기다.

어느 산골 마을에 소나무 솔잎이 겨우 고개를 내밀 만큼 큰 눈이 내린다. 몇 순이 지나도 언 눈이 마음을 풀어 길을 내어주지 않는다면 그 속에 파묻힌 마을 사람들은 입김으로 녹인 눈에 의지한 채, 하루하루를 북풍으로 차가워진 냉골과 애처로운 힘겨루기에 들어간다.

집집마다 구들장이 식어가면서 냉기에 체온을 뺏기지 않으려고 동네 사람들의 땀구멍은 제일 약한 이부터 차례차례 쾅쾅 굳게 문을 닫는다. 그 날부터 할머니, 아빠, 엄마 그리고 아이들 모두는 이를 부딪치는 오한을 느끼며 이마엔 반갑지 않은 미열이 만져지기 시작한다. 땀구멍으로 나가지 못한 땀은 길을 잃어 가래로 바뀌고 가끔 들리던 기침소리는 자정 무렵에 들어선 오랫동안 이어지는 합창이 되어 잠자리에 든 피곤한 짐승들의 몸을 뒤척이게 만든다.

동네로 먹이를 찾아 내려오던 털 복숭이 산짐승은 겨울바람을 예리하게 가르는 거친 숨소리와 기침소리에 놀라 그 정체가 무엇인지 미처 알아보지도 못한 채 서운한 도망을 친다.

발산되지 못한 체온은 피부 밑에서부터 서서히 몸의 중심을 향해 차곡차곡 쌓여 들어가고 어르신들은 피부 밑 5cm정도까지 열이 쌓일 시간에 아이는 이미 10cm쯤 몸의 중심까지 열이 파고든지 오래다.

온 몸이 펄펄 끓는 아이를 들쳐 업은 엄마는 눈이 잠든 사이를 틈타 간신히 동네어귀까지 나있는 저녁 길을 푸름한 달빛으로 총총히 밟는다.

엄마의 등이 땀으로 흠뻑 젖을 때쯤이 되어서야 희미한 전등 빛이 2층 살림집에서 조심스레 새어 나오는 읍내 의원이 보인다. 엄마의 거친 숨소리가 손보다 먼저 시골병원문을 힘겹게 두드린다. 이불에 돌돌 말린 채 업혀왔지만 살을 에는 바람에 땀구멍이 꼭 닫혀버린 아이는 심장열이 뇌열로 번진지 이미 오래다.

등에 업힌 한 시간, 숨막힐 듯 검푸른 하늘을 가득 채운 냉기를 녹여보려고 스스로가 작은 용광로가 되어버린 아이는 사시가 되어 엄마를 똑바로 바라 볼 수가 없다.

가녀린 심장은 작은 용광로의 불길이 거세 질 때마다 한 번씩 움틀거린다. 풀무질같은 거친 숨을 내뱉을 때마다 얇게 저민 옷이 바람에 나부끼듯 펄럭인다.

이때 시골의원에서 처방해야 할 약이 우황포룡환이다. 종합병원의 응급실에서도 우황포룡환을 비치하여 냉각 해열법을 적용하여 의식이 혼미해진 환자가 이송되어 왔을 때 사용할 수 있어야만 하겠다.

언제 이약이 필요한지가 우황포룡환이란 처방 이름에 들어있다. 용은 여의주를 물고 불을 내뿜는 열이 많은 상상의 동물이다.

이런 용을 품고 있다는 뜻의 포룡抱龍이란 그야말로 대단한 열이 몸에 꽉 차있는 형상을 그려낸 말이다. 이 처방에 들어있는 우황이 간염을 해소시켜 간열을 내리고 사향이 헛소리를 하며 손을 휘젓는 등의 정신신경계 이상을 정상화 시키며 진주와 호박은 경기를 진정시킨다. 용의 열을 식힐 수 있을 만한 약이니 만큼 현대의학이 발열에 알코올 마사지나 얼음 찜질을 무모하게 적용하여 응급상황을 만들었을 때 생명을 구할 수 있을 것이다.

반드시 기억해야 할 것은 고열에 노출되어있는 동안은 우리가 상상할 수 있는 것보다 훨씬 빠른 속도로 우리 몸에 변화가 일어난다는 사실이다. 화재는 빨리 진압하지 않으면 강철과 암석으로 만들어진 건물도 허물어 버린다.

부디 〈보온〉과 〈식체〉의 의미에 관심과 신경을 집중하여 현대의학에 태클당하는 일 없이 건강한 몸으로 천수를 누리길 기원한다.

아래 그림은 지금까지 설명한 생약을 이용한 감기 자가치유법에 대한 순서도다. 필자가 제안한 자연치유법을 함께 동원한다면 감기의 모든 후유증은 '오한과 발열 그리고 관절통' 이 세가지로 끝이 날 것이다. 더 정확히 한다면 오한에서 멈출 것이다. 예방법을 실천한다면 그나마 오한도 없을 것이다.

〈생약을 이용한 감기 치유 흐름도〉

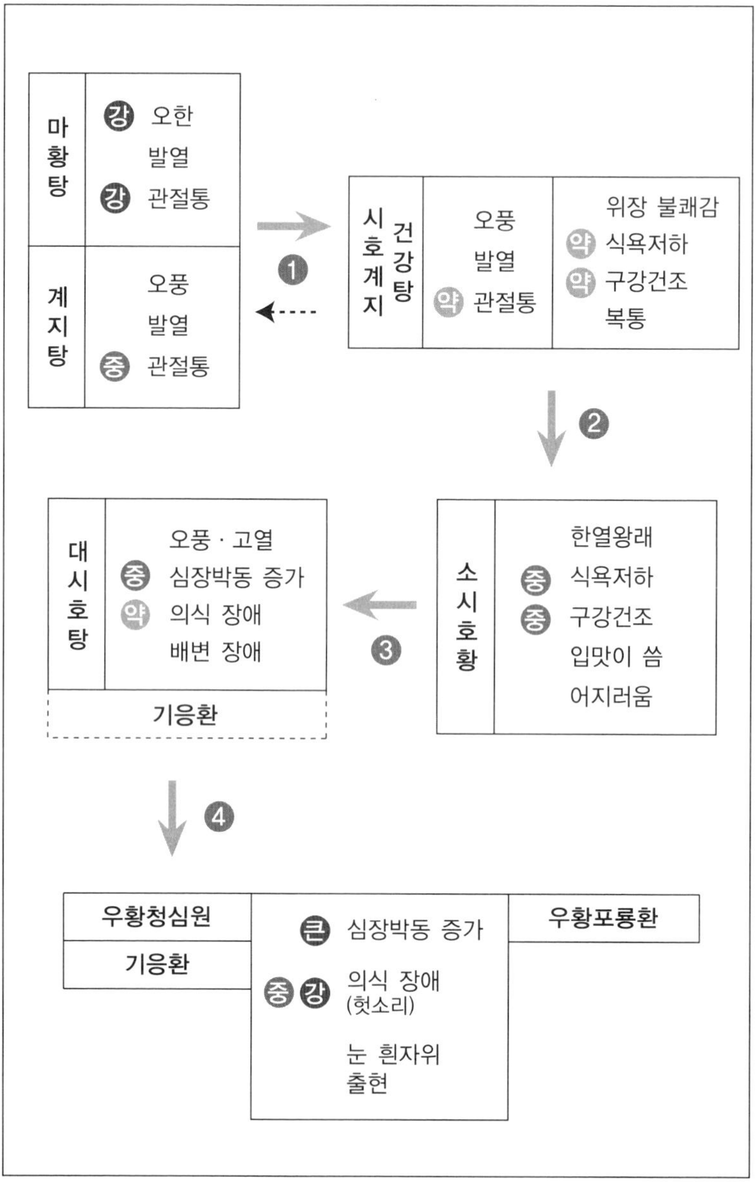

〈생약을 이용한 감기 치유 흐름도〉는 감기 증상이 우황포룡환 증상까지 연장되는 길을 알려주기 위한 안내도가 아니다. 감기는 4종의 감기 처방, 즉 마황탕이나 계지탕, 시호계지건강탕 그리고 소화불량 증상이 있을 때 반하사심탕을 병용하는 정도로 끝을 내야만 한다.

보온과 절식節食 혹은 단식만을 철저히 지킨다면 그 어떠한 경우에도 감기로 2~3일 이상 고열에 시달리거나 관절통, 기침으로 고생하는 일은 없다.

흐름도에서 1번으로 표시된 두 개의 화살표 중 점선화살표가 역방향을 가리키고 있는 것은 감기 초기 마황탕이나 계지탕을 복용한 후, 시간이 흐름에 따라 증상이 변하여 시호계지건강탕(이하 시강계)증으로 옮아가는 것이 대부분에서 나타나는 일반적 순서이기는 하나, 감기 증상이 시강계증상으로 시작한 경우라면 당연히 시강계를 먼저 복용하고 시강계 복용 후 추위에 오래 노출되어 오히려 오한, 발열, 관절통 증상이 심해진 경우엔 마황탕이나 계지탕에 소화제를 곁들여 복용할 수도 있다는 뜻이다. 꼭 시강계를 마황탕이나 계지탕 다음에 복용해야만 하는 것은 아니다.

해열진통제를 먹지 않았는데도 시간이 흐르면서 감기 증상이 자꾸만 바뀌고 후유증이 생기는 이유는 단 두 가지밖에 없다. 과로한 후에도 절식節食이나 단식을 하지 않고 평소대로 먹은 사실, 열이 난다 하여 찬물을 마시고 보온을 게을리 한 사실, 이 두 가지다. 이 점을 다시 한 번 유념하길 바란다. 이 두 가지가 감기의 모든 예방과 모든 치유의 pass word다. 이 pass word가 입력되지 않는 한 예방과 자연치유프로그램은 작동하지 않을 것이다. 이 비밀번호를 잘 간수하여 현대의학에 해킹당하는 일이 없도록 해야만 한다.

7

병원이 필요 없는 증상별 자연 치유법

병원이용이란 관점에서 질병을 나누자면 〈병원 치료를 받아야 하는 질병〉, 〈병원 이용을 자제하는 것이 이로운 질병〉, 〈병원을 이용해서는 안 되는 질병〉 3가지로 구분 지을 수 있다.

응급의학실에서 다루어져야 할 심장마비와 같은 응급상황이나 사고로 인한 외상, 충치는 〈병원 치료를 받아야 하는 질병〉이며 〈병원 이용을 자제하는 것이 이로운 질병〉이란 감기와 생활 습관병이라고 하는 고혈압, 당뇨병, 류머티스 관절염, 암을 말한다. 세 번째 〈병원을 이용해서는 안 되는 질병〉이란 감기의 대표적 급성 후유증인 뇌수막염, 가와사키병, 신부전, 심장 판막증, 자가면역질환, 백혈병을 말함이다.

3가지 질병 분류군과 질병과의 조합이 맞지 않았을 때 우리는 경제적, 신체적, 정신적 불이익을 감수해야만 한다.

이 장에서는 〈병원 이용을 자제하는 것이 이로운 질병〉인 감기의 자연치유에 필요한 방법들이 등장하며 말미에는 식체 그리고 상처에 대한 자가 자연 치유법을 설명할 것이다. 〈병원을 이용해서는 안 되는 질병〉에 대한 자연치유법은 단절요법란에서 다루어진다.

감기에 걸렸을 때

감기에 걸린 시점 이후 시간이 경과하면서 나타나게 되는 증상에 대한 치유 요점과 생활 지침을 밝히고 생약요법과 민간요법에 대한 설명이 나란히 진행되도록 하였다. 각자 처한 환경에 따라 그 상황에서 최대의 효과를 볼 수 있기를 바란다.

1. 으슬으슬 오한이 들면서 사지 관절이 아프고 목이 싸하며 코가 맹맹할 때

아래에 소개하는 방법들은 〈오한증상〉만 있다면 어떠한 증상에라도 적용할 수 있다.

• 요점과 생활 지침

감기 바이러스의 침입지역이 점막에 머물고 있을 때이다. 보온(발 : 보온용 실내화 혹은 양말, 버선 착용 / 목 : 스카프 착용 / 코 : 마스크 착용)과 보습이 가장 우선되어야 하며 땀을 낼 수 있도록 조치하는 것이 요점이다. 약국이나 인터넷에서 온찜질 팩을 구입하여 속옷 위에 붙히는데 견갑골(어깨의 날개 뼈)사이가 가장 효과적인 지점이다.

바이러스의 침입지역이 한정되어 있는 때이므로 바이러스를 일망타진할 수 있는 절호의 기회다. 이용 가능한 에너지 모두를 면역력 발휘에 결집시켜 초전에 바이러스를 격퇴함으로써 감기가 장기화 되지 않도록 해야 한다.

이때를 놓쳐 감기 바이러스의 침입지역이 확산되어 바이러스에 대항하는 임파구의 기능이 항진되면 그 반동으로 과립구 기능 또한 항진된다. 이렇게 면역계 연쇄반응이 일어나 면역반응의 종료 시점이 늦춰지면서 그 만큼 치유기간 또한 길어질 수 밖에 없다. 음식과 음료는 체온과 같은 정도로 데워 먹어야 하며 비타민C를 성인 기준 하루 4g 섭취토록 한다. 음식은 평소 양의 30%를 넘지 않도록 하며 죽이나 스프 형태로 먹는다. 소화하는 데에 에너지가 분산되는 일이 없도록 해야 하기 때문이다.

회사원과 학생은 조퇴, 결근, 결석하기를 권하며 노약자와 어린이는 외출을 삼가고 안정을 취한다. 이 모든 것들이 면역력이 충분히 발휘될 수 있도록 근력과 정신력을 사용하는 일체의 체력 손실(언쟁이나 TV시청, 게임하는 것 포함)을 막기 위함이다. 특히 부부관계는 절대 금물이다. 부득이 외출해야 할 때는 온 찜질팩을 견갑골 사이에 하나, 엉치뼈 위에 하나, 오한이 심할 경우엔 명치 아래에도 하나, 이렇게 총 2~3매를 붙여 보온에 각별히 유의토록 한다.

• 생약요법('후유증 없는 감기 셀프-메디케이션' 편 참조)

① 뼈마디가 쑤신 정도에 따라 〈계지탕〉과 〈마황탕〉을 가려 쓴다. 오한, 사지관절통 증상이 약하면 계지탕을, 강하면 마황탕을 사용한다. 그리고 땀을 낸다.

② '①'의 상황에서 소화불량 증세가 느껴지면 반하사심탕을 함께 복용한다.

③ 오한, 사지관절통 증상이 미약한 상태에서 미식거리거나 더부룩하며 머리가 어찔어찔한 소화불량 증상이 있을 때는 〈시호계지건강탕〉을 복용한다. 그리고 땀을 낸다.

각 생약은 해당 증상이 사라질 때까지 〈3~4시간 단위로 복용〉한다. 잠이 들었을 때는 일부러 잠을 깨워 약을 복용케 하지 않는다. 잠이 들었다는 것은 자연치유가 순조로이 진행되고 있음을 알리는 청신호이기 때문이다.

• 민간요법

① 산속이나 외딴 곳이라서 생약요법을 적용할 수 없는 경우 : 〈따뜻한 매운 라면 국물〉을 진하게 마시거나 〈고춧가루를 뿌린 따

뜻한 콩나물 국〉을 마시고 땀을 내도록 한다.

② 황태국물이나 북어국물을 체온 정도로 하여 마신다. 그리고 땀을 낸다. 북어국은 독사에 물렸을 때에도 효과를 낼 만큼 발한하여 해독하는 능력이 뛰어나다.

③ 무 1개(껍질 벗긴 것) 즙 낸 것 / 500원 동전 크기 생강 5쪽(껍질 벗긴 것) 즙 낸 것 / 백설탕(발효성을 높이기 위해) 1수저

위 세가지를 잘 섞어 보온밥통에 물과 함께 넣고 〈8시간〉정도 발효시킨 후 성인은 한 번에 어린이는 2차례, 소아는 4차례에 나누어 음용한다. 그리고 땀을 낸다. *5시간 이내로 발효시키면 맛이 거북하다*

2. 목만 따끔거려 침 삼키기 힘들 때

• 요점과 생활 지침

전신 보온을 유지한 채 목을 원적외선 램프로 쪼이고 스카프 또는 수건을 두르거나 목티를 입어 목을 따뜻하게 하는 것이 가장 중요하다. 목 부분을 따뜻이 하면 인후부로의 면역세포 이동이 쉬워지고 임파구 기능이 활성화 되어 바이러스의 인후 점막 공격을 무력화시켜 인후통을 치유할 수 있다.

스카프를 두르는 순간 인후통이 완화될 것이다. 보온 효과를 높인다고 수건에 따뜻한 물을 적셔서는 안 된다. 목에 두르자마자 물이 식어버리기 때문이다.

• 생약요법

배농산급탕이나 길경탕이 효과적이나 굳이 생약요법을 시도할 필요는 없다. 아래의 민간요법으로도 훌륭한 치유효과를 거둘 수 있다.

• 민간 요법

아래의 어떤 방법을 사용하더라도 불편한 증상을 잠재울 수 있다.

① 생마늘을 유리병에 넣고 물을 채워 8시간 재운 뒤 마늘은 먹지 않고 물만 따라 체온정도로 하여 마신다.

② 생강차를 따뜻하게 마신다. 박하허브가 있으면 생강차에 박하허브를 타서 따뜻하게 마신다.

③ 유기농 귤껍질을 말려 놓았다가 채 썰어서 생강과 함께 약 불에 1시간 정도 우려내어 따뜻하게 마신다. 대용으로 유자차를 이용할 수 있다.

3. 기침이 날 때

• 요점과 생활 지침

추위에 노출되지 않도록 하며 찬 공기를 마시지 않도록 마스크를 쓰며 목을 따뜻이 하고 찬 곳에 눕지 않아야 된다. 조끼를 받쳐 입는다든지 온찜질 팩을 등에 붙인다든지 하여 등을 따뜻하게 한다.

차가운 외기에 폐가 차가와 지지 않도록 하기 위함이다. 폐가 차가워져 폐기능이 떨어지면 인체는 자구적으로 기침을 격렬히 함으로써 기능을 보상하려 한다. 위의 모든 경우에서도 마찬가지이지만 기침을 심하게 할 때는 식사량을 평소 양의 30% 수준으로 줄여야 하며 반드시 김이 모락모락 날 정도로 따뜻하게 먹는다. 되도록 유동식으로 하여 소화하는데 에너지가 소모되지 않도록 한다. 마른기침을 할 때 스트레스를 받으면 그 반동으로 기침이 더 심해지므로 평온한 마음을 유지하도록 한다.

• 생약요법

① 묽은 가래가 나오는 기침 : 소청룡탕을 복용하며 땀을 내도록 한다.

② 끈적한 가래가 나오면서 마른 기침 할 때 : 맥문동탕을 복용한다.

③ 마른 기침만 할 때 : 청폐탕을 복용한다.

④ 마른 기침을 하는데, 금속성의 컹컹 울리는 소리가 나며 누런 가래가 나오고 목이 찢어지듯이 아플 때 : 소함흉탕

* ④의 증상에는 청폐탕을 함께 복용하는 것이 효과적이다.

• 민간요법 : 마른기침이 날 때

껍질을 벗긴 배를 찜통에 쪄서 즙을 내어 따뜻이 마신다. 성인기준 한 개에서 나온 즙을 1회에 마신다. 이 요법은 몸무게에 따른 용량을 세밀히 구분할 필요가 없다. 아이들도 용량제한 없이 기침이 잦아들 때까지 마실 수 있을 만큼 1시간 단위로 따뜻이 마신다.

상처가 났을 때

• 요점과 생활 지침

감기와 특별히 관계가 없지만 일상생활 중 다반사로 겪게 되는 것이 찰과상과 상처 입는 일이기에 이에 대한 설명이 필요하겠다. 상처부위를 심장보다 높게 유지한다. 이 조치만으로도 부종과 통증을 줄일 수 있으며 출혈도 쉽게 멈출 수 있다. 식용유로 튀긴 음식과 도정곡류(백미, 백 밀가루), 설탕을 철저히 삼가며 염증이 덧나지 않도록 한다. 주사(백신)를 맞거나 무리하지 않도록 한다. 뜻하지 않은 감염증이 발생할 수 있기 때문이다.

• 생약요법 : 연교패독산

아래에 적힌 상황을 포함한 어떠한 경우의 외상에도 기대이상의 놀라운 효과를 볼 수 있다. 가정상비약으로 매우 요긴할 뿐만 아니라 수술부위의 상처회복에도 매우 빠른 효과를 볼 수 있다. 흉터가 크게 남지 않으며 부종이나 짓무름도 예방할 수 있다.

① 모기에 물렸을 때

② 벌에 쏘였을 때

③ 생선가시에 찔렸을 때

④ 화상을 입었을 때

⑤ 쌍꺼풀 수술을 받았을 때 / 귀를 뚫었을 때

⑥ 꼬집힌 자리에 흉터가 남을 것 같을 때

⑦ 여드름을 손톱으로 짰을 때

⑧ 면도날에 베었을 때

⑨ 손톱이나 고양이 발톱에 할퀴었을 때

⑩ 개에게 물렸을 때

⑪ 못에 찔렸을 때

⑫ 치과에서 스케일링(치석 제거)을 받았을 때

⑬ 손톱이 빠지거나 거스러미(까시래기)를 제거하고 욱신거릴 때

⑭ 손가락 접합 수술을 받았을 때

⑮ 오래 누워 있거나 앉아 있어 등창이 생겼을 때

⑯ 각막이 손상되었을 때

체했을 때

• 요점과 생활 지침

체하는 일도 감기만큼이나 우리의 일상을 제한하는 요소다. 감기의 다른 이름이 식체라고 이해하면 될 것이다. 무리하여 전신의 기능이 순간 저하된 결과가 감기라면 위 장관의 기능이 잠시 저하된 결과가 식체다. 따라서 감기에 걸렸을 때의 생활지침이 그대로 체했을 때에 축소 반영되어야만 한다.

음식으로서 가장 좋은 소화제는 된장이나 청국장이다. 체했을 때만큼은 된장이나 청국장을 얼큰하게 하여 진하게, 따뜻하게 마신다.

된장이나 청국장이 주는 소화작용의 도움을 얻는 동시에 얼큰한 고추가 위장벽을 자극하여 위장이 움직이도록 독려한다.

또한 된장은 해열작용을 발휘하므로 식체로 미열이 날 때 해열제를 찾지 말고 된장국을 마시도록 한다. 단 치유목적으로 된장국이나 청국장을 만들 때는 처음부터 된장이나 청국장을 넣어서는 안 된다. 콩나물국을 만들 때 불을 끈 다음 잠시 식힌 후 고춧가루를 넣듯이, 다져 넣은 야채가 다 익은 다음 불을 끄고 떠먹을 수 있을 만큼 식은 후에 된장이나 청국장을 풀어야 한다.

펄펄 끓고 있을 때 된장이나 청국장을 넣게 되면 애써 마련한 된장, 청국장 속의 유산균과 효소가 입에 떠 넣기도 전에 모두 죽거나 불활성화 되고 만다.

일반적으로는 된장국이나 청국장을 마시거나 양약소화효소제를 복용하는 것만으로도 족할 수 있으나 복통이 일어나고 현기증이 날 정도로 체하게 되면 아래 소개되는 방법을 함께 적용해 보도록 한다.

• 생약요법

① 복통이 있을 때 : 반하사심탕

감기에 걸렸을 때 감기 처방과 함께 복용하기에 알맞은 처방이다. 모든 소화불량 증상에 사용될 수 있으며 찬 음식을 먹은 후, 스트레스를 받고 난 후, 과식을 하여 복통이 수반될 때 적합한 대응법이 될 수 있다. 따뜻한 생강차로 마시면 더욱 효과적이다.

② 빙수나 아이스크림을 먹고 배가 사르르 아프면서 설사가 나며,

속이 미식거릴 경우 : 복령음이나 이중탕.

두 처방 안에 공통으로 들어있는 인삼이나 건강이 위、장관의 혈액순환을 촉진시켜 냉각된 위장 근육을 풀어주고 냉 자극으로 연동운동이 항진되어 설사를 일으켰던 장기능을 정상화시킨다. 단 식중독으로 인한 설사에는 황련해독탕이나 황금탕을 써야만 한다. 찬 음식을 먹은 다음의 복통은 손으로 문질러 따뜻이 해주면 편안해지지만 식중독일 때는 도움이 안 된다.

식중독의 경우는 장염에 의해 복통이 생기고 면역 반응으로 열이 나며 부패반응으로 배가 부글부글 끓게 된다. 복통 또한 심하며 부패균이 배출한 독소가 항문을 자극하여 설사를 하고 난 후 항문에 작열감이 느껴진다.

• 민간요법

반하사심탕을 복용하여도 복통이 해결될 기미가 보이지 않을 경우 사혈침과 사혈기를 구비하여 놓았다가 손가락 끝 모두에서 사혈을 시도한다.

혈액은 통증이 있는 쪽으로 쏠리게 되어 있다. 따라서 사혈침으로 자극하면 위장에 울체되어 있던 혈액이 순환하기 시작한다. 손톱이 시작되는 지점을 사혈하는 이유는 그 부분이 가장 통증에 예민하기 때문이다. 너무 통증이 심하게 느껴지면 손끝을 찔러도 된다. 식중독일 경우엔 사혈요법은 오히려 해가 된다.

하루 단 5분만이라도 꿈에 그리던 자신이 가장 행복해 할 만한 일이 이루어졌을 때를 현실처럼 상상하는 명상시간을 가져 이 장에서 소개된 방법보다 더 근원적인 자연치유체계가 작동할 수 있는 길을 터 놓기 바란다. 가장 큰 치유력은 사랑에서 나오지만 행복과 희망이 없이는 사랑이 우러나오지 않기 때문이다.

8

감기바이러스를 차단하는 당영양소(glyconutrients)

'감기약은 없다'는 말은 약의 능력으로는 침입한 감기 바이러스를 살멸할 수 없다는 뜻이다. 설령 침입한 바이러스의 생명력을 끊을 수 있는 약을 개발한다 하더라도 그 화학독성은 먼저 인체세포에 치명적으로 작용할 것이다.

감기바이러스를 상대로 우리가 취할 수 있는 가장 현명한 방법은 과로하여 에너지 레벨이 임계치 이하로 떨어지지 않도록 항상 체온유지에 신경 쓰는 일이다. 체온유지는 미생물감염의 예방수단이자 모든 질환치유의 출발점이다. 오한이 들기 시작하였다는 것은 체온유지에 실패하였다는 뜻이며 이는 감기바이러스의 침입을 의미한다.

지금까지 현대의학의 대증요법으로 인한 폐해를 막을 수 있는 방법으로 감기의 자연치유법과 생약요법에 대해서 알아보았다. 이 장에서는 시각을 달리하여 또 하나의 지혜로운 감기의 예방수단이자 치유수단인 당영양소(glyconutrients)에 대해서 알아보기로 하겠다.

그림에서처럼 독감 바이러스는 HA(헤마글루티닌)라는 촉수를 이용, 세포표면에 돌출돼있는 당사슬(단당이 여러개 결합되어 있는 것) 말단의 NANA(N-Acetyl-Neuraminic Acid)라는 단당과 결합하여 세포 내로 침입한다. 세포 속에서 증식을 마친 바이러스는 NA(Neuraminidase)라는 효소를 이용, 세포막 표면의 당단백질로부터NANA를 절단하고 밖으로 나온다(출아). 침입할 때와는 달리 세포표면에 NANA가 있으면 새로 증식한 바이러스의 HA와 결합하게 되어 출아에 방해가 되므로 바이러스는 NA라는 톱을 사용, 이를 제

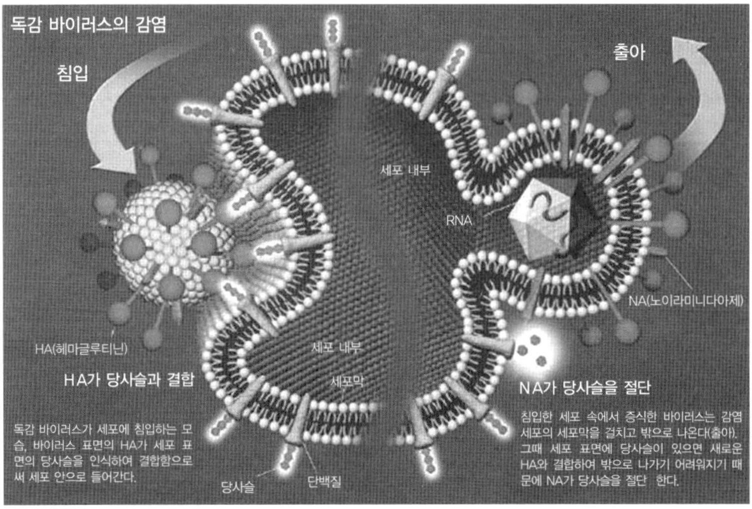

〈Newton 2006년 1월호〉

거하는 것이다.

감기 바이러스는 세포표면에 돌출돼 있는 당사슬 말단부의 NANA라는 단당을 인식하여 세포와 결합하기 때문에 세포외부에 NANA가 충분량 존재한다면 바이러스가 free NANA와 결합하게 됨으로써 세포는 심각한 바이러스 감염사태를 모면할 수 있을 것이다. 또한 만노스라는 단당은 세균의 접착부(adhesin)와 결합하여 세균감염을 막아줌으로써 폐렴과 같은 감기 후유증으로 발생할 수 있는 각종 세균성 염증을 예방, 치유하는데 중요한 역할을 수행한다.

또한 당영양소는 호흡기, 소화기, 비뇨기 계통의 점막세포에 존재하는 mucin(점소)과 mucus(점액), 항체, GAG(glycosaminoglycan;당아미노다당)층으로 이루어진 항감염구조물의 주요 구성성분이기도 하다(아래 그림참조).

아래의 왼쪽 그림은 항감염구조물 중 하나인 뮤신이 점막세포 표

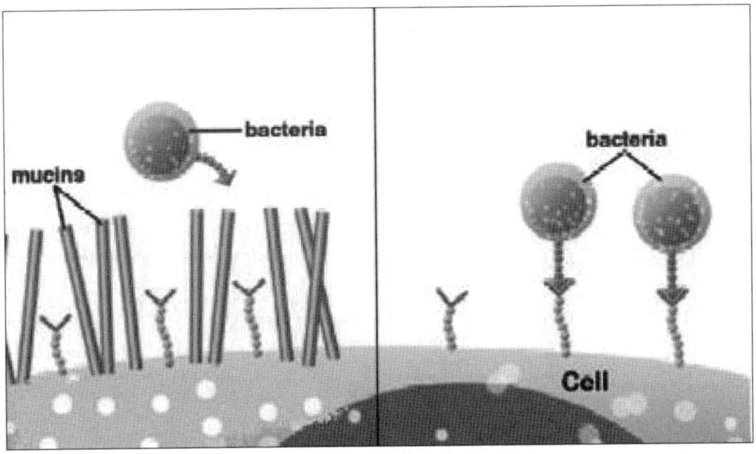

면에 충분량 설치되어 있어서 세균의 세포감염이 저지되어 있는 상황이고 오른쪽 그림은 뮤신이 없어서 세균이 숙주세포에 점착하여 감염을 일으키는 경우이다.

이 밖에도 당영양소들은 면역세포들의 지휘관 역할을 하는 대식세포나 호중구, NK세포, T세포, B세포 등의 면역기능을 활성, 조정한다.

감기의 자연치유법, 생약요법에 더하여 이제 당영양소라는 무기의 쓰임새를 이해하게 됨으로써 인류는 감기바이러스를 비롯한 미생물과의 끝없는 전쟁에서 좀 더 유리한 입장에 서게 되었다. 감기의 자연치유법을 토대로 생약요법 혹은 당영양소요법을 익혀두어 유행성독감이나 사스, 조류독감이 찾아올 때마다 매번 공포에 질리는 신문방송의 다급한 목소리에 이제는 초연해지도록 하자. 소개한 내용을 이해하고 실제 상황에 적용하여 현명한 경험을 많이 쌓아 나아가길 바란다. 나와 이웃, 그 누구도 감기 때문에 인생 여정이 뒤 엉키는 일이 있어서는 안되기 때문이다.

9

감기의 다른 이름, 사스(SARS)와 조류독감

사스(SARS : severe acute respiratory syndrome, 중증 급성 호흡기증후군)는 2002년 11월 중국 광동 지역에서 발생한 후 홍콩, 싱가포르, 캐나다로 확산되어 갔다. 〈발열과 기침, 호흡곤란, 폐렴〉증상을 보이는 사람은 모두 괴질환자로 취급당할 만큼 온 세상이 사스가 만든 공황장애에 빠져든 것 같았다.

그런데 필자의 눈에 비친 괴질이라 불리는 사스로 인한 증상들은 감기나 독감에 걸려 〈보온조치를 취하지 않았을 때〉 나타나는 후유증과 조금도 다를 바가 없었다.

단지, 공항으로 입국하는 여행객들이 고막 체온계로 체온을 재기 위해 길게 늘어서 있는 모습을 담은 신문기사를 보며 사스의 파괴력에 방역당국과 의료진들이 얼마나 주눅 들어있는지는 선명히 느낄 수 있었다. 등잔 앞의 젓가락이 창호지에는 몽둥이로 비쳐지듯이 감기로 출발한 사스는 꼬리에 꼬리를 물고 눈덩이처럼 불어난 소문에 어느덧 흉포한 역병이 되어 있었던 것이다.

사스는 벌거숭이 임금님

소문과 그것을 전하는 언론의 위력은 일반인은 물론이고 그와 관련된 분야의 전문가 집단의 비판의식도 마비시켜 버릴 만큼 매우 강력한 최면효과를 지닌다. 사스에 대한 학계의 대응을 보고 있으면 벌거숭이 임금님의 우화가 생각난다. 임금님이 벌거숭이라는 사실을 모두가 다 알면서도 마음씨 나쁜 사람들 눈에만 벌거벗은 것으로 보인다는 재단사의 속임수에 말려들어 실오라기 하나 걸치지 않은 임금님을 빤히 바라보면서도 아무 말도 할 수 없었던 대감들의 무비판 정신은 오늘날 십 수년의 수련과정을 거쳐 양산된 현대 의학도들의 그것과 다를 바 없다.

임금님이 아무것도 입지 않고 있다는 사실을 말할 수 있었던 사람은 결국 보이는 것을 본대로 말하는데 거리낌이 없었던 꼬마뿐 이었다.

사스라는 낯선 용어가 등장한 이유는 항상 무엇인가를 최초로 만들어 내는 것을 지상 목표로 삼는 학자들이 잘 걸리는 최초 증후군이라는 난치병 때문이다. 초소 경계병이 한 물체를 뚫어지게 바라보고 있으면 그 물체는 보초병이 마음먹은 대로 초병의 망막에 상으로 맺히게 된다. 들짐승을 떠올리면 포효하는 호랑이를 보게 되고 납량물을 본 후라면 소복차림의 여인이 순간 눈앞에 나타난다.

새로운 변종 감기바이러스가 출현해 보다 특별한 증상이 나타나기만을 꿈꿔왔던 미생물학자라면 일반적인 독감에 의한 증상조차도 마치 그가 최초로 찾아 낸 어마어마한 파괴력을 지닌 바이러스에 의한 것으로 둔갑하여 그의 눈에 비춰질 것이다.

사스의 특징 중 하나가 폐렴이라 하는데 폐렴이란 감기초기 고열과 함께 기침을 심하게 하게 되면 어떤 바이러스에 의한 감기이든 폐렴으로 이어진다.

결코 어느 특정 감기 바이러스에 감염되었을 때에만 나타나는 특이 현상이 아닌 것이다. 권위 있는 미생물학자가 발견한 내용이 언론에 접수되면 그의 말은 곧 경전이 되고 방역당국은 그의 말과 언론의 과장에 휘말려 경전의 내용을 홍보해 주는 추종자의 위치에 서 있게 된다. 권위자가 말했다는 사스 바이러스 역시 필자가 어려서 매년 환절기가 될 때마다 들어왔던 홍콩A형이니 대만형 독감이니 하고 불렀던 것과 조금도 다를 바 없는 것이다.

그때나 지금이나 독감이 번져 수 많은 사망자가 발생하였다면 그것은 감기에 대한 기본적인 자연치유요법을 지키지 않고 해열진통제

등에 의지한 치료법을 적용하여 인체의 방어 기능이 무너진 때문이다. 갑자기 바이러스가 무시무시한 괴력을 발휘하여 많은 목숨을 스러지게 한 것이 아니다. 흔히들 하는 말이 있다. "이번 감기는 왜 이리 독해, 보름이 다 가도 떨어지질 않네!"

체온 유지에 실패하고 자연치유법에 벗어난 행동을 하게 되면 어떤 종류의 감기라도 그 사람에게만은 가장 독한 감기로 남게 될 것이다.

미생물에게 내려진 태초의 명命, 생명체를 자연으로 돌려보내라!

바이러스와 세균이 창조주로부터 받은 명命은 생명력이 수준 이하(상재균에 의한 기회감염이 일어날 정도)로 떨어진 생명체는 그 무엇을 막론하고 자연으로 돌려보내는 일이다. 그러한 명이 없었다면 이들이 이 세상 동·식물을 다 합한 무게 보다 더 많은 중량을 차지하며 고온이나 저온, 땅속이나 물속, 대기를 가리지 않고 존재해야 할 이유가 없다. 어떤 조건에서도 이들이 잊지 않는 단 한 가지 미션은 생명체를 분해하여 〈자연으로 돌려보내는 것〉에 있는 것이다.

항암제 치료를 받는 사람이나 후천성 면역결핍증 환자, 면역 억제제를 투여 받고 있는 장기이식 환자들은 항상 기회감염이라는 위험에 노출되어 있다. 기회감염이란 건강한 사람에게는 감염증을 일으키지 못할 만큼 병원성이 없거나 병원성이 미약한 미생물에게 감염되는 것을 말한다.

이처럼 발효기능을 가진 것을 제외한 대부분의 미생물이 열중하는 일은 생명력이 임계치 이하로 떨어진 생명체는 그 무엇을 막론하고 분해하여 자연으로 돌려보내는 작업이다. 그들은 자신의 미션을 제외한 나머지 일에는 아무런 매력을 느끼지 못하는 것 같다.

그들의 의지와 집중력이 그렇게 대단한 것이라면 이것에 대응하기 위한 인체의 수비 또한 올바른 방향 설정과 집중이라는 방패를 마련해 놓고 있어야 만이 이들의 창을 막아 낼 수 있을 것이다. 열이 펄펄 끓는다 하여 아이의 옷을 벗겨놓고 알코올 솜으로 문질러대며 체온을 떨어뜨리려는 현대의학의 시도는 인체가 들고 있는 방패에 구멍을 숭숭 뚫어놓는 어처구니없는 처사이다.

환경이 오염 되었다 하지만 아직까지 깨끗한 여름 휴양지, 수려한 가을 산야를 바라볼 수 있는 것은 오로지 지구의 역사와 함께한 그들 미생물의 찰나의 휴식도 없는 놀라운 집중력과 청소작업 덕분이다.

문제는 항상 내부에 있다

독감이 맹위를 떨치게 되면 의례 몇 명의 사망자가 발

생하였는가를 셈하며 감기 바이러스가 얼마나 강력한 것인지에 대해서만 모든 관심이 쏠린다. '감기 치료제는 없다' 는 말이 나오게 된 것은 감기를 바이러스 독성의 문제로 한정지어 대하여 왔기 때문이다. 이제는 시각을 달리하여 바이러스의 공격 목표인 인체의 면역력에 관한 내용으로 치유의 관점을 옮겨야만 한다.

전투를 벌이고 있을 때, 적이 가공할 공격무기를 보유하고 있다는 사실에만 한 눈을 팔고 있으면 아군의 전쟁수행 의지력만 약화되고 만다. 적의 공격력이 파악되었으면 즉시 아군의 방어력을 점검하고 전선의 어느 지점이 적에게 뚫리게 되었다면 전략회의는 취약 지점의 화력을 보강하는 일에 집중되어져야 한다.

물론 적이 도발을 시도조차 할 수 없을 만큼 견고한 방어벽을 구축해 놓는 일은 병법 중 으뜸이다.

자연계의 모든 생명체는 같은 종에서도 모질고 강한 정도의 차이가 있기 마련이다. 물려도 아무런 해가 없는 물뱀이 있는가 하면 수십초 만에 상대를 쓰러뜨릴 수 있는 맹독을 가진 사이드 와인더가 도사리고 있고 넘어진 이의 손을 잡아주는 온정어린 사람이 있는가 하면 마저 짓밟아 버리는 인간이 공존하고 있는 것이 자연계다.

이처럼 감기 바이러스에도 다양한 종류가 있어 저마다 공격능력에 차이가 있다. 하지만 독한 감기바이러스가 창궐한다 하여도 바이러스의 감염력이나 공격력을 방어해 낼 수 있는 면역력이 발휘될 수 있는 방법이 제대로 마련되어 있다면 별 문제가 되지 않는다.

바이러스나 세균의 증식능력은 거의 무한에 가깝다. 지구상의 미생물의 총 무게가 모든 동 · 식물을 합한 무게보다 많은 것은 그들의 엄청난 증식속도 때문이다. 만약 바이러스의 증식이 별다른 통제 없이 인체에서 이루어진다면 며칠 내로 60조 개의 인체세포는 모두 바이러스로 채워지게 될 것이다. 그런데도 죽지 않고 살아남아 있다면 몸무게는 감염되기 이전 체중의 2배쯤이 되어 있을 것이다.

하지만 이런 일이 벌어지지 않고 있는 것은 대부분의 사람이 지니고 있는 면역력이 바이러스의 증식속도를 제어할 수 있을 만큼 건강히 유지되고 있기 때문이다.

너무나 당연한 이야기지만 바로 이 부분으로 감기에 대해 우리가 가지고 있었던 관심의 초점을 옮겨놓아야 한다. 바이러스의 표적인 인체의 면역계가 그들의 공격으로 타격을 입을 만큼 허술한 상태로 되어 있느냐 아니면 그들의 공격시도를 초반에 제압할 만큼 탄탄한 면역기반을 가졌느냐로 사안을 바라보아야 한다는 말이다.

우리의 고민이 감기 바이러스를 죽여 없애는 것에만 머물러 있게 된다면 우리는 해마다 새로운 버전으로 등장하는 감기가 그저 비껴가 주기만을 기도하는 일에서 한 발작도 전진할 수 없을 것이다. 왜냐하면 바이러스 박멸이란 성공할 수 없는 무가치한 도전이기 때문이다.

자연계에서 벌어지고 있는 바이러스의 진화는 우리가 막을 수 있거나 참견할 수 있는 대상이 아니다. 앞으로 파헤쳐야 할 그들의 정체가 바위라면 지금껏 우리가 파악해 놓은 그들의 정체는 고작해야 한 줌의 모래일 뿐이며 변신에 관한 한 인간의 능력이 주판 수준이라면 그들의 지능은 수퍼 컴퓨터 수준이기 때문이다.

인간이 한 가지 기능을 업그레이드하는데 수 만년이 걸린다면 그들은 단 하루 만에라도 그 일을 끝내 버릴 수 있다.

그만큼 그들은 무시무시한 번식력을 보유하고 있으며 엄청난 속도의 세대교체가 가능하다. 핵 전쟁에서도 그들은 살아남게 될 것이며 어떠한 상황에서도 그들은 진화하는 능력을 잃지 않을 것이다.

그 능력을 신으로부터 부여 받았기 때문이며 신은 그들의 힘을 이용하여 한정된 지구 표면이 항상 일정 면적의 빈 터를 유지할 수 있도록 만들어 놓으셨다.

생명력이 일정선 이하로 떨어져 더 이상 육체적, 정신적 진화가 불가능해진 모든 동·식물은 바이러스가 나서서 얼마 남지 않은 생명을 좀 더 빨리 종식시키고 그 과정이 지나면 세균이 바톤을 넘겨받아 생명체의 구조를 분해, 소멸시켜 버린다.

노아의 방주가 '조물주의 제1차 세상 벌하기'에서 구명조끼 역할을 했다면 '조물주의 제2차 세상 벌하기'에서 살아남기 위해 필요한 것은 과연 무엇 일까? 조물주께서는 세상 벌하기 방법으로 여러 가지 키를 가지고 계실 것이다. 인간들 스스로가 붕괴되도록 핵전쟁을 방치할 수도, 지구의 자전축을 세웠다 눕혔다 하여 인간들을 멀미나게 만들 수도, 지구의 맨틀 대류를 정지시켜 지구 자기의 방출이 중단되도록 하여 생명체에 공급되던 전기를 단전시켜 버리실 수도 있을 것이다.

또 한 가지 바이러스와 세균의 공격력을 지금보다 한 30배쯤 강력하게 만들어 인간세계를 해체하여 버리실 수도 있을 것이다. 만약 마지막 카드를 쓰신다면 이때 우리가 선택할 수 있는 구명조끼는 세균도 바이러스도 공격을 주저하게 만들 수 있을 만큼의 〈사랑, 순수, 정의, 아름다움〉을 품은 마음에서만 나올 수 있는 〈생명장 파동〉뿐일 것이다.

로또 복권 일등당첨번호를 맞출 수 있는 확률은 팔백만분의 일에도 못 미친다고 한다. 45가지밖에 안 되는 숫자를 가지고 하는 일의 명중률이 이 정도이다. 그런데 자연에 존재하는 바이러스의 종류는 한정이 없다. 따라서 그것을 어떤 일정한 화학구조를 가지고 있는 약을 고안하여 없애겠다고 생각하는 것은 승산 없는 게임이다. 바이러스는 인체가 복용한 화학물질에 자신이 취약하다고 판단되면 곧 문제점을 보완한 새로운 2세를 만들어 낼 수 있는 유연한 능력을 갖추고 있기 때문이다. 만약 고정되어 있는 화학식을 가진 약물로 침입한 바이러스 모두를 죽이는 거사에 성공할 수 있다손 치더라도 그에 앞서 감수해야 할 일은 숙주인 인체 세포의 죽음이다.

또 하나의 방법은 적이 발사한 미사일의 비행고도와 속도를 계산하여 미리 통과지점을 예측하는 패트리어트 미사일개념과 같은 것인데 제거 목표인 바이러스의 변신을 미리 예측할 수 있는 퍼지기능을 가지고 있는 패트리어트 미생물이 목표 바이러스를 퇴치해 준 후에도 언제 까지나 인간에게 우호적인 존재로 계속 남아 줄 것인가를 점치는 일은 누구도 보증할 수 없는 도박이다.

따라서 감기에 대한 전략과 전술은 방어 시스템인 면역기능을 어떻게 일정수준이하로 떨어지지 않게끔 유지할 수 있느냐의 문제로 집중되어져야 한다.

지금처럼 해열진통제나 항 히스타민제, 항생제와 같은 처방으로 자연 치유력마저 없애버리는 대응방식에서 손을 떼지 않는다면 어떤 유형의 감기 바이러스에도 우리는 속절없이 무너지게 되고 말 것이다.

사스, 퓨젠A 형 독감, 조류독감의 임상상 차이점은 글자가 다르다는 것 뿐이다

바이러스를 몰살시키는 계획에 연구력을 집중하게 된다면 해마다 사스보다 치명적인 괴질이 나타났다는 다급한 뉴스속보가 들릴 때마다, 생소한 바이러스의 이름이 지면을 장식할 때마다 가슴이 철렁 내려앉게 될 것이다. 그 뉴스 중의 하나가 사스의 여운이 채 가시기도 전에 미국전역을 휩쓸었던 '퓨젠 A' 형 독감의 출현이다.

보도에 따르면 어떻게 측정된 수치인지는 몰라도 사스보다 10배 이상 강력한 녀석이라는데 필자가 우려하던 바가 또 한 번 현실로 드러난 하나의 예이다.

주 경계선을 통과하려고 길게 줄지어선 차량마다 창문너머로 팔을 내 놓고 방역 요원들로부터 예방백신을 접종 받는 모습은 두서없는 현대의학의 권위에 일반 대중이 얼마나 온순히 길들여져 왔는가를 보여주는 또 하나의 단편이었다.

가공된 허구가 권위를 갖게 되면 인간이 갖추고 있는 어떤 예리한 비판 능력도 잠재워 버릴 수 있다. 그것이 군중의 무리의식이 가지고 있는 최대의 약점이다. 한 나라를 경제공황으로 몰아넣는 일도 군중의 불안심리를 이용하면 간단히 이루어지며 반대로 늪에 빠진 경제를 살리는 일도 할 수 있다는 신념을 대중에게 심어줄 수만 있다면 성공할 수 있는 것이다.

독감에게 붙여진 이름이 사스이던 퓨젠이던 계지탕과 마황탕 정도를 구별하여 사용할 수 있는 〈이해력〉과 감기 자연치유법을 스스로 적용할 수 있는 정도의 〈교양〉만 갖추고 있다면 모두 진압될 수 있는 감기의 한 장르에 불과하다. 독자들이 감기 자연치유법과 셀프-메디케이션법만 이해한다면 이름만 바꾸어 달고 나오는 그 어떤 종류의 독감도 통제해 나갈 수 있다.

사스가 가공할 파괴력을 지닌 것처럼 보이는 것은 학자의 공명심과 과장된 소문이 만들어 놓은 허상에 현대의학이 해열제와 냉각 해열법이라는 창과 갑옷을 입혀 놓았기 때문이다. 자연치유에 바탕을 둔 감기 셀프-메디케이션요법은 사스나 그와 유사한 감기 바이러스를 무장해제 시킬 수 있는 충분한 역량을 갖추고 있다.

스스로 적용해 보고 현대의학의 치료방법과 면밀히 비교, 검토, 수용해 보기 바란다.

사스의 희생양, 닭과 오리

2003년 12월 22일, 사스라는 독감으로 온 나라가 무정부 상태를 방불케 하는 혼미와 갈등 속으로 깊이 빠져들고 있을 때, 한편에선 닭과 오리들이 조류 독감 바이러스를 인간에게 전염시킨 범죄자로 몰려 단 한 번의 재판과정도 없이 대량학살이란 단죄를 당하고 말았다.

조류독감 보다 한발 앞서 전국을 긴장과 공포 속으로 몰고 간 것은 언제나처럼 다급한 일간지의 머리기사였다.

보도에서 발표된 내용처럼 조류독감이란 것이 이억 만리 날개 짓을 하여 찾아온 청둥오리가 꽁꽁 얼어붙은 들판에 쏟아놓은 배설물을 통해 퍼져나갔다는 추측이 진정 사실일까? 어떻게 한겨울 들판의 배설물 속에 있던 바이러스가 도심의 인간세상에 전파 되었다고 편히 결론 내릴 수 있었을까? 독감 바이러스를 연구하는 이들도 겨울철에는 감염력이 떨어진다고 말하지 않는가?

가금류나 소, 돼지들을 가두어 키우는 집단사육시설의 환경은 더 이상 그들이 스스로의 힘으로는 면역력을 유지할 수 없도록 만든 지 이미 오래다.

5년이 지나야 다 자라게 되는 송아지를 6개월 만에 어른 소처럼 키워 도축장에 보내기 위해 저질러지는 일들은 단순한 학대의 수준을 넘는다. 배합사료는 가축이 먹을 수 있는 음식이라기보다는 배합 약품이라고 함이 더 마땅하다.

풍부하게 들어있는 성장 호르몬은 세월만이 해결해 줄 수 있었던 일을 좁은 공간에서 찰라에 해치울 수 있도록 도깨비 방망이가 되어 주었다.

지방량을 늘리기 위해서 그들이 사는 우리는 비육한 몸을 움직일 수 없도록 코르셋처럼 사방에서 조여져 있다. 우리 식단에 오르는 수많은 두발, 네발짐승 모두가 사도세자가 겪었던 가혹한 뒤주형벌을 치르고 난 후 잡혀온 것들이다.

겨울철 난방비를 아껴야 하는 사육업자의 입장에서는 환기란 사치스러운 단어일 뿐이다. 가뜩이나 좁은 사육환경에서 고도의 스트레스에 노출되어 있던 이들이 오염된 공기 속에서 신선한 산소호흡을 못하게 되면서 면역기능은 활성을 잃게 되고 조금이라도 온도차이가 발생하게 되면 그들의 방어력은 땅에 떨어져 일제히 외부생명체인 바이러스에 의해 침공을 받게 된다.

바이러스나 세균은 일정수준의 생명력을 유지하지 못하는 생물에 대해서는 총 공습을 감행하여 자연으로 돌아가게 만드는 킬러면허를 소지하고 있기 때문이다.

이미 인간들은 그렇게 조류독감에 걸린 닭이나 오리들을 오랜 세월 먹어왔으며 그 기나긴 세월 동안 가금류의 세포에 기생하고 있던 조류독감 바이러스는 인체소화기를 통해 침투하여 그들의 생활터전을 인체세포로 옮겨 놓았던 것이다.

자신의 오랜 숙주였던 가금류 곁을 떠나 인간의 체내에도 적응할 수 있는 기회를 얻게 되면서 스스럼없이 인간을 새로운 숙주로 삼게 된 것이다. 인간이 만든 업이 아니고 무엇이겠는가!

이제 인간은 조류독감 바이러스와의 바둑게임에서 한 집을 잃게 되었다. 이로써 조류독감 바이러스는 자신의 미션인 생물체 청소역할의 영역을 조류에서 인간세계로 까지 영역을 넓히는 진화에 성공하게 된 것이다.

조금 더 많은 것을 얻기 위해 인간이 발휘한 얕은 꾀가 항상 엄청난 더 많은 희생으로 되돌아 왔다. 그 사실을 도대체 앞으로 몇 번을 더 경험해야 온전히 받아들일 수 있을런지.

3

해열제

1

현대의학의 총아,
빅3 해열진통소염제와 그들의 역할

항생제와 해열진통소염제는 현대의학 임상약물의 양대 산맥이다. 이 둘은 현대의학과 함께 태동하였고 발전기와 전성기를 함께 누려왔다. 현대의학 처방전에서 이들이 자취를 감춘다는 것은 곧 현대의학의 임상 수단과 목표가 자연요법과 자연치유로 전환하였다는 말과 같은 의미가 된다.

인체의 생명현상은 항상성유지를 위한 것들이다. 그 항상성 유지를 위해 몸에서 치유작용이 일어날 때 느끼게 되는 것이 바로 통증이다. 그런데 병원에 가기로 마음먹게 만드는 가장 큰 이유 또한 통증이다.

지금껏 치유현상을 없애고자 병원에 가고 있었던 셈이다. 해열진통소염제는 통증, 즉 치유현상을 없애는데 쓰이는 약이다. 이로써 해열진통소염제는 최소한 치유현상에 도움을 줄 수 없는 약물이라는 기본 전제가 성립된다. 이 사실은 임상상 매우 중대한 의미를 갖는다. 해열진통소염제는 적게는 몸이 붓는 것에서부터 심하게는 이 책에서 소개하는 심각한 질환에 이르기 까지, 인체를 유린하는 가장 위험한 요소로 작용하기 때문이다.

웰빙이란 말이 화두가 되어 삶의 곳곳에서 변화의 바람을 주도한지 꽤 오랜 시간이 흐른 지금, 유독 현대의학이 임상에서 즐겨 쓰는 약물만큼은 건강 웰빙의 반대편에 그대로 머물러 있다. 그 비웰빙의 중심에 항생제와 해열진통제가 석좌石座의 자리를 틀고 앉아 있는 것이다. 의약분업을 계기로 항생제는 그 동안 신문의 필봉으로 석좌가 흔들리는 여러 차례의 수모를 겪어 왔다.

그러나 항생제가 끼치는 해악은 해열진통제에 비한다면 깃털에 해당할 것이다. 필자는 몸통이 끼친 폐해를 밝혀 well being은 물론 한 단계 더 진화한 well dying의 삶을 준비하는데 일조코자 한다.

해열진통제가 현 인류의 건강 웰빙에 도움을 줄 수 있는 어떠한 자질과 자격도 갖추고 있지 않음을 이 책을 통하여 알게 될 것이며 그 노쇠한 지팡이에 의지하지 않고도 꼿꼿이 걸을 수 있는 보행방법을 알게 될 것이다. 그 첫 작업으로 그렇게도 현대의학이 즐겨 쓰고 있고, 우리가 무심결에 먹어왔던 진통제의 종류와 그들의 작용에 대해 알아보도록 하자.

해열진통제의 종류와 역할

어느 집 구급상자를 열어 보든 타이레놀이나 아스피린, 부루펜 중 어느 하나는 눈에 띄게 될 것이다. 이들은 수 십년 동안 광고 카피를 통해 모든 가정에서 이루어지는 셀프-메디케이션의 주인자리를 지켜 오고 있다.

이 밖에도 다양한 이유로 병원쇼핑을 하면서 흔히 먹어왔던 진통제의 종류는 열 손가락을 넘는다. 필자는 대표적인 빅3 진통제 중에서도 특히 타이레놀의 주성분인 아세트아미노펜(이하 AAP)을 염두에 두고 책의 내용을 진행시켜 나갈 것이다. 그 이유는 해열진통제 중에서도 AAP는 가장 안전한 약물로 인정받아 왔기 때문이다. 가장 안전하다는 약물의 폐해가 어느 정도인지를 알고 나면 다른 해열진통제가 가지고 있는 위험성 또한 자연히 드러나게 될 테니 말이다.

제약회사의 마켓팅에 의해 현대의학은 사실과는 다르게 AAP가 가장 안전한 약물로 교육 받아 왔다. 따라서 현대의학을 가장 믿을 만한 건강 상담창구로 이용해 온 의료소비자들 또한 자연스럽게 현대의학이 처방해준 AAP를 별 의심 없이 먹어 왔다.

외국에서는 슈퍼에서 판매되고 있을 정도로 오래 전부터 부동의 안정성을 인정받아 왔고, 국내에서는 편의점에서 사탕 사는 것만큼이나 손쉽게 약국에서 구입할 수 있게 된 것이 AAP성분의 해열진통제이니 만큼, 이것이 우리 몸에 어느 정도로, 어떤 방식으로 폐해를 끼칠 수 있는지를 아는 일은 너무나 시급하고도 중요한 일이다.

진통제는 보통 해열작용과 소염작용을 동시에 나타내는데 해열작용이 큰 것, 소염작용이 큰 것, 해열소염작용을 두루 갖춘 것으로 구분되어 증상에 따라 사용된다.

타이레놀은 소염작용이 약하여 관절염에는 쓰이지 않고 주로 해열, 진통의 목적으로 쓰이며 부루펜과 아스피린은 소염작용이 강하여 해열 · 진통 · 소염의 목적으로 이용된다. 통상 해열진통소염제는 그 쓰임새에 따라 해열이 목적일 때엔 해열제로, 통증이 주증일 때는 진통제 혹은 소염진통제로 불린다.

시중에는 위의 3가지 해열진통제 이외에도 폰탈(성분명 : 메페남산)등 병원에서 처방되는 다른 종류의 것들이 즐비하게 유통되고 있으나 이들의 작용과 부작용은 거의 일란성 쌍둥이 수준이다.

빅3 진통제의 바톤을 이어받아 최근 1998년 미국에서 처음 승인받은 후 '안전한 아스피린'이란 닉네임을 달았던 COX-2 저해제(cyclooxygenase-2 inhibitor, 상품명 : 바이옥스, 쎄레브렉스)는 COX-1, 2 두 종류 효소 모두의 작용을 방해하는 기존의 소염진통제들(비 스테로이드성 항 염증제, NSAIDs: non steroidal anti-inflammatory drugs)에게 씌워졌던 멍에인 위 · 장관 출혈이나 혈소판기능저하가 나타나지 않는다는 찬사를 받으며 진통소염제 시장에서 황태자의 자리에 등극하였다.

하지만 아스피린과는 반대로 심장마비와 뇌졸중, 동맥경화의 원인인 혈전유발 위험성이 확인되어 2004년 10월, 전량 회수조치가 내려지게 되었는데 이미 80여 개국에서 25억 달러 어치가 팔리고 난 뒤의 일이다.

그런데 바이옥스와 같은 계열의 진통소염제인 쎄레브렉스를 만드는 화이자(Pfizer)는 적극적인 마켓팅만 자제하고 있을 뿐, 심혈관계 위험성이 바이옥스만 못하다는 좀처럼 수긍할 수 없는 이유로 리콜 조치를 미루고 있다. 머크사는 이미 부작용에 시달려온 2,600명의 환자로부터 제소를 당해 소송에 휘말려 있는 상태다.

해열진통제는 어떻게 해열, 진통 작용을 나타내는가

해열진통제가 어떻게 작용하는지를 알아보기 전에 우선 '왜 통증이 생기게 되는지' 에 대한 이해가 필요하다. 인체를 이루고 있는 여러 요소 중에서 모세혈관으로 시선을 옮겨 보자. 혈관의 길이는 대략 지구 2바퀴 반을 감을 수 있을 만큼 길다.

그렇게 긴 혈관이 일정한 압력(정상혈압)을 유지한다는 것은 어찌 보면 불가능해 보이는 일이다. 그러나 지구의 자연조건이 재빨리 변한다 해도 인체는 그 상황을 추스를 수 있는 능력을 갖추고 있다.

이것은 혈관의 지름을 줄였다 넓혔다 하는 일을 상황변화에 따라 실시간으로 자동 조절할 수 있는 능력이 인체에 내재되어 있기 때문이다. 그 관제탑이 자율신경이란 것인데 자율신경사령부는 밤낮으로 24시간 혈압을 체크하고 있다가 우리가 스트레스를 받게 되면 이를 전시상황으로 인식, 교감신경계에 비상벨을 울리고 모세혈관을 죄다 졸라 메어 근육으로 피가 쏠리도록 함으로써 적과의 전투에 대비토록 한다.

그 적이란 것이 옛적에는 호랑이 같은 들짐승이었지만 요즘은 근육을 써서 해결할 대상이 아닌, 희노애락애오욕喜怒哀樂愛惡慾 같은 정서상의 문제들이 대부분이다.

비상상황이 종료되어 경계경보가 해제되면 이제는 애써 좁혀 놓았던 혈관을 부풀리기 위해 부교감 신경이 나서게 되는데, 이때쯤 가상 전쟁을 치르고 난 우리 몸은 몸살을 앓게 된다. 좁아졌던 혈관이 풀리면서 세포막에서는 COX(cyclooxygenase)라는 효소의 작용으로 활성산소와 프로스타그란딘(PG)이라는 통증유발물질이 쏟아져 나오는데 이때 느끼게 되는 것이 바로 〈통증〉이다.

통증을 유쾌하게 느낄 여유가 있는 사람은 별로 없을 것이다. 그렇기에 찾게 되는 것이 진통제다. 진통제는 혈관이 열릴 때 방출되는 프로스타그란딘을 만드는 효소(cyclooxygenase)가 아예 일을 하지 못하도록 훼방을 놓아 통증을 느낄 수 없도록 만든다. 산소와 영양분을 운반해 주던 모세혈관이 움츠러들어있는 동안 숨도 제대로 못 쉬고 굶주려 있던 세포들이 이제는 살았다며 막 기대에 들떠 있는 순간, 진통제가 날아 들어오면 혈관은 열리기를 포기하고 다시 움츠러들게 된다.

이때가 우리 몸에 사단이 벌어지는 순간이다. 이것이 단 일회로 끝난다면 별 탈 없겠지만 독자들도 겪고 있는 일이듯이, 한번 시작된

진통제의 유혹은 쉽게 떨쳐지지 않아 많은 사람이 의존내지 중독되고 만다.

한편 해열진통제가 해열작용을 나타내는 기전은 다음과 같다. 차가운 공기에 노출되어 체온유지가 어려워지면 → 아드레날린의 작용으로 피부 혈관이 수축, 소름이 돋는 오한현상이 일어나고 → 오한이 지속되면 부교감신경 반동이 일어나 → PGE_2가 분비되는데 → PGE_2는 시상하부에 있는 체온조절중추의 set-point(기준 온도)를 상향조정, 발열반응을 유도한다(PGE_2의 생산은 미생물 감염시 대식세포가 방출하는 인터루킨-1이라는 싸이토카인에 의해 촉진된다). 이 과정에서 COX(cyclooxygenase)라는 효소가 PGE_2를 만들지 못하도록 해열진통제가 개입함으로써 발열반응이 차단되어 해열작용이 일어난다. 그런데 해열진통제가 안고 있는 가장 큰 문제점은 해열진통제의 복용 시점이 바로 열이 날 때라는 점이다.

열이 날 때는 간의 해독기능이 저하되기 때문에 정상 체온일 때 보다 약물 부작용이 더 심각하게 나타난다. 고열일 때는 COX차단만으로는 그나마 해열효과를 거둘 수 없으며 장기 손상정도도 훨씬 심각하게 나타난다. 이렇게 해열진통제는 발열 과정을 차단하는 해열효과 보다 장기 손상의 부작용이 나타날 가능성이 더 큰 것이다.

편하고 손쉬운 것만 찾는 습성과 단견이 몸에 밴 현대의학이 그 동안 수 없이 파놓은 재앙의 늪에 빠지지 않기 위해 우리는 하루라도 빨리 현명함과 지혜를 갖추어야만 한다.

2

열이 떨어지지 않는 이유는 해열제 때문이다

인체의 항상성 유지의 관건은 36.5도의 체온유지이다. 만약 정상 체온이 오늘까지만 유지된다면 내일까지 살아있으리란 보장은 받을 수 없다. 생명유지 온도인 36.5도에서 0.1도만 벗어나도 효소의 효율은 막대한 영향을 받는다. 열 피로로 컴퓨터 시스템이 다운되듯, 40도가 넘는 고열에 노출되어 염증이 발생한 세포는 효소효율이 급격히 감소되어 완연한 기능저하가 일어난다. 골수 또한 혈구생산 기능이 동반 저하되어 적혈구, 백혈구, 혈소판 합성기능을 잃게 되면서 인체는 감기에 걸린 지 3~4일 만에 비상 상태에 돌입하게 된다.

이때 많은 양의 해열제가 몸에 유입되면 해열제의 부작용인 간 독성이 정상일 때 보다 훨씬 빨리 나타나게 되는데 고열로 이미 간장조직이 염증상태로 빠져 기능이 떨어진 상태에서 간장은 해열제 해독이란 이중고를 안게 되기 때문이다. 간장이 이중고를 겪게 되면 감기로 인해 발생한 고열은 고공행진을 계속하게 된다.

우리 몸의 소방수消防水, 부신피질 호르몬

우리 몸 깊숙한 곳에는 신장을 모자처럼 덮고 있는 부신이라는 호르몬생산기지가 있다. 부신은 비상시나 전투 시 최대한의 운동력과 전투력을 발휘할 수 있도록 신체기능을 재조정하는 '비상재해 특별 대책반' 이다. 부신의 생산시설 중 하나인 부신피질에서는 부신피질호르몬을 생산하는데 이 호르몬은 비상시 전투에 필요한 원료를 혈액을 통해 세포에 조달하는 일 외에도 외부자극이나 고열로 염증이 발생했을 때 세포의 방화벽 역할을 한다.

현대의학에서는 부신피질호르몬을 본떠서 만든 약품인 스테로이드 호르몬을 다른 약으로는 잘 통제되지 않는 모든 염증에 만병통치약처럼 즐겨 사용한다. 심각한 부작용에도 불구하고 일선 임상의에게는 뿌리치기 힘든 유혹으로 작용할 만큼 그 순간적인 효과는 신기에 가깝다. 이 호르몬은 모기에 물려서 생긴 염증으로부터 간염으로 간 효소수치가 치솟아 오를 때, 남모를 고민으로 고매한 부인에게서 생기는 전신염증질환인 베체트병이나 전신 홍반성 낭창(SLE), 장기

이식에 따른 면역거부반응을 줄이는 것에 이르기 까지 모든 염증증상에 두루 효과를 나타내기 때문에 면역질환이나 피부질환에서 이것이 빠지게 되면 현대의학은 방패 잃은 로마군이 되고 만다.

일단 이 호르몬이 몸에 흡수되면 아무리 심한 염증증상도 언제 그런 염증이 있었냐는 듯이 순간 감쪽같이 사라지기 때문에 필자는 이 호르몬을 마스킹 호르몬(masking hormone)이라고 부른다. 병의 원인이 아직 버티고 있음에도 마법에 걸린 듯 염증이 깨끗이 사라져 주기 때문이다. 또 한편으로는 체내의 수분 함유량을 늘려 고열로 인한 체액손실에 대비하고 체온이 급히 오르지 않도록 완충역할을 담당한다.

감기로 인한 고열로 염증이 몸 전체에 퍼지게 되면 부신피질은 호르몬 원료인 콜레스테롤이 급히 필요하다는 SOS를 간에 보낸다. 그러나 고열로 이미 염증이 생긴 터에 해열제를 해독하느라 콜레스테롤을 합성할 여력이 남아있지 않은 간장은 부신의 구조요청을 외면하고 소방수를 확보하지 못한 부신은 소방차를 출동시키지 못한 채 발만 동동 구르게 된다. 이렇게 해열제는 부신피질호르몬 소방차의 출동을 지연시켜 해열을 방해하는 훼방꾼 노릇을 한다.

보온을 소홀히 한 결과 오한이 풀리지 않아, 발산되지 못한 체열로 부신피질 호르몬이 바닥나는 시점인 자정 무렵이 되면 마치 여름철 도심에서 발생하는 열섬 현상이 생긴다. 이때 필요한 것이 열섬을 양

凉섬(cool island)으로 만들어 주는 부신피질호르몬이다. 낮샘 보다 밤샘이 힘든 것은 낮보다 밤에 체열이 쉽게 오르는 까닭에 피로감이 잘 느껴지기 때문이며 밤에 체온이 쉽게 오르는 것은 부신피질농도가 저녁이 되면서 낮아지기 때문이다.

부신피질 호르몬의 양섬 작용(cooling island-effect)

부신피질호르몬은 아라키돈산 캐스케이드(arachidonic acid cascade)의 맨 꼭대기에 작용하는 포스포리파제(phospholipase) A2(세포막 인지질에서 아라키돈산을 유리시켜 아라키돈산 캐스케이드의 작동 버튼을 누르는 효소)의 합성을 막아 원천적으로 염증반응의 진행을 차단하여 발열반응이 일어나지 못하도록 한다.

* 아라키돈산 캐스케이드 : 아라키돈산이 여러 효소의 작용을 거치면서 여러 종류의 염증반응물질로 변하는 과정이 마치 물이 폭포를 타고 흘러내리는 것과 같다 하여 아라키돈산 캐스케이드라 한다.

악몽을 꾸는 경우가 아니라면 수면 중에 스트레스를 느끼는 사람은 없을 것이다. 눈을 떠서 회사에 늦지 않으려고 서둘러 차에 오르고 상사로부터 싫은 소리를 듣게 되면서 스트레스에 노출된다. 다행히 이러한 스트레스에 대항하는 부신피질호르몬의 혈중농도가 아침나절(오전 8시)에 피크를 이룬다. 콜레스테롤은 다음날 하루 종일 써야 할 부신피질호르몬이 차질 없이 만들어 지도록 야간에 높아져 있다.

음허화동陰虛火動 : 옛 사람들은 간장에서 합성되는 생체활동에 필요한 효소나 단백질, 콜레스테롤과 신장에서 분비되는 호르몬(부신피질호르몬, EPO : 조혈호르몬)과 정액, 애액을 통칭해서 음陰이라 하였다. 과도한 섹스나 스트레스로 음이 고갈되어 발생하는 질환(폐결핵, 당뇨병, 발기지속 증)이 생기는 현상, 즉 우리 몸 속에 음이 줄어든 만큼 열이 더 오르게 되는 현상을 음허화동陰虛火動, 음허양항陰虛陽抗이라 표현하였다. 이처럼 간장, 신장과 그에 부속된 기관들이 우리 인체의 항상성을 유지하는데 기여하는 바를 옛 사람들은 직관으로 알고 있었던 것이다.

아이를 성숙시키는 지혜열, 해열제를 먹이지 않는 지혜가 필요하다

한편 감기나 식체, 기타 염증발생과는 전혀 상관없이 체온이 올라가는 경우가 유아기 때에 관찰되는데 이는 지혜열 때문이다. 지혜열로 인한 체온상승을 감기나 체하여 생긴 발열로 오인하여 해열제를 무조건 아이에게 복용시키는데 이것은 감기나 체했을 때 해열제를 복용하는 것 보다 신체와 지능 발달면에서 더 해롭게 작용한다.

아이가 한동안 평행선을 긋듯 자라지 않다가 계단을 훌쩍 뛰어 오르는 것처럼 한번에 쑥 크는 과정에서 지혜열이라는 것이 발생하게 된다. 벼를 자라게 하기 위해 열하熱夏의 땡볕이 필요한 것처럼, 근육과 뼈를 자라게 하기 위해 이러한 도약을 할 때마다 평소보다 많은 에너지가 필요하게 되고 자연히 신진대사가 항진되어 체온이 오르게 된다. 마치 인공위성이 대기권을 벗어나기 위해 막대한 추진력을 얻으려고 로켓연료를 1·2·3 단계로 연소시키듯이 유아도 자신을 업그레이드 하기위해 용트림을 한다. 봄에 볍씨의 움이 틀 때 얼굴을 가까이 대면 훈풍이 불어온다. 볍씨가 벼가 되려고 신진대사를 왕성히 하여 많은 에너지를 소비하기 때문이다.

볍씨가 화상을 입을 까봐 찬물을 끼얹는 농부가 있다면 그는 농사를 지을 자격이 없는 것이다.

제약회사 광고처럼 '우리아이 비 맞아서 열나면 해열제 먹이죠' 라는 식의 단순한 이해로 지혜열이 날 때마다 아이에게 해열제를 먹인다면, 엄마는 아기의 지적, 육체적 진화를 가로막는 존재가 되는 것이다.

3

해열제로 꺼서는 안 될 또 다른 열들

감기로 인한 열이 아니고도 아이에게 해열제를 먹여야 될 것 같은 경우가 수 없이 찾아온다. 열이 날 수 있다는 것은 분명 살아 숨쉬고 있다는 가장 명확한 증거인데도 열이 나면 가능한 한 빨리 끄고 보자는 강박관념 탓에 열에 대해서 우리는 너무나 일방적이고도 부정적인 단순한 발상을 지속해 오고 있다.

감염증으로 열이 올라 해열제를 복용한 후 종합병원에 가게 되면 나무람을 듣게 된다고 한다.

해열제로 열을 식히고 오면 어떤 원인에 의해서 열이 나게 되었는지 판단할 수 없기 때문이라고 한다는데 이 또한 별 의미가 없는 것이, 원인이 무엇인지 밝혀지든 불명열(원인불명의 열)로 판단되어지든 처방에는 부루펜이나 폰탈, 타이레놀 중 어느 하나가 들어가 있긴 매 한가지이기 때문이다.

감기로 인한 열 뿐만 아니라 여기서 소개되는 여러 종류의 열은 모두 해열제로 식혀 버려서는 안될 열들이다. 각각의 발열 원인을 알아서 그에 맞는 해열법을 익힐 수 있다면 아마도 어린이가 커서 장래에 겪게 될 질환으로부터 미리 거리를 둘 수 있는 묘법이 될 것이다.

특히 성장기의 어린이에게 해열제를 쓰는 일을 만류하는 것은 성장에 필요한 모든 신체환경을 파괴하여 버릴 수 있는 충분한 잠재력을 해열진통제가 갖추고 있기 때문이다. 이제 감기열과 체해서 나는 열, 지혜열을 구별하는 방법을 알아보고 각각의 경우에 맞는 해열 방법도 궁리해 보도록 하자.

감기로 인한 발열을 해열진통제로 끄려 해서는 안 된다. 알코올과 찬물로 수냉시키려 해서도 안 된다. 감기로 인한 발열에 해열진통제로 해열하는 것이 두려운 일이듯 체했을 때 나는 열, 유아의 발육이 가파르게 일어날 때 나는 열 또한 해열제로 끄려 해서는 안 된다.

어떤 원인에 의한 발열이든 반드시 보온에 신경 써야만 한다. 감기로 인한 열은 보온 발한법으로, 식체로 인한 열은 보온 소화법으로 해열토록 하며 지혜열은 보온한 채 발열과정이 순조로이 진행되도록 하여 스스로 종료될 수 있도록 한다.

감기열 · 식체열 · 지혜열의 구별법

• 감기열

오한 발열이 있다. 무엇보다 아이가 찬 공기에 노출된 적이 있는지 24시간 이내의 상황을 돌이켜 보면 판단에 전혀 어려움이 없을 것이다. 비를 맞았다든지, 눈 오는 날 운동장에서 땀이 날 정도로 뛰어 놀았다든지, 이른 봄 날 강변에 놀러 가서 찬바람 맞고 재채기를 연속으로 한 일이 있었다면 그 이후에 나는 열은 감기로 인한 열이다. 이때는 이 책에 소개된 감기 자연치유법과 생약요법을 이용하면 수월하게 열을 내릴 수 있다.

• 식체열

체한다는 것과 감기에 걸린다는 것을 굳이 구별할 필요는 없다. 두 가지 모두 비축에너지가 임계치 이하로 떨어졌을 때 나타나는 현상이기 때문이다. 감기에 걸려 있다면 체한 상황이라 보아야 할 것이고 체했다면 감기증상이 동반 되어 있음을 꼭 염두에 두어야 한다.

따라서 약의 복용에 있어서도 감기약과 소화제를 동시에 먹어야 할 일이 흔히 발생하게 된다(식후 얼마 지나지 않아 감기에 걸렸거나 감기에 걸리고도 평소대로 식사를 한 경우).

체했다고 음식물이 위 속에 그대로 머물러 있는 것은 아니다. 체하더라도 음식물은 일정시간이 지나면 십이지장으로 넘어가게 된다. 체했을 때 명치부위가 뻐근해져 오는 느낌이나 통증은 위장근육이 파르르 떠는 진전 때문에 생긴다. 체하게 되면 장관의 운동능력이 떨어져 음식물이 장시간 장에 머물면서 부숙腐熟(오래 묵어 부패하는 것)되어 열이 발생하게 된다. 시골에서 여름에 두엄을 쌓아 놓으면 그곳에서 '훅~' 열풍이 뿜어져 나오는 현상을 기억하는 독자라면 쉽게 이해할 수 있을 것이다.

이 경우에 나는 열은 감기 때 나는 열보다 더 심한 경우가 있다. 다른 원인에 의한 발열과의 구별점은 〈손발이 차가와 진다는 점〉인데 그 이유는 체하게 되어 위 · 장관의 혈액순환이 둔화되면 전신의 혈액순환에 지장이 초래되기 때문이다. 특히 위와 심장에서 가장 멀면서도 모세혈관이 발달되어 있는 손과 발이 가장 큰 영향을 받게 되어 차갑게 느껴진다.

따라서 이때의 해열제는 소화제다. 종합소화효소제인 양약의 경우 정체되어 있는 위 · 장관운동을 직접 자극하는 효능은 없기 때문에 열이 날 정도로 심하게 체한 경우는 위 · 장관 운동을 촉진시킬 수 있는 생약소화제가 해열제로서 더 바람직하다. 물론 양약과 한약을 병용하는 것이 더욱 바람직하다.

약국에서 반하사심탕이나 복령음, 소체환 등의 생약소화제를 응급약으로 구입하여 두었다가 복용하면 체한 증상은 물론 열을 잠재울 수 있는 긴요한 방법이 될 것이다.

식체와 감기의 원인은 과로이다. 일차적 원인으로 본다면 식체와 감기는 이명동병異名同病이다. 감기가 과로로 면역기능이 무너져 바이러스가 초대되어 생긴 전신적 증상이라면 식체는 과로 때문에 겪는 소화기계의 무력증이다. 따라서 식체 또한 감기에 준하여 에너지를 소모하는 일체의 일을 삼가고 보온에 전념해야 한다.

위 · 장관은 제 2의 심장이다

심장과 같이 리듬있게 움직이는 장기가 위 · 장관이다. 심장 하나만으로 원활한 혈액순환이 일어날 수 없다는 것은 물리학의 상식이다. 10만 킬로미터가 넘는 혈관을 통한 혈액순환을 주먹만한 심장 하나만으로 감당해내기에는 불가능한 일이기 때문이다.

만약 이 일을 심장한테만 맡겨둔다면 심장은 그 부하를 견디지 못하고 얼마안가 심부전에 빠지고 말 것이다. 위 · 장관의 조력이 있어야만 비로소 전신의 혈액순환이 원활해 질 수 있다.

위 · 장관이 부하를 견디지 못하여 파르르 떠는 극심한 진전이 일어나는 일, 즉 토사곽란의 발생은 심장마비에 버금가는 비상사태다. 위 · 장관이 파르르 떨면서 심장의 수축, 이완리듬과의 엇박자가 일어나 혈류속도비가 급격히 깨지게 되기 때문이다.

지방, 단백질 섭취량이 부족해서 위 · 장관 근육이 발달할 수 없었던 그 옛날, 나라님의 혼례 같은 큰 경사가 있어야 비로소 육고기를 먹을 수 있었던 시절에는 고기 한 점으로도 토사곽란이 일어나 죽는 일이 허다하였다.

시성詩聖 두보는 말년에 천식과 중풍에 걸려 귀도 눈도 침침해 진채 배 한 척에 몸을 의지하여 2년간을 홀로 유랑했다고 한다. 그의 직접적인 사인이 급체였다고 하는데 모처럼 얻어먹은 쇠고기 한 점이 그만 그를 요단강으로 인도하였던 것이다.

• 지혜열

지혜열은 1세 이전의 유아乳兒시기에 모체에서 물려받은 면역글로부린이 소모되어 가는 과정에서 발생한다. 이 발열반응의 목적은 신체성장과 외부 미생물에 대항하기 위해 면역계를 스스로 자극하기 위한 것에 있다고 해석된다.

오한이 없거나 미약하다는 점이 감기열과 다르며(열이 나는데도 이불을 덮어주었더니 가만히 있다면 오한증상이 있는 것이다) 또한 손발이 차지 않다는 점이 체했을 때의 열과 다르다.

감기와 식체를 배제할 수 있을 때에 한해서 지혜열이라 판단할 수 있다. 찬바람을 쏘였다든지, 찬물로 목욕을 했다든지, 잘 때 창문을 열어 놓았다든지, 이불을 덮지 않고 잤다든지, 혹여 장기간 자동차 여행 후 따뜻하지 않은 찬 분유를 먹었다든지 등등의 체온을 떨어뜨리는 일과 젖을 먹고 난 후 천둥이 치거나 방문이 꽝 닫히는 바람에 놀라서 체하게 되는 일이 없었음에도 불구하고 미열이 난다면 지혜열로 볼 수 있다.

한 가지 주의할 점은 아기가 스트레스(주위의 소음이나 엄마와 떨어져 생활해야 하는 경우)를 받게 되어 면역력이 떨어져 신장염 등이 발생한 때에는(앞서 말했듯이 아기는 스트레스를 원만히 극복해낼 수 없는 상태이기 때문에 어른의 눈에는 사소해 보이는 스트레스에도 대단히 민감하게 반응한다) 균감염에 의한 발열증상이 나타나는데 지혜열과의 구별이 필요하다. 기저귀를 점검하여 보아 소변을 볼 때마다 아이가 울고 있다면 이는 방광염이나 요로감염을 동반한 신장염을 의심해 볼 수 있다.

신장염이 생길 정도라면 신장보다 외부에 가까이 노출되어 있는 요도나 방광에 염증이 발생해 있을 가능성이 높기 때문에 염증부위를 뜨겁고 염도가 높은 소변이 지나 갈 때 작열감을 느낀 아이가 꼬집히기라도 한 듯이 '으앙~~' 하며 울게 된다.

그것으로도 신장염을 짐작할 수 있다. 이미 말하였지만 지혜열에 해열제를 개입시켜서는 안 되며 신장염 또한 절대 해열제를 동원해서는 안 된다.

4

해열진통제가 안전한 약이 될 수 없는 두 가지 숨은 이유

해열진통제가 안전한 약이 될 수 없는 첫 번째 이유는 복용시점이 '발열'이란 특수 상황이라는 점 때문이다. 같은 이유에서 고열이 날 때 해열진통제를 복용해서는 안 된다. 현대의학이 즐겨 사용하는 증상 완화제가 그나마 현재수준의 부작용에 그치고 있는 것은 정상체온일 때 이들을 복용하기 때문이다.

조직의 변성속도는 고열상태에서 가속이 붙는다. 상온에서 안정상태에 있는 물질은 온도가 오르면서 점점 여기(excited)되어 전자들의 움직임이 활발해져 화학반응 속도가 빨라진다. 고열인 때 2~3일간 복용하여 생긴 해열진통제의 부작용이 정상체온에서 2~3년간 복용했을 때의 부작용보다 크게 나타나는 이유가 이 때문이다. 이 책에 등장하는 가와사키병, 심장판막증, 소아당뇨병, 신부전, 백혈병 이들 모두가 고열인 때 해열진통제를 복용한지 7일 이내에 생긴 급성 부작용들이다.

그렇다 해서 '해열진통제가 정상체온 일 때는 안전한가' 하면 결코 그렇지 않다. 전신 염증의 원인인 장점막 누출증후군(LGS : leaky gut syndrome)를 유발하는 핵심 약물이 바로 해열진통제(NSAIDs) 이기 때문이다. LGS상태에서는 장내 유해균들이 내 뿜은 독소와, 소화되지 않은 음식물 입자, 단백질 · 지방의 부패산물이 틈이 벌어진 장점막을 통과하여 임파절을 거치지 않고 직접 혈액 내로 유입된다.

이때 유입된 이물질을 항원으로 인식한 항체가 출동하여 항원 · 항체 결합물질, 즉 면역복합체(Ag-Ab complex)를 만들어 놓는다. 면역복합체가 혈액을 떠다니게 되면 혈액은 끈적끈적 해져 유동성이 떨어지고 적혈구의 모양도 기형이 되어 혈액순환 부전이 발생한다. 암 세포를 제거하거나 바이러스, 세균으로부터 숙주를 보호하는 데에 신경 써야 할 면역계가 오염물질과 실랑이를 벌이느라 헛되이 전투력을 낭비한 결과 인체 방어기능과 혈액 자정기능이 위축되고 마는 것이다. 이것이 해열진통제를 먹지 말아야 하는 두 번째 이유다.

해열진통제는 장점막을 손상시켜 LGS를 유발하는 가장 유력한 피의자다. 어떤 그럴듯한 변론을 동원한다 해도 해열진통제는 LGS를 유발한 혐의를 벗어날 수 없다. LGS는 인체 구성성분이외의 이물질이 순환계에 쉽게 유입될 수 있도록 빗장을 활짝 열어주는 역할을 한다. 이물질로 혈액이 지속적으로 오염되면 염증이 만성화되어 자가면역반응의 소인이 증가하게 된다. LGS의 해결은 자가면역반응을 해결하기 위한 1차 관문인 것이다.

해열진통제가 만든 LGS때문에 혈관에 흘러 들어온 독소들이 간에 유입되면서, 해열진통제를 처리하느라 1차 손상을 입었던 간은 또다시 독소에 의한 2차 손상을 입게 되어 원활한 해독기능을 발휘할 수 없게 된다. 그 결과 어혈(면역 복합체)이 전신을 돌아다니며 염증을 일으켜 만성질환의 자연치유가 요원해지게 되는 것이다.

간의 건강을 소홀히 하고 질병이 낫기를 기대할 수 없다. 면역과 영양대사, 해독, 합성, 저장기능의 중심축이 간장이기 때문이다.

누가 해열진통제를 안전하다고 하였던가! 인류전체가 열과 통증에 시달릴 수 밖에 없는 업장에 갇혀 있음을 간파한 제약회사가 현대의학과 대중들로 하여금 해열진통제가 안전함을 믿게 만들고 싶었던 것뿐이다.

5

Dark stage위의 해열진통제

몇 해 전 자동변속기 차량의 급발진 사고가 신문방송에 연이어 보도된 적이 있었다. 꼬리에 꼬리를 물고 급발진 사고가 일어나면서 그것이 운전자 과실인지 부품의 결함 때문인지를 놓고 옥신각신하는 일이 벌어지게 되었는데 결국 서로의 공방이 명쾌한 결말을 맺지 못했던 이유는 급발진상황이 좀처럼 재현되지 않는다는 점 때문이었다.

별 탈 없던 자동차가 사전 경고증상도 없이 불쑥 급발진해 버리는 돌발 사고였던 터라 한동안은 시동이 걸려있는 차 앞을 지나칠 때면 마음 조리며 걸음을 재촉해야만 했다. 제조사 측이 잘못을 뉘우치기는커녕 오히려 운전자의 과실을 탓해도 냉가슴을 앓을 수 밖에 없었던 사건이었다.

지킬박사와 하이드씨

해열진통제는 분명코 해악이 많은 약이다. 그런데 왜 오랫동안 진통제를 복용해온 사람들에게서 눈에 띄는 부작용이 쉽게 목격되지 않는 것일까?

간장이 해열진통제를 해독해 낼 수 있는 여유가 있을 때는 해열진통제 복용이 급격한 부작용으로 연결되지 않는다. 하지만 정상을 벗어난 상태, 즉 감기에 걸리거나 체해서 고열이 날 때, 정신적 스트레스가 심할 때, 술을 마실 때와 같이 간장의 해독기능이 고도로 제한받는 상황이 마련되면 해열진통제는 며칠 내에 중요장기를 파괴할 수 있는 위험요소로 둔갑하게 된다. 급발진하기에 이상적인 조건이 마련되었을 때 자동차가 급 발진하게 되듯이.

부루펜, 타이레놀, 게보린, 펜잘, 아스피린 등의 해열제를 안전한 약으로 알고 있다. 약을 처방하는 의사나 처방된 약을 복용하는 사람 모두 부작용을 애써 의식하며 해열진통제를 대하지는 않는다.

해열진통제의 사용 설명서에 나온 주의나 부작용 난을 살펴보아도 필자가 말한 가와사키병이나 심장판막증, 소아당뇨병, 베체트병, 뇌수막염, 신부전, 소아마비, 루프스, 뇌성마비, 백혈병 등의 질환을 일으킬 수 있다는 말은 찾아 볼 수 없기 때문이다. **'백혈구 감소나 혈소판 감소가 일어날 수 있다'** 는 경고는 경고로서의 기능을 상실한지 오래다.

'일일이 그런거 다 신경쓰면서 어떻게 약을 먹어' 라든가, '약이란 원래 부작용이 있는 거다' 라는 소양 교육이 너무나 잘되어 있기 때문이다.

위에 나열된 해열진통제의 대표적인 부작용이 약품 사용설명서에 언급되어 있지 않은 이유는 고열인 상태에서 복용하여 생긴 해열진통제의 부작용을 질병의 병리현상으로 착각하였기 때문이다.

약품의 시판승인을 받기 위해서는 미국의 FDA나 한국의 식약청과 같은 허가관청에 임상시험 성적을 보고해야만 한다. 해열진통제의 경우 제출 임상시험 자료에는 해열진통제의 가장 큰 부작용이 나타나는 영역인 고열상태에서의 투약에 관한 시험내용이 누락된 채 미열인 상태에서의 해열효과와 정상 체온상태에서의 진통효과를 위주로 한 임상시험 결과만이 제출되었을 것으로 생각한다.

만약 고열상태에서의 시험데이터가 있었다 하더라도 고의든 무지에 의해서든 앞서 말한대로 해열제 투여 도중 심각한 부작용이 나타났을 때, 그것을 해열진통제에 의한 부작용으로 이해하지 못하고 질병의 예후가 나빠져서 생긴 또 다른 증상으로 치부해 버렸을 공산이 크다.

현대의학에서는 고열인 상태에서 발생하는 심각한 증상들을 해열진통제의 오 · 투약으로 인한 결과로 이어 보지 않고 고열 때문에 혹은 바이러스나 세균 감염 때문인 것으로 단정지어 버린다. 이 같은 착각과 이해력의 부족으로 타이레놀은 이 세상에서 가장 안전한 약으로 등극할 수 있었다.

배우가 연극을 마치면 무대의 막이 내린다. 막이 내려진 dark

stage에서 무슨 일이 벌어지고 있는지는 객석에서는 알 수가 없다. 조명이 켜지고 다시 막이 오른 뒤에야 비로소 무대 위를 볼 수 있을 뿐이다. 막을 내리기 전 까지 자상하고 사랑 넘치는 연기를 하던 주연배우가 상대 배우의 사소한 실수를 험한 욕설로 매섭게 질타한다 해도 관객은 모를 일이다. 패션쇼의 무대 뒤는 반라를 드러낸 모델들의 종종걸음으로 어수선하기 이를 때 없다. 좀 전의 우아하고 세련된 워킹을 무대 뒤편에서는 구경하기 힘들다.

스트레스도 없고 열도 없는 평상시의 해열진통제는 사소한 통증 정도는 이유를 불문하고 가볍게 처리해 주는 고마운 해결사처럼 보인다. 별다른 후유증의 흔적을 남기는 것 같지도 않다. 그러나 미열에서 고열로 접어들 때, 스트레스가 극심해질 때의 해열진통제는 더 이상 봄비나 봄바람이 아닌 늦여름의 폭풍우와 태풍으로 모습을 바꾼다. 봄바람은 씨앗을 날리고 대기를 순환시키지만 늦여름의 태풍은 단 하루 만에도 반경 수백 킬로미터를 초토화시켜 버리는 대재앙이 된다.

dark stage위의 해열진통제 또한 그 짧은 3일 동안 허리케인이 되어 돌이킬 수 없는 상흔을 남기고 간다. 고요한 평원을 모조리 삼켜버렸던 태풍이 언제나 아침햇살이 들기 전에 사라지듯이 밤새 격렬한 부작용을 일으켰던 해열진통제의 광포함도 먼동이 트는 새벽이 되면 자취를 감춘다. 태풍이 지나간 자리엔 폭풍전의 고요함이 다시 찾아오지만 그곳엔 꺾여진 벼 포기와 뿌리 뽑힌 나무들뿐이다. 해열진통제가 떠나간 자리엔 정상체온이 다시 돌아오지만 돌이키기 힘든 상흔이 남게 된다.

dark stage에서 만들어진 다장기부전증

일본에서 해열제의 부작용 사망을 인정한 아주 드문 예가 하나 있어 인용해 보기로 한다.

해열제 4종류를 투여한 후에 급성 뇌염, 뇌증 때문에 사망한 일본 쿄토시의 성인 남성(사망 당시 21세)에 대해 후생 노동성 장관의 인가 법인체인 '의약품 부작용 피해 구제 연구진흥 조사기구'가 부작용 사망을 인정해 유족에게 일시금을 지불하도록 결정했다.

피해 남성은 2000년 8월 19일 발열 등의 증상 때문에 인근 의원에서 진료를 받고 처방 된 해열제인 메페남산(상품명 : 폰탈)을 복용했다.

그러나 발열이 멈추지 않고 전신이 몹시 떨리게 되어 구급차로 병원에 급송되어 다른 해열제를 복용했다. 다음날 살리실산계 해열제를 포함한 약제와 별개의 해열제도 복용했으나 의식장애와 다장기부전으로 같은 해 8월 29일 사망했다. 이에 대해 유족의 상담을 받은 하마 로쿠로 이사장은 '모종의 바이러스 감염으로 발열해서 4종류의 해열제를 복용한 뒤 바이러스 감염 후의 뇌염, 뇌증을 주체로 하는 다장기부전을 일으켜 사망한 것으로 보인다'는 의견서를 작성했다.
「약국 신문 2003년 4월 28일자」

인용된 기사내용이 필자가 이번 장과 '해열진통제의 해부와 '10 · 5 · 3'의 법칙편에서 말하려는 내용을 함축하고 있다. 처음 의원에서 처방된 해열제를 복용하고도 '발열이 멈추지 않고 전신이 몹시 떨렸다'라는 말은 감기에 걸려 오한 발열하고 있는 환자에게 해열제만을 투여한 채 보온조치를 취하지 않아 땀구멍이 더욱 굳게 닫히게 되었다는 뜻이다. 그 후 열이 떨어지지 않고 오히려 더 오르게 되자 당황한 나머지 또 다시 3종의 해열제를 추가로 투약하게 되었다는 것인데 물론 이때에도 보온조치가 이루어지지 않은 채 매뉴얼에 따라 아마 옷을 벗겨두었거나 알코올 마사지 등을 감행하였을 것이다.

다장기부전이란, 말 그대로 체내의 주요장기 들이 고열에 휩싸여 차례차례 기능이 정지됨을 뜻한다. 이사장의 소견대로 그 청년의 다장기부전은 해열진통제의 과량투여에 따른 해열진통제 재해이며 동시에 그것을 통제하는 방법을 몰랐던 인재였던 것이다. 이렇게 해열진통제 재해로 빚어진 예방 가능한 수 많은 사고들이 천재나 미생물 재난으로 둔갑 되고 있는 것이 이 시대 의료의 암울함이다.

다장기부전에 모종의 바이러스나 세균이 개입되었다 하더라도 그것은 해열진통제로 온몸의 기능이 무력화되어 호흡을 통해 유입된 외부미생물이 터를 잡고 살기에 알맞은 조건이 마련되었기 때문이다.

이렇게 감기증상으로 의원에 들른 지 10일 만에 청년은 아무 영문도 모른 채 불귀의 객이 되고 말았다. 필자가 '해열진통제의 해부와 10 · 5 · 3의 법칙' 편에서 지적한 '10 · 5 · 3'의 법칙이 의료현장에서 철저히 무시되었기에 나타날 수 밖에 없었던 필연적인 약화 사고였던 것이다. 어떤 상황에서 dark stage가 마련되는지는 다음 장인 '왜 고열인 때 해열진통제가 치명적인가' 편을 통해 자세히 이해할 수 있을 것이다.

6

왜 고열일 때 해열진통제가 치명적인가

아슬아슬한 삶의 연속을 외줄타기 인생이라 표현한다. 그러나 이것이 비단 맨손 암벽등반가나 F1 카레이서에게만 국한된 얘기는 아니다. 생명을 유지하기 위해 지구상 모든 사람들이 매순간 외줄을 타고 있다.

혈압을 유지하는 일, 혈당을 유지하는 일, 심장 박동수를 유지하는 일, 체액을 pH 7.4 근방에 머물게 하는 일, 체온을 36.5도로 유지하는 일, 혈류 속도비를 유지하는 일 등등 온통 오차 없이 유지해야 할 것들 천지다. 간혹 외줄타기를 하다 중심을 잃게 되면 혼수나 죽음과 마주하게도 된다.

다행인 것은 대부분의 지구인은 외줄을 잘 탈수 있는 능력(항상성

유지력)을 천부적으로 타고났다는 점이다. 만약 항상성을 유지하기 위해서 특별한 능력이 필요하다면 비상한 두뇌와 집중력이 없는 사람은 일찌감치 인생을 포기해야만 할 것이다.

감기가 대수롭지 않게 끝나느냐 만병의 근원이 되느냐는 체온을 유지하는 줄타기에서 중심을 잡느냐 아니면 외줄에서 떨어지느냐에 달려 있다.

체온 체크 포인트의 온도가 36.5도 부근에서 머무는 이유는 생명유지에 필요한 화학반응을 주관하는 효소들이 체온 체크포인트의 온도가 36.5도일 때 가장 적은 에너지를 들여 효율적인 작동을 할 수 있기 때문이다.

그 사실은 감기를 앓고 있는 사람이면 누구나 즉시 확인 가능하다. 감기에 걸리게 되면 눈을 뜨는 일에서부터 전화기를 드는 일들이 어쩌면 설악산에 오르는 것 만큼이나 힘들게 느껴진다. 달나라에서 84kg이나 되는 우주복을 입고도 토끼처럼 뛰어다닐 수 있는 것은 달의 중력이 지구의 1/6밖에 안 된다는 물리적 조건 때문이다. 이와 마찬가지로 정상체온이 유지되고 있기 때문에 그 많은 효소들이 그 많은 수고스러운 일들을 해낼 수 있는 것이다.

정상 체온보다 1~2도 오른다든지 혹은 그 만큼 내려가는 것으로 인체는 달나라와 지구사이를 오락가락 하는 것 만큼이나 엄청난 물리적 스트레스를 받는다. 그 만큼 체온은 가장 적은 변화로도 가장 큰 영향을 우리 몸에 끼칠 수 있다.

난동꾼 NAPQI, 진압군 글루타치온

간장은 인체에서 가장 많은 화학반응이 일어나는 장소인 만큼 반응에 관여하는 효소 또한 가장 많을 수 밖에 없다. 간기능 중 가장 중요한 해독기능 또한 효소의 개입이 없다면 발휘될 수 없다. 해독 효소들은 체온을 벗어난 고열에 노출되면 그 기능이 자연 떨어지게 되는데 그 만큼 해열진통제를 해독하는 속도와 양도 줄어든다. 해독효율이 떨어지면 해독이 덜 된 채 떠다니는 중간대사 산물들이 쌓이게 되고 이들이 간장과 주요 장기에 손상을 입혀 기능부전상태를 만든다.

가장 널리 사용되고 있는 해열제 성분인 아세트아미노펜은 간에서 Phase I과 Phase II 라는 두 단계의 해독 과정을 거쳐야 비로소 몸 밖으로 빠져 나갈 수 있다. 몸에 들어올 때는 한 알 꿀꺽 삼키기만 하면 됐던 간단한 일이 몸에서 나갈 때는 반드시 손톱자국을 남긴다. 지용성(기름에 잘 녹는 성질) 물질인 경우 보통 두 단계의 해독과정을 거치게 되는데 두 번의 해독과정이 필요한 이유는 중요한 배설통로 중의 하나인 콩팥을 이용하려면 노폐물이 수용성으로 바뀌어야 하기 때문이다(지용성 물질은 신장에서 배설되지 않고 재흡수된다).

Phase I은 애벌빨래에 해당하는 단계로 물에 쉽게 녹을 수 있도록 지용성 물질의 극성을 높이는 예비조치 단계이다. 뒤 이은 Phase II는 Phase I을 통과한 중간 대사물의 수용성을 높여 신장에서 머뭇거리지 않고 배설 될 수 있도록 하는 본 빨래 과정이다.

Phase I의 해독은 '씨토크롬P 450'이라는 효소계가 맡아 처리하는데 이 과정을 거치고 난 아세트아미노펜은 독성이 매우 강한 NAPQI(N-acetyl P-benzoquinoneimine)라는 1차 해독 대사산물로 변한다. NAPQI는 곧 이어서 Phase II로 넘어가 글루타치온이라는 단백질에 붙잡히게 되던지(이를 포합반응이라 한다. 글루타치온은 자신이 지니고 있는 SH[황화수소]기로 NAPQI를 붙들어 몸 밖으로 실어 나른다), 다른 몇 가지 아미노산에 붙잡혀 담즙이나 신장을 통해 배설된다.

* 글루타치온은 지질의 과산화를 막아주는 중요한 물질이다. NAPQI와 같은 물질에 의해 글루타치온이 고갈되면 세포막 등의 과산화현상이 촉진된다.

그런데 해독에 필요한 충분한 양의 아미노산이 동원되지 못하면 Phase II의 톱니바퀴가 천천히 돌아가게 된다. 결국 Phase I에서 쏟아져 나온 NAPQI가 Phase II로 진입하지 못하고 차곡차곡 쌓여 병목현상이 일어난다.

터널 내부공사로 3차선 도로가 1차선으로 좁아져 병목현상이 일어나면 평소에는 환풍기 한두 대로도 환기가 잘 되던 터널 안은 늘어선 자동차가 내뿜는 배기가스로 5분 후에는 숨도 못 쉴 만큼 오염되고 만다. 이처럼 Phase I에서 Phase II로 넘어가는 길이 좁아져 NAPQI 병목현상이 일어나면 간장과 기타 장기는 NAPQI로 오염된다.

이 NAPQI라는 물질은 SH기와 반응성이 아주 높기 때문에 글루타치온의 SH기와 포합반응을 하지 못한 나머지는 간장세포의 SH기와 결합하려 든다(아세트아미노펜을 과량투여 했을 때, 이를 제독하기 위해 SH기를 지닌 N-acetylcysteine을 투여 한다). 이렇게 NAPQI와 결합하게 된 간세포는 괴사되고 만다

이런 병목현상이 일어나고 있는데도 열이 떨어지지 않는다며 과량의 아세트아미노펜을 계속 먹게 되면, 난동꾼 NAPQI의 숫자가 급격히 불어나 간과 신장, 면역계, 골수, 심장, 췌장, 비장 등은 삽시간에 아비규환이 된다. 정상체온에서 양질의 단백질과 미네랄을 충분히 섭취하여 글루타치온이 원활히 공급되고 있는 때라면 아세트아미노펜의 심각한 독성은 나타나지 않는다. 정상상태에서는 별 다른 부작용이 없던 해열진통제가 글루타치온이 고갈되는 비상상황이 되면, 평소 얌전하던 자동차가 급발진사고를 내듯 치명적인 부작용을 일으키고 만다. 그래서 단 5~7일간의 고열로도 다장기부전증이 올 수 있는 것이다. 해열진통제 이외에도 술을 많이 마시거나 운동을 과하게 하여 활성산소가 대량 발생되면 이들을 제거하기 위해 글루타치온이 빠르게 소모된다.

고열로 인한 화상과 유독한 중간 대사산물의 공격으로 기능이 손상된 세포들은 고열이 가시고 난 후 인체 재정비가 시작되었을 때, 면역계에 의해 더 이상 필요 없는 이물질로 간주되어 숙청대상이 된다. 이 숙청작업이 지속적으로 나타나는 것이 자가면역질환이다. 같은 이유로 다른 해열진통소염제들도 '10 · 5 · 3의 법칙'을 위반하고 과량 복용하게 되면 도화선에 불이 붙은 시한폭탄이 된다. 특히

Phase II의 포합반응이 원활히 작동되지 못하는 소아의 경우엔 더욱 치명적이다. 마찬가지로 간 기능이 크게 떨어져 있는 사람은 감기몸살에 무심코 먹은 몇 알의 해열진통제로도 혼수에 빠질 수 있다.

가와사키병, 신부전, 심장판막증, 소아당뇨병, 백혈병 모두가 해열진통제의 급발진사고로 인한 것들이다. 급발진사고의 피해자가 되지 않는 가장 손쉽고 유일한 예방법은 급발진 할 수 있는 차량 근처를 서성이지 않는 것이다.

7

왜 스트레스를 받고 있을 때 해열진통제가 치명적인가

감기에 견줄 만한 또 한가지 만병의 근원이 스트레스다. 인체 기능이 정상범위 안에서 머물도록 하는 항상성도 자율신경의 균형과 조화가 전제되어 있을 때 유지될 수 있다.

첫사랑에 밤을 지새우던 아련한 낭만에서 전화 한 통화에 분기탱천하여 의식불명이 되는 비극에 이르기까지 우리가 희노애락을 느끼는 매 순간, 자율신경은 인체장기에 흩어져 있는 60조 개의 세포와 그에 버금가는 숫자의 인체 내 미생물에게 까지 영향을 미친다. 그런 광범위한 통제권을 지닌 자율신경계가 불협화음을 내도록 하는 것이 과도한 스트레스다.

스트레스는 자율신경의 시소를 망가뜨린다

인체의 모든 장기는 자율신경의 지배를 받는다. 장기의 기능이 정상범위에서 작동하는가, 항진 혹은 저하되는가는 자율신경계를 구성하는 교감신경과 부교감신경간의 시소게임에 달려 있다. 해돋이와 함께 교감신경이 잠들어 있던 세포들을 깨워 열정적인 하루를 살도록 독려하다가 달맞이와 함께 부교감신경이 깨어나 흥분에 들떠있는 세포들을 진정시키고 피로에 지친 세포들은 편히 쉴 수 있도록 하며 상처 난 세포들은 자연치유될 수 있도록 한다.

이러한 교감신경과 부교감신경의 시소타기가 어느 한 쪽으로 치우치는 일 없이, 혹은 요동치는 일 없이 평화로운 리듬 속에서 이루어진다면 건강한 삶을 기약할 수 있다.

인체의 항상성 유지는 어느 한 쪽으로 기울어져 있던 시소가 상황이 종료되면 다시 반대편으로 기우는 〈불균형의 균형〉을 되찾는 복원력이 항시 작동하고 있기에 가능하다. 만약 교감신경 쪽으로만 시소가 기울어 있게 된다면 잠 못 드는 밤을 지새다가 어떤 이는 항 우울제로 기분을 달래야 하고 어떤 이는 여름에도 버선을 신고 있어야만 하며 어떤 이는 혈압 · 당뇨약의 신탁에 몸을 맡겨야 하고 또 어떤 이는 변비를 풀기 위해 동 · 서의학을 두루 섭렵하러 다녀야만 한다. 시소가 교감신경 쪽에 만성적으로 기울어져 있는 것도 문제이지만 리드미컬해야 할 교감신경과 부교감신경 간의 시소게임이 널뛰기처럼 요동치거나 양쪽이 팽팽히 긴장되어 있는 상태, 즉 '자율신경실조' 또한 항상성 유지에 성능 좋은 브레이크로 작용한다.

더 이상 자율적으로 작동하지 못하게 된 자율신경은 현대의학이 개발해 놓은 약물에 의존하는 타율신경으로 전락한 채 헤어나오기 힘든 멍에를 쓰게 된다.

간의 해독기능을 벼랑으로 모는 스트레스

스트레스를 받고 있는 동안 우리 몸은 터보엔진으로 변하여 연료 소모량이 늘어나면서 노폐물과 전자 전문 털이범, 프리라디칼을 토해내 혈관과 세포에 무수한 작은 칼집을 낸다. 활성산소 같은 프리라디칼은 주위의 세포막이나 유전자로부터 닥치는 대로 전자를 빼앗아 세포를 망가뜨리는 난동꾼 노릇을 한다. 이렇게 유해인자가 몸속을 이리저리 떠돌고 있을 때 느끼는 초기 자각증상이 두통 혹은 전신통, 각 부위의 염증이다.

이때 많은 이들이 무심결에 진통소염제를 찾게 될 것이고 보통은 두통이나 염증이 쉽게 물러간다. 이런 일이 각자의 해독능력 범위 내에서 일어난다면 당장에 심각한 증상이 나타나지는 않는다. 그런데 그런 일이 임계치를 벗어날 만큼 극렬히 또는 자주 발생하게 된다면 해열진통제는 신경과 장기세포에 원상회복이 어려운 상흔을 남기게 된다.

그 이유는 **첫째** 스트레스반응으로 쏟아져 나온 노폐물을 처리하느라 간장이 해열진통제를 여유롭게 처리할 수 있는 수준의 해독능력을 유지할 수 없기 때문이다.

또한 스트레스반응으로 뿜어져 나온 아드레날린은 산화되어 아드레노크롬(adrenochrome)이란 독성이 강한 물질로 바뀐다. 스트레스를 받고 있을 때 해열진통제를 복용하면 간장은 해독이 덜된 해열진통제의 중간 대사산물과 노폐물, 아드레노크롬 같은 호르몬대사물질의 협공에 포위된다.

둘째 스트레스는 장의 유익균과 유해균의 세력균형까지 무너뜨려 엄청난 독소가 장을 통해 간으로 유입되도록 한다. 제2의 간장이라고 불릴 정도의 해독기능을 수행하는 유익장균들의 생활터전이 유해균에 의해 점령당하면 간장이 처리해야 할 독소의 양은 그 만큼 늘어나게 된다. 유익균 하나 죽는 일이 간장세포 하나 다치는 일과 다름 아닌 것이다. 이런 상황에서 해열진통제가 투입되면 장벽을 무너뜨리는 LGS가 발생하여 독소유입량이 더 한층 늘어나게 된다.

셋째 스트레스는 교감신경을 흥분시켜 신진대사율을 높여 놓는다. 신진대사가 항진되면 영양분 소모량과 효소의 작업량이 늘어나게 되고 이를 지원하기 위해 혈액에는 영양분과 미네랄이 포화 상태로 떠 있게 된다. 또한 신진대사의 항진으로 활성산소의 양 또한 급격히 늘어나 세포막과 유전자가 대규모로 전자를 약탈당하는 치안부재 상태가 연출된다. 한편 뼈에서는 효소작용에 필요한 미네랄이 녹아 내려

구멍이 숭숭 뚫리고 이와 동시에 아미노산과 지방을 수탈당한 중요 장기의 세포는 영양실조에 빠진다. 군비경쟁으로 군수산업에 모든 물자가 투입되면서 생활용품 제조회사의 자재창고가 텅텅 비는 것과 같은 현상이 일어나는 것이다. 간장 또한 합성과 해독기능을 담당하는 세포를 재생하고 복구, 수리하는데 필요한 원료공급이 줄어들면서 자정작용을 상실해 간다. 자정 능력을 상실한 간장은 해열진통제의 대표적 부작용인 간세포 괴사의 수모를 당하게 된다.

이렇게 스트레스는 간장의 해독기능을 그로기(groggy) 상태로 몰고가 해열진통제가 쉽게 부작용을 일으킬 수 있도록 여건을 마련해 놓는다. 더 큰 문제는 스트레스의 한 가운데에 빠져 있는 사람들 대부분이 스트레스에 대항하여 몸을 지킬 수 있는 식사와는 동떨어진 정크푸드로 한 끼 한 끼를 때운다는 것에 있다.

심혈관계 지병을 만드는 주적인 고지방, 고탄수화물의 문제아들로 똘똘 뭉친 이들 패스트푸드를 먹는 것은 스트레스로 생긴 상처에 소금을 뿌리는 일이다. 이미 스트레스 하나만으로도 안정과 휴식이 절실히 필요해진 간장을 삼각파도가 넘실대는 대양으로 내몰기 때문이다.

닻을 올리자마자 간 효소 수치가 오르는 침수사고가 일어나고 항해 도중 지방간, 간염 등의 암초에 부딪히는 난파사고를 종종 겪게 된다.

이렇게 스트레스와 고지방, 고탄수화물 음식에 절어 지내는 동안 머리, 어깨, 무릎, 팔, 턱, 치아, 잇몸, 목, 귀, 자궁 등 다양한 장소에서 발생한 통증에 그때그때 진통제로 답하는 일이 계속된다면 간장이 미처 처리하지 못한 진통제 중간대사산물(타이레놀의 NAPQI등)의 공격으로 장기는 기능 부전(심장판막증, 난관협착, 신장염, 간염, 기억력 상실, 위 · 십이지장 궤양, 재생불량성 빈혈 등)의 길로 접어들게 된다.

스트레스가 해열진통제를 만나는 것은 유전油田에 불똥이 튀는 일이다.

8

해열진통제와 자율신경 · 면역계

인체라는 하드웨어는 의식과 무의식 두 차원의 소프트웨어에 의해 작동된다. 무의식 차원에서는 자율신경계, 내분비계, 면역계, 유전계, 경락계, 장균계가 작동하고 있으며 이들은 인체의 '항상성유지' 라는 불변의 목표아래 생명현상 통합조절센터인 생명장에 의해 조정, 통제되고 있다.

경락계와 생명장을 제외한 나머지 분야에 대해서는 만화만큼이나 흥미로운 연구 결과들이 유명 과학저널의 한 면을 채우기 위해 줄을 서서 기다리고 있다.

이들 분야는 생명과학 전체의 호기심 천국이다.

▣ 교전 중엔 교감신경, 휴전 중엔 부교감신경

1996년 아보 도우루라는 면역학자는 흉선이나 임파절 등에도 자율신경말단이 닿아 있다는 사실, 즉 면역세계도 자율신경이 지배하고 있다는 사실을 밝혀냈는데 이 발견으로 그 동안 따로 따로 이해하고 있었던 면역계와 자율신경계를 통합하여 이해할 수 있게 되었다. 감기와 해열진통제를 말하면서 자율신경계와 면역계를 들추어 보는 것은 감기는 '항상성유지' 라는 관점에서 볼 때 잠시이긴 하지만 자율신경계와 면역계에 1급 비상이 걸리는 위기상황이기 때문이다. 이 사건에 해열진통제가 연루되면서 비상상황은 어디로 튈지 모르는 럭비공이 된다.

먼저 독자들에게 낯익은 자율신경계를 알아보자. 간단히 정리한 것이지만 자율신경계에 대한 개념을 파악할 수 있을 것이다. 자율신경계는 교감신경과 부교감신경이라는 두 축으로 이루어져 있다. 교감신경은 위험으로부터 신속히 탈출하는데 필요한 조치를 취하기 위해 작동한다. 즉 적과 싸우거나 줄행랑을 치기에 가장 최적의 조건을 만들기 위해 우리 몸을 셋팅하는 역할을 담당한다.

그러기 위해서 위기극복과 관련 없는 기능들은 억제시켜 놓고 위기상황을 해결하는데 필요한 기능만을 최적의 상태로 만들어 놓는다.

피부와 소화기관, 생식기관으로 가는 혈관은 숨통만 틔워 놓은 채

죄다 좁혀 놓고 쿵쾅쿵쾅 심장이 요동치도록 조치한 다음 적의 접근과 공격을 재빨리 알아차리고 신속히 대응할 수 있도록 시각, 청각, 후각 등의 레이더망이 모여 있는 뇌와 냉장고 정도는 번쩍 들어 올려줘야 할 두 팔과 두 다리의 근육 쪽으로 뻗어있는 혈관을 개방시켜 유용 가능한 혈액이 집중되도록 일사불란한 조치를 취한다.

이렇게 근력을 최대화하는데 필요한 에너지를 얻기 위해 기도가 확장되고 호흡이 빨라져 산소가 대량 유입되도록 한다. 이 일련의 반응들은 교감신경이 작동한 결과다.

이에 반해 부교감신경은 적과의 교전이 끝나고 몸을 재정비하기 위해 동원되는 정비 · 수리 · 재생 담당 신경이다. 위험상황이 해제되어 교감신경이 철수하고 나면 그 동안 옥죄어 있던 혈관들은 평상시대로 펴지고 주눅 들어 있던 분비 · 소화 · 흡수 · 저장 기관은 다음 전투에 쓸 에너지 마련을 위해 재가동된다.

또한 대를 잇기 위한 생식기관(적과 교전하느라 교감신경이 작동하고 있을 때 출산이 이루어지면 곤란하기 때문에 생식기능은 부교감신경이 관장한다. 심한 스트레스를 받아 교감신경이 극도로 흥분하여 일어나는 절박유산도 부교감신경 반동에 의한 것이다)과 노폐물 처리를 위한 배설기관이 활발히 움직인다.

즉 근육으로 쏠려 있던 혈액을 회수하여 피부나 소화, 흡수, 배설, 생식기관으로 혈액을 재배치하는 역할을 하는데 이것이 부교감신경의 몫이다.

그런데 이상한 점이 있다. 〈배설과 분비〉는 모두 부교감신경 지배

하에 이루어지는데 다음 4가지 경우는 교감신경 흥분이 최고조에 달했을 때 나타나는 반응들이니 말이다. ◈식은땀이 나는 것 ◈도둑의 생똥 ◈요실 ◈사정, 이 네 가지는 분비와 배설에 해당하는 반응이지만 교감신경 흥분도가 극한값이 되었을 때, 즉 공포영화를 보았다든지, 맹견을 만났다든지, 화생방 교육용 가스를 마시게 되었다든지, 성적쾌감이 절정에 달했다든지 하여 급격한 정서상의 변화가 일어났을 때 나타나는 현상들이다.

얼핏보면 이런 반응이 교감신경 지배에 의한 현상으로 비치겠지만 자세히 보면 이것이 부교감신경 반동에 의해 일어나는 것임을 알 수 있다. 교감신경 흥분이 극에 달하면 곧이어 이를 제어하기 위해 부교감신경이 급히 작동하는 반전현상이 일어나는 것이다.

공포에 질려서 나는 식은땀이나 방뇨는 아나콘다 같은 거대한 적의 손아귀에 갇혔을 때 땀과 오줌으로 피부에 수막을 입혀 마찰력을 줄임으로써 탈출을 용이케 하기 위한 부교감신경 반동으로 보여지며, 도둑이 지나치게 긴장했을 때 나오는 생똥은 담장을 쉽게 뛰어넘어 탈출에 성공할 수 있도록 도와주는 순간적인 체중감량을 위한 부교감신경 반동으로 해석된다. 성적쾌감이 극에 달했을 때, 사정이 일어나는 것 또한 외부 위협으로부터 자신을 지키기 위해 부교감신경이 적극적으로 개입한 결과로 판단된다.

수렵생활을 하던 고대 조상들의 성관계는 불안과 긴장 속에 오랜 세월 들이나 산에서 치러졌을 것이다. 성행위를 하는 동안 어쩔 수 없이 등을 보이게 됨으로써 속수무책으로 들짐승에게 공격당하는 지경에 빠질 수 있었기에 교감신경을 예민하게 켜 놓은 채 성관계를 갖을 수 밖에 없었을 것이다. 귀두는 그 위험에 노출되는 시간을 제한하기 위해 부교감신경 반동을 부르기 위한 시간제한장치(time limiter)역할을 했을 것이다.

면역계의 전사들

다음은 신경계보다 조금 복잡한 면역계이다. 면역계의 세포 모두는 대식세포라고 불리는 마크로파지(macro:대형, phage:먹는다)에서 분화된 것으로 보인다. 자율신경계가 교감신경과 부교감신경으로 구분되듯이 마크로파지에서 분화한 면역세포는 과립구와 임파구 두 가지 군으로 나뉜다.

과립구와 임파구의 차이점에는 여러 요소가 있다. 그 중 하나가 세포질 내 과립의 존재 유무에 따른 형태상의 차이점이다. 과립구는 세포질에 과립이 들어있고 임파구에는 과립이 없다(임파구로 분류되는 NK세포의 세포질에는 과립이 들어있다).

외부미생물 처리에 있어 과립구는 세균전문 진압군이고 임파구는 세균보다 작은 미생물인 바이러스 테러를 주로 진압한다는 기능상의 차이점이 있다.

이들이 사용하는 미생물 공격법에도 차이점이 있는데 과립구는 가

수분해 효소와 활성산소를 사용하여 세균을 제거하고 임파구인 T세포와 B세포는 서로 공조하여 항체를 만들어 바이러스를 무장해제 시킨다.

임파구로 분류되는 NK(natural killer)세포는 KGB나 CIA같은 비밀조직으로 다른 면역세포 들의 도움 없이 독자적으로 작전을 펴, 바이러스에 감염된 세포나 암세포를 찾아내 즉시 처리할 수 있는 killer license를 가지고 있다.

자율신경계
–면역계의 랑데부

감기몸살이 찾아 왔을 때 자율신경계, 면역계, 해열진통제 이들 사이에 어떤 역학관계가 성립되는지 살펴보도록 하자. 이 부분을 이해하는 일은 매우 중요하다. 왜냐하면 해열진통제가 어떻게 감기치유를 방해하는지, 가정에서 자연치유법에 따른 셀프–메디케이션이 왜 필요한지를 말해주기 때문이다.

아보 도우루는 자율신경계와 면역계가 상호 긴밀한 지배관계를 맺고 있다는 사실을 입증했다. 그는 실험을 통해 교감신경이 우위에 있을 때 과립구가 증가하고 부교감신경이 우위에 설 때에는 임파구가 증가한다는 사실을 확인하였다. 그러한 발견이 있기 이전에도 교감신경 전달 호르몬인 아드레날린과 부교감신경 전달 호르몬인 아세틸콜린에 각각 방사선라벨을 하여 조사한 결과 아드레날린 수용체가 과립구에 존재하고 아세틸콜린 수용체가 임파구에 존재한다는 사실이 밝혀짐으로써 자율신경계와 면역세포간에 긴밀한 상호작용이 있음이 관찰된바 있다.

그는 더불어 대기압이라는 기상요소가 자율신경계에 영향을 주고 그것이 그대로 면역계에 영향을 미친다는 '기상-자율신경-면역' 의 반응축을 유추해 내었다. 신진대사가 빨라지려면 교감신경의 지원이 있어야 하고 교감신경의 작동은 충분한 양의 산소공급이 이루어져야 가능하다.

즉 교감신경작동의 열쇠를 산소가 쥐고 있는 것이다. 흥분상태에서 호흡이 증가하는 현상으로 이 사실을 이해할 수 있다. 따라서 고기압에서는 저기압일 때에 비해 농축된 산소가 몸에 유입되어 생체 내 반응이 빨라지므로 교감신경흥분현상이 일어나게 된다.

아보 도우루의 발견이 있기 60여년 전인 1933년 Baldrige와 Gerard는 호중구가 균을 죽일 때 ATP를 합성하지 않는데도 산소 소비량이 증가한다는 사실을 실험으로 알아냈다. 즉 과립구인 호중구가 산소를 활성산소로 전환하여 균을 공격한다는 사실을 뒷받침하는 연구가 그 옛날에 이루어진 것이다. 이 실험결과로 〈고기압 → 교감신경활성 → 과립구활성〉으로 이어지는 반응축을 그려볼 수 있다.

또 다른 실험에서는 B임파구에 의해서 만들어지는 5가지 항체 중

하나인 IgM의 생산률이 동맥혈의 산소분압(95mmHg)보다 훨씬 낮은 33mmHg에서 최대가 된다는 것이 밝혀졌다. 이 사실을 아보 도우루의 연구결과에 대입해 보면 혈액 내 산소분압이 낮아 부교감신경이 우위에 서면 면역계에서는 임파구의 활동이 왕성해 진다는 해석이 가능하다. 즉 〈저기압 → 부교감신경활성 → 임파구활성〉의 반응축이 가동되는 재미있는 현상이 나타난다. 이런 배경을 알고 나면 이 책의 화두인 해열진통제가 인체에 어떠한 영향을 끼치는가에 대한 이해가 좀 더 깊어질 수 있으리라 생각한다.

⊙ 기상-자율신경-면역 반응축

산소 농도가 높은 고기압에서는 심장박동과 세포의 신진대사가 빨라져 산소 소모량이 늘어나 교감신경이 우위에 서게 되며 과립구가 증가한다. 반대로 저기압에서는 맥은 서서히 뛰고 신진대사는 경제속도로 이루어져 산소요구량이 줄어들고 부교감신경 우위가 되며 임파구가 증가한다.

부교감신경성인 음인들은 비오는 날을 우중충하다고 싫어하고 교감신경성인 양인들은 비오는 날을 차분하고 분위기 있다며 좋아한다.

자율신경 · 면역계를 교란하는 해열진통제

현대의학의 초기감기에 대한 대응은 전적으로 해열진통제에 의지하고 있지만 그 의미의 실상을 알고 나면 적잖이 실망할 것이다. 말 그대로 해열진통제는 감기몸살에 걸려 열이 나고 팔다리가 쑤신다고 호소하는 사람들이 고통을 느끼지 못하도록 해 주는 것에 불과하다. 따라서 해열진통제를 처방하는 일을 전문 의료서비스라고 한다면 겸연쩍은 일이 아닐 수 없다.

그 정도는 전문 의학지식을 갖추지 않은 그 누구도 시도할 수 있는 조건반사 수준의 일이기 때문이다. 의료서비스 수준이야 어찌 되었든 중요한 점은 감기몸살이란 사건에 해열진통제가 개입되면서 상황은 복잡해지고 악화된다는 사실이다.

무리하면 감기에 걸린다는 말은 정확하고 명료한 지적이다. 무리라는 것은 에너지를 지나치게 쓰는 일, 즉 교감신경이 과다하게 작동하는 일을 했다는 뜻이다. 인체는 항상성유지를 위해 교감신경이 과잉 작동하게 되면 그 반작용으로 부교감신경 반동을 일으킨다.

부교감신경 반동이 일어나면서 혈액유입이 차단되어 있던 모세혈관으로 혈액이 몰려들게 되는데 이때 느껴지는 것이 바로 통증이다.

부교감신경의 반동으로 혈액공급이 재개된 모세혈관의 내피세포는 프로스타그란딘(prostaglandin)이라는 호르몬을 분비한다. 이 호르몬은 혈관을 확장시켜 혈액이 몰려오도록 하고 통증을 일으킨다.

이때 통증을 막으려고 해열진통제를 먹게 되면 프로스타그란딘 생산라인이 정지하게 되는데 프로스타그란딘 생산라인이 멈추어 서면서 얻게 되는 이득이라곤 단 하나, 통증을 모면하는 것 뿐이다. 잠시 나타나는 해열효과는 오히려 면역활동력을 떨어뜨려 감기 자연치유 과정을 방해할 따름이다.

통증 모면을 제외한 나머지 작용은 우리를 곤혹스럽게 만드는 것들 뿐이다. 인체가 항상성을 되찾기 위해서 시도한 부교감신경 작동을 해열진통제가 가로막아 다시 혈관이 좁아지게 되면 분비 · 소화 · 흡수 · 배설 담당장기와 피부에 대한 혈류공급이 차단되어 자연치유와 항상성회복이 지연된다. 해열진통제의 작용으로 교감신경흥분 상태가 다시 재현되면 감기 바이러스에 맞서 싸워야 할 림프구의 활동이 줄고 오히려 과립구 활동이 증가되는 비효율적인 면역반응이 일어난다. 전투기가 발진해야 할 때 잠수함이 출동하는 꼴이 되고 마는 것이다.

또한 해열진통제를 계속 복용하여 교감신경이 오랫동안 항진된 채로 있게 되면 과립구 활동이 과잉자극 되어 과립구가 만드는 ①활성산소의 양이 증가한다. 이때 활성산소를 중화하는 비타민C가 대량 소모된다. 여기에 ②해열진통제 대사산물에 의한 부작용과 ③고열이 더해져 세포괴사가 급격히 진행되는데 이것이 다장기부전증(급성췌장염, 급성신장염과 같은 급성염증반응이 해열진통제 투여 후 일주일 안에 중요장기에서 동시 다발적으로 생기는 비가역적인 기능장애)을 일으키는 원인이 된다.

운이 좋으면 위에서 말한 후유증이란 그물에 걸려들지 않겠지만 만성 스트레스로 교감신경이 피로상태에 빠져 있는 사람, 간의 해독 기능이 떨어져 있는 사람, 신진대사 항진상태에 있는 성장기 어린이의 경우는 해열진통제의 그물에 걸릴 확률이 높아진다. 그물코가 작아지면 누구라고 걸려들 수 밖에 없는 것이다.

감기처방의 첫 단계부터 모순인 현대임상의학

인터넷이 지구 반대편의 일들을 실시간으로 중계해 주는 광속의 시대에 우리는 살고 있다. 하지만 암이나 고혈압, 당뇨에 관한 획기적인 임상 연구결과가 발표되어도 대체의학의 우연한 결과라는 폄하의식이 지배적이어서 최소한 내과학의 경우, 새로운 방법론이 임상에 적용되는 예는 드물다. 이는 병리현상을 전체적인 관점으로 이해하지 못하는 내과학의 태생적 속성에 관한 문제이기도 하지만 더 큰 문제는 그런 학풍 속에서 배양된 내과 임상 전문의들의 의식성향에 있다.

자연치유를 향해 안테나를 세우고 있어야 할 그들의 오감이 대부분 제약회사의 상업방송에 더 예민하게 작동한다. 3개월 이면 자연치유 되는 고혈압 · 당뇨병에 대한 임상 치험례가 수북이 싸여있는데도 그들 대부분은 환자들에게 다국적 제약사에서 만들어 놓은 당뇨약, 혈압약으로 평생 정상수치 유지하는 것에나 만족하라며 건강메신저로서의 역할을 등한히 해오고 있다. 현대의학을 믿고 평생을 그렇게 살아가는 이들만 불쌍할 따름이다.

아보 도우루의 발견은 현대의학 임상에서 행해지는 수많은 모순들 중에서 특히 한국에서 가장 흔하게 일어나고 있는 대표적 모순을 지적한 것이기도 하다. 한국에서 개원하고 있는 전문 임상의들 대부분이 초기 감기에 항생제를 처방하고 있다. 감기가 세균이 아닌 바이러스에 의해 발생한다는 사실은 어린이 퀴즈에도 나오지 않는 상식인데도 말이다. 그들의 심정을 전혀 이해 못하는 바는 아니다.

일부 전문의는 2차 감염을 막기 위해서라고, 다른 일부는 항생제를 쓰지 않았다가 환자가 차도가 없다고 하면 본인의 명성(?)에 누가 될 까봐, 또 다른 일부는 무어라도 먹고서 나아주었으면 하는 바람으로 제각기 바이러스와는 상관없는 항생제를 처방하고 있을 것이다. 모든 질병의 시작이라는 감기에서 이 정도이니 중간 쯤 되는 질병에 대해서는 그 실상이 어떠할까.

앞서 설명했듯이 감기 바이러스가 침입하면 과립구에 앞서 임파구가 먼저 나서서 이들과 교전을 벌인다. 감기 제1라운드인 바이러스 진압이 끝나고 나면 임파구의 활동은 감소되고 그 반동으로 덕 아웃에서 몸을 풀고 있던 과립구라는 백혈구가 선수교체 되어 세균을 상대로 감기 제2라운드에 투입된다. 그런데 감기 초기에 미리 항생제가 몸속에 들어와 버리면 과립구가 나서야 할 조건이 사라져 과립구의 반동이 일어날 명분을 잃게 된다.

자연계는 공연히 감기에 걸리는 일을 꾸미지 않는다. 극도로 쇠약한 자에게는 자연도태의 비정한 수단이 되겠지만 살아남은 자들에게는 더 큰 재앙에 대비할 수 있도록 미리 면역기능을 훈련시키려는 배려가 함께 의도되어 있다. 면역계 스스로를 단련시키는 의미 있고 가치 있는 훈련기회가 되려면 과립구와 임파구 모두를 훈련에 참가시켜야만 한다. 과립구나 임파구 중 어느 하나만으로는 완벽한 면역활동이 이루어질 수 없기 때문이다. 감기의 시작과 종결은 계통과 순서를 밟아 진행되어야 한다.

감기는 면역계 모의종합훈련

감기 바이러스가 유입되어 먼저 임파구가 이들을 제압하고 나면 항상성유지를 위한 자율신경 작용으로, 곧이어 과립구가 출동하여 몸에 상존하고 있던 균이나 2차적으로 감염된 세균과 전투를 치러 피아간의 사상자(고름)가 발생하는 것으로 감기를 이용한 인체 면역계의 실전훈련이 종료되도록 프로그램 되어있다.

그런데 훈련 초반에 항생제가 끼어들면 감기치유 프로그램의 순서도에 오류가 생겨 임파구는 타임오버가 된지도 모르고 계속 과잉반응을 일으키고 과립구는 전투를 치를 기회를 잃게 된다. 면역세포 모두가 참여한 가운데 치러져야 할 귀중한 감기바이러스와의 종합훈련 기회가 임파구만의 단독훈련으로 그치게 되면서 훈련성과는 *카타르성 염증이란 역효과만으로 남게 된다.

◇ **필자 주** : 과립구와 세균간의 전투가 벌어지면서 피아의 사상자인 노란 농이 만들어지는 단기간의 화농성 염증과는 달리 카타르성 염증이란 임파구 활동의 과잉으로 세포가 파괴되지 않은 상태에서 삼출물이 지리하게 분비되는 만성 염증을 말한다. 필자는 카타르성 염증이 발전된 모델이 자가면역질환이라고 생각한다.

장균을 배려치 않는 현대의학

이제는 우리의 의식 밖에서 활동하고 있는 또 다른 요소인 장균이 자율신경 · 면역계와 어떤 관계를 맺고 있는지 살펴보자. 장균을 남으로 간주했을 때와 몸의 일부로 간주 했을 때, 체중은 약 1.5kg 차이가 난다.

장 속에 살고 있는 1.5kg의 장균들은 세포와 같이 쉼 없이 생기며 매일 대변을 통해 체외로 방출된다. 대변 속에 50~70g만큼 존재하는 것으로 보아 이들은 하루에 50~70g만큼 태어나고 있으며 약 30

일이 지나면 또 다른 1.5kg으로 대체된다는 계산이 나온다.

NASA에서 우주비행사들이 우주선과 같은 통속에 갇혀서 장기간 훈련을 받고 났더니 유해균인 박테로이드가 증가해 있다는 사실을 알게 되었다. 동물 실험에서도 스트레스 상태에서는 클로스티리디움이나 대장균 같은 유해균이 증가하고 유산간균 등의 유익균이 감소하였다 한다.

이렇듯 장 속에 갇혀 있는 장균의 세계 또한 자율신경계의 변화가 그들간의 세력균형에도 영향을 미치게 된다는 사실을 유추해 낼 수 있다. 따지고 보면 우리 몸 그 어느 요소를 막론하고 각기 따로 따로 작동하고 있는 것은 없다.

장속의 환경을 바꾼다면 거꾸로 자율신경계를 조절할 수 있을 것인가? 필자는 그렇다고 생각한다. 유산균의 서식처가 되는 섬유소를 다량 함유한 야채를 많이 먹게 되면(변이 바나나크기가 될 만큼) 장 내용물의 부피가 커져 장이 자극되어 변의 이동 속도가 빨라진다. 이 현상은 바로 부교감신경이 작동하고 있을 때 나타나는 반응이다. 즉 변의 크기를 불리는 것만으로도 교감신경을 견제하는 부교감신경을 작동시킬 수 있는 것이다.

비만의 원인이 스트레스라고 한다. 이는 스트레스가 교감신경작동 스위치를 켜게 되면 소화기관의 활동이 억제되었다가 잠시 후 그 반동으로 부교감신경이 항진되면서 식욕이 왕성해 지기 때문이다.

이 반응을 역 이용하면 음식섭취가 스트레스를 모면하기 위한 한 방편이 될 수 있다. 먹는 음식이 정크푸드여서 문제이지 야채와 과일로 대체하여 이 반응을 잘 이용한다면 살이 찌지 않으면서도 음식으로 부교감신경을 활성화시켜 가장 손쉽게 교감신경을 누그러뜨릴 수 있는 묘법이 된다.

해열진통제는 교감신경의 지배 효과를 연장시키기 때문에 유익균의 세력을 약화시킨다. 항생제는 직접 유익균의 세포벽을 손상시켜 잘게 분해해 버리기 때문에 단기적으로는 유해균의 반등에 의한 설사를 일으키고 장기적으로는 임파구를 과민하게 만들어 알레르기 반응을 고질화 시킨다(잘게 분해된 세균이 흡수되면 임파구가 반응하게 된다). 유익균은 제 2의 간장 세포이다. 간이 하는 일을 유익 장균이 분담해 주지 않는다면 후원군을 잃은 간은 부패균이 토해낸 독소와 약물, 스트레스에 쉴 새 없이 혹사당하여 지쳐 쓰러지게 된다. 병은 장에서 시작된다. 어찌 감기를 현대의학에 맡기고 편한 잠을 잘 수 있겠는가!

요즘은 감기약에 유산균 정장제를 함께 처방하는 추세이다. 그러나 대부분 유산균을 코팅한 제품을 사용하지 않으므로 유산균이 위산이나 담즙에 의해 거의 살멸되며 코팅한 유산균인 경우엔 장에서 코팅이 잘 벗겨지지 않아 장 생착률이 낮은 문제점이 있다.(뉴트리라이트사의 '인테스티 플로라' 는 이 두 가지 문제점을 해결한 제품이다)

현대의학이 병을 치료한다며 사용한 약이 다시 병을 만든다. 약주고 병주고 다시 약을 주는 것이다. 병을 만들 약은 처음부터 사용하지 말아야 한다.

9

해열진통제의 해부와 '10 · 5 · 3'의 법칙

해열진통제에 대한 전모를 알아볼 필요가 있겠다. 첫째 이유는 해열진통제가 우리에게 너무나 익숙해져 있어 무심결에 아무런 고민 없이 셀프-메디케이션에 동원되기 때문이다. 둘째는 해롭다는 것이 부풀려진 이야기가 아님을 밝히려 함이다. 셋째는 그 해로움의 정도가 어느 정도이며 이 글을 읽고 있는 독자 한 사람, 한 사람에게는 어떤 의미로 작용하게 될지를 숙고해 봄으로써 해열진통제에 대한 시각을 바로하기 위함이다. 이해를 돕기 위해서 일선 의료기관에서 가장 선호하여 상용하는 대표적인 해열진통제 성분 중 하나인 아세트아미노펜을 주성분으로 하는 약품의 설명서를 예로써 인용하였다. 시가지를 일목요연하게 그려놓은 지도는 한눈에 시가지를 조망하는데 유용한 도구가 된다.

• 조성 : 주성분 아세트아미노펜
• 성상 : 백색의 장방형 필름코팅정제
• 효능 · 효과 : 해열 및 감기에 의한 동통과 두통, 치통, 근육통, 허리동통, 생리통, 관절통을 완화합니다.

성분이 아세트아미노펜인 이약은 해열과 위장이나 대소장근육 등의 내장근 통증을 제외한 모든 통증에 광범위하게 사용된다는 뜻이다.

통증은 질병의 자연치유 반응이며 통증을 유발하는 요소를 더 이상 가까이 하지 말라는 경고이다. 따라서 통증을 막는다는 것은 자연치유를 훼방하는 일이며 경고를 무시하는 일은 더 큰 재난을 불러오는 전조 증상이다. 해열진통제는 현대의학의 임상에서 가장 큰 문제점으로 거론되는 항생제보다 더 자주 이용된다.

아파서 병원을 찾은 환자를 우선 안심시키기 위해 통증의 원인에 대한 별다른 고민 없이 손쉽게 pain killer(진통제)를 동원하려는 습성이 만연되어 있기 때문이다.

환자가 호소하는 통증의 다양한 발생 원인과는 상관없이 미봉책인 진통제를 처방하게 되면서 건강인은 반건강인으로 반건강인은 병자로 자리바꿈하게 된다. 이러한 일이 어떻게 벌어지게 되는지 이 장을 통하여 상세히 알 수 있게 될 것이며 알아야만 한다.

1. 경고

매일 세잔 이상 정기적으로 술을 마시는 사람이 이 약이나 다른 해열진통제를 복용해야 할 경우 반드시 의사 또는 약사와 상의해야 합니다. 이러한 사람이 이 약을 복용하면 간 손상이 유발 될 수 있습니다.

술이 이산화탄소와 물로 해독되기 위해서는 간장에서 알코올 해독을 위한 생화학반응을 거쳐야만 하는데 간이 해독할 수 있는 알코올 양은 시간당 15cc정도로 간의 처리용량보다 많은 양의 술을 마시게 되면 간세포막이 파괴된다. 술을 마신 다음날 간기능 검사를 하면 GOT, GPT (간기능의 지표물질)의 농도가 상승되어 있다. 고열인 때 해열진통제의 부작용이 심각하게 나타나는 것처럼 음주 후 진통제를 복용하는 것은 대단한 위험을 무릅쓰는 일이다.

대부분의 화학합성약물(일부 천연약물 포함)은 간세포의 염증 발생을 조장한다. 따라서 약물 부작용 난엔 거의 예외 없이 '이 약물을 복용하면 간 효소수치가 높아질 수 있다' 는 경고문이 붙게 된다. 같은 약물이라 하더라도 복용할 때의 상황에 따라 복용 후 간 효소수치의 높고 낮음에 차이가 나는데 음주와 급격한 스트레스 그리고 고열이 간 효소수치 상승의 주된 배후로 작용한다.

2. 다음 환자에게는 투여하지 마십시오.

(1)~(8)의 경우에 해당하는 사람이 이약을 복용하게 되면 그 증상이 심해져서 위험해 진다는 말인데 이 약을 먹어서 그 증상이 심해진

다는 말은 달리 말하면 이 약을 먹게 되면 그러한 증상이 생기게 된다는 말과 같은 뜻이다.

(1) 이 약에 과민증 환자

체질에 따라 이 약에 대한 과민성은 다르게 나타난다. 소양인이나 태양인이 이 약을 복용하였을 경우 음인에 비하여 전반적으로 부작용이 더 심하게 나타날 것이다. 예를 들어 건성기침, 천식, 폐결핵, 가와사키병, 퇴행성 관절염 등이 쉽게 나타날 수 있다.

(2) 소화성궤양 환자

흔히들 양약을 먹어서 속을 버렸다는 하소연은 감기나 두통에 이 약을 현대의학에서 가장 즐겨 쓰기 때문에 나온 말이다. 위장 점막은 만 3일이면 원상회복할 수 있을 정도로 재생력이 뛰어나다. 그런 장기에 궤양이 생길 정도라면 다른 장기 역시 온전할 수 없을 것이다.

(3) 심한 혈액이상 환자

혈액 구성 요소들(백혈구, 적혈구, 혈소판, 알부민, 혈장 단백질 등)의 형태와 생산량, 기능상에 문제를 일으킬 수 있다는 뜻으로, 혈구의 구성 원료를 생산하는 간장과 혈구 생산기지인 골수의 기능을 저하 시킬 수 있다는 뜻이다.

심한 혈액 이상자에게만 문제가 아니라, 고열일 때 혈액이상을 일으켜 백혈병의 진단 근거를 마련해 준다. 백혈병의 발현기전에 있어 매우 중요한 대목이다.

(4) 심한 간장애 환자

해열진통제가 간 기능에 부담으로 작용하게 됨을 밝힌 것이다.

심한 간장애 환자가 아니더라도 고열일 때, 스트레스를 받고 있는 상태에서 해열진통제는 간장애를 일으킨다.

(5) 심한 신장애 환자

간장의 기능이 약화되어 충분히 해독되지 못하면 대사 중간 산물인 NAPQI가 쌓이게 되는데 이 물질이 신장조직과 결합하여 신장세포에 손상을 입히고 그 결과 신장의 여과기능이 떨어지게 된다. 고열이 날 때 해열진통제를 복용하면 없었던 심한 신장애(사구체 신염, 신부전)가 발생한다.

(6) 심한 심기능부전 환자

심장 박동에는 심근의 원활한 전기전도가 필수인데 이 약으로 심장근 세포가 괴사되어 전기전도가 안정적으로 이루어지지 않게 되면 심기능부전 환자가 밤새 영면에 드는 돌연사가 일어날 수 있다.

(7) 아스피린 천식(비스테로이드성 소염진통제에 의한 천식발작 유발) 또는 그 병력이 있는 환자

아스피린을 투여한 환자에게 기도과민 증상이 발생하여 천식으로 유도되는 경우를 일컬어 아스피린 천식이라 한다. 기도가 일정수준의 예민도를 유지하려면 알맞은 농도의 점액분비가 이루어져야 하는데 아스피린 등의 해열진통제를 복용하면 기관지점액 분비량이 줄어들어 호흡시 유입되는 미세 먼지나 꽃가루와 같은 사소한 자극(알레르겐)에도 기관지 경련을 일으키게 된다. 모든 해열진통제는 점액분비를 억제하는 작용을 갖는다.

한편 자극에 의해 염증 반응이 일어날 때 세포막으로부터 아라키돈산(arachidonic acid)이 유리되어 나오는데, 유리된 아라키돈산에 cox나 lipoxygenase가 작용하여 각각 프로스타그란딘류, 류코트리엔류가 만들어 진다.

아스피린이나 아세트아미노펜과 같은 비스테로이드성 소염진통제(NSAIDs)는 cox경로를 차단하여 진통해열작용을 나타낸다. 한쪽 경로가 막히게 된 아라키돈산은 lipoxygenase경로를 통해 류코트리엔이라는 천식유발 물질로 변한다. 그 결과 천식이 발생한다.

(8) 매일 세잔 이상 정기적으로 술을 마시는 사람이 이 약이나 다른 해열진통제를 복용해야 할 경우 반드시 의사 또는 약사와 상의해야 합니다. 이러한 사람이 이 약을 복용하면 간 손상이 유발될 수 있습니다.

심각한 수준의 간 손상이 정기적인 음주나 해열진통제 각각에 의해 일어날 수 있다.

3. 다음 환자에는 신중히 투여하십시오.

1) 간장애 또는 그 병력이 있는 환자

2) 신장애 또는 그 병력이 있는 환자

3) 소화성궤양의 병력이 있는 환자

4) 혈액이상 또는 그 병력이 있는 환자

5) 출혈경향이 있는 환자(혈소판기능이상이 나타날 수 있다.)

6) 심기능이상이 있는 환자

7) 과민증의 병력이 있는 환자

8) 기관지 천식 환자

9) 고령자

앞서 설명한 이유 때문에 신중히 투여할 수 밖에 없으나 실제 일선 임상의에게는 마음에 와닿지 않는 경고문에 불과한 것이 가장 큰 문제이다.

4. 부작용

(1) 쇽 : 쇽 및 아나필락시양 증상(호흡곤란, 전신조홍, 혈관부종, 두드러기 등)이 나타날 수 있으므로 충분히 관찰하여, 이상이 나타나는 경우에는 투여를 중지하고 적절한 처치를 하십시오. 이약은 천식 발작을 유발할 수 있습니다.

해열진통제가 급격한 면역반응을 일으킬 수 있음을 의미한다. 해열진통제 복용으로 심혈관계에 지진이 일어나 바이탈 사인(맥박수, 호흡수, 혈압, 체온)이 유지되지 못하는 상황이 벌어질 수 있다.

(2) 혈액 : 드물게 혈소판 감소, 과립구 감소, 용혈성빈혈, 메트헤모글

로빈혈증, 혈소판기능저하(출혈시간 연장) 등이 나타날 수 있으므로 관찰을 충분히 하고 이러한 증상이 나타날 경우에는 투여를 중지하십시오. 또한 청색증이 나타날 수 있습니다.

앞서 살핀 데로 간장과 골수에 직접적인 타격을 입힘으로써 적혈구나 백혈구 등의 혈액 구성요소들의 생산에 커다란 지장이 생긴다는 뜻이다. 헤모글로빈의 헴 속에 있는 철 이온이 산화되면 산소운반능력이 없는 메트헤모글로빈(산화형 헤모글로빈)이 되는데 이 물질이 많아지면 말초조직에 청색증이 일어난다.

혈소판은 혈관 땜질용 단백질이다. 간과 골수 기능이 해열진통제에 의해 위축되어 혈소판 생산이 감소되면 혈액응고시간이 길어진다. 백혈병의 전구증상인 점상 출혈이나 자반병 등도 바로 해열진통제의 과량투여에 의해 나타나는 부작용이다.

(3) 과민증 : 과민증상(안면부종, 호흡곤란, 발한, 저혈압, 쇽)이 나타날 경우에는 투여를 중지합니다.

이 주의사항만큼 임상에서 무시되고 있는 경고도 없을 것이다. 간과 신장기능이 떨어져 있을 때, 스트레스를 받고 있을 때, 고열일 때, 기력이 떨어져 있을 때 이 약을 복용하면 여기에서 밝힌 과민증이 그대로 현실로 나타날 수 있다.

(4) 소화기 : 때때로 구역, 구토, 식욕부진 등의 증상이 나타날 수 있으며 장기 투여 시 위 장관에 대한 부작용 특히 위장출혈, 소화성 궤양 및 천공이 나타날 수 있습니다.

해로운 화학물질이 뇌혈액관문(blood-brain barrier) 근처에 있는 화학수용기(CTZ : chemoreceptor trigger zone)에 유입되었을 때 인체가 가장 본능적으로 작동시키는 방어 기전이 구역과 구토다. 유해가스가 흡입되었을 때 필사적으로 기침이 나오는 것과 마찬가지이다. 〈식욕부진〉은 간장이 인체에 해로운 물질을 해독하느라 여력이 없을 때 나타나는 〈간장 과부하를 방지하기 위한 조치〉이다.

유해물질 해독에 간 기능이 집중되어 있을 때 음식을 먹게 되면 음식물 대사에도 간장이 관여하게 되어 간 기능에 과부하가 걸리게 된다. 따라서 유해물질을 해독하는 동안이나 간 기능이 떨어져 있을 때는 잠시 식욕을 끊어놓는 것이다.

감기에 걸렸을 때 먹어야 힘이 난다며 냄새 맡기도 싫은 음식을 먹으라고 아우성치는 것은 극히 삼가할 일이다. 위 · 장관 궤양이나 천공은 비스테로이드성 소염진통제의 가장 흔한 부작용 중의 하나다. 해열진통제의 교감신경 흥분성 작용으로 단백질 분해가 일어나 위장점막이 헐게 된다.

(5) 피부 : 드물게 발진, 다른 알레르기 반응이 나타날 수 있습니다. 드물게 피부점막 안 증후군(스티븐스-존슨 증후군), 중독성 표피괴사증(리엘 증후군)이 나타날 수 있으므로 충분히 관찰하여 이러한 증상이 나타나는 경우에는 투여를 중지하고 적절한 처치를 하십시오.

해열진통제 부작용의 핵심을 열거해 놓은 부분이다. 스티븐스-존슨 증후군과 중독성 리엘 증후군 모두 피부 괴사가 심각하게 일어나는 질병이다. 이러한 극심한 염증반응은 해열진통소염제가 자가면역질환의 원인이 될 수 있음을 강력히 시사한다.

고열인 상태에서 AAP성분의 해열진통제를 복용하면 중간 대사산물인 NAPQI가 축적되어 전신에 염증이 일어날 위험성이 크게 증가한다. 여러 조직에 괴사가 일어나면서 실로 다양한 증상이 나타난다. 위 장관의 염증으로 복통이 일어나고 신장염으로 혈뇨나 배뇨통이, 간염으로 황달과 지극한 권태감이, 폐·기관지염으로 천식이, 심염으로 부정맥이, 관상동맥염으로는 가와사키병이 발생한다.

그렇다면 감기 후유증으로 생기는 난치질환으로의 이환을 근본적으로 차단하려면 어떻게 해야만 할까? 이것에 대한 답은 단 한 가지, 해열진통제를 먹지 않는 것이다.

(6) 과량투여 : 간장·신장·심근의 괴사를 일으켰다는 보고가 있습니다.

'보고가 있다'는 정도가 아니고 실제로 수많은 간·신·심장의 괴사가 일어나고 있다. 간염/신부전/가와사키 병이 바로 그것이다.

(7) 기타 : 장기투여시 만성간괴사, 급성췌장염, 만성간염, 신독성이 나타날 수 있습니다.

(6)과 마찬가지 내용이다. 장기적으로 복용했을 때만 이런 부작용이 나타나는 것처럼 되어 있지만 고열인 때라면 단 2~3일 만에도 얼마든지 위에서 말한 심각한 부작용이 나타날 수 있다.

급성췌장염은 소아당뇨병을 달리 표현한 것이다. 고열 시 2~3일간의 해열진통제 복용이 평생의 족쇄가 될 수 있음을 심각히 받아 들여야만 한다.

5. 일반적 주의

(1) 과민증상을 예측하기 위해 충분히 문진합니다.

실제 병원에서 이에 대한 조치는 취해지고 있지도 않을 뿐더러 예측할 수 있는 능력 또한 현재로서는 없다.

(2) 소염진통제에 의한 치료는 원인 요법이 아닌 대증요법임에 유의하십시오.

부디 임상의나 일반인 모두 이점을 깊이 인식하기를 바란다. 해열진통제를 극히 제한적으로 사용해야 한다는 경고문이다.

(3) 만성질환에 사용하는 경우에는 다음 사항을 고려하십시오.

① 장기 투여하는 경우 정기적인 임상검사(요검사, 혈액검사, 간기능 검사 등)를 하고 이상이 있을 경우 감량, 휴약 등의 적절한 조치를 하십시오.

실제 임상에서 이러한 사항을 염두에 두고 있다면 필자의 우려는 기우에 지나지 않을 것이다. 해열진통제 한가지로 문제가 풀리지 않으면 또 다른 종류의 해열진통제를 더하려는 습성이 현대의학 임상의들의 몸에 깊이 배어있다.

② 약물요법 이외의 치료법도 고려하십시오.

필자가 가장 힘주어 말하고 싶은 부분이다. 우리들의 할머니가 그랬듯이 감기에 걸리면 불을 지피고 두, 세 채 이불을 덮어 땀이 나도록 하여 발한으로 해열하는 법을 체험해보기 바란다. 만약 온 가정에서 이렇게만 할 수 있다면 건강했던 아이를 감기로 잃는 일은 결코 일어나지 않을 것이다. 또한 백혈병도 동시에 사라지게 될 것이다.

(4) 급성질환에 사용하는 경우에는 다음 사항을 고려하십시오.

① 급성동통 및 발열의 정도를 고려하여 투여합니다.

급할수록 돌아가라는 말의 뜻을 해열진통제를 쓰고 싶을 때에도 떠올렸으면 한다. 침을 맞던지 가정에서 냉찜질이나 사혈요법을 하던지 원적외선을 쪼이거나 테이핑 요법을 하던지 생약 과립제의 self medication요법을 익히던지, 이 중 어느 것이라도 좋으니 그것을 먼저 하기 바란다.

② 원칙적으로 동일한 약물의 장기 투여는 피합니다.

병원에서 피하라는 말을 듣기는 현실적으로 어렵다. 각자가 알아서 피할 수 있어야만 한다.

③ 원인요법이 있으면 그것을 실시합니다.

현대의학을 통해서 원인요법에 대한 소개를 받기란 기대하기 힘든 일이다. 독자들 스스로를 지킬 수 있도록 스스로가 일정 경지에 이르는 수 밖에 없다. 이 책이 그런 경지로 이끌어줄 수 있는 안내자로서의 역할을 충실히 할 수 있으리라 믿는다.

(5) 환자의 상태를 충분히 관찰하고 부작용의 발현에 유의하십시오. 과도한 체온강하, 허탈, 사지냉각 등이 나타날 수 있으므로 특히 고열을 수반하는 소아 및 고령자 또는 소모성 질환 환자에 대해서는 투여후의 환자의 상태를 충분히 관찰하십시오.

해열 목적이 아닌 통증을 억제할 목적으로 해열진통제를 복용할 경우 해열진통제의 발한작용으로 체온저하가 일어날 수 있다. 체온이 떨어지게 되면 인체에너지 생성에서 가장 중요한 산소의 이용율이 감소하게 되고 그만큼 신진대사는 둔화된다. 신진대사가 감소되면 기력이 떨어지게 되고 간장 등의 열 생산량의 감소로 신체말단(손과 발)이 싸늘해진다.

또한 새로운 세포가 생기고 오래된 세포가 제거되는 물갈이가 원활히 이루어지지 못하게 됨으로써 체내 노폐물(과산화지질 등)이 축적되어 프리라디칼(세포노화의 주원인으로 지목되는 산화력이 매우 강한 원소)의 발생량이 늘어나 퇴행성(세포의 노화속도가 세포의 재생 속도보다 큰 상태) 질환이 쉽게 생기게 되고 저체온에 의한 면역력 저하로 암발생의 기초환경이 마련된다.

(6) 다른 소염진통제와 병용은 피하는 것이 바람직합니다.

하지만 의료일선에서 이런 배려는 거의 이루어지지 않고 있다. 오히려 경쟁적으로 소염진통제 다제병용요법이 유행처럼 번지고 있다.

(7) 고령자 및 어린이에 있어서 필요한 최소량으로 신중히 투여하고 부작용의 발현에 특히 유의합니다.

최소량을 신중히 투여하고 부작용 발현에 주의할 수만 있다면 필자의 책이 이렇게 까지 두꺼워질 이유가 없다. 보온조치가 완벽히 취해지지 않아 오한이 풀리지 않게 되면 고열행진이 지속되는데 당황한 나머지 과량의 해열제를 쓰게 되면서 심각한 부작용이 필연적으로 일어나게 된다. 특히 성인에 비해 해열진통제를 해독, 배출하는 간과 신장의 기능이 취약한 소아의 경우, 단기간에 중증의 부작용으로 발전하는 예가 비일비재 하다. 대표적인 예가 바로 백혈병이다.

⑻ 의사의 지시없이 동통에 10일 이상(성인) 또는 5일 이상(어린이) 투여하지 말고 발열에 3일 이상 투여하지 않습니다.

해열진통제를 어떻게 대해야 할지에 대해서 가장 정확히 지적하고 있는 너무나 지당하고 너무도 중요한 말이다. 해열진통소염제가 어떻게 하여 그 수 많은 원인불명이라고 말하는 질병을 만들게 되었는지에 대한 비밀이 이 한마디에 숨어있다.

위의 주의사항을 필자는 〈10 · 5 · 3의 법칙〉이라 명명하였다. 이 법칙은 현실에서 너무도 예리하게 적용되는 법칙이다. 해열진통제의 사용한계선은 반드시 어른, 어린이 그리고 발열시 각각 10일, 5일, 3일로 제한되어야만 한다. 감기의 모든 후유증은 이 법칙을 무시하여 생긴 약재藥災이며 의료 사고인 것이다.

필자의 후배 약사의 장모님은 하루에 게보린을 6알씩 2달간을 복용한 뒤 병원에서 '만성 골수성 백혈병 전단계' 라며 골수이식수술을 받을 것을 종용받았다고 한다. 분명히 2달 치의 해열진통제는 그 분의 간장을 녹아내리게 하기에 충분한 양이었을 것이며 골수의 정상 혈구 생산기능 또한 급격히 떨어뜨렸을 것이다.

그 결과 정상상태의 성숙한 혈구가 아닌 비정상으로 보이는 미성숙 혈구세포가 현미경상에 나타나게 되어 현대의학으로부터 백혈병이라는 의심을 받게 되었을 것이다. 동시에 신장의 부신피질호르몬 생산이 중단되면서 오후에 접어들면 발열이 일어나게 되고 또 다시 촘촘히 투여되는 해열진통제는 위의 과정을 더욱더 급속히 진행시켜 단 며칠사이 환자를 '확실한 백혈병' 으로 몰고 갔을 것이다.

그렇다! 사용설명서에서 제시한 복용기간을 넘기게 되면 혹은 그 기간을 채우기 이전이라도 불길한 일(뇌척수염, 소아당뇨병, 고혈압, 신부전, 백혈병 등)이 벌어지도록 만드는 가공할 위력을 지니고 있는 것이 해열진통제다. 의료현장에서 이것을 고려의 대상으로 삼고 있지 않기 때문에 원인불명이라는 수많은 질환들이 만들어지고 있는 것이다.

후배약사의 장모님을 처음 진찰했던 임상의는 해열진통제를 과량 복용하였다는 후배약사의 말에 전혀 귀를 기울이지 않았다 한다. 사건해결의 실마리를 손에 쥐고서도 먼 산만 바라보고 있었던 것이다. 초동 수사는 범죄 해결의 가장 중요한 실마리가 된다. 초동수사가 허술하여 요긴한 정황증거나 범인이 남기고 간 중요한 증거물을 놓쳐버리게 되면 사건은 미궁에 빠질 가능성이 크다.

분명히 사용설명서에 나와 있는 이야기를 환자의 보호자가 확인시켜 주고 있는데도 그 정보의 중요성을 모르고 있으니 답답한 노릇이 아닐 수 없다. 여기에서 성인에게는 10일의 여유가 주어지고 어린이에게는 그것의 반인 5일이란 시한이 못 박혀 있는데 그 이유는 간과 신장에 대한 부작용 발생이 어린이에게서 약 2배의 속도로 빠르게 진행되기 때문이다. 또한 발열인 상태에서 단 3일이란 시한이 정해진 것은 이 기간을 벗어나서 복용하는 해열진통제는 간장을 비롯한 장기의 괴사를 일으키기 쉬우니 조심하라는 소름끼치는 경고인 것이다.

감기로 생긴 열에 3일을 넘겨 해열진통제를 복용하는 바람에 수많은 생명이 깊은 시름에 빠져들게 된 것이다. 이 3일간은 해열제가 dark stage뒤에 숨어 신체전복을 기도하는 짧지만 너무나 긴박한 시간이다. 그 음모의 진행을 막지 않아 간 해독용 효소의 기능이 정지되는 시점에 닿으면 해열진통제는 드디어 마각을 드러내기 시작한다.

아무도 이 중요한 시기인 〈3일간의 해열제 행적〉에 대해서 관심을 갖지 않기 때문에 수많은 원인 불명의 질환들이 출현하게 된 것이다.

원인 없는 결과란 있을 수 없다. 그 원인을 보지 못했을 뿐이다.

⑼ 유사화합물 투여에 의해 간질성 신염, 혈색소 이상을 일으킬 수 있으므로 장기투여는 피하십시오.

유사화합물이란 아세트아미노펜과 화학적으로 유사한 물질을 말하는 것이지만 비스테로이드성 소염진통제(NSAIDs : non steroidal anti inflammatory drugs)전체에 적용되는 이야기다.

엔세이드(NSAIDs)약물은 부루펜이나 페노프로펜 등 병원처방이나 약국진열대에서 흔히 볼 수 있는 약들이다. 친절하게도 해당 약이 아닌 다른 소염진통제를 복용할 경우에도 심각한 부작용이 생길 수 있다는 정보를 알려 주고 있다.

⑽ 감염증을 불현성화할 수 있으므로 감염증이 합병된 환자에 투여하는 경우에는 적절한 항균제를 병용하고 관찰을 충분히 하는 등 신중히 투여하십시오.

감염증의 불현성화란 감염으로 염증이 발생하여 체온이 상승하였을 때, 해열제를 투여하면 발열이 차단되어 감염증이 가려지게 되는 것을 말한다. '적절한 항균제와 병용' 이라는 문구는 감염증이 확인되었을 때라도 항균제와 함께 소염진통제를 사용하라는 뜻인데 이는 명백한 처방 오류다. 어느 때이건 감염에 의한 발열에는 소염진통제를 써서는 안 된다. 해열제 대사산물에 의해 간 기능이 저하되고 해열진통제의 해열작용으로 면역기능이 떨어지기 때문이다.

⑾ 이 약은 서방형 제제이므로 정제를 으깨거나 씹거나 녹이지 말고 그대로 삼키십시오.

서방형의 장점은 오랜 시간 약효가 지속된다는 뜻인데 문제는 한 알로 해열이 안되어 두 알, 세 알을 아무 생각 없이 연속 복용할 경우 약물농도가 증가하여 부작용의 피해가 심각해진다는데 있다.

6. 상호작용

(1) 바르비탈계 약물, 삼환계 항우울제 및 알코올을 투여한 환자는 다량의 아세트아미노펜을 대사시키는 능력이 감소되어 아세트아미노펜의 혈장 반감기를 증가시킬 수 있습니다. 알코올은 아세트아미노펜 과

량투여의 간 독성을 증가시킬 수 있습니다.

간의 예비력이 떨어져 있는 경우, 동시에 여러 가지의 간 독성 물질이 유입되면 간은 어느 한가지에 대한 해독도 원활히 진행하지 못하게 되어 간 독성의 피해가 커진다. 내과 처방전을 보면 혈압약을 복용하고 있는 사람이 감기를 앓게 되거나 관절염증상이 있을 때, 해열진통제와 병용 처방하는 경우가 많은데 이는 매우 큰 위험을 자초하는 일이다.

(2) 다른 비스테로이드성 소염진통제(인도메타신, 이부프로펜 등)를 리튬과 병용투여시 리튬의 혈중농도를 상승시켜 리튬독성이 나타났다는 보고가 있으므로 병용 투여하는 경우에는 관찰을 충분히 하고 신중히 투여하십시오.

(1)항에서와 같은 내용을 반복하여 다루고 있다. 그것이 꼭 리튬(조울증에 사용하는 약)이라는 약이 아닌 튀긴 음식의 경우에 있어서도 이 경고는 똑같이 적용 된다. 간장에 주는 부담이 최소가 되도록 항상 배려와 관심을 기울여야만 한다. 한 번에 하나씩, 이것이 간을 지키는 기본 원리다. 따라서 술과 담배 그리고 튀김을 함께 먹는 것은 대단히 불량스런 음식섭취법이다.

(3) 다른 비스테로이드성 소염진통제(인도메타신 등)가 치아짓계 이뇨제의 작용을 감소시킨다는 보고가 있습니다.

치아짓계 이뇨제란 고혈압환자에게 일차적으로 적용되는 약물로 신장에서 나트륨이온의 배설을 촉진하여 혈관 내 수분량을 줄임으로써 혈압강하작용을 나타낸다. 앞서 설명한대로 비스테로이드성 소염진통제는 그 자체가 신장의 기능을 떨어뜨리는 작용을 하기 때문에 신장기능에 직접 작용하는 약물의 효과가 감소되는 것이다.

7. 임부에 대한 투여

(1) 임부에 대한 안전성은 확립되어 있지 않으므로 임부 또는 임신하고 있을 가능성이 있는 부인에게는 치료상의 유익성이 위험성을 상회한다고 판단되는 경우 투여합니다.

어떠한 경우에도 임부에게 투여해서는 안 된다. 결코 치료상의 유익성이 위험성을 상회하는 일은 없다. 유익성과 위험성을 저울질하는 시도를 절대로 해서는 안된다.

(2) 임신 말기의 랫트에 투여한 실험에서 태자의 동맥관수축이 보고되어 있습니다.

태아에겐 두뇌가 형성되기 이전에도 자기에게 이로운 것과 이롭지 못한 것을 정확히 파악할 수 있는 능력이 있다. 두뇌가 모습을 갖추기 그 이전부터 영혼은 태아의 생명현상을 주관하고 있기 때문이다. 따라서 자기에게 해를 끼칠 성분이 태반을 타고 유입되는 것을 느끼는 순간 혈관의 직경을 줄여 유입량을 최소화 하려고 한다.

8. 소아에 대한 투여

12세 미만의 소아에는 투여하지 마십시오.

이 약의 사용설명서가 성인용량인 650㎎ 포장에 대한 것이지만 여기서도 우리가 주의 깊게 보아야 할 것은 용량이 지나치면 위험하다는 것이다. 이 말은 두 종류의 해열진통제를 동시에 투여하지 말라는 뜻으로 연장 해석해야 한다.

9. 고령자에 대한 투여

고령자는 부작용이 나타나기 쉬우므로 소량에서 투여를 시작하는 등 환자의 상태를 관찰하면서 신중히 투여하십시오.

필자가 처방전을 통하여 확인한 바로는 이 조항이 실제로 지켜지고 있는 경우는 극히 드물다. 아마도 용량을 줄여서 효과가 있느니 없느니 하는 소리를 듣게 될 바에야 아예 처음부터 고용량을 처방하여 효과가 충분히 나타나도록 하려는 의도때문인 듯 싶다.

10. 과량 투여 시의 처치

이 약의 과량 투여시 심각한 간 손상을 유발할 수 있습니다. 이때 10~12시간 이내에 N-아세틸시스테인을 정맥 주사하거나 메치오닌을 경구 투여하여 간을 보호합니다. 또한 신장, 심근의 괴사가 일어날 수 있습니다.

N-아세틸시스테인과 메치오닌, 이 두 물질은 간의 해독과정에 필요한 아미노산이다. 아세트아미노펜의 과량투여로 간이 손상된다는 사실을 이 항목에서 직접 밝히고 있다. 복용하고 있는 해열진통제가 혹시 과량은 아닌지 아니면 처음부터 필요 없는 약을 먹고 있는 것은 아닌지 꼭 짚어 보아야 한다. 정상체온 일 때 과량 투여에 의해 나타나는 부작용이 고열인 때는 정상용량으로도 나타나게 됨을 꼭 기억하고 있어야만 한다.

11. 기타

(1) 신우 및 방광종양 환자에서 유사화합물(페나세틴) 제제를 장기, 대량 투여(총복용량 1.5~27kg, 복용기간 3~10년)하고 있는 환자가 많다는 보고가 있습니다.

아세트아미노펜은 페나세틴의 간 대사산물이다. 페나세틴을 장기 투여하게 되면 신장이나 방광에 암이 생길 수 있다는 경고이며 아세트아미노펜이 발암물질로 작용할 수 있음을 암시하는 말이기도 하다.

(2) 유사화합물(페나세틴) 제제를 장기, 대량 투여한 동물실험에서 종양 발생이 인정된다는 보고가 있습니다.

아세트아미노펜을 장기투여해도 그러한 결과가 나올 것이다. 하지만 우리나라에서도 신속하고 안전한 pain killer(진통제)로 앵커우먼을 통하여 선전하고 있듯이 이미 전 세계인에게 가장 안전한 해열진통제로 세뇌시켜 왔기 때문에 아세트아미노펜의 발암성 문제는 공론화 되기 어려울 듯 싶다.

필자의 해열진통제 소고 : 담배와 술에 폐암, 간암을 일으킬 수 있다는 경고문이 부착되어 있듯이 이제는 해열진통제의 부작용 난에도 가와사키병, 자가면역질환, 백혈병 등을 추가하여 해열진통제의 무분별한 남용을 방지해야 할 것이다.

4

감기 후유증

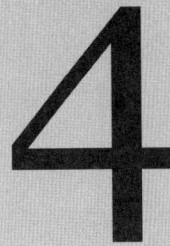

1

기침은 폐에 고인 물을 퍼내는 작업이다

기침은 자신에게 해로운 그 무엇인가에 대해 폐가 취할 수 있는 유일한 자기 방어수단이다. 최루가스를 마시면 전신이 들썩일 만큼 기침을 하여 몰아낸다든가 오한이 들어 땀구멍이 막혀 땀으로 배출되지 못한 수분이 기관지를 막는 가래로 쌓일 때, 펌프질 같은 기침을 하여 밀어내는 것, 이 모두가 폐가 폐로서의 기능을 성실히 수행하고 있다는 증거이다.

몸짓은 자연치유를 위한 자구적 노력이다

기침이 심하다고 원인은 방치한 채 기침을 멈추게만 하

려는 것은 간질환자의 발작을 막으려고 손발을 꽁꽁 묶어놓는 것과 같은 무지의 소치이다. 간질환자가 근육을 격렬히 떨며 거품을 물고 발작을 하는 것은 정체되어 있던 체액을 배출하기 위한 나름의 자기 보호 방책이다. 빨랫감을 쥐어짜듯 전신을 꼬아서 오래된 불순한 체액을 거품으로 토해내어 스스로를 정화하려는 몸짓인 것이다.

경련을 막는다고 손발을 묶어 버린다면 보는 사람의 눈에는 경련이 진정된 것처럼 보이겠지만 묶인 당사자의 참을 수 없는 고통은 어떠하겠는가.

자유로운 몸일 때도 수시로 발작이 필요할 만큼 오염물질이 쌓이는 상황인데 몸을 옥죄어 놓고 있으니 해결방법은 더 요원해 지고 만다. 이렇듯 우리 몸이 표현하려고 하는 모든 동작은 그 동작을 하게 만든 원인을 해결하려는 자연치유 의지이자 상황 해결을 청하는 바디랭귀지이다.

대부분의 영역에서 자연치유 의사가 표현되지 못하도록 언로를 차단하려 드는 것이 현대의학의 특징이다. 근본 보다는 표면을, 원인과 과정 보다는 결과를 중시하는 사고의 습성이 현대의학에 스며들면서 모든 질병에 대해 대증요법만이 성행하게 되었다. 기침을 얘기하다가 간질이란 병명이 등장하였지만 모두가 같은 맥락이다.

눈이 깜박거리는 현상을 비정상으로 여겨 멈추게 한다면 안구 표면은 금새 말라버려 눈이 시고 눈꺼풀과 각막은 합체되어 사물을 더 이상 볼 수 없게 될 것이다. 시력을 유지하는데 있어 눈을 깜박이는 것은 시신경의 건강과 똑같이 중요한 일이다. 누구도 눈을 깜박이는 것을 병적인 것으로 보아 이를 진정시키려 달려들지 않듯이 우리 몸이 표현하고 있는 모든 몸짓은 재빠른 소거의 대상이 아니라 좀 더 관심 있게 지켜보아야 할 주목의 대상이다. 그 다음 왜? 라는 질문을 던져 그 현상에 대한 자연적이고 근본적인 해답을 얻도록 해야만 한다.

보온과 절식은 모든 감기 증상 치유의 기본 전략이다

기침의 원인이 곧 자연치유를 방해하는 장애물이다. 체온유지를 위해 오한이 들면 땀구멍이 닫힌다. 땀으로 증발되지 못한 잉여 수분은 다른 통로를 찾아 배출되는데 그것이 콧물과 가래이며 기침은 가래를 토해내려는 폐의 자구적 노력이다.

따라서 〈보온〉은 감기의 자연치유법이자 동시에 감기로 인한 기침의 자연치유법이다. 땀구멍을 열어주어 배출통로가 확보되면 콧물과 가래는 더 이상 쌓이지 않으며 정체되어 있던 수분이 모두 배출되고 나면 기침은 자연치유될 수 있다(정체된 수분의 양, 즉 콧물과 가래의 양은 오한기간과 비례하는데 그 양은 생각보다 훨씬 많다).

감기에 걸려서 생긴 기침이 낫지 않고 계속된다면 이는 차가운 공기를 마시고 찬 바닥에 눕고 차가운 음식을 먹었기 때문이다. 차가운 공기를 마시고 찬바람을 쏘여 폐와 피부를 차갑게 하고 차가운 음식을 먹어 위를 차갑게 한다면 체온 유지를 위해 땀구멍은 계속 닫혀 있게 된다. 땀구멍이 닫혀 있는 한 기침은 계속된다.

찬 음식을 먹지 않는 것 이외에 또 한가지 유념해야 할 점은 과식하지 않는 것이다.

기침이 있는 동안 식사량은 평소의 3할 내지 5할 이내에 머물러야 하며 딱딱한 정도 또한 그 범위 안에 있어야만 한다. 감기치유에 사용될 에너지를 음식을 소화해 내기 위해 위장이 가로채어 쓰면 체온 유지에 필요한 에너지를 확보하기 위해 땀구멍을 닫게 된다. 절식하지 않는 한 기침은 그치지 않을 것이다.

상황 변화가 없는데도 시간이 갈수록 기침이 점점 심해지는 이유는 기침을 할수록 마찰열이 커지고 오한으로 체온이 올라 폐가 뜨거워지기 때문이다.

폐열이 높아지면 가래는 점점 끈적끈적 해지고 묽은 가래를 토해낼 때보다 폐는 보다 격렬하게 움직여야만 한다. 격렬한 기침으로 모세기관지에 상처가 생기고 오래된 가래는 호흡으로 유입된 세균의 안식처가 되어 모세 기관지에 염증이 발생하게 된다.

이 단계에 접어들면 기관지 염증부위에서 나오는 염증물질이 기관지 점막을 자극하여 더욱더 격렬한 기침을 유도한다.

스트레스는 기침을 격렬하게 만든다

'감기의 새로운 이해' 편에 소개되었듯이 감기는 교감신경 흥분 후유증이다. 과도한 교감신경 흥분으로 인한 에너지 고갈을 막기 위해 땀구멍을 닫아 체열 손실을 차단하려고 시작된 것이 오한이다. 감기 초기, 면역계는 임파구를 출동시켜 감기 바이러스를 격퇴하는데 이 현상은 교감신경 흥분에 따른 부교감신경 반동에 의한 것이다.

이 반응이 마무리될 즈음 과립구가 활성화 되어 유입된 세균이나 상재균을 소탕한다. 이 소탕전에서 피아의 시체가 쌓여 누렇게 화농된 것이 고름이다.

인체를 분해하려는 미생물의 도발을 저지키 위해 임파구와 과립구가 순차적으로 전장터에 투입되는데 이것이 면역계의 용병술이다. 그런데 과립구가 투입되려 할 때 스트레스를 받게 되면 과립구가 과활성화 되어 공격력을 발휘하지 않는 상재균과도 전투를 치러 불필요한 화농을 일으킨다. 이때 기침을 하게 되면 고름이 가래를 누렇게 물들여 끈적끈적한 노란 가래가 보이게 된다. 과립구의 과활성화로 염증반응이 심해지면서 폐는 염증물질에 자극되어 극심한 기침을 하게 된다.

감기에 걸리지 않고 스트레스를 받지 않는 일은 모든 자연치유의 근간인 것이다.

기침의 파이널 스테이지,
마른 기침

격렬한 기침으로 노란 가래가 배출되고 나서 기침이 잦아들 때쯤 장시간 일을 하게 되거나 정신적 스트레스에 노출되면 교감신경이 항진되어 점액분비가 줄어들고 기침으로 인한 폐열로 기관지 점막이 건조해진다.

이런 상태가 되면 평소 호흡하던 공기 속의 먼지로도 심한 기침이 나올 만큼 기관지 점막이 예민해지게 되는데 가래는 소량이거나 없으면서 얼굴이 벌게질 정도의 마른 기침을 하게 된다. 따라서 휴식과 적당한 습도 유지, 수분 보충(따뜻하게)은 예민한 기관지 반응을 누그러뜨리기 위해 선행될 요소이다.

기침에 대한
현대의학의 대응법

마른 기침으로 종합 병원에 찾아간 56세 여자 환자에게 현대의학이 내린 처방 하나를 살펴 보도록 하자.

환자가 호소하는 기침으로 인한 흉통과 몸살증상을 가라앉히기 위해 담당의사는 타이레놀을 선택하였을 것이다. 그런데 터이레놀은

처방의약품	1회 투약량	1일 투여횟수	총 투약일수	복용법
타이레놀	1정	3	5	식후30분
바리다제	1정	〃	〃	〃
코프렐	1정	〃	〃	〃
코푸시럽에스	20cc	4	〃	〃

＊사용 의약품

① 타이레놀 : 해열 진통제 ② 바리다제 : 객담 배출 ③ 코프렐 : 항 히스타민제 ④ 코푸시럽에스 : 진해거담

교감신경을 자극하여 점액분비를 줄이기 때문에 오히려 마른 기침을 더 조장한다.

콧물에 대응하기 위해 이 처방전에 등장한 항 히스타민제 또한 기관지 점액분비를 직접 차단하는 약물이다(취침 중 보온에 신경쓰지 않았기 때문에 아침에 콧물이 났을 것이다).

두 가지 약물의 작용으로 기관지의 점액분비가 크게 감소되어 기관지는 더욱더 건조해질 테지만 처방된 약을 복용하는 동안에는 기침을 억제하는 약의 작용으로 기침이 주춤해진 듯 보일 것이다.

그러나 복용이 끝남과 동시에 그 동안 억제되어 있던 기침반응은 더욱 격렬해지고 강력한 기침 억제제(진해제)가 추가로 처방전의 빈칸을 채우게 될 것이다. 감기 증상이 어정쩡하게 풀린 상태에서 이런 식의 대증요법이 장기간 적용되면 기관지의 비정상 상태는 개선의 기회를 잃고 아예 고정되어 버린다.

장소를 가리지 않고 격렬하게 나오는 기침을 또 다시 대증요법 차

원에서 해결해 보려고 마지막으로 흡입용 천식약이 추가로 처방될 것이다. 단순 기침으로 병원을 찾아간 환자가 어느새 천식환자의 대열에 들어서게 되는 것이다.

기침의 셀프 – 메디케이션

감기에 걸려 기침을 하게 된 원인과 기침증상이 어떻게 변화하는지를 지켜보았다. 이제 기침에 대응할 수 있는 셀프-메디케이션 방법을 익혀 보도록 하자.

1. 소청룡탕

찬바람 때문에 땀구멍이 닫혀서 생긴 가래를 없애는 처방이다. 동시에 콧물에도 속효인 처방으로 땀구멍을 열어주어 더 이상 가래와 콧물이 쌓이지 않도록 작용한다. 초기증상에 이 처방을 복용하게 되면 폐렴증상을 예방할 수 있다. 폐렴은 오한으로 생긴 가래와 발열을 조기에 통제하지 못해서 생긴 결과이다.

2. 소함흉탕

고열이 지나간 후 과립구의 활동이 왕성해지면서 배출되지 못한 가래는 끈적끈적한 누런 가래로 변하게 된다. 한 번의 기침으로는 배출되지 않기 때문에 두세 차례 연속기침을 하게 되는데 폐의 마찰열로 폐열이 더욱 오르고 기침할 때마다 가슴에 통증을 느끼게 된다. 이 상태가 되면 병원에서는 보통 항생제와 함께 단순히 가래를 삭히는 범위를 벗어나 기침중추를 억제하는 약을 병용처방한다.

그렇게 되면 미처 배출되지 못한 진한 가래는 모세기관지 염증을 일으키는 베이스캠프가 된다. 이때는 기관지의 염증을 가라앉히고 가래의 배출을 용이하게 해줄 수 있는 방법이 가장 현명한 처방이다. 그 처방이 바로 소함흉탕이다.

3. 맥문동탕

감기로 인한 초기증상은 사라진 상태에서 폐가 지속적으로 열을 받아 기관지가 건조해지면 미세한 먼지나 몇 마디 발음하는 것만으로도 연속적인 마른 기침이 일어난다. 맥문동이 윤폐작용(폐의 보습)을 하여 마른 기침을 해소한다.

이 처방은 교통경찰이나 얇은 옷을 입고 행사를 진행하는 나레이터 모델처럼 야외에서 활동하는 사람이 마른 기침을 하면서도 추위에 노출되어 가래가 쌓인 경우에 탁효를 볼 수 있다. 이 처방에 들어있는 반하라는 약재가 가래를 거두어 준다.

가래가 노란색일 때는 소함흉탕과 함께 사용하는 것이 보다 효과적이다.

4. 청폐탕

맥문동탕처럼 마른 기침에 사용하나 이 처방은 가래가 없거나 점조하여 가래 배출이 잘 되지 않을 때에 사용한다.

사람이 많이 모인 성당이나 극장에서 잔 기침을 참느라 얼굴이 벌게진 경험이 있을 것이다. 바로 그 상황이 청폐탕이 탁효를 발휘할 수 있는 때이다. 이 처방은 소함흉탕과 함께 사용할 일이 가장 많다.

2

체온조절의 실패, 폐렴

폐렴은 폐가 체온에 의해 화상을 입은 것이며 감기 후유증의 시발점이다. 감기 후유증으로 폐렴이 가장 흔히 발생하는 이유는 폐는 인체장기 중 맨 꼭대기에 앉아 있어 〈열은 위로 냉은 아래로〉라는 물리현상에 따라 열이 집중되기 쉬운 불리한 위치에 있기 때문이며 일회 호흡으로도 엄청난 양의 외부 미생물이 유입되는 장터이기 때문이다.

폐렴치료의 관건은 체온유지

오한으로 인한 발열에 기침에 의한 마찰열이 추가되면

서 폐는 주위 장기보다 더 높은 온도상승을 겪게 되고 가파른 온도상승을 이기지 못한 허파꽈리는 화상을 입게 된다. 폐가 산소와 이산화탄소의 교환기능을 점점 상실하고 그 정도가 심해져 중요장기에 산소를 원활히 공급하지 못하는 상황에 이르면 폐렴이 치명적인 결과로 이어지게 된다.

찬바람 때문에 바짝 움츠러든 피부의 땀구멍을 가장 짧은 시간에 활짝 펴줄 수 있는 방법은 〈침낭〉 속으로 몸을 숨기는 것이다. 침낭을 이용하기를 권하는 것은 찬 공기로부터 가장 효과적으로 몸을 격리시킬 수 있기 때문인데 이불을 덮어서 보온조치를 하는 경우 요와 이불 틈 사이로 들어오는 방안공기 조차도 오한을 없애는 데에 방해가 될 수 있다.

전기히터 등으로 방안공기가 충분히 데워져 있는 경우는 별 문제가 없지만 방안온도가 환자가 흘린 땀을 썰렁 식힐 만큼 낮은 경우엔 침낭이 전기히터의 몫까지 대신 해줄 수 있다. 몸살감기로 몸져누웠을 때 몸을 뒤척일 때마다 이불과 요사이로 들어오던 방안공기가 겨울 들판의 바람만큼이나 오싹하게 느껴졌던 기억이 있는 독자들은 침낭의 요긴함을 공감할 수 있을 것이다.

이렇듯 감기에 걸려 오한 발열이 나는 초기에 해열에 성공할 수만 있다면 폐렴으로의 진행을 간단히 막을 수 있다. 이런 이야기를 할 때마다 옛날 사람들이 가엽게 느껴지는 것은 지나친 측은지심 때문이기도 하겠지만 헐벗고 굶주렸던 그들에게 감기에 걸린다는 것이 죄 없이 관아에 끌려가 치도곤을 당하는 것 만큼이나 두려운 일이었을 그들의 빈궁한 삶이 눈앞에 스치기 때문이다.

그렇게 우리 선조들은 적자생존, 자연도태라는 구약의 율법같은 지극히 무심한 자연의 손길에 맨 몸을 드러내놓고 살았을 것이다. 선조들의 경험과 인식 속에 감기는 죽음을 부를 수도 있는 공포의 대상이었기에 그 시절 제일로 쳤던 명의란 추운 겨울 얼음장처럼 차가운 방에서 감기로 신음하던 민초들을 일으켜 세울 수 있는 비방을 터득한 의원이었을 것이다.

요즘과 같은 안락한 환경 속에서 생활하는 사람들의 감기조차도 최첨단의 의료시설이 즐비한 현대의학이 초동 치료에 실패하여 무수한 희생과 재앙을 낳고 있는 현실을 둘러보면 지금의 명의 또한 감기 잘 치료하는 의자임을 부정할 수 없다.

내무반을 알면 폐렴이 보인다

지금 같은 내무반 시설이 갖추어지기 오래 전, 많은 수의 군인들이 폐렴으로 유명을 달리 했다고 한다. 감기가 폐렴으로 이어지는 과정을 이해하기 위해 가난했던 우리 선조들의 의식주 수준만큼이나 열악했던 50, 60년대의 군 내무반을 잠시 들여다보도록 하자. 강건한 체력을 가졌을 군인들이 어떻게 폐렴으로 희생되었는지 역학조사를 해보면 폐렴에 대한 예방법이 더욱 명확해질 것이다.

한 겨울이 아닌 초봄이나 늦가을에 난로를 피우면 사치로 여겼을 50, 60년대 무렵 이른 봄, 필자는 야간 점호가 끝난 어느 군 내무반에 와 있다. 낮에 훈련을 하느라 땀을 뻘뻘 흘리고도 온수 샤워는커녕 난로도 없이 잠자리에 든 병사들은 한두 장 모포만으로 엄습해 오는 한기를 막아 내려고 새우잠을 자고 있다. 출입문에서 가까운 외풍이 센 자리에 누워있는 신병은 이를 부딪히며 오한에 떨고 있다. 오한과 미열이 있으면서도 다음날 무리한 훈련과 행군을 마치고 다시 차가운 침상에 들게 된 신병은 내무반의 차가운 공기에 땀구멍이 더욱더 죄어들고 땀을 통한 체열발산이 차단되어 자정에 이른 시각, 온몸이 불덩어리가 되어있다.

한편 땀으로 배출되지 못한 수분은 폐에 가래로 쌓인 채 세균의 서식처로 이용되고 폐는 세균으로 오염된 가래 덩어리를 몰아내기 위해 필사적인 기침을 한다. 내무 반원들도 이제는 꾀병이 아니구나 싶어 마음 졸이게 되지만 신병은 이미 많은 체력손실과 함께 허파꽈리에 쌓인 농후한 가래와 폐를 휩싸고 있는 고열로 숨을 제대로 쉴 수 없게 된지 오래다. 호흡장애가 일어난 병사는 오한이 든지 5일만에 영거의 몸이 되어 후송차에 오른다. 단 한 가지, 체온유지 실패 때문에 그가 이생을 마감하게 된 것이다.

수 십년 전, 군 막사에서 3~4일간 숨가쁘게 전개되었을 폐렴의 진행과정을 들여다봄으로써 폐렴의 원인이 어디에 있는지 확연해졌다. 이 책을 처음부터 찬찬히 읽어온 독자라면 이에 대한 치료법과 예방법을 스스로 떠올려 볼 수 있는 경지에 도달해 있을 것이다. 심한 감기몸살에 걸렸을 때 보온하고 절식하는 자연치유법을 충실히 행하고 필자가 제시해둔 안전한 생약 셀프-메디케이션법을 적용한다면 감기가 폐렴으로 진화하는 것을 막을 수 있음은 물론 감기든 독감이든 이들이 끼칠 수 있는 후유증의 전부를 그저 '오한과 발열'에 묶어 둘 수 있을 것이다.

해열진통제와 항생제는 진인사대천명盡人事待天命이 아니다

심한 초기증상에는 마황탕, 경증에는 계지탕을 자가처방해보고 자연 치유를 통해 내 몸은 내가 지킨다는 좀 더 적극적이고 현명한 대처법을 배양해 나가도록 하자. 중요한 주의사항을 사소한 의미라며 도외시한 채 해열진통제와 항생제 찾는 일에만 급급한 나머지 작은 병원과 큰 병원을 전전하며 자신과 어린생명을 험지로 몰아넣고는 최선을 다했다고 위안 삼지 말도록 하자.

외상을 입거나 분만상의 문제로 외과적 처치가 절실히 필요한 경우라면 한시의 지체 없이 1급 응급실로 달려가야 함이 마땅할 것이다. 하지만 이를 제외한 내인적인 문제로 발생한 대부분의 만성질병에 대해 현대의학이 내린 결론은 현대의학이 내세우는 권위만큼 신빙성이 없다.

현대의학자들이 맹세하며 닮고 싶어 하는 히포크라테스 선생이

"음식으로 고치지 못하는 질병은 의사도 고칠 수 없다"라는 말을 남겼다. 이 말은 인체의 대사체계를 흩뜨리지 않고 자연치유력을 높일 수 있는 물질로 질병을 치료해야 한다는 선지자의 통찰에서 나온 경구이다. 히포크라테스가 말한 음식이라는 범주에 해열진통제나 항히스타민제, 항생제 같은 개념은 결코 포함되어 있지 않다. 의료상업주의 때문에 현대의학이 포기한 히포크라테스 선생의 말뜻을 독자들이 직접 사실로써 체험해 보기를 권하는 것은 그것이 변치 않는 진리이기 때문이다.

혹자는 이렇게 말할 것이다. 폐렴정도는 이미 현대의학이 개발해 놓은 항생제의 통제범위 내에 있다고. 그러나 이런 수동적이고 방관자적인 사고는 그 어떤 경우의 질병 치유에 있어서도 금물이다. 호미로 막을 수 있는 일을 굳이 위급상황이 벌어질 때까지 기다렸다가 가래를 꺼내어 쓰려는 것이 어찌 현명한 처사라 할 수 있겠는가! 일주일이나 열흘간의 고생 끝에 항생제 대량요법으로 폐렴의 행진이 멈추었다 하더라도 그 동안 인체가 견뎌내야만 했던 부담은 누구의 몫이란 말인가!

아무리 살균력이 뛰어난 항생제라 할지라도 병증의 진행도가 임계치를 넘어선 경우엔 그 누구에게도 약효를 발휘할 수 없다. 망자의 상처는 수퍼 항생제로도 아물지 않는다.

3

가와사키병은 해열진통제가 만든 약화사고다

심장은 인체의 상단 중심부에 있고 항상 움직이며 항상 혈액으로 가득 차있기 때문에 발열 상태에서 다른 기관보다 열 피로나 열 손상을 입기 쉽다. 자동차의 엔진이 과열되면 고무관이 파열되듯 감기로 인한 고열에 해열진통제를 계속 복용하게 되면 혈관의 내열성이 약한 아이의 경우, 관상동맥 혈관의 탄성이 혈압을 견디지 못해 개구리의 볼에 나는 꽈리처럼 부풀어 오르게 된다. 혈관의 탄성이 유지되기 위해서는 노화된 혈관 세포가 탈락되면 즉시 건강한 세포가 그 자리를 메울 수 있어야만 한다. 그런데 해열에 실패하여 해열진통제를 연거푸 복용하게 되면 심장 혈관세포에 염증이 발생하고 혈관의 원료를 만드는 간장의 합성기능이 떨어져 심장 혈관은 탄성을 유지할 수 없게 된다.

현대의학이 만든 인공호수, 가와사키병의 미스터리

놀이터에서 잠시 뛰어 놀다가 올라간 혈압만으로도 관상동맥이 파열되어 사망할 수 있는 무서운 질환인 가와사키병은 해열진통제에 의한 약화사고다.

우리의 아이들이 현대의학이 파놓은 가와사키라는 인공호수에 빠져 익사하였던 것이다. '가와사키'라는 낯선 외국인의 이름을 따서 지은 병명을 아무 비판도 없이 수입하여 이 땅의 아이들을 생사의 기로에 서게 하고 있는 것이 한국 현대의학의 현 주소다.

단 한 번의 실수, 단 한 번의 잘못된 선택으로 한 개인이 몰락하고 한 가정이 공황에 빠지는 어처구니없는 일이 얼마나 자주, 얼마나 심각하게 일어나고 있는지 해열진통제를 사용하는 의자나 환자들은 재삼재사 조심에 또 조심을 해야만 한다.

다음은 현대의학이 가와사키병의 원인과 치유법에 대해 밝혀놓은 글이다. 동시에 이 글은 현대의학이 미스터리라고 말하는 가와사키병이 현대의학 스스로 그 원인을 만들어 놓았고 스스로 자연치유를 방해하여 생긴 결과물이라는 고백이기도 하다.

가와사키병은 주로 1세 이후부터 5세 미만의 소아에서 호발하는 병으로 여아보다 남아에게 주로 발병한다. 또한 발병률이 서양인보다 동양인에게 높다. 예방법은 현재 따로 없고 열이 생긴 이후로 5일쯤 후에 손바닥, 발바닥이 빨개지고 부어 오르고 회복기에는 손가락 끝의 피부가 벗겨지는데 증세를 보인 후 2~3주면 자연치유되나 환자의 10~20%는 심장 혈관에 이상이 생기고 목숨을 잃는 환자도 0.3~0.5%에 이른다. 따라서 조기에 발견하여 합병증을 예방하는 것이 중요하다.

급성기는 1~2주쯤 지속되며 사지나 몸통에 부정형발진, 양측 안구 결막의 충혈, 빨간색 입술, 딸기혀, 구강점막의 충혈, 비화농성 경부 림프절종창 등의 증상이 있다.

위에 언급한 증상 중 5 가지 이상의 증상이 있을 때, 단 관상동맥류가 있을 때는 4가지 이상이 있을 때 가와사키병이라고 진단한다(기타의 증상으로는 전신적 혈관염 소견으로 가벼운 정도의 심염, 관상동맥류, 위장관 증상으로는 담낭수종, 간 기능 검사치 증가 등이다. 혈액학적 소견으로는 백혈구 증가, 혈소판 증가, 혈침 속도 증가, CRP 양성 등이 있다. 단백뇨, 농뇨 등의 검사 소견이 있을 수 있으며 피부에는 비시지(BCG) 접종부위의 발적 소견이 있을 수 있다).

짐작되는 발병원인으로는 바이러스 감염설, 중성 세제설, 칸디다 세균설 등이라는 학설이 제기되었으나 이 또한 확실하게 밝혀져 있지 않다. 치료법에는 고단위 정맥용 감마 글로부린, 고단위 아스피린, 필요 시 항생제, 수액요법 등이 있다. 관상동맥류만 생기지 않는다면 예후는 좋다. 관상동맥류란 심장근육에 혈액을 공급하는 관상동맥이 손상되어(혈관 염으로 인한) 동그랗게 부풀어 오르는 현상인데 매우 위험한 소견이다. 따라서 본 질환의 치료에 있어서 관상동맥류의 발생에 대한 예방, 진단, 치료로 촛점이 모아질 수 밖에 없다. 다행히 최근에는 심 초음파검사가 잘 되므로 큰 어려움이 없이 진단할 수 있다.

자! 이제, 현대의학이 파놓은 가와사키병이라는 인공호수에 무슨 연유로 빠지게 되는지, 빠지고 나서 벌어지는 일련의 사건은 무엇을 의미하는지, 한 번 빠지고 나면 왜 헤어나오기가 어려운지에 대해 알아보기로 하자.

위에 나열된 증세나 예후, 치료법등을 살펴보면 요점을 정리한 듯 간단명료하고 분석적인 것 같아 보인다. 그러나 정작 발병원인에 대해서는 납득할 만한 근거나 이유가 생략되어 있다. 치료법이 기술되어 있기는 하나 어디까지나 대증요법에 지나지 않은 미봉책이거나 오히려 상황을 악화시키는 악재로 작용할 뿐이다.

결과부터 이야기하자면 가와사키병의 증상이란 우리가 이해 못할 복합적인 이유로 발생하지도 않으며 결코 원인불명도 아니다. 왜냐하면 가와사키 병은 해열제가 일으킨 부작용 중 하나에 불과하기 때문이다. 단지 해열제의 부작용이 심장에 집중하여 나타났기에 그 예후를 지켜보고 있던 가와사키라는 사람이 냉큼 자신의 이름을 붙여 새로운 신조어를 만들어 낸 것에 지나지 않는다.

위에서 현대의학이 드러낸 오해와 오류를 하나하나 지적한 글을 읽어가면서 독자들은 피로감과 적잖은 인내심이 필요함을 느낄 수도 있을 것이다. 하지만 긴 심호흡을 하고 완독하여 주기를 당부한다. 이 글을 읽고 난 후의 소감에 대한 기억만으로도 지금 혹은 훗날 한 생명을 구할 수 있는 조언을 해줄 수 있기 때문이다.

현대의학이 나열한 가와사키병의 증세들이 어떻게 나타나게 되었는지를 명쾌하게 풀어 보도록 하자. 그러면 해결방법은 독자들의 표면의식 위로 쉽게 떠오르게 될 것이다.

가와사키병이 소아에서 발생할 수 밖에 없는 이유

가와사키병은 주로 〈5세 이하〉에서 호발한다. 그 이유를 〈남녀 칠세 부동석〉이라는 우리의 옛 경구에서 찾아 볼 수 있다. 남녀 칠세 부동석이란 만 7세가 되면 신장기능이 성숙해지면서 이성에 대한 관심이 커지게 되므로 남녀간의 경계가 필요하다는 뜻이다. 이때가 되면 신장의 부속기관인 부신의 기능 또한 성숙해지기 시작하여 조그만 스트레스는 참고 스스로 처리할 수 있는 능력이 생기게 된다.

7세 이전에는 이런 여건이 갖추어지지 않기 때문에 아이가 잠을 청할 때 보채며 울게 된다. 깨어 있는 낮에 받은 스트레스(방문 여닫는 소리나 장난감 소리, 장난감이 잘 집어지지 않는 것만으로도 아이는 충분히 스트레스에 시달릴 수 있다. 집 바깥 공사장의 소음정도라면 아이의 목에 혹이 생기게 할 만큼 아이에게는 엄청난 스트레스로 작용한다)에 대응하느라 부신피질 호르몬이 바닥나게 되면 심장을 비롯한 장기의 신진대사 도중 발생한 열 피로현상(각 장기세포에 생긴 미약한 염증상태)을 진정시켜 주지 못하여 잠이 들지 않아 그 고통을 울음으로 표현하는 것이다.

성인의 경우에서도 피로감이 적을 때는 잠이 잘 오지만 오히려 정신적인 스트레스를 오래 받아 피로가 누적되면 멜라토닌의 분비량이 줄어들어 잠이 들기까지 오랜 시간이 걸린다.

오한 증상을 방치하거나 수냉식 냉각법을 적용하여 고열이 오래 지속된 상태에서 해열진통제를 복용하게 되면 소아는 부신피질 호르몬 생산기반이 취약하기 때문에 성인보다 급격히 심장열이 오르게 된다. 고열과 해열진통제의 부작용으로 관상동맥의 탄성이 줄어들면서 일상의 혈압으로도 관상동맥이 부풀어 오르는 위험에 쉽게 노출된다. 따라서 심장혈관이 약한 성인의 경우도 부신피질 호르몬 생산력이 감소된 상태에서 감기에 걸려 해열진통제를 과다 복용하게 되면 성인 가와사키병 환자가 될 수 있는 것이다.

근력은 남성, 생명력은 여성

여아 보다는 남아에서 주로 발생하는 이유는 여아의 부

신성숙도가 남아 보다 앞서있어 염증수복 능력이 크기 때문이다. 여성의 생명력이 남성보다 앞서는 이유가 피하지방층의 발달에 있는 것과도 상통하는 내용이다. 여기서 7세가 아닌 5세라고 기술된 이유까지를 설명하자면 다음과 같다.

요즈음의 축산물에는 성장 호르몬이 들어 있기 때문에 그런 음식을 먹고 아이를 임신하고 수유하게 되면 태어난 아이는 정상적인 성장프로그램의 궤도를 벗어나 성적으로 웃자라게 된다. 현대의 가축사육은 이윤을 극대화 하기 위해 단위 면적 당 사육두수를 늘이는데 초점이 맞추어져 있다. 필연적으로 사육기간을 줄이기 위해 성장호르몬이 사료에 배합되고 집단사육으로 인한 스트레스 때문에 면역기능이 저하되어 항생제를 대량으로 사용케 된다. 따라서 시중에 유통되는 거의 대부분의 육류제품과 유제품은 위 두 가지 약품으로 오염되어 있다.

심지어는 2세 여아에게서 2차 성징이 나타나고 월경이 일어나는 기괴한 일이 벌어지고 있기도 하니 현 상황에 충실한 표현으로 바꿔 말하자면 〈남녀 5세 부동석〉쯤이 어울릴 것이다.

남녀의 생명력을 비교한다면 단연 여자의 생명력이 한 수 위다. 다른 이유도 있겠으나 성 염색체 구성에 있어 여자는 XX로 배열되어 있는 반면 남자는 XY로 되어 있기 때문이다. 즉 여자는 한쪽 X염색체 상에 문제가 있어도 이를 보정해 줄 수 있는 여분의 X염색체가 존재하지만 남자는 X나 Y염색체상의 문제가 보정 없이 곧바로 질병으로 표현되어 버린다. 대형 항공기에는 자동과 수동 운항시스템 두 가지가 탑재되어 있어 어느 한쪽에 결함이 생기면 다른 모드로 비행을 유지할 수 있도록 설계되어 있다. 따라서 자동시스템에 문제가 발생하더라도 수동시스템이 작동해 주기 때문에 운항을 계속할 수 있다.

혈우병처럼 치명적인 유전병이 남자에게서만 발생하는 이유는 혈우병 유전자가 X염색체상에 존재하기 때문이다. 지금의 상태에서 별다른 진화 없이 남자가 여자처럼 네, 다섯 명의 아이를 출산하게 된다면 아마도 출산경험이 있는 남성 중에서 건강한 상태로 존재할 수 있는 사람은 각 대륙에 한 두 명쯤이 될 것이다.

인종간 가와사키병 발현에 있어 동양인이 서양인 보다 이환율이 높은 이유는 동양 아이의 단위체중당 체표면적(m^2/kg)이 서양 아이보다 커서 열의 공격으로부터 인체가 버틸 수 있는 임계치까지의 안전 역이 좁기 때문이다('왜 아이는 빠르게 고열이 나는가?' 참조). 또한 서양인은 성적으로 조숙하기 때문에 염증수복능력이 동양인에 비해 우세하다.

예방법은 따로 없다고 되어 있는데 결코 그렇지 않다. 감기에 걸려 고열이 날 때 절대로 해열진통제를 먹지 않는 것이 가장 유력한 그리고 가장 효과적인 예방법이다. 이 책에 소개된 모든 질환에 대한 가장 확실한 예방법 또한 해열진통제 안 먹기다.

해열제를 쓰지 않는 제갈량의 지략

발열 후 5일쯤 지났을 때 손바닥 발바닥이 빨갛게 되어 부어오르는 것은 감기 발생 후 5일째로 접어들 때까지 아직 해열에 성공하지 못하였다는 뜻이다. 손바닥에 충혈과 부종, 즉 염증상태가 발생한 것인데 5일 여간의 발열로 심장열이 손과 발바닥 쪽으로 전도되어 염증이 발생하면서 빨갛게 붓게 된 것이다.

회복기라는 것은 어떻게든 해열이 되어 심장 박동이 줄어들고 말초의 울혈증상이 사라져 염증이 수복됨에 따라 염증세포가 새로운 세포로 빠르게 교체되면서 피부가 벗겨지는 시기이다.

2~3주면 자연치유된다고 하였는데 이는 해열제를 복용했을 경우를 말하는 것으로 해열제를 먹지 않았다면 아예 발생조차 않았을 것이다. 심장질환이 돌연사로 이어질 염려 또한 확률 제로가 된다. 조기 발견과 합병증 예방이 중요하다고 말하는데 해열제를 복용하지 않으면 발견할 일도 없으며 따라서 합병증을 예방하느라 부산떨 일도 없다. 해열제를 멀리하는 것만으로도 가와사키병의 기세를 사전에 제압하여 놓는 것이니 이를 제갈량의 지략이라 말한다면 제갈량을 폄하하는 일이 될까?

10~20%의 환자에서 심장혈관에 이상이 생긴다 하였는데 그 1~2할이 주로 소양인이나 태양인 그리고 일부 소음인일 것으로 생각한다.

이들은 간의 해독 기능이 떨어지기 쉬운 체질이기 때문이다(필자가 치료한 가와사키 환아의 경우도 소양인이었다). 체질의학에서 말하는 이들 간허자肝虛者(간 기능 미약자)의 경우 AAP의 복용기간을 3~4일 이상 넘겼을 때 간 괴사 확률이 높게 나타나는 것으로 판단된다.

간 기능이 저하되면 해열제를 해독할 수 있는 능력이 떨어져 해열제 대사산물이 간, 심장 등을 공격하고 간의 원료합성 능력이 줄어들어 심장 혈관이 약해진다. 또한 신장기능이 저하되어 부신피질 호르몬이 줄어들면 고열로 타격 받은 심장의 염증 수복이 늦어져 심장 박동을 유지하는 심전도에 불협화음이 생겨 심 부전에 이를 수도 있다.

발병환자의 0.3%~0.5%가 사망에 이른다는 것은 해열제가 원인이 되어 발생한 가와사키병을 치료한다고 아스피린 같은 해열제를 혈전방지와 혈관염증의 제거, 해열의 목적으로 또 다시 사용하게 됨으로써 아예 회생불가능의 상태로 내 몰았기 때문이다. 환자에게는 너무나 송구한 표현이지만 이것은 인위적인 완만한 살해라 보아야 할 것이다.

해열제가 밟은 가속페달

'1~2주쯤의 급성기'란 그 오랜 시간이 흐르는 동안 해열에 성공하지 못하고 고열인 상태에서 계속 해열제를 복용한 기간을 말한다. 이 정도의 기간이면 오한발열로 생긴 태양경 열이 양명경(14경락 중의 하나인 위경과 대장경으로 이루어진 경락) 열로 전화轉化되어 환자의 중요장기가 중증의 염증상태로 빠져들기에 충분한 시간이다. 태양경 열(표면의 열)과 양명경 열(중심부의 열)이 동시에 오르게 되면 그 만큼 진화하기가 어려워진다.

지구로 말하면 태양경의 열은 지구 표면에 발생한 산불정도의 열이라 할 수 있고 양명경의 열은 지구 심층부의 맨틀 열에 비유할 수 있다. 양명경에서 열이 난다는 것은 발열이 위험수준에 접근하였다는 의미이다.

맨틀 열이 임계치를 넘으면 지상으로 마그마를 내뿜게 되는데 홍역 등의 열병과정에서 피부에 붉은 반점이 발생하는 것과 같은 현상이다. 이렇게 열이 극성하게 되면 염증은 도미노 게임처럼, 열 폭풍처럼 주위로 급속히 번지게 된다. 마치 소금 포화용액에 소금 한 조각을 더 넣으면 바로 직전까진 보이지 않던 소금결정이 갑자기 출현하듯이. 염증으로 세포가 괴사되면서 염증유발 물질이 터져 나오기 때문에 염증반응이 걷잡을 수 없이 연쇄적으로 일어난다.

90년대 초 유행했던 테트리스 게임에서 보듯, 처음에는 여유 있게 떨어지던 블록 조각이 어느 시점(임계 점)을 지나게 되면 낙하속도가 급속히 빨라져 게이머의 반응속도를 훨씬 앞질러 순식간에 게임이 끝나 버리고 마는 것과 같다.

몸 전체에는 발진이 돋게 되고 안구 또한 염증이 생겨 벌겋게 충혈된다. 안구는 뇌의 일부가 외부로 돌출된 것으로 안구에 충혈현상이 나타났다면 두뇌에도 똑같은 현상이 일어나고 있는 것이므로 미약한 뇌염, 뇌 부종 상태가 진행되어 환자는 두통을 호소하게 된다. 열 증상이 점점 심해질수록 심장 박동이 증가하여 혀의 모세혈관이 충혈되고 딸기처럼 붉게 오톨도톨 부풀어 오른다. 마찬가지로 구강점막이나 입술도 피가 몰려와 표면이 찢어질 정도로 퉁퉁 부풀어 오르게 된다.

림프절종창이 비화농성으로 나타났다는 것은 세균감염이 이루어지기 직전의 상태로 고열과 해열제에 의해 림프절에 염증이 생겨 림프절이 불어난 것이다. 곧이어 백혈구와 세균간의 일대접전이 벌어지게 될 조짐이다.

해열제가 만든 관상동맥류

관상동맥류가 있으면 네 가지 증상만 충족시켜도 가와사키병이라는 타이틀을 얻을 수 있다고 말하는 것은 나머지 증상의 기여도가 은메달, 동메달이라면 관상동맥류는 금메달 감이기 때문이다. 가와사키병의 종착역은 풍선처럼 부풀어 오른 관상동맥류가 나타나는 시점이다. 여기서 조금만 더 해열제를 복용하게 되면 해열제 일착 생사위판解熱劑一着生死爲判(해열제 한번 손에 잘못 집으면 생사의 갈림길에 들어서게 된다)의 상황이 되고 만다. 여기서 시급히 치료방법을 바꾸지 않는다면 돌이킬 수 없는 상황에 휘말리게 된다.

약물의 부작용을 이야기할 때 간장 · 신장 독성에 초점을 맞추지만 실제로는 심장독성(심장판막이상 등)이 가장 큰 문제이다. 심장판막은 하루에도 십만 번이 넘는 개폐작용을 견뎌야 하는 만큼 인체조직 중에서 가장 큰 마모가 일어나는 곳이다.

송편을 빚을 때 반죽한 재료를 동그랗게 만들려면 손바닥으로 십여 차례 비벼야 하는데 약 오십 개 정도를 만들고 나면 손바닥이 벌겋게 얼얼해져 온다. 만약 하루에 심장판막이 심장 벽을 스치는 횟수만큼 손바닥을 비비게 된다면 수포가 돋고 진물이 흘러 손바닥을 쓸 수 없게 될 것이다. 그래도 심장판막과 심장 벽 사이에 틈이 생기지 않고 심장판막이 긴밀하게 닫혔다 열렸다를 지속할 수 있는 것은 순전히 인체가 지니고 있는 엄청난 복원력 때문이다.

이러한 복원력이 유지될 수 있는 것은 판막의 재료를 만들어 주는 간장과 산소와 판막의 합성원료를 원활히 수송해 주는 혈관, 판막의 마모도에 대한 정보를 통합하여 가장 적합한 양의 성장호르몬(growth hormone)이 방출되도록 조절하는 생명장의 쉼 없는 조화가 있기 때문이다. 해열진통제는 심장독성이 있음을 가슴에 새겨야만 한다.

현대의학이 어지럽게 늘어놓은 병리 현상들

기타증상 난의 전신적 혈관염이란 고온의 혈액을 실어

나르던 혈관마저 해열진통제의 부작용과 고열로 화상을 입게 되었다는 뜻이다. 혈관염증으로 혈관세포 간극이 벌어져 혈관투과성이 커지면 쇼크상태에 빠질 수도 있다. 담낭에 수종이 발생한 것은 담낭이 고열로 화상을 입어 수포가 생긴 것으로 이해할 수 있다.

간 효소 수치가 높아지는 것은 화상으로 심장과 간에 염증이 생겨 세포막이 약화되면서 심장과 간 세포 속에서 활동하던 효소들이 탈출하여 혈중농도가 높아진 때문이다.

혈액 검사상 백혈구가 증가되어 있는 이유는 고열로 면역기능이 항진되기 때문이다. 혈침속도(ESR : erythrocyte sediment rate) 증가란 채취한 혈액이 응고되어 낙하하는 속도를 측정하는 것으로 체내에 염증반응이 있을 때 ESR은 증가하게 된다. 숭늉을 오래 끓이면 점점 걸죽하게 되어 침전물이 바닥에 쌓이는 것처럼 고열에 오랫동안 노출된 혈액이 점도가 높아져 비중이 증가하게 되면 혈침속도가 빨라진다.

CRP(C-reactive protein : C-반응성 단백질)양성이란 타박상, 염증, 화상, 괴저壞疽가 있을 때나 악성 종양이 있을 때 간에서 만드는 이상 단백질 중의 하나인 CRP가 혈액 검사상에서 검출되었다는 뜻이다. CRP는 폐렴구균협막肺炎球菌莢膜(협막 : 균을 싸고 있는 캡슐) 성분인 C-다당체多糖體와 반응하여 침전물을 만드는 단백질이라 하여 붙여진 이름이다. CRP가 폐렴구균협막과 반응한다는 것은 이 단백질이 외부생명체에 대한 면역반응 능력을 갖추고 있음을 암시하는 말이다.

폐렴구균을 감싸고 있는 맨 바깥층인 캡슐을 공격목표(항원)로 인식하여 이 캡슐을 꽉 움켜쥐어 침전시켜 버림으로써 애당초 폐렴구균이 인체 내에서 활동을 못하도록 원천봉쇄하는 것이다. 수많은 세균과 바이러스중에서 폐렴구균과 반응성이 가장 큰 물질을 간이 혈액 중으로 방출하는 이유는 무엇일까? 그것은 가장 쉽게 인체에 침입하여 가장 큰 파괴력을 나타낼 수 있었던 미생물이 지금이나 수 만년 전에나 폐렴 구균이기 때문일 것이다.

대기중을 떠돌던 폐렴구균은 들숨과 함께 폐 속으로 들어와 폐에 둥지를 틀고 면역기능이 임계치 이하로 떨어졌을 때를 기다렸다가 폐렴을 일으킨다.

선사시대나 지금이나 인체에 가장 큰 치명상을 일으키는 가장 보편적 질환은 폐렴이다. 인체뿐 아니라 우주는 보편성과 경제의 법칙에 따라 운영되고 있다.

따라서 간장 또한 그 운영법칙에 따라 가장 흔하고 가장 치명적인 외부 물질인 폐렴구균에 대한 면역반응물질을 집중적으로 만들어 가장 높은 확률로 벌어질 수 있는 폐 기능이 정지되는 일을 막으려 한 것이다. 산소 공급기능이 마비되면 전신 기능도 정지되기 마련이므로.

신장의 기능에도 예외 없이 타격을 입히게 되는데 단백뇨, 농뇨 증상이 그것이다. 신장여과기능의 기본 단위인 네프론은 가장 고도의 여과기능을 발휘하는 필터인데 그런 기능을 수행할 수 있는 것은 세포와 세포의 간극이 필터역할을 하기에 알맞은 넓이로 틈이 나있기 때문이다. 그런데 해열진통제의 장기 복용과 그로 인한 고열로 정밀한 조직의 표면에 염증이 발생하게 되면 단백질이 통과할 만큼 틈이 크게 벌어져 혈액 중에만 존재 해야 할 단백질이 소변에서도 발견된다. 농뇨는 세균의 침입이 있었다는 얘기로 백혈구와 한바탕 격전이 벌어져 피아가 다수 사망하였다는 뜻이다.

피부 BCG접종 부위가 빨갛게 되는 것은 생균으로 만든 BCG백신 접종부위에 미미하게 남아 있던 결핵균의 생명장을 인체 생명장이 감지하여 마크로파지와 같은 면역세포들이 접종부위로 몰려가 만약의 적의 공격에 대비하도록 병력수송로인 모세혈관을 새로 신설하여 놓기 때문인 것으로 생각한다.

가와사키병의 다른 이름, 스티븐스 - 존슨 증후군

이상의 설명으로 가와사키병의 발병원인은 해열진통제의 부적절한 사용이라는 사실을 독자들은 충분히 인식하게 되었을 것이다. 발병원인으로 현대의학이 추론하여 제시한 바이러스 감염설, 중성 세제설, 칸디다 세균설 등은 팔 가려운데 다리를 긁고 있는 넌센스이다.

해열진통제로 인한 병을 두고 그와 전혀 관계없는 것들과 연결지으려 시도하였기 때문에 현대의학이 내 놓은 추론은 유효한 임상 효과로 결코 연결 될 수 없었던 것이다. 그래서 현대의학도 자신들이 제기한 학설이 실효성 없는 추측임을 이렇게 시인하고 있다. 확실하게 원인이 밝혀져 있지 않다고. 문제를 쉽게 풀기 위한 필요 조건은 항상 원인을 정확히 파악하는 것이다.

여기까지의 설명으로도 〈설마 해열제가 그렇게 까지 작용하였을까?〉하는 의심이 든다면 현대의학에서 가장 빈번하게 처방하고 있는 해열진통제인 타이레놀, 부루펜, 폰탈, 아스피린, 페노프론의 사용설명서에 공통적인 부작용으로 기재 되어있는 원문을 살펴보도록 하자. 의문에 대한 실마리가 풀릴 것이다.

「피부 : 드물게 스티븐스-존슨증후군 (피부점막 안眼 증후군), 리엘 증후군(중독성 표피 괴사 증) 등이 나타날 수 있으므로 이러한 증상이 나타날 경우에는 투여를 중지한다. 또한 때때로 탈모, 박탈성 피부염 등이 나타날 수 있다」

여기서 간과해서는 안 될 말이 〈드물게〉란 말이다. 약이란 당연히 사용목적상 부작용이 드물게 나타나야만 한다. 물론 개인별 체질을 파악한 후 약을 사용하면 드물게 조차도 일어나지 않지만. 그 '드물게' 란 말을 약을 복용하는 입장에서는 '자신과는 관계없는' 이라는 뜻으로 받아들이고 싶겠지만 불행은 자신의 표면의식이 생각하는 것보다 훨씬 가까이에 있는 때가 많다.

'드물게 스티븐스-존슨 증후군' 이 발생한다는 뜻은 바로 '드물게 가와사키병' 이 발생한다는 것과 정확히 같은 뜻으로 이해되어야 한다.

잠시 가와사키병의 유래와 이 질병이 발견되어 정식 병명으로 불리어지기까지의 에피소드를 소개해 볼 필요가 있겠다.

때는 1960년 말, 동경 일본 적십자 중앙병원의 젊은 소아과 의사 가와사키 토미사쿠는 매우 기이한 증상으로 입원한 4세 된 한 남자아이와 조우하게 된다.

체온은 40도를 돌파하여 어깨를 상하로 들썩이며 헐떡이는 호흡, 붉게 충혈된 눈, 건조하고 일부는 갈라져 피가 나오는 입술, 입안 점막 한 쪽에선 피가 스며 나오고 딸기 모양을 한 채 거품을 내고 있는 혀, 달걀크기로 부어 오른 목의 좌측림프선, 발적 된 양 손 · 양 발바닥, 패혈증 · 용련균 감염이 의심되어 페니실린을 투여 하였지만 아무런 차도가 없고 가슴과 배에는 붉은 반점이 지도같이 넓게 퍼져 있는 아이, 그 아이가 숱한 논쟁을 치르고 15년이 흐른 뒤인 1974년 부에노스아이레스에서 개최된 '국제소아과 학회' 에서 마침내 정식으로 소아병의 하나로 인정 받게 된 가와사키병의 발견자 가와사키 눈의 조리개에 들어온 최초의 가와사키병 환자였다.

숱한 논쟁이란 S-J(스티븐스-존슨)증후군이라고 말하는 선배 의사들과 새로운 질병이라고 우기는 가와사키 및 그의 젊은 동료 의사들간의 다툼을 말하는데 당시 소아과학회 좌장이었던 고우츠라는 교수가 "자네들(가와사키의 동료들)이 말하는 환자들이 가끔 입원하네만 우리는 그것을 스티븐스-존슨 증후군으로 결론을 내렸네"라는 일갈一喝에 새 병명을 만들어 보고자 했던 자신들의 공명심에 상처를 입게 되자 후에 이 싸움을 가리켜 가와사키 본인은 이런 표현을 하고 있다.

"형체화된 아카데미즘이 유연성이 없어 미지의 것에 둔감함을 적나라하게 드러낸 에피소드이다"라고. 쉽게 표현하면 '노인네들이 고집만 세서 유연성과 창조성은 찾아볼 수 없었다' 라는 말로 화풀이를 하였던 것이다.

숭앙 받고 있는 현대의학은 새로운 합성약품의 출현과 더불어 가와사키와 같이 공명심과 성급하고 잘못된 상상력을 발휘하는 의사들의 개입 그리고 그에 무비판적으로 동의하고 답습하는 무리가 한데 어우러지면서 올바른 방향으로의 진화에 실패하고 말았다. 가와사키병에서처럼 문제점을 냉철히 파악하지 못하고 조급함과 공명심으로 새로운 질병을 만들어 내기에 급급한 의사들 덕택에 현대인들은 자신의 자연 치유력에 대한 믿음을 저버린 채, 사소한 몸의 변화에도 무수히 흩어져 있는 질병 중에 자신에게 합당한(?) 질병명이 무엇인지를 얻어 듣고자 병원 쇼핑을 하고 있는 것이다.

스티븐스-존슨 증후군이냐, 가와시키병이냐는 99보 100보인 것이다. 술을 마시고 취하는데 열 잔을 마셨느냐 열 한잔 째를 마셨느냐 정도의 차이인 것을 큰 일이 난 것처럼 진검승부를 벌이려 덤벼드는 모습이 마치 과장된 일본의 가부키와도 같다.

해열진통제 때문에 스티븐스-존슨 증후군이 생겼듯이 해열진통제 때문에 가와사키병이 생긴 것이다. 해열진통제를 한 알 더 먹었느냐 덜 먹었느냐의 차이, 해열진통제의 부작용에 더 취약 하냐 덜 취약하냐의 차이, 해열제진통제 복용자의 취약 부분이 어디인가의 차이 때문에 생긴 일을 가지고 40여 년 전 한 무리의 일본인 젊은 의사들이 눈이 동그래져서 한편의 가부키를 연출했던 일은 '의료희극 top 10'의 소재가 될 만하다. 그 중 백미는 뭐니뭐니 해도 후에 논하게 될 백혈병이다.

그렇게 시작된 희극은 지금도 현대의학의 메카라고 하는 General Hospital에서 끊임없이 연출되고 있다. 자신들이 잘못 처방한 해열제를 먹고 입원한 아이를 놓고서 한번 본적도 없는 스티븐스-존슨이니 가와사키니 하는 사람의 이름을 붙여가며 심각한 표정을 짓고 있으니 이것이 시트콤이다.

모래성을 쌓고 있는 현대의학

이젠 현대의학이 가와사키병을 치료하기 위해 개발한 방법을 살펴보자. 전신혈관 염증을 의미하는 가와사키병의 치료법에 감마-글로부린이라는 면역혈청이 동원되고 있다. 염증으로 혈관벽에 상처가 나면 혈전이 만들어지기에 알맞은 조건이 마련된다.

이때 Y자 모양의 집게로 감마-글로부린이 혈전유발물질을 포박하여 간이나 비장으로 보낸다. 그곳에 해로운 물질을 먹어치우는 대식세포가 기다리고 있다가 이들을 청소하여 혈전을 막아준다. 그러나 이러한 조치는 해열제와 고온에 휩싸여 이미 황폐화된 심장혈관을 복원하는 데는 그저 단순한 미봉책밖에는 안 된다.

다음은 고단위 아스피린 요법이다. 독자들은 벌써 일이 이상하게 진행되고 있음을 직감할 수 있을 것이다. 분명 부작용 난에 S-J증후군을 일으킬 수 있다고 씌어져 있는 약물을 버젓이 혈전을 막는다는 미명아래 일반용량도 아닌 고단위요법을 사용하라는 말을 하고 있다. 아래의 아스피린 복용설명서 일부를 발췌한 내용을 보자.

◈ 일반적 주의

「살리실산제제와 레이증후군과의 인과관계는 명확하지 않으나 관련성이 있다는 역학조사 보고가 있으므로 14세 이하의 수두 또는 인플루엔자 환자에는 부득이한 경우에 한하여 신중히 투여하고, 투여 후 환자의 상태를 충분히 관찰한다.

(레이증후군 : 소아에 있어 매우 드물게 수두, 인플루엔자 등의 바이러스성 질환에 뒤이어 심한 구토, 의식장애, 경련(급성 뇌 부종), 간 이외의 장기에 지방침착, 미토콘드리아 변형, GOT, GPT, LDH, CPK의 급격한 상승, 고 암모니아혈증, 저 프로트롬빈 혈증, 저 혈당

등의 증상이 단기간에 발현하는 증세로 사망률이 높음)

소염진통제에 의한 치료는 원인요법이 아닌 대증요법임에 유의한다」

◈ 부작용

피부 : 드물게 중독성 표피괴사증(Lyell 증후군), 피부점막 안 증후군(Stevens-Johnson 증후군), 박리성 피부염 등이 나타날 수 있으므로 충분히 관찰하고 이상이 인정되는 경우에는 투여를 중지하고 적절한 처치를 한다.

일반적 주의란의 내용은 바이러스성 질환을 앓고 있는 어린이에게 아스피린을 투여했을 때 뇌와 간에 치명적 부작용인 레이증후군이 나타날 수 있음에 대한 경고이다. 다시 말해 바이러스성 질환에 의한 발열에 아스피린을 복용하게 되면 급격한 전해질 불균형과 간세포 괴사가 일어날 수 있다는 뜻이다. 가와사키병의 원인이 바이러스에 의한 것일 수도 있다고 추측하여 놓고 뒤이어 아스피린을 고용량으로 처방 한다는 것은 현대의학 스스로 일관성과 논리성을 잃어 자가당착에 빠져 있음을 말하는 것이다.

또한 부작용란에 엄연히 스티븐스-존슨 증후군을 유발할 수 있다고 쓰여있음에도 불구하고 이를 눈여겨보지 않은 채 스티븐스-존슨 증후군과 이름만 다를 뿐인 가와사키병 치료에 사용한다는 것은 방사선 피폭으로 발생한 백혈병을 치료한다며 다시 방사선을 쪼이는 것과 하등 다를 바 없는 언어도단言語道斷인 것이다.

제주도에서 가와사키병으로 필자를 찾아왔던 4살 난 남자아이도 6개월간을 하루도 거르지 않고 아스피린을 복용해 왔다고 한다. 필자에게 왔을 때도 미열인 상태였다. 추위에 노출되어 체온유지가 어려운 상황이 되면 곧바로 고열로 접어들 태세였다. 항상 엔진에 시동이 걸려 있는 자동차처럼 이렇게 가와사키 환자들은 언제라도 고열이 날 수 있는 만반의 준비가 갖추어져 있는 것이다.

스트레스나 과로로 몸 속의 비축에너지가 급격히 줄어들어 면역력이 약해지면 세균이나 바이러스에 감염된다. 그때 이들과 최초로 전투를 벌인 면역세포들이 싸이토카인(cytokine)이라는 신호탄을 토해내어 전신에 비상 사이렌을 울린다.

싸이토카인은 프로스타그란딘이라는 염증유발물질의 합성을 재촉하고 프로스타그란딘은 시상하부를 노크하여 정상체온으로 맞춰져 있는 set-point를 급히 높이도록 한다. 발열은 시상하부의 앞부분에 있는 온도조절중추의 set-point가 높아져 땀구멍이 닫히고 오한이 들면서 일어난다.

아스피린은 프로스타그란딘의 합성을 차단하며 시상하부의 온도조절중추의 set-point가 체온 체크포인트기준, 섭씨 36.5~37도에 머물도록 한다. 하지만 또 한가지 임상상으로 중요한 아스피린의 의미는 발한에 있다. 오한 발열할 때 땀을 내서 체온이 오르지 않도록 유지하는 것이 발한제의 쓰임새다.

발한제는 어디까지나 오한으로 으슬으슬 춥게 느껴져 피부의 땀구멍이 닫히게 되는 상태에서나 쓸 수 있는 것이지, 평상시 오한증상도 없는데 마구 쓸 수 있는 약이 아니다. 오한이 없을 때 아스피린을 복용한다면 혈전을 용해하는 효과적 측면보다는 땀을 낸 만큼 체액량이 줄어 체액을 고갈시키는 부정적 영향이 더 크게 나타날 수 있다. 특히 체구가 작아서 체액보유량이 적은 어린이의 경우는 더더욱 위험하다.

이와 더불어 언급된 치료법이 '필요시 항생제'다. 의사 가와사키가 처음 치료한 아이의 예를 들어 가와사키 증후군을 설명할 때도 균감염은 나타나지 않았다고 하였는데 지금은 치료방법 중 하나가 되어 있다.

그 이유는 간단하다. 인체가 오랜 시간 고열로 시달리면 점막세포가 망가져 미생물 침입이 손쉬워지고 면역세포 생산능력도 떨어지게 되어 세균의 공격에 무방비 상태가 된다. 세균에 감염되어 면역세포에 비상을 알리기 위해 열이 발생하는 경우는 항생제로 해열이 되는데 가와사키가 처음 보았던 아이는 2차적 세균감염이 미처 진행되기 전 상태였던 것 같다.

만약 항생제로 열이 떨어진다 하더라도 상당수에서 황달증상을 감수해야만 할 것이다. 요즘은 고단위 항생제 사용이 일반화되어 있는데 해열진통제의 오·투약으로 고열이 여러 날 지속되어 간 세포가 정상기능을 상실한 터에 고단위 항생제를 투여하면 간 기능이 손상되어 간장에서 처리되지 못한 빌리루빈이 혈액을 타고 돌아다니는 간성황달이 발생할 수 있다.

수액요법은 체액량을 늘여서 열을 식히려는 의도로 사용하는데 바로 윗줄에서 아스피린을 사용하여 체액량을 줄여놓아 해열을 더욱 힘들게 해놓고선 다시 체액을 늘이는 방법을 쓰고 있다. 이는 마치 요즈음 식품업체들이 비타민이나 항산화제 같은 중요한 생리활성 물질을 가공 · 정제 과정에서 모두 제거해 놓고는 포장할 때 비타민을 다시 첨가하여 비타민 강화제품이라고 선전하는 것과 같다. 미로를 헤매고 있는 모습이 안타깝기만 하다. 수액요법으로 늘릴 수 있는 체액의 양에는 한계가 있으며 결국은 혈액이 희석되는 문제점을 안고 있기 때문에 여러 차례 사용할 수 있는 방법이 못 된다.

이 모든 현대의학이 제시하고 있는 대응법들은 대세를 바로잡기에는 역부족이거나 오히려 증세를 악화시키기만 하는 자충수이다. 금방이라도 후유증이 나타날 수 밖에 없는 필연성을 지닌 대응법에 지나지 않기 때문이다. 지금까지의 내용을 읽고 이해했다면 가와사키병이라는 것을 가장 정확히 파악하고 동시에 가장 현명하게 대처할 수 있는 방법을 터득하게 된 것이다. 그 방법이란 단 하나 〈해열제를 먹지 않고 보온으로 해열하는 것〉이다.

하루 속히 해열진통제의 부작용 난에 '고열에 3~4일 이상 연용하면 가와사키병에 걸릴 수 있다' 는 경고문이 삽입되어야 할 것이다.

4

심장 판막증, 수명이 다할 때까지 생길 수 없는 병

인체조직 중 뼈 다음으로 강한 내 마모성을 지닌 조직이 심장에 있는 4개의 판막(삼천판, 폐동맥판, 승모판, 대동맥판)이다. 판막의 내마모성도 탁월하지만 판막이 몸담고 있는 심장의 근 지구력 또한 타 장기의 추종을 불허한다.

성인의 1분당 심 박동수가 70회라면 80년 간 29억회 박동하게 되고 그가 펌프질 한 총 혈액량은 1억 7천 6백만 리터가 된다. 8순이 될 때까지 무탈한 삶을 살아왔다면 주인을 위해 애쓴 모든 장기가 그들의 노고에 대해 치하 받아 마땅할 것이나 규중칠우들의 쟁론에서 감투 할미인 골무가 마님의 가장 큰 총애를 받았던 것처럼 우리가 임종할 때 가장 감사히 생각해야 할 존재는 5장6부 중 심장일 것이다.

그 쉼 없는 작은 몸부림으로 지구둘레를 2번 반이나 두를 만한 길이인 10만 km가 넘는 혈관에 혈액을 공급하고 자율신경계에 가장 예민하게 반응하면서 주인과 가슴 졸이는 순간순간을 같이 해주었으니 말이다.

불가사의한 심장판막증

충실한 심장의 기능과 역할은 판막의 절대적인 지지와 수고가 전제되어 있어야 한다. 심장이 대동맥으로 혈액을 분출하기 위해 최대한의 압력이 필요할 때, 대동맥판은 긴밀히 문을 닫고 있다가 최적기라고 판단되는 순간 활짝 문을 열어 신선한 혈액을 동맥에 공급한다. 매 순간 기다림과 때를 놓치지 않는 예리한 판단과 긴밀함 그리고 강인함이 판막이 갖추어야 할 조건이다. 그런 판막이 어느 날 심장판막증이라는 석연치 않은 일을 당하여 닫히고 열리는 일을 긴밀히 수행하지 못하게 된다는 것은 자연상태에서는 일어날 수 없는 불가사의한 일이다.

많은 의학자들이 40이 넘어 생기는 질환을 퇴행성이라고 한다. 그런 교육을 받은 일반인들 또한 연골이 닳아 무릎에서 소리가 나면 나이가 들어 그렇겠거니 한다. 그러나 이는 커다란 착각이다. 무릎관절을 40년, 50년을 사용했기 때문에 퇴행성 관절염이 생겼다는 논리가 성립하기 위해서는 반드시 한 가지 전제조건이 성립되어야 한다.

40~50이 넘어 퇴행성 관절염을 앓고 있는 사람들은 동시에 심장판막증도 앓고 있어야만 한다는 사실이 그 전제조건이다.

심장판막은 심장이 건강하게 고동칠 수 있도록 하루 10만 번이 넘게 열리고 닫히기를 반복한다(손끝으로 손바닥을 문질러 보자. 아마 1000번을 못 넘기고 부르트게 될 것이다).

낮잠을 자든 운동을 하든 식사를 하든 판막은 휴식이 없다. 끊임없이 마찰하고 또 끊임없이 스스로를 재생한다. 더도 아니고 덜도 아닌, 정확히 닳아 없어진 만큼 만을 다시 만들어 놓는다. 반면 무릎연골은 퇴행성 관절염에 잘 걸린다는 가정주부를 놓고 보아도 부엌에서 걷고 장보러 갈 때 좀 무거운 짐을 들고 에어로빅 할 때 뛰는 것을 빼고는 항상 휴식상태다.

그녀가 택한 운동종목이 수영이라면 판막은 부지런히 뛰고 있어야겠지만 무릎연골은 여름철의 배짱이가 되어도 좋다. 또한 연골은 그녀가 잠꾸러기일 경우 더욱더 많은 시간을 놀며 지낸다. 하지만 판막은 그녀가 침상에 누워 있는 시간에도 잠자리에 들지 않는다. 운동강도와 지속시간에 있어 판막과 비교한 연골은 퇴행성 질환의 대상으로 대접받기에 그 노고가 부족하다.

이렇게 충실한 판막이 80년도 아닌 40~50년도 채 쓰지 않은 시점에서 닳아서 헐거워져 버리거나(폐쇄부전) 맥없이 늘러 붙어 버린다는 것(유착)은 상식과 물리학의 범주에서 이해될 수 없는 현상이다. 유독 현대의학만이 이것을 자연스럽게 받아들이고 있을 뿐이다.

원인과 결과만 있는 심장 판막증

심장판막증은 심장의 내면을 싸고 있는 심내막에 생긴 염증이 판막을 침해하여 생긴다. 심장내막의 다른 부분에 염증이 생겼더라면 단순염증으로 그칠 일이 염증 부위가 판막으로 옮겨 가는 바람에 생명을 위협하는 사건으로 비화된다. 현대 임상의학에서는 심내막염을 〈세균성 내막염〉과 〈비세균성 내막염〉 2가지로 구분한다.

치아를 빼고 나서 혹은 상기도에 염증이 생긴 후 황색포도상구균이나 녹색연쇄구균이 혈액 속으로 침투하여 심내막이나 판막에 감염소를 형성하게 되는 경우를 세균성으로, 류머티즘이 발생하고 있을 때 심장내막에 염증이 발생하는 것을 비세균성이라 분류한다.

그러나 세균성 심내막염이 발생하게 된 배경설명을 상기도 감염이나 발치 후 심장으로 세균이 침투하게 되었다는 것으로 끝내려 한다면 그것은 설명이 아니라 사건 은폐와 축소에 해당한다. 인체에는 모든 이물질을 검색하기 위해 임파절이라는 검문소가 요소요소에 설치되어 있고 경비병력인 백혈구가 상주해 있다. 또 한 방울의 혈액에만도 4,000~8,000여 개의 백혈구가 경계 태세를 갖추고 있다.

심장내막에 세균이 살고 있다는 증거가 있기에 세균성 심내막염이라 말한 것이겠지만 단순한 감기나 발치라는 사건을 심장내막염과 곧바로 결부지어 버리는 것은 사건의 결말이 나오기까지의 과정에 대한 이해부족이라고 밖에 볼 수 없다.

상기도 감염이나 발치라는 단순사건과 심내막염이라는 중대사건

사이에 벌어지는 매우 중요한 중간 과정을 현대의학은 간과한 채 현상에만 집착하고 있는 것이다.

해열진통제가 개입된 세균성 심내막염

다른 감기 후유증에서도 마찬가지 이지만 심장판막증 또한 〈해열진통제의 개입〉이라는 중요한 중간 과정이 생략되어있다. 상기도 감염, 즉 감기에 걸렸을 때 〈3일 내지 5일간〉의 집중적인 해열진통제 투약이나 치통, 동통에 대한 만성적인 진통소염제 복용이 세균성 심내막염의 선행 조건이다.

앞서 설명하였듯이 감기에 걸려 고열이 발생한 상태에서 해열진통제의 집중적인 복용(한 가지 해열진통제의 과량 복용 혹은 2종 이상의 해열진통제 병용)은 인체를 대단히 위험한 염증상태로 몰고 간다. 걸쳐 입은 옷이 펄럭일 정도로 심장이 요동치고 있을 때조차 열을 끄기 위해 해열진통제를 먹이게 되면 아이의 심장은 체열로 인한 열상과 해열제의 독성에 의한 화상을 동시에 입게 된다.

심장염이 생길 정도로 해열진통제를 복용하게 되면 검문소인 림프절도 화상을 입어 검문기능을 상실하게 되고 골수와 간장 역시 기능이 저하되어 전투능력을 갖춘 건강한 백혈구들을 만들지 못하게 된다. 면역체계가 붕괴되면서 무혈입성을 코앞에 둔 세균 테러리스트들에게는 어디를 아지트로 삼을지 만이 고민으로 남게 된다.

이제 판막은 어떤 지경에 처하게 될 것인가? 고속주행으로 열 피로가 누적된 타이어가 한순간 파열되어 휠만 남게 되듯이 치솟은 체열과 해열진통제의 협공 속에서 내마모성과 내화성을 자랑하던 판막도 끝내는 열상을 입어 외곽이 허물어지면서 세균들에게 가장 매력적인 1급 거주지로 부상하게 된다. 심장판막증의 서막이 오르게 되는 것이다.

한편 생리통이나 두통, 치통 등의 만성 통증에 해열진통제를 복용해 왔던 사람은 스트레스에 항시 노출되어 지내왔을 가능성이 매우 높다. 정신적 스트레스에 자주 노출되면 인체는 스트레스 호르몬을 만드느라 기분을 좋게 만드는 행복 호르몬(세로토닌, 도파민, 엔돌핀 등) 만드는 일을 제쳐 둘 수밖에 없어 참을 만한 통증도 큰 고통으로 느끼게 된다. 이런 처지의 사람들이 평소에 채소나 과일 위주의 섭생을 하는 일 또한 만무할 것이다. 스트레스에 쫓긴 나머지 산성 식품인 설탕이나 가공식품 들을 위주로 먹게 되어 체액은 산성으로 기울고 충치균 번식에 좋은 여건이 마련된다. 그래서 찾게 되는 것이 또한 해열진통소염제이다.

이렇듯 해열진통제의 적극적인(집중적이거나 만성적인) 개입이 없었다면 상기도가 감염되어 점막이 헐어 버리든 이를 통째로 뽑아 틀니로 갈아 끼우든 판막은 결코 스스로 모습을 변형시켜 중차대한 임무를 저버리는 일은 하지도 당하지도 않는다.

해열진통제가 개입한 비세균성 심내막염

다음은 비세균성으로 분류한 류머티즘성 판막증에 대해서 알아보자.

자가면역질환인 류머티즘의 상태에서 어떤 조건이 추가되었을 때 판막증에 걸리게 되는 것일까? 류머티즘은 어린이나 어른을 막론하고 연령과 상관없이 나타나는 자가면역질환이다. 그렇다면 여타의 퇴행성 질환과는 다르게 어린이나 어른 모두에게 해당되는 류머티즘성 판막증에 걸리게 되는 공통 원인이 있을 것이다. 동떨어진 연령대가 공유할 수 있는 동일한 이유란 다름아닌 해열진통제의 복용이다. 감기에 걸렸을 때, 백신을 맞았을 때(이 경우는 어린이 쪽에만 주로 작용하겠지만), 통증이 있을 때 모든 연령대가 현대의학으로부터 처방 받는 공통된 약은 바로 해열소염진통제다.

'왜 고열인 때 해열진통제가 해로운가' 편에 설명되어 있는 아세트아미노펜의 예를 들어 보도록 하자. 이 성분의 해열진통제를 복용하면 간은 이 약물을 해독하기 위해서 포합이라는 해독 작업을 하게 되는데 이 작업에 아미노산과 미네랄 등의 영양성분이 절대적으로 필요하다.

만약 이들 성분이 결핍된 상태에서 〈백신주사를 맞고 난 후 혹은 감기로 열이 오르게 되었을 때〉 해열진통제를 과량 복용하게 되었거나, 평소 진통소염제를 장기 복용하고 있을 경우엔 〈NAPQI〉라는 중간대사물질이 포합되지 못한 채 간장에 쌓이게 된다.

문제는 이 물질이 대사되기 이전 성분인 아세트아미노펜보다 오히려 독성이 훨씬 크며 심장독성이 매우 강하다는 점이다.

심장 구조물 중에서 가장 심한 마모가 일어나는 심장판막이 안타깝게도 심장 근육을 괴사시킬 만큼 강력한 독성을 지닌 물질로 거듭태어난 아세트아미노펜의 제물이 되는 것이다. 아세트아미노펜이 판막을 제물로 삼으려는 순간, 그때가 마침 불쾌지수가 높은 한 여름이거나 스트레스를 받아 교감신경이 한껏 흥분되어 심 박동수가 평상시 보다 20~30% 늘어나 있는 때라면 판막의 개폐횟수 또한 한층 늘어나 판막의 마모도가 최대로 커지게 된다. 삼각파도가 만들어지기에 절묘한 시점인 것이다.

해열진통제와 영양 불균형, 스트레스가 만들어 놓은 삼각파도의 꼭지점에 올라서게 된 심장 판막은 심장판막증이란 난파를 당하게 된다. 이렇게 심장독성의 대부분을 개폐활동을 하는 판막이 떠 안게 되는데 이것이 류마티즘성 심장판막증의 원인이다.

다시 돌아올 수 있는 판막

이런 중간 과정에 대한 이해가 생략되다 보니 청진기를 통해 들은 판막의 불협화음이 '판막을 교체 하라'는 환청으로 들리게 되는 것이다. 판막의 훼손도가 심하여 인공판막으로 갈아 끼우는 판막 치환술을 결정한 외과의의 입장에서라면 판막치환이 가져다 줄 상업성은 크겠지만 교체 후 겪게 될 환자의 고통과 불안, 삶의 질의 저하는 다른 무엇으로도 치환되지 않는다.

판막치환술을 받고 나면 혈액응고를 방지하기 위해 혈액응고 방지제를 기본적으로 먹어야 하고 이로 인한 간장의 부담으로 짙은 기미가 얼굴을 뒤덮는다. 인공판막이 쉼 없이 재깍거리는 소리는 마치 약속시간을 재촉하는 괘종시계의 초침 소리처럼 심장을 울린다. 적막한 곳이라면 독서에 방해가 되겠다 싶을 만큼 인공판막의 마찰음은 크고 규칙적이다.

이미 판막을 교체한 경우라면 판막이 망가져서 그렇다는데 달리 방도가 있었겠느냐며 따지고 싶은 마음이 들 수도 있을 것이다. 임상활동의 많은 부분을 현대의학이 끼쳐 놓은 피해를 수습하는 것에 할애하고 있는 필자가 종종 듣는 짜증이다. 듣고 나면 그만인 짜증이지만 그 말을 한 사람의 심정을 헤아려보면 필자의 마음 또한 아려온다.

만약 판막교체를 제의 받은 상태라면 어서 판막이 원래대로 힘차게 역동하고 굳건하게 재생될 수 있도록 필자가 제안한 단절요법을 적용해 보기 바란다. 해열진통제와 고열로 잠시 기절하여 잊고 있었던, 바로 며칠 전까지 그 막강했던 재생력을 되살릴 수 있게 될 것이다. 지금껏 살아 온 평생에 단 일초의 해찰도 없이 하루 10만 번의 요동에도 끄떡없었던 너무나도 믿음직하고 훌륭한 판막이 아니었던가?

5

소방서의 화재火災, 신장염

자동차의 엔진은 산소로 연료를 태워 출력을 얻는다. 산소와 연료의 소모량이 많아지면 엔진의 회전수(RPM : round per minute)가 오르는데 RPM이 높아지더라도 쾌속주행을 하는 상태에선 고속으로 유입되는 공기가 라디에이터의 냉각수를 신속히 식혀주기 때문에 엔진 온도는 일정수준을 넘지 않는다.

그런데 변속기가 중립 위치에 놓이게 되면 red zone에 가까워질 만큼 RPM이 치솟더라도 엔진만 달아오르고 소리만 요란해질 뿐, 차는 단 한 발짝도 앞으로 나가지 못한다. 엔진은 고속주행보다 공회전할 때 과열되기 쉽다.

손을 마주잡고 해변을 달리는 연인들의 몸 안에서 일어나는 반응을 살펴보자.

호흡량이 늘어나 많은 양의 산소가 들어오고 근육세포로 다량의 포도당이 흘러 들어가 미토콘드리아의 ATP생산량이 늘어난다. 연인과의 달리기는 사랑과 설레임으로 가득 찬 육체적 스트레스만이 작용하기 때문에 심장과 근육이 조화롭게 움직이는, 차로 말하면 바퀴도 잘 돌고 냉각수도 잘 흐르는 쾌속주행을 하고 있는 상태와 같다.

그러던 연인이 결혼하고 10수년이 흘러 재정 문제로 서로에게 상처를 주는 격한 언쟁을 벌여 미움과 증오의 정서가 가득차면 마치 변속기를 중립에 놓고 가속페달을 밟은 엔진처럼 신진대사는 항진되지만 근육은 움직이지 않은 채 심장만 벌렁거리며 손발은 싸늘히 식어 얼굴만 벌겋게 된다. 사랑으로 그윽했던 바닷가의 육체적 스트레스가 증오라는 인화성 강한 정신적 스트레스로 변질되어 과거의 연인이 오늘의 원수가 되어버린 것이다.

인화성이 강한 스트레스 vs 소화기 부신피질호르몬

정신적인 스트레스에 노출되면 인화성이 강한 스트레스 호르몬들이 대거 혈액으로 쏟아져 들어와 활성산소를 만들어 전신에 염증을 일으키고 세포변이를 일으키는 프로모터로 작용한다. 마치 공회전으로 과열된 엔진이 윤활유를 검게 태우고 고무호스를 녹이고 배기가스만 자욱이 뿜어내듯이.

부신피질 호르몬은 면역력을 떨어뜨린다거나 비만과 궤양 등을 일으키는 역기능에 초점이 맞춰져 문제아로 인식되어 왔다. 하지만 부신피질 호르몬은 국가 공익요원인 〈소방대원〉에 견줄 만한 가치가 있음을 먼저 인정해 주어야 한다.

왜냐하면 자동차의 쾌속주행이 라디에이터가 항상 냉각수를 시원히 순환시켜 주고 있기에 가능하듯이, 파란만장한 삶을 살면서 수많은 우여곡절을 겪어낼 수 있는 것은 부신피질 호르몬 덕택이다.

정신적 스트레스로 심장만 요동치는 일이 생기게 되면 신체 곳곳에선 활성산소 발생량이 증가하여 염증반응이 일어나게 된다. 이때 염증이 겉잡을 수 없이 번져나가는 것을 차단해주는 소화기가 바로 부신피질 호르몬이다. 〈부신피질 호르몬 소모량은 심장 박동수와 비례한다〉라는 발견은 인체 항상성 유지기전을 이해하는데 필요한 또 하나의 힌트가 된다.

심장박동수가 공연히 오르는 일을 배제할 수 있는 능력을 갖는다는 것은 건강한 삶에 이르는 통로를 확보하는 것과 같다. 타협할 수 없는 확고한 〈꿈과 희망〉을 갖는 것이 심 박동수를 확실히 통제할 수 있는 가장 효과적인 수단이다.

해열진통제는 방화범, 부신피질 호르몬은 소화기

세련미 넘치는 전문직 모델이 효과 빠르며 안전하다고

웃음지으며 광고하던 해열진통제는 사실 간장과 신장 양쪽 모두에 독성을 나타내는 위험한 약물이다. 아세트아미노펜 성분의 해열진통제가 전 세계시장을 석권하는 일은 자유시장 경제의 대부인 미국의 의료 자본주의가 있었기에 가능한 일이다. 자유로운 비판이 보장되어 있다지만 미국식 의료 자본주의는 상업적 가치를 위해서 라면 언제고 정당하고 건전한 가치를 뒤로 미룰 줄 안다. 만약 해열진통제가 구 소련이나 쿠바에서 개발되었더라면 슈퍼마켓 진열은 꿈도 못 꾼 채 약장 안에 갇히는 신세가 되었을 것이다. 그들의 의학은 상업적 욕심과는 최소한의 안전거리를 유지하며 진화할 수 있었기 때문이다.

감기에 걸려 AAP(acetaminophen) 성분의 해열진통제를 먹게 되면 AAP의 2차 대사 산물인 NAPQI가 신장조직과 결합하여 세포를 괴사시킨다. 보온조치를 하지 않아 고열이 생겼을 때에는 더욱 치명적이다. 해열에 실패하여 고열이 되면 인체의 보유 수분이 줄어들고 신장은 혈액유입량 감소로 졸아든 냄비처럼 뜨거워진다.

냉각수인 소변양이 줄어들면서 신장에서 소변을 거르는 기본 단위인 사구체에 염증이 생기기 시작하는데 한곳에서 생긴 염증은 연쇄반응을 일으키며 차례로 주위로 퍼져나가 신장전체가 염증상태에 이르게 된다. 이 상태를 신부전이라 한다.

신장염이 개선되지 않은 상태에서 고열이 떨어지지 않고 해열진통제가 반복투여 되면 신장염은 하루 이틀 만에라도 신부전으로 발전하게 된다. 염증 전개속도가 시간이 지남에 따라 기하급수적으로 증가하기 때문이다. 고열로 간장의 기능이 떨어져 신장 위에 모자처럼 얹혀있는 부신피질이 부신피질 호르몬 원료인 콜레스테롤을 확보하지 못하게 되면서 다른 곳의 염증은커녕 신장자신이 화상을 입는 일조차 막지 못하는 지경에 이르게 된다. 경찰서에 도둑이 드는 일이며 소방서에 불이 붙은 꼴이다. 신장염이란 해열진통제의 방화로 신장이 화상을 입은 사건이다.

너무나 낯선 이방인, 해열진통제

고열로 각 장기가 염증상태에 빠져 기능이 제한 받고 있을 때 해열진통제나 항 히스타민제 등이 몸속에 유입되면 간과 신장은 약의 해독과정에서 나온 부산물을 체외로 배설해야 하는 이중고를 안게 된다. 수 만년 인류가 섭취해 왔던 인체친화성 음식을 소화, 흡수, 대사, 배설하는 데에는 별다른 부하가 걸리지 않지만 세상에 나온지 불과 백 여년 밖에 안 되는 해열진통제나 식용이라는 말을 방패삼아 모든 식 · 음료에 습관처럼 첨가되고 있는 식용색소 그리고 기타의 합성 화학물질에 대해서는 아직 우리 몸이 효율적으로 처리할 수 있는 대사체계를 확보하지 못한 만큼 이들은 섭취부터 배출까지 단계 단계마다 문제와 잡음을 일으킬 수 밖에 없다.

구토, 설사, 미식거림, 위장출혈 등의 위 · 장관 장애 문제로부터 간에서 대사 될 때 발생하는 유해물질에 의한 약물성 간염, 신장염, 빈혈, 백혈구 감소, 적혈구 감소, 혈소판 감소, 심혈관 질환, 뇌출혈 등이 그것이다.

해열진통제는 마치 반찬의 소금처럼 소화제만큼이나 현대의학의 모든 분과에서 두루 두루 쓰이고 있다. 감기몸살로 인한 관절통이든, 감기후유증으로 기침을 심하게 하여 생긴 흉통이든, 스트레스로 인한 편두통이든, 방광염으로 배뇨통을 호소하건 간에 이루 다 열거할 수 없을 만큼 다양하고 광범위한 원인으로 발생된 모든 통증에 해열진통제가 처방되고 있다.

고열로 장기에 염증이 발생한 상태에서 해열진통제를 연속 복용하면 이것은 곧바로 백혈병으로 가는 지름길이 되기도 한다. 해열진통제 복용에 있어 최대한의 허용범위는 어디 까지나 내부 장기에 염증이 발생하기 이전까지이다.

폐나 간장, 신장 등에 염증이 발생하게 되면 간장은 염증수복에 필요한 원료를 생산하기 위해 총력을 기울이게 되는데 이때 해열진통제를 복용하게 되면 간장은 해열진통제 해독에 일손을 빼앗겨 염증 복구시점을 놓치게 된다. 대부분의 합성의약품을 복용할 때 술을 금하라는 경고문구는 간이 알코올을 분해하느라 화학약품을 무독화 하는데 더 오랜 시간이 걸리기 때문이다.

인체 친화적인 물질이란 간장에서 무독화 하는데 필요한 반응단계가 단순하고 소요되는 시간이 짧고 2차 대사 산물의 독성이 적어 간과 신장에 무리를 주지 않는 물질을 말한다. 대부분의 합성의약품은 거쳐야 할 해독과정이 복잡하고 대사 산물의 독성이 강하여 간과 신장 세포에 염증을 일으킨다. 호르몬제나 항생제, 항히스타민제, 진통제, 마취제, 항암제가 대표급 선수다. 그 중 특히 진통제가 강조되는 이유는 위험성에 비해 너무나도 관리가 허술하여 가장 널리, 가장 많이, 가장 흔하게 사용되고 있기 때문이다. 야수를 양이나 소처럼 방목해 키운다면 마을의 안전은 풍전등화가 될 것이다. 해열진통제를 약장 안에 가두어놓지 않고 지금처럼 비스킷 사먹듯이 손쉽게 구해 먹을 수 있도록 방치해 둔다면 인류의 안전한 삶은 기약할 수 없을 것이다.

현대의학은 우리 몸을 긍휼히 여기지 않는다

다음은 소변을 보기만 하면 극심한 두통이 생겨서 도저히 참을 수 없다던 어느 중년 여성의 이야기다. 일선 의료기관에서 해열진통제를 어떻게 이해하고 있는지를 보여주는 또 하나의 단적인 예이다.

평소 자연치유에 관심을 가지고 있던 근무 약사님이 환자와 상담

후 환자에게 필자와 상담을 해보라는 말을 건네며 안타까운 표정을 짓고 있었다. 전해 받은 처방전에는 타이레놀 1회 2알씩 하루 3회 복용이라고 쓰여 있었다.

"선생님요! 소변을 볼 때마다 진저리가 날 정도로 머리가 아픕니다. 소변을 보기가 무섭습니다!"

여인의 심신을 짓누르고 있는 삶의 무게가 몽롱해진 눈망울에 맺혀 있었다.

"차마 이 처방전의 약을 지어드릴 수 없네요"

"그래 무엇이 그리 아주머님을 힘들게 하였습니까?"

치매에 걸린 시어머니를 모시며 가족의 생활고를 동시에 걱정해야 하는 형편이란다. 연민과 함께 화가 났다. 이 환자가 계속 진통제를 복용하게 된다면 더 극심한 두통을 호소하게 될 것이 자명하였다. 감기에라도 걸리는 날엔 신장 기능이 졸지에 떨어져 신부전의 문턱에 다다를 가능성 또한 높아 보였다.

극심한 스트레스에 노출되면 중요장기는 그들 자신이 담고 있던 자기 성분(방광은 오줌, 대장은 대변, 혈관은 혈액, 위장은 위산, 관절은 관절액, 림프조직은 림프액)에 의해 2차 염증이 유발된다.

위장을 예로 들면 1단계로 스트레스가 만들어 낸 활성산소가 위점막을 부식시킨다. 활성산소가 위벽을 허물어 놓으면 2단계로 위 속에 담겨 있던 위산이 상처를 크게 만들거나 구멍을 뚫어 놓는다.

미생물의 명命이 생물을 분해하여 자연으로 돌려보내는 일이듯이 스트레스 또한 모든 생물의 전 조직을 붕괴시킬 수 있는 막강한 조직

해체 능력을 지니고 있다.

두뇌를 위축시켜 치매를 부르고 연골을 마모시켜 거동할 수 없게 만들며 잇몸을 녹여 풍치를 만들고 혈관을 녹여 파열을 일으킨다. 스트레스는 형태 없는 저승사자다.

스트레스는 어혈 혹은 혈전을 만드는 원인인 면역복합체(항체가 항원을 결박하고 있는 형태)를 대량 생산하여 혈액순환을 방해하는 주범이다. 면역복합체가 많아지면 동원할 〈항체 예비군〉이 줄어들어 면역기능이 떨어진다. 따라서 스트레스는 면역력을 떨어뜨리는 주요 원인이 되며 모세혈관의 혈액순환과 림프관의 림프순환 장애를 일으켜 노폐물의 신속한 배출과 신선한 혈액, 조직액 공급을 막는다. 고인 물이 썩는 자연현상이 도처에서 일어나게 되는 것이다.

A4용지에 새끼손가락이 스쳐 베이기만 해도 신경이 종일 그곳에 쏠려있기 마련인데 아무런 통증 없이 하루를 보낼 수 있다는 것은 정말로 대단한 능력이다. 정교한 항 염증작용이 매 순간 끊임없이 우리 몸에서 이루어지지 않고서는 일어날 수 없는 일인 것이다.

그 여인의 배뇨에 의한 극심한 두통을 해결해 준 것은 작약감초탕과 사역산이라는 한방과립제 이틀 투약이 전부였다. 독자들에게 당부한다. 진통제를 함부로 복용하지 말 것과 병원처방전에 아래에 열거한 성분이 눈에 띈다면 한번만이라도 고민해 볼 것을. 유아나 청소년 특히 난소와 자궁 기능이 발육되는 시기인 여학생에게는 아주 특별한 경우(단기간의 사용을 전제로 잠을 못 이룰 정도의 치통이나 수

술 후 동통으로 시달리는 경우)가 아니라면 원칙적으로 이부프로펜, 아세트아미노펜, 페노프로펜, 메페남산, 디클로페낙, 나프록센, 아세클로페낙 등의 해열진통소염제는 모두 삼가야 될 요주의 약물이다.

여자가 오줌소태(방광염)에 잘 걸리는 이유

약국에 있다 보면 불안한 기색으로 약국문을 열고 들어오는 여성들 중 많은 수가 소변볼 때 따끔거리고 소변을 자주 보게 된다고 하소연 하는 사람들이다. 남자의 경우 이런 증상을 호소하는 사람은 거의 없다. 그 이유는 폐렴이 발생하게 되는 원인과 같다. 여자의 방광이 외부에 가장 가깝게 노출되어 있기 때문이다. 요도를 사이에 두고 방광은 외부공기와 맞닿아 있는데 여성의 요도는 남성의 것보다 짧기 때문에 그 만큼 방광이 미생물에 감염되기 쉬운 불리한 조건에 노출되어 있다. 이런 해부학상의 차이 때문에 같은 환경에서 남자에 비해 방광염에 자주 걸릴 수 밖에 없지만 모두가 그런 것은 물론 아니다.

그렇다면 어떤 경우에 방광염이 생기는 것일까? 스트레스를 받게 되면 모세혈관이 수축하여 모세혈관이 몰려있는 손과 발, 내장에 원활한 혈액흐름이 차단되기 때문에 백혈구의 이동능력이 떨어지게 된다. 이런 영향이 방광의 모세혈관에 나타나게 되면 방광의 면역체계가 허물어져 쉽게 감염이 일어나게 된다.

스트레스를 받을 때 무좀이 심해지는 현상을 유심히 관찰하였던 독자라면 연관지어 생각할 수 있을 것이다. 무좀을 근치할 수 있는 가장 손쉬운 방법을 소개한다면 43도~45도의 물에 무릎 아래 부분을 담근 상태에서 매일 취침 전, 10분 정도 각탕법을 하고 양말이나 버선을 신고자면 발가락 무좀은 15일, 발톱무좀은 6개월 정도가 되면 치유될 수 있다. 같은 이치로 방광염은 반신욕을 함으로써 예방, 치유할 수 있다. 물론 냉장고에서 바로 꺼낸 음식은 먹지 않아야 한다. 더 효과 좋은 방법은 방광염 환자나 무좀환자 모두 마음에 그리던 곳으로 여행을 떠나 반신욕이나 족탕을 하는 것이다.

어느덧 신장투석을 전문으로 하는 의원이 동네에도 하나 둘씩 생겨나고 있다. 감기에 혹은 두통에 별 의심 없이 먹었던 해열진통제가 신장염을 일으키고 그것이 급성, 때로는 만성형의 신부전으로 발전한다. 일생을 살면서 신장투석을 받는 일이 생긴다면 너무나 제한된 삶을 살 수 밖에 없을 것이다.

현대의학이 NO! 라고 결정지었다 하더라도 원상으로 되돌릴 수 있는 여지는 항상 남아 있다. 신부전은 신장염이 확대된 것에 불과하다.

신기능이 제 자리로 돌아오고 투석의 늪에서 벗어나려면 우리 몸의 자연치유기능이 최대한으로 발휘될 수 있도록 잘못된 방법으로부터 단절되어 있어야 한다. 이 보다 더 명심해야 할 일은 허망한 일이 발생하기 전에 해열진통제를 현명히 대하여 피해를 입지 않도록 하는 것이다.

5

백혈병

1 현대의학의 가장 큰 오류 백혈병
2 구급상자 속에 들어있는 백혈병의 원인
3 첫 단추를 잘못 끼운 현대의학의 백혈병 치료법
4 백혈병으로 가는 예정된 경로
5 급성 골수성 백혈병의 진실
6 부작용만 남긴 약, 급성 백혈병 치료제
7 만성 골수성 백혈병의 진실
8 글리백의 백일몽, 희망인가? 또 다른 절망인가
9 골수이식, 의학인가? 폭력인가

1

현대의학의 가장 큰 오류

백혈병

세상에서 가장 무서운 질병을 꼽으라면 열에 아홉은 백혈병을 떠올릴 것이다. 러브스토리 같은 순정영화를 보면서 가슴 뭉클했던 기억이나 방송사의 골수이식 수술비 마련을 위한 모금운동에 비춰진 백혈병 어린이들의 가슴 아픈 사연에 연유된 바 클 것이다. 그러나 현대의학의 감기치유에 대한 무지와 해열진통제의 오용이 없었다면 백혈병에 걸려 거친 숨을 몰아쉬며 황혼으로 지려는 운명과 싸우는 일은 결코 벌어지지 않았을 것이다. 백혈병 어린이의 참담한 고통이 현대의학의 무지 때문이라고 하면 많은 사람들이 이를 필자의 억지라고 말할 것이다. 현대의학에 의해 백혈병으로 내몰린 환자 장본인조차 고개를 가로 저으며 그럴 리 없다며 심기가 불편해 질 수도 있을 것이다.

하지만 백혈병을 치유할 수 있는 가장 안전하고도 빠른, 그러면서도 손쉬운 방법이 백혈병이라는 진단이 내려짐과 동시에 종합병원의 침상에서 탈출하는 것이란 점은 어찌할 수 없는 엄연한 사실이다.

참으로 처음부터 있지도 않았던 질병을 만들어 놓고선 그것 때문에 고통 받는 이들에게 당장 골수이식을 하지 않으면 목숨이 위태롭다며 한 가정의 삶을 송두리째 뒤흔들어 놓는 비극을 아무런 거리낌 없이 행하고 있는 곳이 현대의학의 한 축인 혈액종양내과라는 분야다. 백혈병이론은 일반인 스스로를 어리석다고 믿게 할 만큼 현란하며 용어는 난해하다. 하지만 현대의학에 대해 품고 있던 신앙심을 잠시 접어두고 그들의 이론을 상식의 눈으로 다시 들여다본다면 그 거창한 이론이 가공된 것이란 사실을 명확히 알 수 있다.

전문분야 중의 전문분야로 자처하는 혈액종양학이 만들어 낸 허구는 백혈병환자에게는 절대적으로 믿고 따라야 할 모세의 지팡이다. 한의학을 포함한 이 세상 대체의학이 무수한 질병에 대한 해결방안을 나름대로 내 놓으며 '이대로만 하면 나을 수 있다' 고 선전하면서도 유독 백혈병이란 병명 앞에서는 함구로 일관하고 있는 것만 보아도 백혈병이란 것이 얼마나 사람들의 마음과 머릿속에 함부로 논할 수 없는 신성불가침 영역으로 각인되어 있는지 가늠해 볼 수 있다.

살을 뺀다, 척추를 교정한다, 키를 크게 한다면 신문의 지면이 좁은 것을 탓할 만큼 수많은 이론을 쏟아 내던 한의학도 논쟁의 중심이 마침내 백혈병이란 거대한(?) 벽을 마주 대하게 되면 그 그림자는 작아진다. 현대 의학자들이 백혈병에 대해 선고한 내용을 보면 백혈병과 상관없는 사람이 무심결에 읽어도 소름이 돋을 정도로 공포스럽다. 백혈병은 하늘이 내린 형벌이란 말에 절로 고개가 끄덕여 질 수 밖에 없다. 그러나 백혈병은 하느님과 아무런 관계가 없으며 현대의학이 말하는 백혈병에 관한 어떠한 이론이나 치료방법도 어느 것 하나 사실인 것이 없다.

한 손에 백혈병이론을 다른 한 손엔 백혈병환자를 틀어쥐고 있는 현대의학의 완고한 주먹만 펴지면 그 안에 갇혀 있던 사람들은 곧 건강해 질 수 있는 허위의 병이 백혈병이다. 나비의 양 날개를 꼭 누르고 있던 엄지와 검지를 펴면 나비는 잠시 머뭇거리다가 이내 들녘과 하늘을 자유로이 날아다닐 수 있다.

나비의 자유로운 날개 짓을 막고 있었던 유일한 장애물은 엄지와 검지였던 것처럼 정상인을 백혈병환자로 병상에 누워있게 만든 유일한 장애는 바로 현대의학이었던 것이다.

백혈병의 원인을 찾는데 엄청난 이론과 장비가 동원될 필요는 없다. 우리는 멀리 갈 것도 없이 일상적인 병원처방에서 접하게 되는 해열진통제의 문제점이 무엇인지에 대해서 초점을 모으기만 하면 백혈병이란 허상이 어떻게 생기게 되었는지를 구체적으로 이해할 수 있기 때문이다. 해열진통제의 피해를 입지 않는 것이 곧 백혈병에 걸리지 않는 가장 확실한 예방책이며 혈액종양내과 사람들에게 빌미를 제공하지 않는 유일한 수단이다. 그것을 가능케 하며 일상화 하는 것이 이 책이 맡은 소임이다.

아인슈타인의 'E=mc²', 이 한마디가 우주 현상을 설명하는 중추 개념이 되었듯이 '감기=모든 병의 원인' 이라는 등식을 하나의 물리 법칙으로 여겨야 할 것이다. 물론 이 등식은 '해열진통제의 오용과 수냉식 해열' 이라는 조건이 전제되었을 때 성립한다.

감기에 걸린 인체는 자신의 체온과 해열진통제에 의해 화상을 입는다. 간장과 골수가 화상을 입게 되면 혈구생성기능에 결함이 생겨 성숙한 혈구를 생산하지 못하고 미분화未分化 상태의 아구芽球(embryo blast)만을 대량으로 만들어 내게 된다.

고열과 해열제의 공격으로 골수기능이 잠시 마비된 경황 중에 만들어진 많은 수의 유약한 백혈구들은 단지 정상적인 면역기능을 수행할 수 없을 뿐, 인체에 위해를 가하거나 장기를 공격할 만한 그 어떤 능력도 갖추고 있지 않은 존재들이다.

백혈병이 암이 아닌 이유

만약 아구芽球상태의 백혈구가 현대의학에서 말하듯이 혈액암을 일으키는 암세포라면 모든 조기암과 말기암이 다른 조직을 암화하기 위해 전이 루트로 삼는 혈관과 임파관을 이용, 전신에 혈액암이 전이되어져야 한다.

암세포가 전이하기 위해 많은 노력(VCAM-1이라는 단백질을 만들어 혈관과 임파관을 뚫고 나간 다음 CD44단백질을 이용, 전이 목표로 삼은 세포 표면에 안착한다)을 기울이는 것과는 달리 혈구 아세포들은 골수에서 태어나자마자 혈관과 임파관이 자신의 활동무대로 주어지기 때문에 순환계에 이르기 위한 아무런 노력을 기울일 필요가 없다. 만약 그들이 타장기로 전이하여 암조직을 만들 수 있는 능력이 조금이라도 있다면 이런 호조건을 백분 활용함으로써 백혈병으로 사망할 즈음, 환자의 전신은 온통 혈액암으로 뒤덮여 있어야만 할 것이다. 그러나 급성이든 만성이든 골수성이든 임파성이든, 그 어떤 종류의 백혈병에 있어서도 타 장기로의 전이는 발견되지 않는다.

또 하나, 암이 증식함에 따라 암세포에서 분비되는 항원이나 암세포로부터 떨어져 나오는 단백질과 같은 암의 존재를 알려주는 종양 표지인자(tumor marker)가 혈액 속으로 유출되어 나오는데 현대의학이 말하는 혈액암 세포에서는 이러한 종양 표지인자가 나타나지 않는다. 물론 종양 표지인자 중의 하나인 페리틴(ferritin : 위, 소장에서 흡수된 철은 아포페리틴이라는 단백질과 결합하여 간이나 비장, 골수, 소장점막 등에 페리틴의 형태로 저장된다)의 경우엔 고형암에서 뿐만 아니라 급성 골수성 백혈병이나 만성 골수성 백혈병에서도 현저히 증가해 있다.

그러나 CEA나 AFP 등의 종양 표지인자가 악성 종양이 아닌 염증상태의 양성질환에서도 증가해 있듯이 백혈병의 경우 페리틴이 높게 나타나 있는 것은 해열진통소염제에 의한 골수의 대사장애로 생긴 결과이다.

모든 상피세포암(carcinoma)의 주 발생연령이 중, 노년층인데 반하여 혈액암이라는 백혈병은 소아암의 대표가 될 만큼 어린나이에 발생하고 있는 현상에 대해 현대의학이 펴고 있는 해명과 논리, 그리고 임상에 이르기까지 전 영역에 걸쳐 '백혈병이 진정 혈액암인가?'란 의문의 날을 예리하게 다듬어 탐침을 깊게 찔러보아야만 한다.

생을 맞이한 지 얼마 되지 않는 소아의 그 짧은 삶 속에서 무슨 엄청난 일이 벌어졌기에 〈영양 불균형으로 인한 대사장애, 그로 인한 면역 감시(immune surveillance) 기능의 와해, 바이러스 감염, 중금속 오염, 지리한 활성산소의 공격 그로 인한 유전자 변이, 유산균 붕괴, 과도한 스트레스, 흡연 · 음주 · 과로, 검게 그을린 고기, 디젤엔진이 내뿜는 벤조피렌과 미세먼지 피엠텐(PM10 : particulate matter 10) · 피엠2.5의 흡입, 10~15년에 걸친 긴 잠복기〉의 조건을 갖추어야나 발병될 수 있다는 악성종양과 같은 수준의 악성이라고 말하는 혈액암, 백혈병이 그 어린 나이에 어떻게 생길 수 있단 말인가!

현대의학이 휘두른 해열진통제와 냉각해열법의 예리한 칼날에 상처 입어 골수에서 성숙할 기회를 박탈당한 채, 혈관으로 쫓겨나온 다량의 아구들이 단지 미분화 상태라는 점을 트집 잡아, 암 종에서 무제한으로 이상 증식하는 미분화 암세포와 같은 것으로 성급히 단정지은 현대의학이 자기들 마음대로 혈액암, 백혈병이라 불러왔던 것뿐이다.

백혈병 환자 그 누구도 퀴리 부인이 아니다

1898년 마리 퀴리는 강렬한 빛을 뿜어내는 작은 조약돌, 라듐을 발견하고 돌 조각에서 나오는 빛을 방사선이라 이름 지었다. 1911년 라듐과 폴로늄 발견으로 그녀는 노벨 화학상을 수상한다. 방사선을 연구하는 내내 퀴리 부인은 블라우스와 소매에 라듐가루를 묻히고 다녔는데 아인슈타인이 'E=mc²'을 발표하기 전까지 그 미세한 가루에 가공할 파괴력이 숨어 있다는 사실을 눈치 챈 이는 아무도 없었다.

1934년 7월 4일, 사망할 당시 그녀의 사인은 백혈병이었다. 방사선 피폭으로 골수의 혈구생산 DNA가 화상을 입은 나머지 정상 혈구생산 기능이 파괴되어 사망하였던 것이다.

퀴리 부인을 죽음으로 몰고 간 백혈병이 바로 진성眞性 백혈병이다. 그러나 방사선 피폭에 의한 경우를 제외한 현대의학이 백혈병이라고 말하는 그 어떠한 종류의 백혈병도 죽음이나 천형과는 거리가 먼 가성假性 백혈병인 것이다. 진성 백혈병은 방사선으로 골수가 뇌사상태에 빠진 것이며 가성 백혈병은 해열진통제로 골수가 잠시 뇌진탕에 걸린 것뿐이다. 지금까지 현대의학은 뇌진탕을 뇌사로 크게 착각하고 있었던 것이다. 서글픈 일은 단순히 착각에서 머물지 않고 골수검사, 항암제 투여, 방사선 조사, 골수 이식을 서슴지 않고 감행한 현대의학에 의해 뇌진탕 환자가 뇌사자가 되어 지금도 그리고 앞으로도 헤아릴 수 없이 많은 퀴리 부인이 탄생하리란 점이다.

현대의학에서 행하는 대부분의 내과적 치료방침이 납득할 수 없는 수준의 것들이지만, 도무지 이해할 수 없는 것은 퀴리 부인에게 진성 백혈병을 앓게 만들었던 그 방사선을 해열진통제가 만든 가성 백혈병을 치료하겠다며 쪼이고 있다는 점이다.

2

구급상자 속에 들어있는 백혈병의 원인

1846년 독일인 의사 비르효(Virchow)가 부검 환자의 혈액이 하얗게 보인다하여 백혈병이라고 명명하게 되었다는 백혈병(백혈구에는 혈색소가 없기 때문에 하얗게 보인다). 혈액종양내과가 아니면 그 누구도 근접할 수 없는 영역으로 인식될 만큼 난치, 불치병이 되어 버린 백혈병.

오늘날과 같은 거대한 백혈병시장의 형성이 가능하게 된 배경에는 우리에게 너무나도 친숙한 해열진통제의 탄생이 있었다. 백혈병 병동을 가득 메우게 한 일등공신이자 현대의학이 백혈병이란 허상을 만들어 내는데 결정적 공헌을 한 해열진통제의 탄생이 없었더라면 이 책은 음식점 메뉴만큼 얇게 제본되어 나왔을 것이다.

백혈병은 현대의학이 교사한 해열진통제의 단독 범행

현대의학에서는 백혈병의 원인을 방사선피폭, 몇몇 약물의 복용 혹은 유전에 의한 것이라고 얘기 한다. 그러나 정작 백혈병의 원인은 각 가정의 구급상자 안에 들어 있다. 떨어져 볼 수 있는 안목과 이어서 볼 수 있는 직관이 없었기 때문에 구급상자만 열면 볼 수 있었던 백혈병의 원인인 해열진통제를 보지 못했던 것이다. 현대의학에서도 감기는 만병의 근원이라고 말한다. 하지만 실제 감기환자를 치료하는 현대의학의 임상에서 그에 합당한 신중함은 찾아보기 힘들다.

분명히 환자는 오한과 발열을 호소하고 있는데도 오한이란 부분은 안중에 두지 않고 발열만을 문제 삼아 해열진통제에만 의존하는 천편일률적인 처방을 반복하고 있다.

'감기 증상엔 해열진통제' 정도로 생각하고 있는 것이 십중팔구 지금 우리 현대의학 임상의 들이 갖고 있는 지배적인 사고일 것이다.

이 한 가지 지극히 단순하고 지극히 위험스런 생각이 감기를 감기에서 그치게 하지 못하고 백혈병이란 참혹함으로 옮아가도록 만든 도화선이 되고 말았다.

모든 해열진통제의 사용설명서에는 일선 임상의 들이 처방시 꼭 주의해야 할 여러 가지 부작용이 상세히 수록되어 있지만 그런 경고나 주의사항이 제대로 지켜지는 예는 찾아보기 힘들다. 너무나 오랫동안 아스피린, 타이레놀의 상업광고에 세뇌당한 탓에다 미국에서는 슈퍼마켓에서도 아무 제재 없이 살 수 있을 정도로 친숙한 생필품이라는 점이 안전하리라는 인상을 깊게 심어 주었기 때문일 것이다.

이런 분위기에서 해열진통제에 심각한 부작용이 있다는 말은 괜한 딴지걸기처럼 들리기도 할 것이다. 해열진통제가 백혈병 탄생의 가장 큰 원인이라고 말한다면 더더욱 믿지 않으려 들것이다. 이젠 타이레놀이 가장 안전한 약이라고 하는 데에 토를 달 사람은 아무도 없어 보인다. 하지만 전문의나 대중이 어떠한 생각을 하고 있든 해열진통제가 감기로 입원한 환자를 현대의학이 백혈병 환자로 몰고 갈 수 있도록 길라잡이 역할을 해준다는 사실은 부동의 진실이다.

감기의 완전치유는 백혈병의 완전예방

과학이나 의학, 운동, 삶 이 모든 것에서 〈기본〉은 터를 파는 일이자 내용을 숙성시키는 일이며 매일 반복해야 하는 과제이다. 기본이란 것을 대충 이해해도 된다는 뜻으로 받아들인다면 큰 좌절이 따르게 마련이다. 수리의 받침 없이 물리학이 설 수 없으며 기초체력이 없는 운동선수가 금메달을 목에 걸 수 없는 것처럼 감기에 대한 정확한 이해 없이 현대의학이 추구하는 내과학의 완성이란 우연이 아니고는 기대할 수 없는 일이다.

감기는 모든 질병의 출발역이자 모든 질병이 더 커질 수 있도록 추진력을 제공하는 중앙역이다. 우리가 폐렴이 감기에서 시작된다는 것을 상식으로 알고 있듯이 이제는 신부전, 소아당뇨병, 자가면역질환, 백혈병이 감기에 사용한 해열진통제로 비롯된 질병임을 상식으로 받아들여야 한다.

이런 엄연한 사실을 계속 외면하게 된다면 언제까지라도 이들 질병은 원인불명이라는 굴레를 벗어나지 못한 채 우리의 후손들 까지도 현대의학이 다양하게 마련해 놓은 풀코스를 따라가다 어느덧 불치병이란 멍에를 걸머지게 될 것이다.

감기증상을 가라앉혀 보겠다며 사용한 해열진통제가 백혈병을 만든 것이니 해열진통제의 도움 없이 감기를 안전하게 치유한다면 백혈병의 완전예방 또한 이루어지는 것이다.

해열진통제는 변속기, 오한고열은 가속페달

효소는 모든 세포에서 이루어지는 생명활동에 관여하고 있다. 소화작용에서 혈압조절작용, 염증반응, 에너지 발생, 세포합성, 노폐물의 처리 등 인체에서 이루어지는 생화학반응에는 반드시 4만 가지에 이르는 효소의 작용이 필요하다. 각각의 효소가 맡고 있는 임무를 충실히 수행하기 위해서는 항상 적정 범위 내에서 〈체온과 혈류속도비〉가 유지되고 있어야만 한다.

평소에 눈꺼풀이 움직이는 것을 힘들게 여기는 사람은 아무도 없을 것이다. 그런데 감기에 걸려 오한 발열로 정상체온을 넘어서게 되면 그때부턴 정말이지 눈꺼풀을 올렸다 내렸다 하는 것이 그렇게 일스럽게 느껴질 수가 없다. 〈단순 발열이 아닌 오한 발열〉로 정상체온을 넘어서면 눈꺼풀을 움직이는데 필요한 에너지조차 생산해내기 힘들 만큼 효소의 효율이 떨어진다.

이 상태에서 보온조치를 하지 않아 중심장기의 체온이 더 상승하게 되면 인체 생명유지에 직결된 간장, 신장, 심장 등에서 효소작용에 이상이 발생한다. 이들 장기는 인체 깊숙이 위치해 있기 때문에 내열성이 강하다. 중심장기의 온도는 체온 체크포인트에서 잰 36.5도 보다 높아서 심장의 경우 정상온도는 39도쯤으로 추정된다.

하지만 감기에 걸린지 며칠이 지나도 열이 떨어지지 않게 되면 이들 장기들도 고열을 견디지 못해 기능부전 상태로 빠져들게 되는데 간 기능의 부전으로 황달이 나타나게 되며, 신 기능 부전으로 혈뇨가 보이기도 하고 심장근육은 전기전도에 문제가 생겨 불규칙하게 뛰는가 하면 고열의 공격으로 뇌세포에 기능 부전이 나타나면 헛소리를 하거나 경련과 발작을 일으키고 눈동자를 치켜뜨게 된다.

고열이 뼈 속으로 까지 파급되면 골수 또한 정상적인 혈구 생산이 이루어질 수 없는 단계, 즉 골수부전에 이르게 된다.

그 속도는 너무나 빨라서 마치 '휘~휙' 소리를 내며 건물을 집어삼키는 화염처럼 순식간에 인체기능을 다운시켜 놓는다. 여러 가지

프로그램을 동시에 능수능란하게 처리해 내던 컴퓨터가 냉각팬 기능이 떨어져 단순 연산도 해내지 못하게 되는 것처럼.

오한 발열할 때는 활주로 진입속도로 진행되던 장기의 기능 저하가 〈3일 이상〉 해열진통제를 복용한 시점 이후부터는 이륙속도로 가속되고 마침내 얼음찜질, 알코올 세척이 동원되면 비행체가 음속을 돌파하여 순식간에 마하의 속도에 접어들듯이, 찰나의 시간에 장기의 기능부전이 발생하게 된다.

고열로 골수까지 위축된 상태에서 혈액, 골수 검사를 반복하여 체온이 더 오르게 되면 이전과는 전혀 다른 형태의 혈구들이 눈에 띄게 증가해 있게 된다. 해열진통제가 변속기가 되고 오한고열이 가속페달이 되어 순식간에 골수부전 즉, 백혈병이 만들어지는 것이다.

이상의 내용이 백혈병이라고 법석을 떨며 그토록 오랜 세월 수많은 이들의 육체와 영혼에 상처를 남기고 하늘을 원망하게 만들었던 그 무시무시한 급성백혈병이 만들어지게 된 사건의 전모이다. 이 상태에서도 더 이상 현대의학이 마련한 후속조치만 당하지 않을 수 있다면 그 어떤 누구도 백혈병의 비극에 휘말리는 불운을 피할 수 있다. 후속조치를 피할 수 있는 가장 좋은 방법이란 병법에서 말하는 것처럼 가급적 병원으로부터 멀리 멀리 도망치는 것이다.

백혈병이란 판정을 받은 이후로 아무런 치료를 받지 않는 것이 백혈병 치유법의 전부이다. 그렇게 사안이 단순히 마무리 될 수 있는 이유는 애초부터 백혈병이라는 것이 존재하지 않았기 때문이다. 없는 병을 상대로 어떻게 치료가 성립될 수 있겠는가? 이념의 대립만큼 이나 가치 없는 일이 백혈병을 치료하겠다고 나서는 일이다. 공통적으로 거기엔 불필요한 갈등과 고통만이 따르기 때문이다.

3

첫 단추를 잘못 끼운 현대의학의 백혈병 치료법

앞서 백혈병의 원인을 살펴보면서 백혈병이란 해열진통제를 오 · 남용하여 감기치료의 첫 단추를 잘못 끼우면서 생긴 일에 불과함을 알게 되었다. 그토록 오랫동안 전 인류의 잠재의식 속에 공포스런 존재로 자리 잡고 있던 백혈병이 너무나도 평범하기만 한 것 같은 해열진통제로부터 비롯되었다는 사실은 참으로 공감하기 힘든 어이없는 일일 것이다. 하지만 그것은 엄연한 사실이다.

오한발열을 해결하기 위해 수냉식 해열법과 해열제를 반복 사용한 결과 점점 고열이 되면서 당황한 나머지 백혈병의 원인인 동시에 해답인 해열진통제를 손에 쥐고서도 끝내는 해열진통제의 존재를 인식하지 못한 채 궤도를 수정할 수 있는 소중한 기회를 놓치고 말았던 것이다.

백혈병을 만드는 백혈병 치료

첫 단추를 잘 못 끼우게 되면서 현대의학이 말쑥한 정장을 차려 입으려 했던 시도는 우스꽝스런 모습이 되고 만다. 현명하고 합리적으로 상황을 수습하려면 잘못 끼운 첫 단추를 풀어 제자리를 찾아 다시 끼워야 한다. 그러나 현대의학은 첫 단추가 잘못 끼워진 줄도 모른 채 허겁지겁 두 번째 단추를 끼우려다 또 한 번 어이없는 오류를 범하게 된다. 아무리 두 번째 단추가 위엄 있는 문양을 달고 있더라도 그것이 잘못된 자리에 끼워진다면 더욱 더 볼품없는 우스꽝스런 옷차림이 될 뿐이다.

수냉식 해열법과 해열제를 동원한 몇 차례의 시도에도 아랑곳 하지 않고 현대의학의 예상과는 다르게 열은 치솟아 고열이 된다. 보온을 통한 〈발한 해열법〉이 필요한 상황임에도 단순히 '불에는 물' 이라는 생각으로 수냉 해열법을 시도했기에 해열은 애초부터 성공할 수 없었던 일이다. 그러나 현대의학은 엉뚱하게도 그 이유를 혈액검사를 통해 알아본다며 혈액을 뽑게 된다. 두 번째로 끼우려는 단추인 혈액검사가 어떤 길로 환자를 인도하게 될는지 독자들은 불길한 예감이 들 것이다.

혈액검사가 갖는 의미 그 자체는 매우 긍정적인 것이다. 미흡하거나 과잉인 상태를 개선하여 신체기능이 조화를 찾아갈 수 있도록 나침반이 되어주고 위험할 때엔 건강이 좌초되지 않도록 등대 불을 밝혀주는 등, 그 모든 면에서 혈액검사만큼 신뢰할 만한 것도 없다. 따라서 질병의 상태와 원인 그리고 해법 그 모두를 찾는데 있어 혈액검사에 대해 현대의학이 거는 기대와 의존도는 가히 절대적이다.

혈액은 몸 안을 비춰주는 거울이다. 몸 상태가 악화되면 혈액의 질도 열등해 지며 혈액의 질이 좋아지면 질병은 호전되고 있는 것이다.

혈액은 우리 몸이 한 일과 하고 있는 일을 있는 그대로 기록한 일기장이다. 일기는 반성과 개선의 수단으로 이용될 때 가치를 지닌다. 따라서 혈액검사는 단지 개선방향을 어느 쪽으로 설정하면 좋을지에 대한 참고와 유도 자료로만 이용되어야 한다.

평상시에는 보이지 않던 모양의 백혈구가 혈액검사에서 발견되었다면 무엇이 골수를 그 지경으로 만들어 놓았는지, 기능의 정상화 방법은 무엇인지를 고민할 일이다. 그들을 마치 세균이나 바이러스처럼 타도의 대상으로 삼는데 혈액검사를 이용해서는 안 된다.

그러나 현대의학이 백혈병이라고 선언한 상황에서 벌어지는 혈액검사는 몸을 망치는 결정적인 계기가 된다. 이때의 혈액검사는 오로지 현대의학이 타도대상으로 삼고 있는 미성숙 혈구들이 얼마나 살아있는지 얼만큼 더 항암제를 혈관 속에 투입하면 관해의 상태가 되는지 만을 알아보기 위한 수단으로 악용되기 때문이다.

혈액검사의 가장 큰 역기능이 백혈병을 전문으로 한다는 혈액종양내과에서 가장 활발히 발휘되고 있는 것이다. 그들이 세운 이론은 강렬하고 현란하지만 그들에게 몸을 맡기는 순간 인체는 중독되고 기능은 마비되어 정상궤도를 이탈하게 되고 만다. 한번 이탈하고 나면 정상궤도로의 재진입은 사실상 희박한 확률이 된다.

고열인 상태에서 해열진통제가 던진 충격파로 골수세포의 DNA가 손상을 입게 되면 미성숙 혈구가 다량 혈액속으로 누출되는데 이때 행한 혈액검사 내용을 혈액종양내과 사람들은 결코 스쳐 지나가는 일이 없다. 정상, 비정상을 가리는 흑백논리에 익숙한 그들의 눈에 정상으로 보이는 것 이외의 모든 것들은 비정상으로 보일 수밖에 없고 그들 앞에 놓인 비정상 혈구(미성숙 혈구)는 즉시 사라져 줘야 할 존재로 되어버린다.

혈액검사 소견상 지금의 상태가 비록 실망스러운 것이라 할지라도 개선의 여지가 아직 남아있는지를 애써 탐구해 보아야만 한다. 그러나 그런 여지도 없이 자신들이 예상했던 검사결과가 나왔다고 치료시기를 놓치면 환자의 생명이 위험해 진다며 해서는 안될 혈액암 세포(유약 백혈구) 숙청작업을 감행하려 든다. 당당히 그리고 잠시의 지체도 없이….

그들에게 남은 고민은 항암제는 어떤 것으로 쓸지에 대한 것일 뿐 환자가 느낄 고통은 단지 환자의 몫일뿐이다. 나는 부디 그들이 환자의 치료시기를 놓쳤으면 하는 바람뿐이다. 〈그냥 놓아두기만 하면 다 나을 수 있는 일이기 때문이다.〉 이 한 줄짜리 명제를 설명하기 위해 필자는 지금 많은 지면을 빌리는 수고를 하고 있는 것이다.

현대의학은 미성숙 상태에서 골수로부터 떠밀려 나온 유약한 백혈구를 비정상 백혈구라는 이름표를 달아 인민재판에 회부해 버린다.

아무 잘못 없는 어린 백혈구가 현미경을 바라보고 있는 검시관의 눈에 불량이라고 판정되면 곧바로 항암제(정확히 말하자면 유약 백혈구 킬러)를 투입하라는 결정이 내려지고 이때부터 혈관 속은 아수라장이 된다.

유약한 백혈구들은 항암제의 비수에 찔려 무차별 숙청당하고 동시에 주인의 몸도 허물어져 간다. 혈관을 뚫고 난입한 이들 항암제 앞에 비무장 상태의 유약한 백혈구들은 아무런 저항도 못하고 어설픈 모양을 하고 있다는 죄 아닌 죄로 살육을 당하게 되는 것이다.

현대의학은 이렇게 세 번째 단추까지도 잘못 끼우는 씻을 수 없는 우를 범하고 만다. 그나마 마지막 잎새처럼 남아 있던 현대의학의 이성은 온데 간데없이 사라지고 이성이 떠난 자리엔 야성만이 남는다.

그 야성이 이루려는 목표가 〈완전관해〉라는 것이다. 관해란 제초제를 뿌려 풀을 없애듯, 항암제로 혈구 아세포들이 자라는 텃밭인 골수를 갈아엎는 작전을 말한다. 현대의학의 눈에는 아직 성숙되지 못한 상태에서 골수로부터 방출되어 나온 혈구 아세포들이 적의 게릴라 부대쯤으로 보이기 때문이다. 현대의학이 섬멸하려 드는 게릴라는 정작 우리 몸에 어떠한 위해도 가할 의도가 전혀 없는 양민들이다. 적이 아닌 아군을 몰살하겠다는 작전이 성공했다면 그것이 무엇을 의미하는지, 생각만으로도 너무나 끔찍한 일이다. 그 작전의 성공은 곧 하나의 주검을 의미하기 때문이다.

골수기능이 정상화되면 정상세포로 자라게 될 아세포들을 깨끗이 죽일 수 있는 약으로 어떻게 사람을 살릴 수 있다고 말할 수 있는가! 그런데도 그들이 항암제라는 독·극약을 어린이, 노약자, 부녀자 그 누구를 가리지 않고 십자포화 퍼붓듯 할 수 있는 이유는 백혈병의 원인에 대한 몰이해와 그들이 항암제를 한 번도 먹어본 경험이 없기 때문이며 항암제치료가 병원수익에 기여하는 바가 실로 크기 때문이다. 물론 환자를 위한 고육지책이라고 하지만 그 뒤에는 참으로 끼어들어서는 안 될 상혼도 함께 자리하고 있는 것이다.

현대의학이 무엇을 근거로 백혈병치료의 단추를 연속하여 잘못 끼울 수 있는 배짱을 가질 수 있게 되었을까? 그것은 현대의학이 원인규명, 병리상태 분석, 병의 예후 등에 대한 절대적 근거로 삼는 혈액검사의 오독誤讀이 있었기에 가능한 일이다.

백혈병상태에 있는 환자에게서 나온 혈액검사결과가 엄청난 문제가 있는 것으로 오판되는 불상사를 통해 그들은 백혈병치료를 초지일관할 수 있는 에너지를 공급받아 왔던 것이다. 무지가 용기를 낳았던 것이다.

혈액암에 쓴다는 항암제를 복용하게 되면 식욕이 사라지며 구토에 시달려야 한다. 먹지 못한 상태에서 구토를 하게 되면서 환자는 곧 기진하게 된다. 또한 간은 항암제라는 일생에 한 번도 접해보지 않았던 독약을 대사시켜야 하는 참으로 벅찬 일을 감당해야 한다. 지금껏 인체의 항상성 유지를 위해 가동되고 있던 모든 간 기능은 항암제를 무독화 시키는 일에 사력을 다해 매달려야만 하는 것이다.

해열진통제의 오용과 무분별한 혈액검사 그리고 결코 하지 말았어야 할 골수검사, 거기에 결정적인 판독오류가 한데 뒤엉켜 애초부터 모순 덩어리로 출발한 현대의학이 세워 놓은 백혈병이론, 그 허점투성이인 모래성을 철옹성으로 보이게 하기위해 누더기처럼 덧붙여진 허구와 억지, 관해라는 시도조차 말았어야 할 거짓치료를 하다가 생긴 항암제의 부작용, 부작용을 대수롭지 않게 일축해 버리는 현대의학의 강한 심장, 이 모든 것들이 어우러져 있는 백혈병치료 일지는 지구상에서 가장 소름 끼치는 공포소설 그 자체다.

현대의학이 분류해 놓은 급성/만성 골수성 백혈병, 급성/만성 임파성 백혈병에 대해 치료제라는 가면을 쓰고 버젓이 사용되고 있는 항암제가 공통으로 지닌 가장 큰 모순이 있다. 바로 〈혈소판감소와 빈혈〉이라는 부작용이다. 〈혈소판 감소와 빈혈〉은 현대의학이 백혈병 판정을 내리기 전에 백혈병이 아닐까하고 의심하게 되는 결정적인 단서이기도 하다. 즉 백혈병 치료제가 백혈병을 만드는 것이다. 따라서 백혈병 치료제는 백혈병치료에 도움이 되기는커녕 해만 끼치리란 예상을 쉽게 해 볼 수 있다. 그 예상은 빗나가는 법이 없다. 항암제 투여가 끝나기도 전에 그 예상은 항상 적중해 있기 마련이다.

저인망식 고기잡이처럼 작은 허점이라도 찾아내어 기필코 병명을 붙이고야 마는 혈액검사의 그물에서 무사히 빠져 나오려면 환자는 하루 이틀 안에 극적으로 혈소판감소와 빈혈이라는 덫에서 빠져 나와야만 한다. 그래야만 살아서 병원에서 나올 수 있기 때문이다. 그런 특단의 조치가 취해지지 않는다면 현대의학의 볼모가 된 채 대부분 돌아올 수 없는 영거永去의 몸이 되고 만다.

하지만 병원을 떠나지 않는 한, 혈소판감소와 빈혈이 사라지는 행운을 맞이하기란 진공과 같은 희박한 확률이다. '혈소판 감소와 빈혈'이라는 부작용을 반드시 일으키고야 마는 항암제 투여가 곧 뒤따르기 때문이다. 혈소판 감소와 빈혈이라는 백혈병의 전형적인 증상을 부작용으로 수반하는 항암제를 백혈병 치료제라고 우기려면 실업률의 증가가 경제회복의 증거인 이유를 논리적으로 설명할 수 있어야만 한다.

소화불량 때문에 먹은 소화제가 소화불량을 일으킨다면 그것이 제대로 된 소화제일까? 물론 현대의학에는 이 의문에 대한 답변도 준비되어 있다. 항암제라는 것이 원래 암세포도 죽이지만 일정부분 정상세포도 희생될 수밖에 없다고. 그렇다면 건강을 잃은 몸에 그나마 얼마 남아 있지 않은 정상세포마저 희생이 불가피 하다면 항암제를 쓰는 동안 백혈병 상태는 더욱 악화된다는 말인데 그러면 도대체 어디에서 백혈병 증상의 개선을 기대할 수 있단 말인가?

영화 매트릭스 시리즈의 주인공 키아누 리브스가 깊은 시름에 빠져있다고 한다. 그의 여동생인 킴 리브스가 백혈병이 재발되어 전 세계 최고의 전문의에 둘러 쌓여 집중치료를 받고 있기 때문이라고 한다. 헐리우드에 첫발을 내디딜 때, 가진 것이라곤 10년 된 볼보와 오로지 배우로 성공하겠다는 꿈밖에 없었던 그가 여동생과 함께 밤새 달려와 바라본 금문교를 물들인 새벽 일출은 슈퍼스타가 된 지금도 그의 기억에 생생히 살아있다고 한다.

여동생에 대한 각별한 사랑으로 그의 비버리힐스 저택은 최신식 의료시설을 갖춘 병원으로 리모델링 되어 최고의 혈액암 전문의가 진을 치고 있다고 하는데 최고의 치료를 받는다는 사실은 그녀가 회복할 수 없는 길을 가고 있다는 것과 일치하는 말이다. 그녀는 조만간 관해라는 사슬에 걸려 나날이 수척해져 갈 것이다.

병의 경과를 보기 위해 최고의 의료진들이 수시로 피를 뽑게 되면 그나마 모자란 혈액은 더욱 졸아들어 오후가 되면 열이 오르고 해열제는 그녀의 전신기능을 마비시켜 갈 것이다. 인내심의 한계에 이른 의료진들은 곧 골수이식계획을 잡을 것이고 아마도 필자가 원고를 쓰고 있는 이 시간, 이미 골수이식은 끝나버린 후일 가능성이 크다. 최고수준(?)의 치료를 받고서도 그녀가 건강을 되찾는 다면 그것은 기적이라 해야 할 것이다.

항암제 독성보다 강한 자연치유의 힘

다른 질환에서도 마찬가지이지만 현대의학이 백혈병에서도 무심코 지나치는 가장 중요한 치유개념이 있다. 다름 아닌 자연치유력이다. 80%를 잘라내어도 8주가 지나면 원래 크기로 되돌아갈 수 있는 간장의 놀라운 복원력, 한 달이면 새롭게 인체표면을 덮어줄 수 있는 피부의 놀라운 포장능력, 과립구는 3일, 적혈구는 120일 만에 완전히 물갈이를 해놓는 골수의 놀라운 조혈능력, 인체 구성 요소의 98%를 일 년 반 만에 모두 새로운 것으로 바꾸어 놓는 놀라운 교체능력, 이 모든 것을 가능케 하는 능력이 바로 자연 치유력인 것이다.

현대의학이 소중히 생각하든 그렇지 않든 자연치유의 힘이 환자에게서 작동되지 않는다면 현대의학이 베푼 각고의 노력(?)으로 환자는 백이면 백 생명을 부지할 수 없게 될 것이다. 만약 항암제를 쓰고도 백혈병이 나았다면 그것은 무차별한 항암제의 공격수준을 뛰어넘는 엄청난 해독력과 재생능력이 환자에게 있었다는 뜻으로 이해되어져야 한다. 인간이 개발한 약 중에서 가장 독성이 강한 항암제의 공격을 받고도 살아남을 수 있었던 사람이었기에 전형적인 백혈병 증상이라고 하는 혈구감소나 혈소판감소, 빈혈쯤은 스스로 훌훌 털어버릴 수 있었던 것이다.

해롭다는 해열진통제의 독성을 수류탄에 비유한다면 항암제는 핵탄두의 위력을 지니고 있다. 항암제는 단 2~3차례의 투여로도 대부분의 사람을 요단 강가로 인도하는데 반해 2~3년간 연거푸 해열진통제를 먹은 사람은 대부분 병원 밖 생활이 가능하다.

항암제의 독과 맞서야 하는 절대절명의 순간을 맞이한 인체의 모든 기관들이 그 엄청난 독성을 감내하면서도 음식소화에 필요한 소화액을 만들고 눈물을 만들어 각막을 보호하며 닳아 없어진 심장 판막을 채우고 음식물의 공격에 상처 난 입천장과 잇몸을 밤새 원 상태로 돌려놓고 그 와중에도 대를 이을 수 있도록 정자와 난자를 키우고 항암제의 억압을 뚫고 면역세포를 만들어 미생물의 침입에 대비하며 혈관벽을 보수하여 혈액이 새어 나오는 불상사를 막아내는 능력을 갖추고 있는 자연 치유력, 그것이 존재해 주고 있기에, 끝없이 가동되고 있기에 현대의학이 말하는 기적과도 같은 백혈병치유가 일어날 수 있는 것이다.

결국 현대의학의 백혈병치료라는 것이 자연치유의 손발을 묶어 놓은 채 항암제 요법, 방사선요법, 간간이 혈소판 수혈요법, 골수이식, 선택의 여지가 없는 무균실 투숙 등 환자들이 원치도 않은 풀 코스 메뉴를 들이대 놓고는 터무니없는 식대를 청구하기 위한 수단이 아니고 무엇이겠는가? '병 주고 약 주고'가 아닌 생명을 담보로 하는 '병 주고 목숨까지 빼앗는' 식의 치료를 가장한 범죄를 어찌 치료라 부를 수 있다는 말인가!

완전치유를 위해 혈액종양내과 조직에서 탈출하려면 환자는 크나큰 두려움을 현명히 떨쳐내야만 한다. 그들은 곧 죽게 된다는 둥, 다시 입원할 때에는 책임질 수 없다는 둥, 갖은 협박을 하며 환자들을 병실에 주저앉히려 할 것이다. 하지만 진정 자유의 몸이, 진정 건강인의 몸이 되고 싶다면 그들의 짜고 치는 고스톱에서 주저 없이 자리를 털고 일어나야만 한다. 다음 판을 기웃거려서는 안 된다.

그리고 더 이상 현대의학이 요구하는 대로 공물을 바쳐서도 안 된다. 자연치유의 힘을 신뢰하고 그에 의지해야 하며 그러기 위해서 우리는 스스로 현명하고 지혜로워져야만 한다.

항암제를 써서 관해되었다는 말은 결국 혈구 생산기지가 무참히 짓밟히게 되었다는 말과 동일한 이야기임에도 불구하고 현대의학은 이 작전의 성공을 백혈병치료의 성과로 이해하고 있다. 어찌 양민을 학살하여 놓고 적의 게릴라부대를 섬멸하였다고 자랑스러워 할 수 있단 말인가!

반세기 전, 부역에 동원되었던 양민들에게 부역죄를 씌워 재판도 없이 즉결 처형하였던 것과 똑같은 일이 21세기 최첨단이라는 현대의학에서 버젓이 행해지고 있는 것이다. 합리적인 심리과정이나 변론의 기회가 박탈된 채 어린 혈구세포에게 흉포한 혈액암 세포라는 올가미를 씌워 무지막지한 항암제를 혈관에 쏟아 붓는 관해라는 형벌을 내리는 현대의학의 만행으로부터 수많은 환자를 구하는 것보다 급한 일이 또 있을까?

4

백혈병으로 가는 예정된 경로

현대의학이 새겨놓은 '백혈병'이란 현판이 걸린 대문을 열고 일단 발을 내딛게 되면 빠져 나오기란 거의 불가능에 가깝다. 입구는 활짝 열려있지만 출구는 봉쇄돼 있기 때문이다. 혹 항암제와 골수이식수술, 방사선조사라는 극형에도 불구하고 누군가 살아 돌아왔다고 한다면 그건 순전히 하늘이 내린 생명력 때문이다.

대부분의 사람은 영문도 모른 채 그저 현대의학이 마련해 놓은 다종다양한 백혈병치료 코스를 두루 섭렵하고 난 다음에야 그 동안 치료라는 미명으로 자신들에게 행해졌던 현대의학의 의료행위가 아무런 의미가 없었음을 비로소 깨닫게 된다.

심각한 표정의 주치의로부터 '최선을 다했으나 어쩔 수 없었다'는 고백을 듣는 것을 끝으로 2~3년간의 길고도 고통스러웠던 삶을 병원에서 마치게 되는 순간조차, 어느 누구도 환자를 그 지경으로 몰고 간 장본인인 현대의학을 의심하거나 원망하지 않는다. 모든 것이 다 내 탓으로 남는다. 대신 그 와중에서도 환자에게 정성을 다해(?) 불철주야 치료에 임했던 의료진들에게 고맙다는 인사말을 잊지 않는다. 도대체 무엇이 감사하다는 말인가?

현대의학이 백혈병에 붙여놓은 현란한 이론과 설명들을 대하고 있으면 마치 탈출로가 보이지 않는 정글 숲에 들어와 있는 느낌이 든다. 백혈병에 대해 현대의학이 이루어 놓은 수많은 연구업적은 숲을 빽빽이 메우고 하늘을 가릴 만하다. 그러나 그 방대한 숲엔 정작 재목으로 쓰기에는 가치 없는 잡목들만 무성할 뿐이다. 그 잡목을 감고 있는 항암요법과 방사선조사, 골수이식술은 환자의 살과 뼈를 도려내는 예리한 가시넝쿨이다.

그 숲을 지나며 잡목을 휘감고 있던 가시넝쿨에 찢겨 얼마나 많은 이들이 깊은 상처와 눈물과 피를 흘렸던가!

⊙ 백혈병으로 가는 5가지 예정된 코스

백혈병으로 입원하게 된 사람들은 현대의학이 설치해 놓은 백혈병이란 덫에 걸려들 수밖에 없는 5가지 예정된 코스를 지나온 사람들이다. 하나 감기에 걸려 3~4일, 동네 의원을 전전하다가 고열이 떨어지지 않게 된 경우 둘 생리통, 치통, 관절염에 진통소염제를 장복하다가 코피, 잇몸출혈, 쉽게 멍이 드는 증상이 생긴 경우 셋 스트레스성 두통으로 진통제를 장복한 경우 넷 고 콜레스테롤 혈증, 고혈압, 당뇨병 환자가 혈전 용해제를 장기간 복용한 경우 다섯 체질에 맞지 않는 인삼이나 녹용, 흑 염소, 옻닭을 즐겨 먹던 사람이 발열과 통증에 해열진통제를 복용한 경우

현대의학은 백혈병의 발생원인이 명확치 않다고 하지만 대부분 현대의학 자신이 후원한 위 5가지 사건이 원인과 통로가 되어 백혈병이란 진단이 내려진다. 백혈병이라고 진단한 근거의 전부는 정상혈구(성숙 혈구)보다 비정상혈구(미성숙 혈구 : 아구)가 단순히 많아졌다는 것뿐이다. 원인은 명확치 않지만 검사 시점의 혈액상태가 보통사람들의 것과 다르다는 이유만으로 지극히 멀쩡했던 사람들이 백혈병 환자로 내몰리는 것이다.

백혈병에 도달하는 경로로 제시된 다섯 가지 경우가 갖는 공통점은 무엇인가? 다섯 가지의 경우 상황은 각기 다르지만 현대의학이 대처하는 방법에는 별다른 차이가 없다는 점이다. 일관되게 현대의학에서는 감기로 인한 고열에도 해열진통제를, 생리통이나 치통, 관절염에도 해열소염진통제를, 스트레스로 생긴 두통에도 해열진통제를, 인삼이나 녹용 흑염소, 옻닭을 먹어서 생긴 관절통이나 발열에도 해열진통제를, 혈전예방에도 어린이용 아스피린을, 이렇게 5가지 상황의 공통인수는 바로 해열진통소염제이다.

공통인수인 해열진통소염제가 백혈병 고지로 가는 베이스캠프 역할을 하고 있었던 것이다. 따라서 해열진통제 오 · 남용의 폐해만 없다면 현대의학은 백혈병을 만드는데 필요한 그 어떠한 빌미도 찾지

못할 것이다. 만약 백혈병 원인에 대한 대대적인 역학조사가 이루어진다 해도 여기서 밝힌 5가지 범주 이외의 경우를 찾아내기는 힘들 것이다.

이제부터 현대의학이 백혈병이란 진단을 내리게 된 경로를 원인별로 추적하여 보도록 하자. 원인을 알면 과정을 바꿀 수 있고 과정이 바뀌면 결과 또한 달라지지 않겠는가!

백혈병으로 가는 5가지 예정된 코스 ①

감기에 걸려 3~4일간 병원을 전전하다가 고열이 된 경우

현대의학은 백혈병의 종류를 FAB(French, America, British) 분류법에 MIC(morphology[형태학], immunology[면역학], cytogenetics[세포유전학])분류법을 더해, 약 30가지로 분류해 놓았다.

그러나 이런 세분화의 의미가 결코 정밀함과 정교함을 지향하기 위한 방편은 아니다. 단지 계통과 질서를 세울 수 없었기에 생겨난 다분히 현학적 차원의 시도였을 뿐, 백혈병리스트에 올라있는 다채로운 이름들은 임상상 아무런 도움도 되지 않는, 전혀 의미 없는 그저 허명일 뿐이다.

이렇게 세분화된 분류방법을 놓고서도 혈액종양 내과의들 사이에서 조차 같은 환자를 놓고 어떤 타입의 백혈병인지에 대해 공통된 견해를 갖지 못한다고 한다.

그 이유는 백혈병 판정기준이 현대의학 스스로도 헷갈려 할 만큼 애매한 고무줄 잣대이기 때문이다. 현대의학이 제시하는 백혈병의 구분기준이란 것이 흡사 농촌에서 쌀을 수매할 때 등급을 매기는 그것과 별반 다를 바 없다. '골수아구의 성숙도가 매우 저조 / 골수아구가 비교적 성숙 / 림프아구의 크기가 적당 / 림프아구가 비교적 큼 등등' 이러한 구별점 들이 현대의학 스스로 대단하다고 말하는 백혈병이란 질병을 세분하는 기준이란 것이다.

당연히 보는 사람의 눈에 따라 전혀 다른 타입의 백혈병이라고 판단할 가능성이 농후하다. 백혈병이 성립한다고 우기는 것 자체가 애당초 말이 안 되는 시도였기에 그런 시각으로 만들어진 분류기준이 타당하고 합리적일리 또한 만무하다.

백혈병 구분에 관한 판단기준이 불분명하기 때문에 보통 백혈병의 판정은 골수에서 생산되어 순환혈액 속으로 방출되는 미성숙 백혈구세포의 종류에 따라 골수성과 임파성으로 나누고 임상적 경과(증상발현 속도)의 정도에 따라 급성과 만성으로 분류하고 있다.

이로써 급성골수성백혈병(AML : acute myelocytic leukemia), 만성골수성백혈병(CML : chronic myelocytic leukemia), 급성임파성백혈병(ALL : acute lymphocytic leukemia), 만성임파성백혈병(CLL : chronic lymphocytic leukemia) 이상 4가지 조합이 만들어 진다.

우리나라의 경우 급성백혈병이 87%, 만성백혈병이 13%, 급성백혈병 중 골수성이 70%, 림프성이 30%, 림프성 백혈병의 80%가 소아백혈병이라고 한다. 이 통계를 통해 두 가지 명확한 사실이 발견된다. 급성백혈병 발생이 압도적이라는 사실과 급성 림프성 백혈병 대부분이 소아에게서 높은 비율로 나타난다는 사실이다. 이로부터 백혈병에 대한 중요한 실마리를 끌어 낼 수 있다.

소아당뇨병에서 처럼 원자탄에 피폭되지도 않은 아이를 며칠 만에 백혈병 상태로 몰고 갈 수 있는 능력을 지닌 유일한 소재는 해열진통제뿐이다. 백혈병의 발증 속도는 해열진통제 부작용의 발현속도와 일치한다. 그리고 그 속도는 사용한 해열진통제의 양에 비례한다. 해열진통제 해부와 '10 · 5 · 3의 법칙' 에서 설명되었듯이 어린이는 어른에 비해 매우 짧은 기간에 해열진통제의 부작용을 겪게 되며 그 부작용이 골수에 나타난 것이 바로 백혈병이다. 이 사실은 3일이 5일이 되는 시간차만 있을 뿐, 성인의 경우에도 그대로 적용되어 진다.

현대의학이 분류한 급성백혈병은 감기초기, 발열이 권장량의 해열진통제로 해소되지 않은 채 점점 고열로 치닫게 되면서 당황한 나머지 해열진통제의 복용량과 복용횟수를 늘리면서 급속히 촉발된다. 고열에 해열진통제를 과량 투여하면 골수기능이 빠른 속도로 파괴되어 정상 혈구 생산을 하지 못하기 때문이다.

그렇다면 급성백혈병 발생 과정에 전적으로 해열진통제만이 작용하였는가? 해열진통제가 종합병원 응급실로 실려 가게 만든 원인 제공자라면 병원에서 절대로 해서는 안 되는 혈액검사, 골수검사, 알코올 세척은 현대의학이 백혈병이라는 허상을 보게 만든 요지경이다. 자정이 넘어 고열이 나서 응급실에 뛰어가면 당직의는 선임자로부터 전수 받았던 대로 찬물과 알코올을 동원하여 온 몸을 썰렁 식혀 놓는다. 되겠지 싶었던 해열은 안되고 오히려 〈수냉식 해열법〉의 부작용으로 오한이 심해지면서 열은 더욱더 오르게 된다. 급기야 고열로 환자의 의식이 혼미해지면 뇌수막염을 의심해보라는 기억을 떠올린 당직의는 매뉴얼의 다음 단계로 뇌척수액 검사를 감행한다.

뇌수막염의 원인이 균감염 때문인지 바이러스감염 때문인지를 알아보겠다며(알아본다 해도 아무런 치료상의 차이점이 없으면서도) 실험정신을 발휘하여 척수액을 뭉텅 빼내어 본다.

이렇게 하루 이틀 사이 병원 응급실에서 이루어지는 확진을 빙자한 검사와 수냉식 해열법 그리고 해열진통제가 정상인을 백혈병 환자로 둔갑시켜 놓는 것이다.

처음 응급실 문을 열고 들어 왔을 당시에는 혈액검사상이나 척수액 검사상 특이점이 쉽게 발견되지 않는다. 뇌 척수염이라고 의심할 만한 〈고열〉이란 단서는 있지만 아직 뚜렷한 증거를 잡지 못한 당직의는 도대체 무엇이 40도가 넘는 고열로 환자를 몰고 가게 되었는지 고민에 빠지게 된다(앞서 설명한대로 감기로 인한 고열은 전적으로 자연 해열법에 역행한 해열법을 썼기 때문이다). 이런 고민을 하는 와중에도 해열제는 무심히 투여 된다.

더불어 알코올 전신 마사지가 감행되고 당직의는 다시 한 번 혈액검사와 뇌 척수액 검사를 시도한다. 일차시기에 실패하여 이차시기에 도전하는 운동선수처럼 꼭 무언가를 찾아내고야 말겠다는 비장한 각오로 말이다. 이번에는 일차시기에서 별다른 증후가 포착되지 않았던 환자에게서 비정상 혈구가 보이기 시작한다. 드디어 백혈병의 확증을 잡게 되는 순간이 온 것이다. 교과서를 통해서 보고 수련받았던 대로 환자에게서 이상징후가 발견되고야 만 것이다.

당직의의 동공은 커지고 심장박동은 빨라진다. 먼동이 트고 당직의의 보고를 받은 스태프는 숙련된 솜씨로 대퇴부에 구멍을 뚫는 시범을 보인다. 드디어 백혈병이라고 선언할 수 있는 기회가 온 것이다. 골수검사를 통해 마침내 백혈병 선고에 필요한 증거물 1호를 입수하게 된 것이다.

제 정신이라면 어떻게 멀쩡한 사람의 뼈에 구멍을 내어 골수검사라는 것을 감행할 생각을 품을 수 있겠는가! 무엇이 그리도 바쁘고 무엇이 그리도 절박하기에 하루 이틀 사이에 환자가 영영 회생하기 힘든 혹독한 시험에 들게 한단 말인가!

환자와 가족들은 전생에 지은 죄라며 기억나지도 않는 전생의 잘못을 밤마다 무릎 꿇고 고해성사하며 하나님께서 주신 벌이라며 구원의 기도를 올린다. 잘못된 상상력과 공명심에 도취된 현대의학이 바로 며칠 전까지 지극히 정상이었던 사람에게 말도 안 되는 이유를 들어 혈액암이니 백혈병이니 한 것을 가지고 말이다.

무차별한 검사를 행하여 백혈병이 조작되는 과정을 보면 혹시나 그들의 목표가 환자의 정상회복을 기원하기 보다는 그들이 가치 있다고 생각하는 더욱더 고급스러운(?) 병, 더욱더 난치인 병을 다루고 싶어 환자의 병명이 되도록 무시무시한 것이 나오기를 바라고나 있는 것은 아닌지 혹은 병원수익에 크게 기여하려는 조직기여도에 대한 충성심으로 인한 것은 아닌지 실로 의심이 가지 않을 수 없다.

이런 저런 증상을 겪고 있는 사람은 어느 정도 시간이 지나면 백혈병으로 발전할 가능성이 높다는, 교본에서 배운 내용 그대로 백혈병이라는 목표를 미리 정해 놓고 정상인을 몰고 가는 것이 아닌가 하는 생각마저 든다. 마치 무고한 사람을 처음부터 범인으로 지목하여 가두어 놓고서 범행을 자백 받으려 하는 것과 같이 말이다.

어찌 되었건 범인이라는 누명을 쓰지 않으려면 혐의를 갖지 않도록 조심하면 되는 법, 병원에서 공연히 백혈병이라는 계획된 오진을 받지 않으려면 해열진통제로 해열이 되지 않았다 하여 혹은 코피가 터졌다 하여 쏜살같이 큰 병원으로 달음질치지 말 일이다. 감기의 자연치유법을 그대로 실천하여 덫에 걸리는 일이 없기만을 바랄 뿐이다.

백혈병으로 가는 5가지 예정된 코스 ②

생리통, 치통, 관절염에 진통소염제를 장복하다가 코피, 잇몸출혈, 쉽게 멍드는 증상이 생긴 경우

• 생리통으로 인한 경우

해열진통제는 해열 목적으로는 3일 이상 그렇지 않은 경우라 하더라도 의사의 지시 없이 동통에 10일 이상(성인) 또는 5일 이상(어린이) 투여하지 말 것을 약품 설명서에서 당부하고 있다. 즉 성인의 경우라도 10일 이상 해열진통제를 사용하게 되면 부작용이 생길 수 있으니 주의를 요한다는 경고로써 약의 처방권자인 의사가 통제권을 발휘할 필요가 있다는 말이다.

그러나 실제 현대의학을 수련한 임상의들의 처방전을 보면 그런 경고문은 철저히 무시되고 있음을 알 수 있다. 약이라면 으레 쓰여 있는 문구 정도려니 하고 치부해 버리기 때문이다. 해열진통제를 과감히 무제한으로 사용하는 것을 보면 해열진통제에 대한 통제라기보다는 총애를 베푼다고 보아야 할 것이다.

생리통을 오래 앓아온 여성들은 대부분 생리가 불규칙하며 생리혈 또한 검게 덩어리진 채로 나오는 것을 볼 수 있다. 자궁은 혈해血海라 하여 태아의 성장에 필요한 영양분 공급을 위해 가장 혈액 밀도가 높아지는 장기이다.

평소에 하복부를 드러내놓는 옷을 입는다든지 차가운 음료수를 마셔 하복을 차게 하여 자궁주위의 혈관이 움츠러든 상태에서 패스트푸드 같은 튀긴 음식을 자주 먹어 과산화지질이 혈관벽에 상처를 낸 경우라면 더더욱 혈류장애는 심해진다.

이 상태에서 생리가 임박하여 혈액이 대거 자궁으로 진입하려면 혈관이 최대로 열려야 하는데 이를 위해 부교감신경의 반동이 일어나고 그 반동으로 통증 유발물질인 프로스타그란딘이 쏟아져 나와 통증을 일으킨다. 이것이 생리통인데 진통제를 먹으면 프로스타그란딘이 만들어지지 않아 통증을 모면할 수 있다.

이렇게 월경 때마다 일주일 정도 진통소염제를 매월 반복하여 복용하다 보면 혈소판이 파괴되어 쉽게 코피가 터지거나 멍이 잘 드는 증상이 어느 순간 나타나기 시작한다.

이런 증상은 골수기능이 떨어져 적혈구나 혈소판이 기능과 형태, 수량 면에서 기준 미달인 채로 생산되어 나오기 때문이다. 이때 몸에 나타난 이상증상을 상담하려고 동네 병원엘 가면 큰 병원으로 가보라는 소견서를 받게 된다.

불길한 예감으로 종합병원을 찾은 환자는 혈액검사와 골수검사를 받게 되고 재생불량성 빈혈이나 만성백혈병이라는 병명을 얻게 된다. 따뜻하게 입고 따뜻하게 자고 따뜻하게 먹고 3분 만에 식탁까지 배달되는 패스트푸드를 먹지 않는 사소한 예방과 주의가 백혈병이라는 엄청난 재앙을 막을 수 있는 방책이 되는 것이다.

• 관절염으로 인한 경우

40대를 전후로 그 동안의 잘못된 생활환경과 음식물로 체내에 노폐물이 쌓이게 되면 퇴행성 관절증상을 겪게 된다. 가장 오랜 기간 소염진통제를 복용하게 되는 질환이 관절염이다. 관절염이 아니더라도 동통 클리닉이 성황리에 운영될 만큼 현대인의 쾌적한 일상을 방해하는 가장 큰 골칫거리는 특정한 이유도 없이(사실 모든 통증의 원인은 염증이며 대부분 염증을 부추기는 식사를 지속해 오고 있다) 찾아오는 통증일 것이다. 다른 분야에서와 마찬가지로 동통관리에 있어서도 가장 큰 총애를 받는 것은 역시 소염진통제다.

현대의학의 손이 닿는 곳이라면 그 어디라도 진통제가 있다. 보다 근원적인 치료방법에 대한 고민을 하기 보다는 가장 간편한 수단인 진통제를 택하기 때문이다. 의료인의 편리성과 무책임함의 피해는 고스란히 환자의 몫이다.

해안 마을에 있는 필자의 약국은 재래시장 앞에 있기 때문에 해녀와 어부들의 내방이 잦은 곳이다. 힘진 바닷일을 하게 되므로 이들이 호소하는 주 증상은 당연 요통과 관절염 그리고 몸살이다. 아주 오래 전부터 그들은 너무나도 많은 진통제에 노출되어 있었기 때문에 동네 의원 중 한곳은 아예 암환자의 통증이나 중증의 통증에 제한적으로 사용하는 진통제를 웬만한 감기 몸살증상에도 스스럼없이 처방한다. 아예 아픔을 느낄 겨를을 주지 않겠다는 의도이다.

그곳을 방문한 환자들은 다른 병원은 더 이상 갈 수가 없다. 다른 의원에서는 강한 소염진통제를 사용한다고는 하지만 그 의원만큼 강력한 소염진통제를 과감히 오랫동안 사용하지 않기 때문이다. 의원들간의 경쟁이 점점 심해지면서 환자를 확보하려다 보니 다른 의원보다 더 강하고 더 지효성인 진통제를 찾아 처방하게 된 것이다.

어떤 환자는 병원 두 곳을 다녀오면서 외과에서도 소염진통제를 내과에서도 진통소염제 처방을 받아 올 때가 종종 있다. 해열소염진통제가 지닌 부작용에 대해서 처방의사나 환자 모두 무지하기는 마찬가지이기 때문이다.

이렇게 평소에 늘 진통소염제를 복용하게 되면서 그들은 만성피로에 젖게 되고 간장과 신장, 심장, 연골의 재생은 점점 활성을 잃어 비교적 오염되지 않은 환경 속에 살면서도 도시거주자 보다 오히려 각종 질환에 더 자주, 더 오래 노출되어 지내고 있다. 소염진통제의 장복으로 그들은 신체가 견뎌 낼 수 있는 임계치에 너무나 가깝게 다가와 있다. 그들 중 누구라도 찬 바닷바람을 맞으며 고된 뱃일을 하다가 감기에 걸리게 된다면, 그러다가 고열인 상태에서 3~5일 이상 해열진통제를 복용하게 된다면 그런 연후에 잇몸에서 피가 나거나 피부에 멍이 들어 병원을 찾게 된다면, 현대의학은 준비하고 있던 혈액종양학이란 잣대로 환자를 재보려 들 것이다.

그 눈금 안에 들어가게 되면 여간해선 빠져 나오기 힘든 인생 최대의 고비를 맞게 된다. 한두 알로 시작했던 한낱 진통제가 이렇게도 커다란 부메랑이 되어 자신을 할퀴고 지나가게 될 줄은 상상도 못하였겠지만. 다시 한 번 해열진통제의 해부편에서 보았던 부작용란을 살펴보도록 하자.

드물게 혈소판 감소, 과립구 감소, 용혈성빈혈, 메트헤모글로빈혈증, 혈소판기능저하(출혈시간 연장) 등이 나타날 수 있으므로 관찰을 충분히 하고 이러한 증상이 나타날 경우에는 투여를 중지하십시오. 또한, 청색증이 나타날 수 있습니다.

감기에 걸려 고열인 상태에서 혈소판 감소나 과립구 감소는 3일 안에 일어날 수 있다. 신체에서 오한 발열이 진행중일 때(감기, 전신 염증, 백신주사 후, 체했을 때) 해열진통제를 복용하게 되면 '드물게'가 아니고 대부분 위와 같은 부작용이 흔히 나타나게 된다.

따라서 해열진통제의 부작용에 대해 오한 발열인 상태에서 복용했을 때와 정상체온에서 복용했을 때를 나누어 기재한 약품 복용 설명서가 따로 필요하다. 정상체온일 때는 복용하는 이가 미처 눈치 챌 수 없을 만큼 천천히 백혈병상태로 접근해 간다. 감기 이외의 질환으로 만성적으로 해열진통제를 먹어온 사람이 잇몸출혈과 빈혈로 병원에 가게 되면 만성 골수성 혹은 드물게 만성 임파성 백혈병이라는 판정을 받게 되는데 그것은 오한 고열인 상태에서의 몸의 변화가 급전직하의 양상을 띠는 반면, 정상체온에서는 점진적인 변화를 보이기 때문에 만성이라고 분류되는 것이다.

위의 모든 혈액상의 변화는 해열진통제가 간 세포와 조혈세포의 기능을 떨어뜨리거나 괴사시켜 혈액구성물질의 원료 공급이 원활히 이루어지지 않고 골수에서 혈구 생산라인이 순조로이 가동되지 않기 때문이다.

그러나 고열에서든 정상체온에서든 해열진통제를 복용했다 하더라도 현대 임상 의학의 중추인 종합병원에 들러 혈액을 채취 당하는 일과 골수를 채취 당하는 일, 그리고 항암제를 투여 당하는 일만 없다면 백혈병이란 증상은 결코 만들어 지지 않는다.

현대의학이 백혈병증상이라고 우기는 것들이란 과량의 해열진통제를 필두로 혈액검사, 골수검사, 방사선 조사가 진행되면서 필연적으로 나타날 수밖에 없는 현상들일 뿐이다.

또한 백혈병이 악화되었다는 말은 백혈병이라는 상황을 억지로 만들어 놓고 여기에 항암제를 사용하게 되면서 골수나 흉선, 임파절의 기능이 회생불능의 상태로 파괴되었음을 말하는 것이다. 항암제 치료를 받지 않으면 목숨이 위험해 진다고 담당의가 말한다면 곧바로 항암제를 복용하지 않으면 목숨을 건질 수 있겠구나 하고 역으로 해석할 수 있어야만 한다.

백혈병에서 살아남기 위해 우리가 해야 할 필요한 모든 조치는 첫째 해열진통제를 먹지 않는 것이며 둘째 해열진통제 복용 후에도 고열이 식지 않는다 하여 종합병원으로 달려가지 않는 것이며 셋째 엉겁결에 종합병원에 달려갔다 하더라도 혈액검사나 골수검사를 당하지 않도록 하는 것이며 넷째 경황 중에 피도 뽑히고 골수를 도둑맞았다 하더라도 절대로 항암제치료나 골수이식에 응하지 않는 것이다.

백혈병으로 가는 5가지 예정된 코스 ③

스트레스성 두통과 치통으로 진통제를 장복한 경우

해열진통제를 찾는 사람들에게 주의할 점과 부작용에 대해서 이야기하다 보면 나의 걱정이 괜한 노파심으로 끝나 버리는 경우가 종종 있다. 오늘은 지난 30년을 '뇌선' 이라는 진통제로 살아왔다는 일흔이 넘은 할머니 한 분을 만났다.

요즈음에는 잘 듣지 않는 것 같아 펜잘로 바꾸어 하루에 열 알을 복용하는 날도 있다면서 지금껏 속쓰린 것 빼고는 별다른 불편 증상은 없었다며 펜잘 5통 값을 미리 테이블 위에 올려놓는다.

약을 집으려 허리를 숙이면서 "그 동안 멍이 들거나 잇몸에서 피가 나는 일은 없었나요?"라는 물음에도 자신과는 상관없는 일이라며 약을 챙기고는 발길을 재촉한다.

오랫동안 해열진통제를 먹어온 사람들은 해열진통제가 그렇게 해로운 것이라면 왜 지금까지 아무런 문제없이 잘 살아올 수 있었냐고 반문할 것이다. 무생물이거나 생명체이거나 저마다에는 임계치라는 것이 있어서 그 임계치 범위 내에서 발생하는 물리적, 화학적, 심리적 충격에 대해서 원래의 모습과 상태를 유지해 나가기 위한 복원 능력이 있다.

외부변화에 대항하여 자신을 지키려는 고유의 저항값이 있는 것이다. 모진 고문에도 함구로써 일관하는 투사가 있는가 하면 단 한 번의 으름장으로도 없던 일까지를 토설해 버리는 심약한 사람이 있겠고 한 번의 실패로 좌절하는 의지박약이 있는가 하면 칠전팔기의 불굴의 의지 또한 있을 것이다.

해열진통제에 대해서도 마찬가지다. 어떤 이는 단 한 알의 해열진통제로도 혼수가 올 수 있으며 어떤 이는 수십 년 간 먹어 왔건만 일견 아무렇지 않게 보일 수도 있다.

폐암의 원인이 담배 때문이라고 말하지만 평생을 골초로 살아온 사람이 장수하는 것 또한 사실이다. 그러나 어떤 한 사람이 무수한 지뢰가 깔린 지뢰밭을 유유히 자나갔다 하여 자신도 덩달아 지뢰밭에 발을 디디려 하는 것은 현명치 못한 일이다.

앞서 지나간 사람만큼 운이 좋으라는 법이 없기 때문이다. 그럼에도 그 길로 발을 들여놓게 된다면 자신의 만용이 무의미한 시도였다는 것을 곧 알게 될 것이다.

한의학과 현대의학 모두 스트레스를 질병발생의 가장 큰 원인으로 지목하고 있다. 하지만 스트레스 자체가 해로운 것은 아니다. 문제는 현대사회를 살고 있는 우리들이 스트레스라고 인식하는 범위와 종류가 광범해지고 노출빈도가 너무 잦아졌다는 데에 있다. 생존이 위협받는 상황을 스트레스로 인식할 수 있는 능력은 생명을 유지하는데 있어 매우 중요한 요소다. 가령 원시시대라면 사냥터에 나갔던 원시부족이 성난 맘모스와 마주치게 되었을 때나, 전쟁터에서라면 적과 조우하여 사력을 다해 싸워야 하는 절박한 상황에 빠졌을 때에, 만약 그런 상황을 재빨리 스트레스로 인식하지 못하고 산책을 하듯 마냥 느릿느릿 거린다면 원시 부족은 맘모스의 상아에 무참히 희생될 수밖에 없었을 것이고 적과 조우한 군인은 주검이 될 수밖에 없을 것이다.

다행히도 절대 절명의 순간을 스트레스로 인식하게 되면서 자신을 위험으로부터 구해내기 위해 근육이 최대출력을 낼 수 있도록 인체는 그 동안 저장해 놓았던 영양소를 눈 깜짝할 사이에 에너지원으로 바꿀 수 있는 응급 체계로 전환되어 진다. 마치 추월하기 위해 급가속이 필요할 때 연료노즐을 활짝 열고 공기를 최대한 빨아들여 최고 출력을 내는 것처럼.

그런데 사소한 일에 대한 정신적 스트레스로도 육체적 스트레스를 받았을 때와 똑같은 반응이 체내에서 일어난다는 문제점이 있다. 아드레날린과 같은 독성 물질들이 혈액 속으로 뿜어져 나와 심장을 요란하게 뛰게 만들고 장기나 피부에 펼쳐있는 가느다란 혈관들은 죄다 좁게 만들어 근육에 뻗어있는 혈관을 탱탱하게 충혈시켜 놓는다. 최대 근력을 낼 수 있는 만반의 준비를 갖추기 위한 것이다.

이런 상황이 만들어지면 인체의 모든 세포는 염증이 일어나기 쉬운 상태가 된다. 활성산소의 공격으로 지질은 과산화되고 인슐린 분비가 늘어나 세포막에선 염증유발물질(PGs2, LTs2, TXs)이 흘러나온다.

현대인들이 두통약을 일상으로 복용하게 되는 이유는 반복적으로 스트레스에 노출되기 때문이다. 교감신경이 흥분하면 어깨에서 목, 머리에 이르는 혈관의 수축으로 묵직한 통증(긴장성 통증)이 느껴지고 얼마 후, 스트레스가 사라지면 그 반동으로 부교감신경이 작동하여 혈관이 열리면서 통증유발물질이 쏟아져 나와 망치로 때리는 듯한 박동성 통증이 느껴진다. 국내 인터넷 싸이트 중에는 '편두통이 싫어' 라는 모임이 있을 정도로 이제는 편두통이 국민병이라고 불릴 만큼 심각한 질환으로 자리매김 하고 있다.

그 만큼 현대인에게 얹혀진 삶의 멍에가 이러한 질환을 대가로 요구하고 있는 것이다. 현대인은 서로 경쟁하여야 하고 또 이겨야만 한다는 강박관념에 사로잡혀 있기 때문에 지속적인 긴장으로 항상 그들의 머리는 개어있지 않거나 천둥이 친다. 머리에 쥐 내리는 일을 무수히 겪고 있기 때문이다.

〈스트레스로부터 뇌를 보호하는 방법〉

스트레스로 인한 뇌 혈류량의 급속한 증가를 막는 가장 좋은 방법은 운동이다. 특히 하체운동을 하여 허벅지의 근육량을 늘려놓으면 근육에 필요한 영양소를 나르기 위해 혈관이 발달하는데 이렇게 혈관이 하체에 발달하게 되면 혈액을 담아 놓을 수 있는 저수지가 마련되어 유사시 머리 쪽으로 피가 한꺼번에 쏠리는 일을 막을 수 있다.

극도의 스트레스를 받은 때라도 평소 하체의 근육이 단련되어 있다면 뇌로 혈액이 한꺼번에 쏠리는 일을 피할 수 있다.

언성을 높여 전화통화를 하던 사람이 갑자기 의식을 잃고 쓰러지는 장면을 TV속에서 보게 되는데 평소 움직임이 부족했던 사람이 상대방으로부터 심한 모욕을 받게 되면 그 스트레스로 뇌압이 급격히 증가하여 뇌일혈이 일어나게 된다.

운동부족과 인스턴트식품의 과다섭취로 현대인들의 혈관은 점점 탄력성을 잃어가고 있다. 그런 상황에서 지속적인 두통에 꾸준히 해열진통제로 대응하게 된다면 더욱더 혈관의 탄성은 줄어들고 혈관의 내압耐壓 임계치는 점점 낮아져 모세혈관이 발달된 곳은 작은 충격에도 쉽게 출혈이 일어난다.

해열진통제의 부작용이 가장 심각하게 나타날 때가 오한 고열인 경우라면 두 번째로 심각한 부작용이 나타날 때는 스트레스를 받은 상태에서 해열진통제를 먹는 때이다.

스트레스를 받을 때마다 아드레날린과 같은 독성 물질들이 혈관 속으로 쏟아져 들어오면 이들 물질이 세포에 해를 입히는 것을 최소화하기 위해 간장은 독성물질을 급히 무독한 물질로 바꾸려고 총력을 기울인다. 이렇게 오랜 스트레스에 노출되면 간장의 해독 예비력이 떨어지게 된다.

간장의 예비력이 떨어졌을 때 두통을 멈추려고 해열진통제를 먹게 되면 이를 해독하는 과정에서 간세포는 해열진통제의 중간대사 산물로부터 손상을 입게 된다.

이런 상황이 자주 발생하게 되면 간장은 피브리노겐 등 지혈에 관계되는 응고인자를 충분히 만들지 못하게 되고 골수의 혈소판 생산량이 감소되어 작은 충격에도 몸에 멍이 들고 모세혈관이 치밀하게 발달된 곳에서 출혈이 일어나게 된다.

아무 때나 코피가 터지며 잇몸은 딱딱한 음식을 씹어 생긴 사소한 상처로도 피로 물들게 된다. 출혈의 원인을 문의하러 병원을 찾게 되면 재생불량성 빈혈이나 자반병이라는 백혈병으로 넘어가는 문턱에 해당되는 질병명을 듣게 될 가능성이 크다.

만약 이때 좀 더 적극적인 의사를 만나게 된다면 그는 많은 양의 채혈을 원할 것이며 반복적인 혈액검사가 필요함을 강조하려 들것이다.

이렇게 혈액검사가 반복되면 혈액이 줄어 든 만큼 체온이 오르게 되어 미열이 생긴다. 현대의학은 이때 또 다시 해열진통제로 그 미열마저 끄려 달려든다. 불을 지피고 있는 솥에서 떠내는 물의 양이 많으면 많을수록 빠른 속도로 물은 끓어오르게 된다.

다시 솥 안의 물을 미지근하게 만들려면 화력을 줄이던지 원래 양만큼 물을 채워야 하는데 오히려 물을 더 덜어내려 한다면 그 결과는 너무나 뻔한 일이 되고 만다. 해열진통제는 발한을 유도하는 기능이 있다. 따라서 잦은 채혈로 생긴 미열에 해열진통제를 쓰려 한다는 것은 끓고 있는 솥 안의 물을 더 덜어 내려고 하는 것과 같은 처사다.

우리 몸을 달리고 있는 혈관은 신진대사에 필요한 고속도로의 역할을 담당하면서 동시에 신진대사나 염증에 의해 발생한 열을 전신으로 순환시켜 식혀주는 라디에이터 역할도 하고 있음을 잊지 않아야 한다. 그리고 해열진통제는 라디에이터를 더 달구어 놓는다는 사실도 꼭 기억해야만 한다.

백혈병으로 가는 5가지 예정된 코스 ④

고 콜레스테롤혈증, 고혈압, 당뇨병환자가 혈전용해제를 장기간 복용한 경우

요즈음은 고혈압, 당뇨병 처방에 소아용 아스피린이 함께 처방되어 나오는 일이 일반적이다. 어린이용 아스피린만 하루에 한 알 복

용하면 마치 중풍을 미리 막을 수 있는 것처럼 착각하고 있기 때문이다.

그 효과에 대해서 환자나 임상의 모두가 같은 수준의 기대를 하고 있는 것 같다. 그런데 이런 생각은 한쪽만으로도 시소를 탈 수 있다고 생각하는 사람들의 바람이다.

모든 것에는 작용이 있으면 반작용이 있게 마련인 것처럼 그 사람의 체질과 맞지 않거나 현재 그 약을 몸이 필요로 하지 않는다면 결코 그 약은 작용에만 그치는 것이 아니라 그 만큼의 반작용을 나타낸다. 아스피린의 작용이 혈전을 녹여내는 것이라면 그에 대한 반작용은 정상 혈구의 파괴다.

아스피린은 고혈압약과 당뇨약을 먹는 기간만큼 아주 오래 복용하게 된다. 소아용을 복용하는지라 아스피린의 반작용이 갑작스레 급성질환으로 나타나지는 않지만 복용기간이 길어질수록 아무도 눈치채지 못할 만큼 아주 서서히 혈구들은 파괴되어 간다. 판 구조론에서 대륙이 이동하여 세계지도가 바뀌는 것처럼.

적혈구가 파괴되면 세포들은 산소공급을 충분히 받지 못하고 저산소증을 겪게 된다. 이를 보상하기 위해 심장은 더 많은 혈액을 보내려고 더 빨리 뛰게 될 것이고 시간이 지남에 따라 한계 노동량을 초과하게 된 심장은 더 이상 과도한 운동량을 견딜 수 없게 되어 전신의 세포에 옥시 모라토리움(oxy moratorium : 산소 지불유예)을 선언하고 심부전 상태로 돌입하게 된다. 이때부터 세포는 더 이상 심장으로부터 충분한 산소를 공급 받지 못하여 세포활동에 필요한 산소를 구하기 위해 늘 강심제에 의탁하게 된다.

당뇨, 고혈압자의 혈전증은 잘못된 음식섭취 때문에 발생한다. 그것에 아스피린이나 혈전용해제를 사용하려는 생각은 지극히 단견에서 나온 발상이다. 생활 습관병 환자들의 혈전을 예방하는 혈전용해제나 항 혈액응고제 약물은 현대의학이 백혈병판단 기준으로 삼는 증상들(혈소판 감소성 자반병, 골수형성 부전, 재생불량성 빈혈)과 해열진통제의 특이적 부작용인 스티븐스-존슨증후군, 리엘증후군을 부작용으로 지니고 있다. 즉 혈전용해제를 먹는 기간이 길면 길수록 백혈병으로 접근할 확률은 더 높아지는 것이다. 비록 소아용이지만 오한 발열증상이 없는데도 해열진통제인 아스피린을 함께 복용한다면 백혈병의 가능성은 산술적으로 2배쯤 높아지게 된다.

이렇듯 현대의학은 원인요법(root care)이 아닌 지엽요법(leaf care)을 위주로 하기 때문에 근본적인 치료를 기대할 수 없다. 따라서 근본적인 교정이 이루어지지 않은 상태에서 약물의 복용 기간이 길어지게 되면 필연적으로 약물에 의한 부작용이 나타날 수밖에 없고 그것을 처리하기 위해서 또 다른 약을 첨가해야 하는 식의 고정틀에 환자는 갇히게 되고 만다. 그 고정틀은 환자가 평생을 짊어지고 가야 할 멍에이자 때론 모진 형벌을 가하는 형틀이 될 수도 있다.

백혈병으로 가는 5가지 예정된 코스 ⑤

체질에 맞지 않는 인삼이나 녹용, 흑염소, 옻닭을 즐겨 먹던 사람이 발열과 통증에 해열진통제를 복용한 경우

이 땅의 많은 엄마들이 여러 가지 이유로 - 감기에 걸리지 말라고 키 크라고 혹은 이웃집 아이가 녹용을 먹었다는 소식을 전해 듣고 - 자녀에게 녹용을 먹이고 싶어 한다.

어릴 적 매년 필자의 어머니는 여름 땡볕이 내리쬐기 시작하는 때가 되면 계고鷄膏(닭을 중탕하여 육수를 받아낸 것)를 내어 먹기 싫다는 막내아들에게 때로는 애원을, 때로는 협박을 하시며 기어코 한 모금이라도 당신님 자식에게 먹이려 오매불망이셨다.

그 느끼한 맛과 냄새도 그렇지만 본능적으로 나에게 해로울 것이라는 직감이 작동하였는지 그때마다 줄행랑을 쳤던 기억이 난다. 지금 생각해보면 허리띠가 끊어졌던 예방백신사건과 수 없이 많은 계고사건 그리고 인삼, 소의 양으로 만든 국, 꿀에 생강을 넣어 버무린 절편, 여름 아침나절 수족관에 뒤엉켜 있던 뱀장어로 만든 요리를 호시탐탐 틈 날 때마다 먹이시려는 어머니에 대한 필사적인 항거가 없었더라면 비교적 넉넉한 유년시절의 살림덕분에 어린 필자의 몸은 많이도 힘들었을 것이다.

위에 열거한 음식이나 약재는 비대신소간소脾大腎小肝小형의 소양

인과 폐대간소肺大肝小형의 태양인의 체질적 불균형 상태를 심화시키는 악재로 작용한다. 필자는 소양인으로서 인삼이나 녹용, 꿀, 옻, 닭, 흑염소 등을 먹게 되면 위나 심장의 신진대사가 항진되어 열 피로현상이 빚어지고 동시에 간과 신장 기능이 저하된다. 그렇게도 몸에 좋다는 음식을 입 속에 넣으려는 어머니와 이모님의 추격을 대부분 따돌렸음에도 중간 중간 감언이설에 속아 받아 마셨던 녹용의 양도 자못 상당하였을 것이다.

초등학교 4, 5학년쯤이 되어서는 급기야 의자에서 앉았다 일어설라치면 무릎에서 자갈 갈리는 소리가 들릴 정도로 관절을 가득 채우고 있어야 할 나의 체액은 여름가뭄의 논바닥처럼 바싹 말라 있었다.

방학이 되어 침 잘 놓는다는 할아버지들을 찾아 어머니 손을 잡고 기억에도 없는 동네의 골목길을 헤매었던 일도 있었다. 필자의 키는 고1때 성장을 멈춰 173cm에 머물게 되었는데 어릴 적 녹용과 인삼 등의 게릴라공격만 받지 않았더라면 아마 농구선수가 되기에 크게 부족함이 없었을 것이다.

초등학교 5학년 때는 사회과목 중간고사 범위를 공부하려고 책을 몇 번 읽다 보니 중요치 않은 부분마저도 저절로 암기되어 있는 것을 발견하였다. 내친 김에 조사하나 빼놓지 않고 외워보자는 야릇한 도전의식이 생겨 아마 3~5일 만에 중간고사 범위인 30페이지 정도 분량의 교과서 전문을 한 글자도 남김없이 외어버렸던 기억이 난다.

며칠 후에는 시험범위를 지나쳐 50페이지 정도를 외우고 나니 선생님께서 교과서를 읽으시면 나는 한발 앞서 다음 줄을 읽을 수 있었다. 수업이 끝난 뒤 사회책을 코앞에 바싹 갖다 대고는 몇 페이지 몇째 줄에 나오는 처음 단어가 무어냐고 내심 틀리기를 바라며 따지듯이 묻는 짝에게 주저 없이 그 줄은 물론 다음 페이지 몇째 줄에는 무엇이 적혀있는지 까지도 맞추어 2등의 전의를 상실하게 만든 적도 있었다.

너무나 좋아서 탈이었던 그 기억력이 다음 해가 되어서는 좀체 발휘가 되지 않아 어린 마음에 무척이나 당황하며 고민했었던 기억이 난다. 그것은 체질에 맞지 않는 녹용과 인삼이 나에게 남겨 놓고 간 흔적이었거나 그 사이 몇 번인가 맞았던 불주사 때문이었을 것이다. 그래도 어려서 녹용을 많이 먹어 몸이 비정상적으로 비대해지고 인성이 줄어들어 동물적 본성만 두드러지게 된 아이들에 비한다면 필자는 다행인 편이었다. 녹용이나 인삼은 체질에 맞지 않는 사람이 복용하게 되면 필요이상으로 신진대사를 항진시키는 약재들이다. 소양인에게 인삼은 심장과 위장기능을 격렬히 항진시켜 전체적으로 체온을 상승시킨다. 소양인은 교감신경이 흥분하기 쉬운, 신진대사가 빠르게 진행되는 체질인데 인삼이 이것을 더욱더 부채질하기 때문에 몸이 과열되는 것이다. 또한 녹용은 단독으로도 간염을 일으킬 수 있을 만큼 부작용이 강하게 나타난다.

녹용이나 인삼, 옻닭, 흑염소는 양인의 이화작용(에너지 생성)을 과도하게 촉진함으로써 부산물로 열이 발생하여 뇌와 신경계, 장기에 열 피로현상이 발생하게 된다.

이러한 열 피로현상이 축적된 상태에서 감기에 걸려 해열에 실패하게 되면 이들 약재를 먹은 경우에는 그렇지 않은 경우보다 훨씬 빠르게 고열에 빠져든다.

또한 평상시 교감신경이 흥분되어 있으면 신진대사량이 늘어나고 부신피질 호르몬 소모량이 증가하여 감기로 인한 발열을 제어할 수 있을 만큼의 부신피질호르몬을 확보하지 못하게 된다. 체질에 맞지 않는 녹용이나 인삼을 일정기간 먹고 있는 상태에서 감기에 걸리게 되었을 때, 해열진통제를 복용하게 되면 고열로 쉽게 접어들어 뇌 척수염, 뇌 수막염, 소아마비, 근육 위축증 등 뇌 신경계 염증질환과 감기 후유증으로 지적하였던 폐렴이나 가와사키병, 소아당뇨, 백혈병이 발생할 확률이 높아진다. 마치 불에 기름을 부은 것처럼 초기 증상에서 중질환으로 쉽게 옮아가는 것이다.

체질에 맞지 않는다는 것은 주로 간 기능에 부담으로 작용한다는 뜻이다. 간 기능에 장애를 일으켜 한참 크려는 양인 아이의 성장에 필요한 원료를 간에서 원활히 공급할 수 없게 되면 성장저해는 물론 그밖에 활액이라고 하는 관절윤활유도 만들지 못하게 되어 어려서부터 관절마찰음이나 관절통을 겪게 되는 것이다.

또한 뇌 내의 신경전달 물질들의 순조로운 생산, 분비와 신경회로망의 유지, 보수에 필요한 정제된 원료를 간으로부터 공급 받아야 함에도 인삼과 녹용이 간 기능을 무력하게 만듦으로써 신경계의 정밀한 제어기능도 위축되어 진다.

인삼과 녹용의 부작용과 함께 '꿀 먹은 벙어리' 라는 꿀의 부작용에 관한 말이 있다. 꿀이 맞지 않는 사람이 꿀을 먹고서 말을 못하게 되었다는 얘기인데 꿀 때문에 청각신경에 이상이 생기게 되고 들을 수 없게 되면서 말도 못하게 된 경우를 말한다. 즉 평소 꿀을 복용하여 신진대사가 항진된 상태의 양인이 감기로 인한 혹은 열병에 따른 고열에 노출됨으로써 청각신경에 열상을 입게 되었다는 이야기다. 이조시대 영조는 아들 사도세자를 부자탕을 먹게 한 뒤 쌀뒤주에 가두었다고 한다. 부자를 먹은 사도세자는 심장박동이 빨라지고 신진대사는 적정선을 넘어 체온이 급격히 상승하여 공기의 흐름이 없는 뒤주에서 높아진 체온으로 내부 장기가 차례차례 화상을 입게 되었을 것이다. 아마도 그가 소음인 이었더라면 부자탕의 치명상을 피할 수 있었을지 모른다. 임금이 내린 사약을 마시고도 멀쩡하여 2~3잔을 연거푸 받아 마시고 나서야 숨을 거두었다는 기록이 있다 하니 그 죄인은 아마 소음인 이었으리라.

평소에 신진대사를 항진시키는 약재를 먹고 있던 사람이 감기나 기타의 질환으로 발열하게 되면 짧은 시간에 발열반응이 급격히 진행되어 청각, 시각, 운동신경, 감각기능 등 주요 뇌, 신경 기능에 이상이 발생하기 쉽다.

고열인 상태에서는 조직의 변성속도가 급격히 가속되어 순식간에 장기 기능은 비가역적 손상을 입게 된다. 소아마비도 감기로 인한 발열에 해열진통제를 과량 사용하여 치솟은 체온 때문에 뇌 · 신경 세포의 피막이 화상을 입어 벗겨짐으로써 신경다발을 통로로 이용하여 두뇌와 말단 근육조직이 서로 주고받던 신호가 서로 전달되지 못해서 생긴 해열진통제의 부작용 중의 하나이다.

성분 분석을 통한 영양학적 가치가 높다 하여 체질적인 배려 없이 자라나는 어린이에게 무조건 녹용, 인삼을 보약이라는 명분으로 복용시킴으로써 후회를 남길 일을 하지 않아야 한다.

사람은 다르며 따라서 각각의 개체가 필요로 하는 성분 또한 모두 같을 수 없다. 고혈압에 다량의 인삼으로 쾌효를 보는 사람이 있는가 하면 그 만큼의 다른 사람은 인삼으로 뇌졸중이 올 수 있기 때문이다. 사람은 다르다는 관점이 약재에 적용되지 않고서는 그들이 갖는 부작용은 필연일 수밖에 없다.

어떤 상황에서도 직관과 현명함을 잃지 않도록 해야 한다. 스스로 현명해 지지 않는다면 큰 상처를 입게 될 수도 있다. 주위에는 고의로 우리를 헤치려는, 무심결에 우리를 헤칠 수 있는 것들이 즐비하기 때문이다.

5

급성 골수성 백혈병의 진실

다음은 현대의학이 급성 골수성 백혈병에 대해 선포한 내용이다. 일반인들로서는 참이라 믿고 따를 수밖에 없는 칙령이겠지만 그 칙령을 거꾸로 이해하고 반대로 행동할 수만 있다면 방사선 피폭에 의한 것이 아닌 현대의학으로부터 내려진 모든 종류의 백혈병으로부터 안전을 보장 받을 수 있다. 물론 목숨을 담보로 하는 일 또한 결코 벌어지지 않을 것이다. 어떤 이름의 백혈병이든 종류를 불문하고 현대의학의 백혈병에 대한 정의와 인식은 순전히 착각이기 때문이다.

〈급성 골수성 백혈병에 대한 현대의학의 견해〉

급성 골수성 백혈병이란 백혈구 전구세포의 암성 증식에 의한 것으로 골수내의 평형이 깨지며 정상 혈구가 감소되고 백혈병 세포가 장기에 침윤함으로 인해 장기손상을 가져와 치료받지 않는 경우 수주 내지 수개월 내에 사망하는 질환이다.

[임상증상]

정상혈구의 감소로 인한 빈혈, 출혈, 감염 등이 흔히 나타나고, 전신 증상으로 발열, 쇠약감, 피곤함, 체중감소가 나타날 수 있다. 장기의 침범으로 인한 뼈의 통증, 잇몸이 붓거나, 간 비대, 비장 비대가 나타날 수 있으며, 중추신경계를 침범한 경우 오심, 구토, 경련 및 뇌신경마비 등이 나타나기도 한다.

[치료]

치료는 표준약제를 사용하여 골수내의 모든 백혈병세포를 죽이는 항암 화학요법을 하며, 이 과정을 관해유도라고 한다. 선택적으로 백혈병세포만을 살해하는 항암제가 없으므로 골수 내의 모든 세포가 파괴되며 이 기간 동안 타인의 혈액을 수혈받아야 한다.

빨리 자라는 세포들인 모낭세포와 소화기 점막세포들도 손상을 보여 탈모, 구내염 및 설사 등의 부작용을 보인다. 감염의 예방을 위해 이 기간에는 예방적인 항생제와 무균적 환경이 필요하며, 약 2~3주의 골수회복 기간이 필요하다.

회복 후 골수검사 상 백혈병세포가 5% 미만이고 혈액검사 결과가 정상화되며 증상이 완전 소실되는 경우를 완전 관해라고 하며 약

70%에서 완전관해를 얻을 수 있다. 이러한 완전관해 상태를 오래 유지할 수 있으면 완치되는 것이지만 이때 치료를 중단하면 100% 재발한다.

즉 완전 관해 상태에서도 많은 백혈병세포들이 존재한다는 것이다. 관해 후 화학요법은 공고요법과 유지요법으로 나뉘며 공고요법으로 2~3회의 항암 화학요법 또는 동종 조혈모세포 이식이 있다. 동종 조혈모세포 이식은 첫 관해시 시행한 경우 환자의 60%에서 장기 무병생존을 보인다.

급성 골수성 백혈병의 치료는 복잡한 선택의 연속이고 경제적 부담 또한 막중하므로 혈액전문의로부터 각 치료과정마다 자세한 설명과 환자들의 선택이 있어야 하겠으며 치료성적이 날로 향상되고 있으므로 절대로 실망하지 말고 치료 받을 것을 권한다.

책을 구입하고 처음으로 이 페이지를 읽고 있는 독자라면 위에서 말한 급성 골수성 백혈병에 관한 내용을 믿어 의심치 않을 것이다. 서술방식이 단언적인데다 백분율의 통계치를 인용한 사실적인 묘사를 하고 있거니와 무엇보다 가장 신뢰받는 전문가 집단이 한 말이기 때문이다. 하지만 그 내용의 이면을 알고 나면 백혈병을 두려움으로만 바라보던 경직된 시각은 긴장이 풀리게 될 것이다.

물론 필자의 바람은 환자의 긴장을 완화시키고 위안하는 것에 머물고자 함이 아닌 어디까지나 완전치유에 있다. 위에서 현대의학이 작성하여 발표한 선언문이 갖는 허위와 그 이면에 숨어 있는 진실이 무엇인지 아래와 같이 합당한 제목을 붙여 차례로 밝혀 보도록 하겠다.

▣ 뇌진탕과 뇌사

현대의학은 그들이 말하는 백혈병 상태에서 '혈액에 출현한 다량의 유약 백혈구'를 암종(carcinoma : 상피세포[피부나 신체의 내면을 덮고 있는 세포]에서 유래한 악성종양) 조직에서 보이는 '이상 증식된 미분화 상태의 암세포'와 동일한 것으로 착각하고 있다. 미성숙 혈구세포가 늘어나 있는 것을 암성 증식이라 생각하는 것은 순전히 현대의학의 인식 오류다. 장기나 조직에서 암세포가 왕성한 속도로 분열하여 암 덩어리가 커지는 것과 일시적인 골수의 기능장애로 나타난 미성숙 혈구세포의 증가를 암성 증식으로 동일하게 간주하면서 백혈병의 비극은 시작되었다.

그런 착각 때문에 성숙한 혈구로 되기 바로 전단계인 미성숙 혈구들이 증가한 것을 두고 암성 세포가 증식한 것이라 성급히 판단 내려, 혈액 암세포의 존재를 모두 없앤다며 항암제를 투입하고 방사선을 쪼이고 골수를 옮겨 심는 해괴한 치료법들이 등장하게 되었다. 현대의학이 범한 오류의 으뜸은 단연 백혈병이라 해야 할 것이다.

자가면역질환이 자신을 항원으로 삼은 자기항체가 저지른 자기숙

청 작업이라면 백혈병은 정상세포를 암세포라고 낙인찍어 항암제를 쏟아 붓는 또 다른 인위적 자가면역질환인 셈이다. 행위자가 항체인가, 항암제인가의 차이는 있을지언정, 공격 대상이 숙주라는 점에는 차이가 없다. 무엇이 잘못되어 백혈병의 멍에를 짊어지게 되었는지 영문도 모른 채, 전혀 이성적이지 못한 치료법 때문에 공포와 고통 속에 살다가 수많은 생명들이 사라져 갔다.

생육환경이 좋지 않을 때 소나무는 오히려 더 많은 솔방울을 만들어 매달아 놓는다. 그런데 정작 솔방울 안에는 솔씨가 없는 속이 텅 빈 솔방울들이 주렁주렁 매달린다. 이처럼 고열과 해열진통제의 공격으로 환경이 열악해진 골수는 정상혈구와는 모양이 다른 미성숙 상태의 아세포들을 대량으로 빚어내어 혈액에 띄워 놓게 된다.

서두를 것은 결코 골수이식 수술이 아니요, 시급히 골수기능이 회복될 수 있는 정상 환경을 마련하는 일이며 더욱 바람직한 것은 사후약방문이 필요치 않도록 정상 환경이 무너지는 일을 예방하는 것이다.

아세포가 늘어나 있는 것은 단지 감기치료법을 제대로 이해 못한 나머지 감기치료의 첫 단추를 잘못 꿴 현대의학의 오류에서 비롯된 것이다. 열이 잘 떨어지지 않는다고 해열진통제를 과량 사용하여 골수의 혈구생산 기능을 주저앉혀 놓았기 때문에 생긴 일시적인 현상일 따름이다.

감기약만 잘 살펴 쓰면 아무 탈 없을 건강한 사람을 과량의 해열진통제를 투약하여 골수기능을 정지시켜 놓고 백혈병환자라며 항암제를 맞게 하는 것은 뇌진탕으로 잠시 멍해져 있는 사람을 아예 의식이 없는 뇌사자로 만들어 버리겠다는 의도로 밖에 달리 해석할 도리가 없다. 가볍게 뇌진탕을 일으킨 사람에게 필요한 것은 안정과 휴식이 듯이 해열진통제의 오·남용으로 잠시 골수기능이 저하된 사람에게 필요한 유일한 것은 해열진통제를 치우고 휴식하는 일이다. 감기약을 써야 할 사람에게 항암제, 방사선, 골수이식을 도입하겠다는 발상이 어떻게 나올 수 있었는지 참으로 개탄스러운 일이다.

백혈병을 일으킨 암세포가 장기를 손상시킨다는 말을 그대로 믿어서는 안 된다. 병원에서 하지 말아야 할 치료과정(수시로 하는 혈액검사, 항암제 투여, 방사선 요법)을 환자들이 100% 순순히 잘 따라 했기 때문에 생긴 부작용과 후유증일 뿐 백혈병세포라는 것이 실제로 존재하여 온 몸을 돌아다니면서 장기를 손상시켜 놓은 것이 결코 아니기 때문이다.

정말 치료를 받지 않아서 사망하는가?

치료를 받지 않을 경우 조만간 사망하게 된다는 서슬 퍼런 경고는 정말이지 웬만한 사람은 오금도 펴지 못하게 할 만큼 대단히 위협적이다. 그런데 이 말이 정말일까?

물론 짧은 시간 내에 사망하는 경우도 있다. 하지만 그것은 앞서 해열진통제의 부작용에서 설명하였듯이 해열진통제를 과량 사용하여 나타난 '다장기 부전증'과 터무니없는 항암제의 투여에 의한 약화사고이지 백혈병세포라는 것을 방치하여 벌어진 일이 결코 아니다.

치료받지 않으면 사망한다고 하는데 그렇다면 병원의 치료를 받게 되면 살아날 수 있는가? 오히려 자연 치유력을 훼손하는 항암치료 덕분에 생존기간은 더욱 짧아질 뿐이며 생존해 있는 동안에도 참을 수 없는 고통만이 뒤따른다. 항암치료를 받지 않으면 사망한다는 것은 오로지 현대의학만이 그렇게 생각하고 싶어서 만든 억지이자 환상이다. 이미 해열제와 항암제 독성으로 회생 불가능 상태가 돼버린 환자에게 더 이상 항암제투여를 못하게 된 시점에서 환자가 사망하였기게 투여중지가 사망의 원인으로 둔갑한 것이다.

무언가를 소화해낼 여력만 남아 있다면 항암치료를 받지 않는 그 순간부터 항암제로 억압되어 있던 자연치유력은 분명코 다시 살아날 것이다. 그 순간이 너무 늦게 오지 않길 바랄 뿐이다.

백혈병의 증상 = 해열진통제의 부작용

백혈병에 걸리면 나타난다고 하는 임상증상을 살펴보면 〈백혈병의 증상〉이란 것들이 〈해열진통제의 부작용〉을 조목조목

다시 써 놓은 것에 불과함을 곧 간파할 수 있을 것이다.

그 어떠한 백혈병의 임상증상도 해열진통제의 부작용 범위를 넘어서지 않는다. 해열진통제의 부작용란에 쓰여 있지 않은 내용이 있다면 그것은 해열진통제의 부작용으로 인한 증상을 해열진통제의 부작용이라고 파악하지 못하였기 때문이다.

가와사키병이 해열진통제의 부작용으로 생긴 것이지만 이에 대한 역학조사가 없었기 때문에 해열제의 부작용란에 아직 등재되어 있지 않은 것처럼 백혈병 또한 그 원인이 해열진통제에 있지만 아직 부작용란에 자리를 마련하지 못한 것뿐이다.

가와사키 병이나 자가면역질환, 백혈병 모두가 아직 해열진통제의 부작용일 것이라는 의심 바깥에 있기 때문이다. 해열진통제의 부작용에 대한 부분을 다시 살펴본다면 백혈병증상이 해열진통제의 부작용과 정확히 일치함을 발견할 수 있을 것이다. 이것으로 백혈병은 다음과 같이 명료하게 정의될 수 있다.

(급성)골수성 백혈병이란 해열진통제의 과량투여로 나타난 (급성) 해열제 부작용이다.

죽음을 부르는 관해

이제는 그 무시무시한 백혈병치료다. 백혈병이 천형이라는 말은 백혈병 증상이 무시무시해서가 아니라 현대의학이 행하는 백혈병치료를 받는 과정이 마치 천형과도 같기 때문이다. 현대 의학적 치료를 뿌리치지 않는 한 예정된 고통을 피할 방법은 없다. 백혈병이란 진단이 내려지면 모든 백혈병세포를 죽인다는 화학요법이 환자를 기다리고 있기 때문이다. 말이 요법이지 그것은 곧 죽음과 동의어다.

백혈병 세포란 성숙한 혈구세포가 되기 바로 전단계인 미성숙한 혈구세포(혈구 아세포)를 말한다. 혈구 아세포를 암세포라 하는 것은 태아가 비정상인이라고 말하는 것과 같다. 하지만 태아는 자궁문을 떠난 지 일 년이 지나면 보행이 가능해지고 5살이 되면 2개 국어를 구사할 수 있는 능력을 갖게 된다. 조금 더 기다리면 변성기도 찾아오고 자기를 닮은 2세를 낳을 수 있는 능력도 생긴다.

즉 성인은 되어 가는 것이지 되어 있어야 하는 것이 아니다. 비록 인큐베이터 속의 미숙아라 할지라도 노력과 정성이 깃들면 정상인으로의 삶을 얼마든지 누릴 수 있는 것이다. 태아가 10달을 채우지 못하고 임신 초기 절박유산으로 사산되는 것은 극심한 스트레스가 모체를 괴롭혔기 때문이다. 마찬가지로 골수가 성숙한 혈구세포 대신 아세포를 만들어 낼 수밖에 없었던 것은 해열진통제에 의한 과도한 스트레스 때문인 것이다.

골수를 망가뜨려 놓고 거기서 자라난 혈구가 비정상적이라며 화형을 시키려 하는 것은 논바닥을 갈라지게 해놓고 벼 이삭에 쭉정이가 맺혔다며 화풀이로 논을 갈아엎는 것과 다를 바 없다. 아무 잘못도 없는 아세포들이 암세포라는 누명을 쓰고 무지막지한 테러를 당하였던 것이다.

〈관해유도〉는 백혈병으로 내몰린 환자들이 사선을 넘게 되는 결정적 계기가 된다. 관해유도 중인 환자들은 생사의 갈림길로 접어들게 된 것을 대부분 직감할 수 있다. 불길한 직감은 탈모가 시작되면서, 입안이 헐게 되면서 더욱 강해진다. 이때가 되면 환자는 본능적으로 무언가 잘못된 방향으로 진행하고 있음을 알아차리고 현대의학의 치료방법에 문제점을 제기하게 되지만 현대의학은 혈액암세포를 없애기 위해서 어쩔 수 없이 겪어야 하는 불가피한 과정이라며 이의를 묵살해 버린다. 환자는 풀이 죽어 체념한 채 항암치료가 끼치는 완전관해의 고통을 살아남기 위한 단련으로 받아들이게 된다.

독자들은 결정적으로 다음의 경고에 당황하게 될 것이다. '이러한 완전 관해상태를 오래 유지할 수 있으면 완치되는 것이지만 이때 치료를 중단하면 100% 재발한다.'

우리가 현대의학에 의지하는 것은 그에 대한 신뢰 때문이기도 하지만 그대로 하지 않으면 재발한다는 엄포 때문이다. 백혈병환자와 자가면역질환자 그리고 심장질환자는 현대의학이 놓는 엄포에 가장 예민하게 순종적으로 반응할 수밖에 없다.

완전관해란 혈구아세포를 완전히 살멸한다는 것인데 이는 인체에 십자포화를 퍼붓는 일과 다름없다. 짐작하겠지만 결과는 대단히 치명적이다.

현대의학은 완전관해를 치료 달성의 기준으로 삼는다. 그러나 완전관해란 완전죽음을 의미한다. 이것은 백혈병치료 중에서 가장 먼저 사라져야 할 망령이다. 여기 완전관해에 대해 현대의학이 털어놓은 또 하나의 고백이 있다.

◉ 관해유도冠解誘導

백혈병 환자의 골수와 말초혈액에서 백혈병 세포를 제거하기 위한 항암치료 관해는 진단 당시에 동반되었던 모든 임상증세와 말초혈액소견이 정상범주로 회복되고 골수에 존재하던 백혈병 세포가 5% 미만으로 감소된 경우를 일컫는다. 환자의 약 70~90%가 관해유도 되지만 나머지 10~30%에서는 항암제 투여에도 불구하고 관해에 도달하지 못하거나 항암제 투여에 따른 감염, 출혈 등 합병증으로 사망하는 경우도 있다.

항암제를 쓸 만큼 썼음에도 불구하고 10~30%에서 관해에 실패했음을 고백하고 있다. 100명 중 10명 내지 30명에서 관해에 실패했다는 말은 항암제의 폭격에도 굴하지 않고 그들의 골수가 끝까지 기지를 사수해 냈다는 뜻이다. 이 상태에서 더 이상 현대의학이 간섭하려 들지만 않는다면 반드시 자연치유력은 빠른 속도로 환자를 원래상태로 되돌려 놓을 것이다. 물론 그들 중 대부분은 집요한 현대의학의 연이은 태클에 걸려 유명을 달리하게 된다. 극악한 일경의 고문에 선열의 생명이 스러져 갔듯이 관해라는 고문에 수많은 영혼들이 영거의 길을 떠났던 것이다.

항암요법을 그만두면 100% 재발한다는 말은 독자들의 이해와는 정반대로 독 · 극약인 항암제 투여에도 불구하고 골수의 기능이 다시 살아난다는 말과 같다.

현대의학이 말한 재발이라는 의미는 혈액 속에 혈구 아세포들이 다시 보이게 되었다는 말인데, 이것은 완전관해를 목표로 퍼부어지는 항암제의 공격에 처참히 무너진 줄로만 알았던 골수가 성숙한 세포는 아닐지라도 혈구세포를 다시 만들어 낼 수 있게 되었다는 대단히 희망적인 사건이다. 살아남기 위해서는 반드시 재발되어야만 한다.

재발된 상태에서 모든 현대의학의 처치로부터 격리되어 조금만 더 자연치유력이 발휘될 수 있는 말미만 주어진다면, 골수는 더욱더 완전한 기능을 수행할 수 있는 혈구세포를 만들어 내게 된다. 어리석게도 현대의학은 재활을 발견해 놓고도 재발이라 말하고 있는 것이다. 모든 것을 물구나무 선채 바라보고 있기 때문이다.

우리의 희망은 그들의 시각으로 100% 재발한다는 말에 달려 있다. 재발은 아무리 짓밟아도 창조주가 부여한 끈질긴 생명력이 아직 살아있다는 명확한 증거이기 때문이다.

6

부작용만 남긴 약, 급성 백혈병 치료제

현대의학이 말하는 백혈병 치료제란 백혈병환자로 내몰린 정상인을 진정한 백혈병상태에 머물도록 공고히 하는 독약에 다름 아니다. 현대의학의 혜택(?)을 받는 우리들의 가장 큰 과오는 그 혜택에 너무 감사한 나머지 그들이 주는 엄청난 피해마저도 시혜라고 생각한다는데 있다. 백혈병 치료제라는 항암제들의 부작용란을 읽어 본다면 전문가가 아닌 일반인이라도 백혈병 치료제라는 것이 생명을 담보로 투여되는 약임을 직감할 수 있을 것이다. 급성 백혈병 치료에 쓰이는 빈크리스틴이라는 약의 사용설명서에 나와 있는 주의사항에 다음과 같은 내용이 있다.

'본제는 단지 정맥 내로만 투여해야 한다. 주위 조직으로 누출되면 심한 자극을 일으키고 봉와직염이 발생할 수 있다. 신경독성이 용량에 관련되어 나타난다. 본제의 용량초과는 치사를 일으킬 수 있다'

부작용도 아닌 용법 · 용량상의 주의사항이 이 정도다. 주의사항이 이런 정도의 약이라면 어떠한 이유에서건 단 한 톨도 우리 몸에 들여놓는 일이 있어서는 안된다. 치료량과 치사량 사이의 간격이 좁은 것을 극약이라 한다. 좁다는 말은 자칫 적정 용량을 초과하여 투여했을 경우엔 죽을 수도 있다는 뜻이다. 사실 치료량이라는 것이 뚜렷한 과학적 방법에 의해서 정해졌을 것으로 생각할 수 있겠으나 이 또한 임상시험을 통해 여러 환자에게 투여한 경험을 바탕으로 정해진 양인 만큼 불안전하고 획일적인 숫자에 지나지 않는다. 최초로 이 약의 실험대상이 된 사람에게는 도대체 얼마 만큼의 양이 투여되었을지 모를 일이다. 극약의 경우 투여량이 아무리 적다하더라도 그것이 갖는 급성 독성이나 아급성(천천히 나타나는) 독성은 대단히 광범위하고 치명적이다.

백혈병치료에 사용되는 항암제라는 것의 투여 목표가 정상세포와 다를 바 없는 미성숙 혈구와 정상세포를 죽이는 것이니 만큼 애당초 치료효과란 기대할 수 없는 일이며 투여 후 나타나는 모든 변화는 부작용일 수밖에 없다. 투여 된 양이 얼마만큼이든 부작용은 고스란히 정상세포가 떠안게 된다. 신경세포를 필두로 시간이 지남에 따라 골수의 조혈세포, 모낭세포, 위 · 장관 점막세포, 구강점막세포 등이 차례차례 살해되어 간다. 세포분열이 왕성히 일어나는 곳일수록 부작용의 피해는 투약과 함께 거의 실시간으로 일어난다.

단 한차례 이 약을 투여받았다는 사실만으로도 자연치유력은 상당 부분 훼손되었다고 보아야 한다. 이렇게 부작용밖에 없는 약을 재차 삼차 투여한다는 것이 치료가 아닌 사람을 죽음으로 내모는 일임을 정신을 차려 한시 바삐 인식해야 할 것이다.

주위 조직에 대해 심한 자극이 있다고 하는데 이때의 자극감이란 살이 타들어가는 듯 한 작열감일 것이다. 정상조직을 자극하여 염증을 생기게 할 수 있을 정도의 약이라면 의약품으로 구분할 것이 아니라 의약 부외품, 즉 외용약으로 분류하여 사용함이 마땅하다. 적응증에는 항암제라 쓰여 있지만 살을 타들어 가게 할 정도의 부식력과 신경독성이 있다면 굳은 살이나 각질화 된 무좀, 사마귀, 혹은 티눈 같은 신경이 없는 딱딱한 각질조직을 녹일 때나 타일 위의 얼룩을 지울 때 사용하는 것이 용도에 맞을 것이다.

단지 정맥 내로만 투여해야 한다는 말은 혈관은 통증을 느낄 수 없기 때문이다. 주입되자마자 즉시 대량의 혈류로 희석되기 때문에 즉시 혈관염증이 나타나지 않는다는 것일 뿐 조금만 더 투여가 지속되면 혈관 또한 부식되고 말 것이다. 가장 깨끗하고 오염되지 않아야 할 혈액 속에 부식제를 쏟아 부었으니 1급 수원지에 폐놀을 무단 방류한 꼴이 된다. 혈관 속을 타고 들어온 맹독에 제일 먼저 초토화되는 곳은 정교하고 변화에 가장 예민한 신경세포다.

테러에 쓰이는 생화학 무기가 가장 두려운 이유는 극히 소량으로도 신경을 마비시켜 빠른 시간 안에 무수한 인명을 살상할 수 있기 때문인데 이 약 또한 적은 양으로도 신경세포를 망가뜨릴 수 있는 가공할 파괴력을 지니고 있다.

처음에는 지각장애, 지각이상이 나타나기 시작하다가 투여가 계속되면서 신경통이 생기고 나중에는 보행장애, 운동실조, 마비증상 등의 운동성 장애가 일어난다. 신경세포 다음으로 항암제에 함락당하는 곳은 세포분열이 왕성하게 일어나는 곳이다.

하루 만에 머리카락이 0.2~0.3mm 자라도록 하는 모낭세포와 전날 벗겨진 입천장을 하룻밤 사이에 다시 원상태로 말끔히 만들어 놓을 수 있는 구강 점막 세포 그리고 수많은 혈구들을 만들어 내는 골수 세포가 그곳이다.

결국 현대의학이 바라고 그의 추종자들이 그토록 이루고 싶어 하는 관해, 즉 골수를 완벽에 가깝게 파괴하는 일이 벌어진다. 모든 부작용에도 불구하고 항암제투여를 포기할 수 없다며 그들이 내세우는 가장 허무맹랑虛無孟浪한 당위성이 바로 이 관해라는 것에 있다.

세포와 긴밀한 대화를 나누던 신경세포를 녹아내리게 하고 촉촉이 젖어있던 점막을 온통 누더기처럼 파헤쳐 놓고 건강한 머리칼은 낙엽지게 하고 혈구 생산기지인 골수는 초토화시켜 버리는 등 온갖 만행을 저지른 결과로 생긴 관해를 놓고 어떻게 병의 치유에 있어 가장 중요한 의미를 달성하게 되었다고 말할 수 있는가!

관해란 단지 항암제가 부릴 수 있는 모든 부작용의 총합일 뿐이다. 결코 치료의 서막이 열렸다며 흥분할 일이 아니다. 양민을 처참히 몰살시켜 놓고 어떻게 적장의 머리를 벤 것으로 착각할 수 있단 말인가! 항암제 투여가 시작되고 관해상태가 가까워지면서 인체의 오장

육부에서는 부작용의 파노라마가 숨 가쁘게 펼쳐진다. 그 역경의 파노라마가 끝나갈 때쯤이 되면 옆 침대에서도 들릴 만큼 가쁜 숨소리를 내게 된다.

다음은 급성 백혈병 치료제로 불리는 빈크리스틴의 부작용이다. 이 약이 저지른 부작용을 읽고 나면 치료제라는 말은 위선과 허울일 뿐 사실은 강력한 악화제임을 알게 될 것이다. 대부분 약의 부작용이라 하면 드물게 일어나는 것으로 알고 있다. 하지만 혈액암 치료제라는 것에는 효과라는 항목이 존재할 수 없기 때문에 모든 작용은 예외 없이 부작용이다.

1. 가장 흔한 부작용은 탈모증이며 가장 불편한 부작용은 신경근육통이다. 탈모증, 지각 상실, 이상감각, 보행이상, 근소모증과 같은 부작용은 적어도 치료가 계속되는 동안 지속될 수 있다. 감각운동장애가 계속적인 치료로 점진적으로 심각해질 수 있다. 치료를 중단하면 대개 약 6주 이내에 사라지게 되지만 몇몇의 환자에게는 신경근육장애가 장기간 지속될 수 있다.

앞서 말한 바와 같이 세포분열이 왕성하게 일어나는 곳에 대한 부작용이 가장 두드러지게 나타난다. 또한 신경세포가 상해를 입게 되어 신경전달에 부조화가 일어나게 되면서 정상 감각기능을 잃게 된다.

2. 혈액계 : 백혈구 감소, 때때로 과립구 감소, 빈혈, 혈소판감소, 출혈 경향, 드물게 범혈구 감소, 무 과립구증 등이 나타날 수 있으므

로 이상이 인정되는 경우에는 투여를 중지하는 등 적절한 처치를 한다.

백혈병 증상이란 것이 바로 여기에 나와 있는 백혈병 치료제의 부작용을 말함이다. 백혈병을 치료하려고 사용되는 약물이 도리어 백혈병 증상을 부추기고 있는 것이다. 만약 혈액계에 대한 부작용이 백혈병 치료를 위한 불가피한 과정임을 말하려 한다면 열기구의 무게를 줄이려고 쓸모없는 물건을 기구 밖으로 버렸더니 오히려 열기구의 무게가 늘어났다는 것도 논리적으로 설명할 수 있어야만 한다.

3. 내분비계 : 때때로 저나트륨혈증, 저침투압혈증, 요중나트륨증가, 고장뇨, 의식장애 등을 수반한 항이뇨호르몬 부적절 분비 증후군이 나타날 수 있다.

항이뇨호르몬 부적절 분비 증후군(SIADH : syndrome of inappropriate antidiuretic hormone)이란 항이뇨 호르몬(바소프레신 : 소변을 농축시켜 소변양을 줄이는 호르몬)이 과잉분비 되어 나타나는 여러 증상을 말한다.

항이뇨호르몬의 과잉 분비로 소변양이 줄게 되어 → 소변으로 나가지 못한 수분이 혈관 안에 축적되고 → 혈액량 증가로 혈액 속의 나트륨이온 농도는 묽어지게 된다. 혈관 내 수분은 조직사이로 스며들어 → 세포간질의 삼투압을 떨어뜨린다. 세포내의 삼투압은 세포간질에 비해 상대적으로 높기 때문에 세포외액이 삼투압차이로 세포안으로 유입되어 세포는 팽팽하게 불어나 수분중독이 일어난다.

저나트륨혈증이 심해지면 체중이 증가하고, 뇌 부종에 의한 혼수,

불안감, 경련 등이 올 수 있다. 이러한 증상들은 폐의 소세포암에서 가장 일반적으로 나타나며 췌장암, 전립선암에서도 일어나는 증상들이다.

암이란 몸의 정상적인 메커니즘이 파괴, 교란된 상태이기 때문에 정상상태에서는 볼 수 없는 내분비계 이상 증상이 자주 나타난다. 백혈병을 치료하기 위해 복용하는 약이 도리어 암 환자에게서나 나타날 수 있는 정도의 기능 교란을 일으키는 것이라면 이약을 통해 기대할 수 있는 것이란 아무것도 없다. 그저 회복불능의 기능장애를 겪지 않고 목숨을 부지하는 것만으로도 다행이라 여겨야 한다.

4. 소화기계 : 구역, 구토, 설사, 변비, 복통, 궤양성 구내염, 마비성 장폐색, 천공

변질된 음식을 먹었을 때 신체의 가장 일차적인 반응이 구토와 설사다. 이는 이물질이 눈에 접근하면 자연스레 눈꺼풀을 감는 것과 같이 몸을 방어하기 위해 인체조직이 항상 예민하게 작동하고 있기 때문에 나타나는 현상이다. 장차 이 약이 체내에서 끼칠 해악을 본능적으로 알 수 있기 때문에 즉시 더 이상의 흡수를 막기 위해 구토를, 흡수된 것을 급히 몰아내기 위해 설사를 감행하는 것이다.

물론 이 약의 투약경로가 정맥주사를 통한 것이어서 구토와 설사가 이 약물을 몸 밖으로 배출시킬 수 있는 실질적인 기능은 할 수 없지만 우리에게 위험을 경고하기 위한 수단으로 뇌의 화학수용기(CTZ : chemoreceptor trigger zone)을 통해 구토 신호를 주는 것

이다.

복통은 혈액을 타고 전신으로 퍼져나간 약이 자율신경계에 작용하여 장이 수축하면서 발생하는 것으로 생각한다. 구내염이나 장 천공이 나타나는 것은 세포 분열기에 있는 세포들을 살멸한 결과이다.

이와 같은 맥락에서 혈구를 만드는 골수기능 또한 정지될 수밖에 없는 것인데 현대의학은 이러한 골수작동 불능상태인 것을 관해라고 하며 백혈병치료에서 꼭 밟아야 할 1루나 2루 베이스처럼 여기고 있다. 정상기능이 작동을 멈춘 상태인 관해를 어찌 치료라는 이름으로 부를 수 있단 말인가!

마비성 장 폐색은 암 치료과정 중 방사선 조사를 받은 장 부위에 발생하는 대표적인 부작용이다. 그렇다면 이 약의 장에 대한 부작용은 방사선 조사에 맞먹는 파괴력을 보유하고 있다는 대략적인 계산이 나온다.

이 정도의 파괴력이라면 성세포가 만들어지는 고환이나 난소에서 나타나게 될 부작용은 불을 보듯 뻔 한 일이다. 이 약의 사용설명서에는 나와 있지 않지만 방사선 조사에 버금가는 부작용을 지닌 것이라면 우리 몸에서 가장 왕성한 세포생산이 이루어지는 난소와 정소가 공격으로부터 무사할 리 만무하다.

5. 순환기계 : 고혈압 및 저혈압이 보고된바 있다.

혈압유지에 관여하는 인자에는 여러 가지가 있다. 이 약이 갖는 부작용이 워낙 광범위한 것이라 정상기능에서 벗어난 신체작용의 변화는 모두 이 약의 부작용이라고 이해할 수 있다.

신경, 내분비계의 교란이 이 약이 갖는 주된 부작용 중의 하나이고 혈압유지가 자율신경, 내분비계에 의해 주도되어 지는 바, 고혈압으로 나타나든 저혈압으로 표현되든 그것은 혈압유지 기능이 이 약의 부작용에 의해 교란된 결과이다.

6. 호흡기계 : 숨이 차거나 기관지 경련이 나타날 수 있다.

호흡유지에 있어 가장 중요한 전제 조건은 폐포(허파꽈리)의 유연한 수축과 팽창이다. 이 약의 부작용을 하나로 요약하자면 모든 세포의 유연성을 고무 상태에서 고목의 상태로 석고화 하는 것이라 줄여 말할 수 있다. 폐포가 자유롭게 움직일 수 없다면 원활한 호흡은 기대할 수 없다. 폐포가 굳어져 자유롭게 운동할 수 없게 되면 몸이 요구하는 산소량을 충족시키기 위해 여러 번 폐포가 움직여야만 한다. 그 결과 안정 상태에서조차 숨 가쁘게 숨을 몰아쉬게 된다. 기다란 노로 한 번에 저어갈 것을 노가 짧아지면 여러 번의 노젓기가 필요하게 되는 것과 같은 이치이다.

항암제 부작용의 배후에는 활성산소가 도사리고 있다. 항암제들은 대부분 활성산소 발생원으로 작용한다. 항암제 투여 중인 환자의 피부가 검게 타 들어가는 것도 활성산소의 작용 때문인데 활성산소는 세포막과 유전자를 파괴하여 세포의 정상기능을 마비시킨다. 허파꽈리가 활성산소로 손상되면 폐 조직이 섬유화 되어 폐부종이 일어난다. 생쥐에게 100% 산소를 공급하면 폐에 물이 차서 익사하게 된다.

7. 비뇨 생식기계 : 다뇨, 배뇨곤란, 방광무력으로 인한 요 정체가 일어날 수 있다.

허파꽈리가 오그라들어 유연성이 떨어지듯이 모든 장기는 다소간의 차이는 있겠으나 시간이 지날수록 위축되어 간다. 새로운 세포로 갱신되는 속도가 현저히 떨어지기 때문이다. 이렇게 신장의 실질크기가 줄어드는 위축신이 되면 신장의 기능 부전상태로 이어져 소변을 농축시키는 기능이 떨어져 하루 2,000CC정도의 농축되지 않은 맑은 소변을 보게도 된다.

이처럼 이 약이 정맥을 타고 들어와서 몸을 위해 하는 일이란 장기의 크기를 오므라들게 하고 그 기능을 떨어뜨리고 대사에 교란을 일으키는 놀부짓 뿐이다. 어떤 해명과 이유를 동원한다 해도, 아무리 이해의 폭을 넓힌다 해도 치료를 위한 합당한 내용이라고는 그 무엇도 찾아볼 수가 없다.

8. 신경계 : 신경근육계 부작용이 자주 일어날 수 있다. 계속적인 치료로 인해 운동성 장애가 나타날 수 있다. 운동실조, 마비증상이 계속적인 투여 후에 보고되었다. 근육의 부전 또는 마비를 포함하는 뇌신경증세로 외안근과 후두근이 가장 흔하게 침범된다.

이 약이 신경세포에 대해 치명적인 부작용을 일으킨다는 사실이 다시 한 번 확인된 것이다. 신경과 장기, 근육 사이에 원활한 정보교환이 이뤄져야 운동기능과 감각기능 그리고 장기의 정상적인 기능이 유지될 수 있다. 신경계는 예민하여 다치기가 쉽고 한번 상해를 입게 되면 회복이 어렵다. 따라서 신경계가 손상을 입을 수 있는 그 어떠한 물리적 자극이나 화학적 자극은 절대 피해야만 한다.

운동실조와 마비증상이 골격근육에 발생하였다면 내장역시 같은 정도의 운동실조와 마비증상이 나타나 있다고 보아야 할 것이다. 왜냐하면 몸은 원래 하나의 세포에서 시작되었기 때문에 대부분의 경우 한쪽에 불리한 것이 다른 쪽에 유리하게 작용할 수 없는 태생적 한계가 있기 때문이다.

오장육부가 각기 다른 기능을 하고 있지만 태어나기 10달 전, 이들 장기는 모두 하나였고 하나에서 나와 분화 과정을 거쳐 각자의 모양과 씀씀이가 달라진 것 뿐이다. 인체의 생명을 주관하는 신경계를 무너지게 할 정도의 약이라면 어떤 면에서든 그의 작용이 우리 몸에 유리할 수 있겠는가?

9. 피부 : 탈모, 발한항진, 때때로 피부낙설

탈모와 피부 낙설이 일어났다면 추가로 손톱, 발톱의 위축 또한 나타나 있을 것이다. 주요장기의 역할에 비해 이들의 기능이 일견 중요해 보이지 않을 수도 있겠지만 이들은 내부 장기의 기능만큼이나 중요한 건강 바로미터이다. 물론 지금은 인체 안을 속속들이 들춰볼 수 있는 영상장치와 혈액검사가 발달하여 손톱이나 발톱, 머리카락을 관찰하지 않고도 내부 사정을 손쉽게 알아볼 수 있지만 예전에는 관형찰색의 대상인 안면과 함께 손, 발톱은 중요한 관찰요소 중 하나였다.

고도로 발달한 진찰방법이 등장한 이상 그들의 색과 모양을 살피는 일이 그다지 중요치는 않지만 현대의학이 지향하는 치료방법이

가치 있고 몸에 유익한 것인지에 대한 리트머스 시험지로서의 역할은 아직 남아 있다.

올바른 치료법을 적용했다면 인체가 경고하는 위험 신호인 탈모나 피부탈락, 손톱이 자라지 못하는 증상이 나타나서는 안 된다.

탈모를 그저 환자가 감수해야 할 치료의 대가이며 더 이상 비판의 대상으로 삼지 말자는 현대의학의 묵계와 담합이 수많은 환자를 돌아올 수 없는 길로 내몰고 있는 것이다.

10. 눈 : 일시적인 중추성 실명 및 실명과 동반된 안 위축증이 보고된바 있다.

시각은 청각에 앞선 가장 예민한 감각이다. 숙련된 모기라면 짧게 허락된 시간 안에 배부를 만큼 피를 안전하게 빨아먹을 수 있다. 그것이 보장될 수 있는 것은 모기가 피부에 착륙할 때 대부분의 사람들이 모기의 착륙충격을 느끼지 못하기 때문이다.

만약 모기가 착륙하는 충격을 느끼는 사람이 있다면 그 사람은 깨어있을 때 절대 모기에 물리는 일이 없을 것이다.

그러나 모기가 그 누구의 눈꺼풀에 착륙을 시도한다면 압사는 모면할 수 있을지라도 안전하게 대롱을 꽂을 수는 없을 것이다. 그 만큼 눈은 아주 미세한 먼지가 내려앉아도 그것을 자극으로 받아들일 만큼 역치가 매우 낮으며 예민하다. 따라서 다른 감각기관이 이상을 나타내기 전에 이 약의 부작용이 눈에 먼저 나타나게 되는 것이다. 물론 시간이 지나면 차례로 청각, 후각, 미각이 기능부전 상태를 호소하게 될 것이다.

눈이라는 가장 예민한 감각기관의 실명은 다른 장기에도 이와 같은 정도의 피해를 줄 수 있다는 예광탄인 것이다.

11. 기타 : 발열, 두통, 체중감소, 언어장애 등이 나타날 수 있다.

이 약의 부작용으로 신장의 부신피질에서 만들어지는 부신피질호르몬 생산량이 줄어들어 혈중 부신피질호르몬이 급격히 줄어드는 오후에 발열증상이 나타나며 이런 현상은 반복적으로 발생한다.

발열은 환자를 위험에 노출시키는 불안요소로 작용하는데 발열증상에 대부분 아세트아미노펜을 위시한 해열제가 처방되기 때문이다.

거듭 당부하지만 결코 이때의 발열을 해열제로 어찌하려 해서는 안 된다. '감기 자연치유법' 에 소개된 해열법에 따라 자연스런 해열을 유도해야만 한다.

두통은 인체 어느 부분의 기능이상으로도 발생할 수 있는 가장 비특이적인 증상이다. 소화가 안될 때, 감기에 걸렸을 때, 긴장했을 때, 화상을 입었을 때, 찬 물을 마셨을 때, 울고 났을 때, 염증이 있을 때, 고혈압/저혈압 일 때, 빈혈일 때, 산소가 부족할 때 등등 신체에 가해지는 물리적, 화학적, 정신적 충격에 일차적으로 느끼게 되는 증상이 두통이다. 뇌는 그 모든 신체가 안고 있는 문제점이 반영되는 곳이기 때문이다. 따라서 이 약물이 몸 전체를 잠식해 가는데 있어 두통은 필연이다. 아마도 일반 진통제로는 해결의 기미가 보이지 않는 두통일 것이다.

체중 감소는 음식을 먹고 흡수하며 합성, 분배하는 모든 통로가 폐쇄되거나 기능을 수행할 수 없는 상태에 놓이게 되어 발생한다. 구토와 설사가 반복되는 상황에서는 몸에 필요한 세포를 만들 재료가 원활히 공급될 수 없기 때문에 체중감소와 함께 급격한 면역력의 저하가 동반된다.

시각장애가 나타나면서 두뇌의 모든 통합기능과 논리연산기능 또한 차례차례 타격을 입게 된다. 뇌의 전방부가 먼저냐 후방부가 먼저냐의 시간차가 존재할 뿐 뇌는 혈관을 타고 들어온 극약에 의해 그 기능이 하나씩 하나씩 스러져 간다.

한 겹 방탄조끼로는 티타늄탄환을 막을 수 없는 것처럼 이 약의 공격을 뇌혈액관문이라는 필터가 홀로 막기에는 그 공격력(독성)이 너무 강하기 때문이다.

이상이 급성 백혈병 치료제라고 하는 빈크리스틴 주사의 사용설명서에 나와 있는 개략적인 부작용들이다.

필자는 IMF사태가 한창이던 때 서울에서 약국을 운영하고 있었다. 가을 어느 날 힘든 노동일을 하고 있는 듯한 40대 아주머니와 상담 할 기회가 있었다.

“지난해 감기를 며칠 간 심하게 앓고 나서 병원에 가서 검사를 받았더니 백혈병이라며 치료를 시작하지 않으면 몸이 견디지 못할 거라는 소리를 하데요”

“그래 놀라지 않으셨습니까?” 나의 걱정에 그 아주머니는 너무도 태연히 “차라리 죽었으면 좋겠다고 생각하던 터이기도 했지만 돈이 어디 있어서 병원비를 댈 수 있었겠습니까? 그래 그냥 나와 버렸지요. 지금은 멀쩡히 잘 지내고 있습니다". 그리고는 백혈병이니 하는 말은 자신에게는 사치라고 생각한다면서 힘든 어깨를 일으켜 약국문을 나서는 것이었다.

백혈병을 낫기 위해 그녀가 선택한 단 한 가지 방법은 현대의학을 거부한 것이었다. 그것이 그녀를 살아있게 만든 가장 손쉽고도 유일한 백혈병 치료법이었던 것이다.

7

만성 골수성 백혈병의 진실

앞서 급성 골수성 백혈병(AML : acute myelocytic leukemia)에 대한 현대의학의 시각에 어떤 착오와 오류가 있었는지 살펴보았다. 이번에는 아래에서 현대의학이 말하는 만성 골수성 백혈병(CML : chronic myelocytic leukemia)의 증상과 치료법의 허구를 독자들과 함께 밝혀보고자 한다.

이전의 내용을 이해한 독자라면 여기게 적힌 만성 골수성 백혈병의 오류를 지적해 내기에 충분한 안목을 갖게 되었으리라 생각한다.

〈현대의학이 말하는 만성 골수성 백혈병〉

만성 골수성 백혈병은 병의 진행에 따라 만성기 · 가속기 · 급성기로 나눌 수 있는데 만성기에서는 우연히 발견되거나 만성 피로감, 체중감소, 비장 종대로 인한 우상복부 불쾌감등을 호소하여 내원하게 된다. 3~4년의 만성기를 지나 가속기나 급성기의 상태에서는 발열, 상하지 통증, 임파선 비대, 출혈증상 등의 급성 증상을 호소하게 되며 급성 백혈병의 양상과 같은 진행이 빠른 임상경과를 취한다.

혈액 검사상 백혈구 증가소견이 있으며 이학적 소견상 비장 비대 소견이 보이면 골수검사에서 증가된 백혈구 원시세포들을 관찰할 수 있으며 가장 원시세포인 골수 아세포의 양에 따라 만성기, 가속기, 급성기의 병기를 결정할 수 있다.

만성 골수성 백혈병에는 특이한 염색체 이상 소견이 발현됨으로 이를 증명하는 것이 진단에 중요하다. 필라델피아 염색체라는 특이한 염색체로 인해 질병이 시작됨으로 이를 증명하고 치료 후 추적 검사상 이 염색체가 소실되어야 치료의 목적을 달성하였다고 할 수 있다.

가장 흔히 사용하는 약제는 히드록시우리아(hydroxyuria)라는 경구용 항암제이나 완치를 유도하지는 못하고 백혈구 조절효과만 있다고 할 수 있다. 글리벡(Glivec)은 필라델피아 염색체의 기능을 차단하는 신약으로 좋은 결과를 보여준다.

궁극적으로는 동종 조혈모세포 이식으로 약 50~60%에서 완치를 유도할 수 있다. 조혈모세포 이식은 환자의 나이 50세 이하에서 조직적합성 공여자가 있는 경우에 시행할 수 있다. 그 외 치료로는 인터페론(interferon) 주사가 사용되나 완치율은 높지 않다.

해열진통제가 없다면 만성 골수성 백혈병도 없다

위에서 현대의학은 만성 골수성 백혈병(이하 CML)의 만성기 증상으로 만성피로, 체중감소, 비장종대를 들고 있다. CML로 판명된 사람들의 공통점은 평소 여러 가지 다양한 이유로 진통제를 상복하고 있었다는 점이다. 물론 만성 임파성 백혈병의 경우도 CML과 같은 맥락에서 이해될 수 있는 것으로 별개의 것은 아니다.

식체로 머리가 아파서, 지속적인 스트레스로 생긴 두통 때문에, 잇몸이 붓고 치통이 심해서, 초경 이후 지속된 생리통에, 팔다리가 쑤셔서… 등등의 이유로 오랫동안 진통제를 복용해 오던 사람들이 CML의 예비군이다. 때와 상황만 갖추어지면 언제라도 이들은 현대의학이 소집한 검사에서 백혈병환자로 동원될 수 있는 잠재력을 지니고 있다.

통증은 인체에 가해진 모든 종류의 스트레스에 의해 손상된 기능이 자연치유될 때 치르는 대가인데 해열진통제로 그 통증을 대신하려 들면서 심각한 문제와 마주하게 된다. 대표적 증상으로 비장종대가 나타나게 되는 이유는 무엇일까? 비장종대는 진통제를 장복했다는 증거다. 진통제가 비장에 염증을 일으켜 비장이 커지게 된 것이다. 이쯤 되면 비장뿐만 아니라 간장이나 신장의 경우도 염증으로 비대해져 있기 마련이다.

3~4년의 만성기가 지나면 가속기나 급성기가 도래한다고 하는데

만성기에서 가속기나 급성기로 접어들게 만드는 가장 강력한 추진력 또한 발열기간 중 복용한 해열진통제에서 나온다.

오한 발열로 인한 고열에 해열진통제를 복용하면 빠른 속도로 골수의 기능이 망가져 골수 아세포의 양이 급격히 증가하게 된다. 이것을 지켜보고 있다가 골수 아세포의 양이 적고 많음에 따라, 적을 때를 만성기 많아지는 때를 가속기, 급속히 많아지면 급성기라고 부르는 것이다. 시간이 흘러 자연적으로 만성기가 가속기, 급성기로 발전하는 것이 아니다.

오한 발열이 없는 정상 체온일 때, 해열진통제를 복용하면 가속기, 급성기로 발전하는데 3~4년이란 기간이 걸리지만 오한고열 조건에서는 7일 만으로도 가속기와 급성기가 만들어 질 수 있다. 오한 고열이 가속기 역할을 하는 것이다.

만성 골수성 백혈병은 마라톤, 급성 골수성 백혈병은 허들

만성기를 넘어서 가속기와 급성기에 접어든 CML은 급성 골수성 백혈병(이하 AML)의 임상증상과 동일 선상에 있다. 육상종목에서 CML이 마라톤 코스라면 AML은 110m 허들 경기인 셈이다. 단지 어린이의 경우 대다수가 급성 백혈병으로 판명되는 이유는

1~2년씩 아스피린을 복용하는 가와사키병의 경우를 제외하고는 해열진통제를 장복하는 일이 없어서 오랜 시간을 두고 만성화되는 예가 드물기 때문이다.

어린이들은 고열상태에서 3~4일 간의 해열진통제 복용만으로도 골수가 화상을 입어 기능이 급격히 저하될 정도의 막심한 피해를 입는다. 하지만 신진대사가 떨어져 있는 50대 이후에는 감기로 인한 발열이 심각한 수준으로 일어나지 않는다. 따라서 만성 백혈병은 대부분 청소년기 이후에 발생한다.

인체는 정상상태를 벗어난 환경, 약물, 음식에 오랜 시간 노출되면 그에 대한 반응으로 유전자에 변화를 일으킨다. 해열진통제가 오랜 시간 작용하여 혈구 아세포가 다량 생산 되도록 골수 조혈모세포에 유전자 변이를 일으켜 놓은 결과가 CML이다. 약물에 의한 유전자 변화는 같은 용량으로는 더 이상 효과가 나타나지 않는 내성이란 현상으로도 나타난다. 약물이외에도 오랜 격한 감정은 난소에 혹을 만들고 변성지방의 오랜 섭취는 대장에 폴립을 만들어 놓는다. 급성 백혈병이 야구공에 맞아서 생긴 혹이라면 만성 백혈병은 오랜 세월 탁구공에 맞아 생긴 혹이다.

CML환자의 경우 필라델피아라는 이상 염색체가 발견된다고 하는데 이의 출현은 조혈모세포 유전자에 변이가 일어날 만큼 해열진통제나 항 히스타민제 같은 약물을 오랜 기간 복용하였다는 뜻이다. 오랜 기간 해열진통제가 필라델피아라는 염색체가 만들어지도록 신호전달 체계를 망가뜨려, 미성숙 골수아구가 대량 생산되도록 프로그램을 바꾸어 놓은 것이다.

조직의 기능적, 구조적 변화는 조직 설계도인 유전자의 변화가 있어야만 가능한 일이다. 따라서 해열진통제를 금하고 유전자의 재생·복구에 필요한 음식을 섭취하여 유전자 변이상태를 지속할 만한 구실이 제거되면 필라델피아산産 염색체의 존재 또한 사라지게 된다.

현대의학이 변이된 유전자로부터 만들어진 단백질 기능만을 차단하는 미사일요법의 시조라고 격찬하는 글리벡의 개발로 의료계와 환자들은 백혈병 완치를 목전에 두고 있는 듯 흥분하고 있다. 하지만 이 또한 대증요법에 해당하는 것이며 결코 근본적인 개선책이 될 수 없다. 완치에 이르는 길은 더 이상의 백혈병치료를 그만 두는 것이며 재발방지의 요체는 해열진통제의 절대 사용금지에 있다(글리벡에 대해서는 '글리벡의 백일몽, 희망인가? 또 다른 절망인가?' 편에서 자세히 소개되어 있다)

'동종 조혈모세포이식'이라는 골수이식으로 반수이상의 환자가 완치된다고 하였는데 골수이식이라는 것이 어떻게 이루어지는 것인지를 알고 나면 50~60% 완치율이 명백히 허위의 숫자라는 것을 알게 된다.

50, 60이란 숫자는 통계의 속성을 이용하여 혹세무민하려는 의도로 만들어진 허수이다. 우리가 상식적으로 생각하는 완치란 정상수명을 살게 되었다는 뜻이지만 현대의학이 말하는 완치란 고작 그들

이 정해 놓은 5년여의 생존기간을 겨우 넘겼다는 것에 불과하다.

따라서 완치율 50~60%라는 말은 5년을 살 수 있었던 사람의 숫자가 골수이식 환자 100명 중 고작 50~60명 이었다는 말이며 나머지는 40~50명은 5년도 채우지 못했다는 얘기다. 그나마 완치율이 높게(?) 나타난 이유는 소아의 골수이식 성적이 좋았기 때문이다.

쉽게 유추해낼 수 있는 사실은 허약한 어린이나 성인은 대부분 골수이식 이전이나 골수 이식 후 목숨을 잃는다는 점이다. 결국 골수이식을 받고 생존하였다는 것은 골수이식으로 백혈병이 치료되었다는 말이 아니라 골수이식을 당했음에도 불구하고 꿋꿋이 살아남았다는 뜻이다.

골수이식을 당하는 사람은 골수이식 전처리 과정이라는 혹독한 골수파괴 작업이 진행되면서 대부분 회생불능 상태가 된다. 이식거부반응을 없애기 위해 고용량의 항암제를 쏟아 붓고 전신에 방사선을 쪼여 암세포라고 말하는 어린 혈구들을 완전히 없애 버리는 완전관해(완전살해)가 실시되기 때문이다.

이 과정을 거치고 난 환자는 면역력을 전혀 발휘할 수 없는 완전무장해제 상태가 된다. 더욱이 골수 기증자의 골수세포가 환자의 골수에 생착한 후 분화 증식되면서, 기증자의 면역세포가 환자의 피부나 간장, 위장관 세포를 공격하는 '이식편대 숙주 반응(graft versus host disease)'을 예방하기 위해 골수이식 직전부터 6개월 내지 일년간 면역억제제인 사이클로스포린이 투여된다.

이렇게 고대의 그 어떠한 극형보다도 더 무지막지한 골수이식 과정을 견뎌내고 살아남을 정도로 강인한 사람이 어떻게 불치병에 걸릴 수 있다는 말인가? 불치병이란 아무런 위해를 가하지 않더라도 시간이 흐를수록 생명력이 떨어지는 병을 말함이 아닌가?

현대의학은 건강인을 백혈병환자로 만들어 갖은 방법으로 참담히 인체를 유린한 뒤, 이미 예정된 수순에 지나지 않는 골수이식을 해놓고는 그것이 마치 고뇌 끝의 결정이라도 되는 양 심각한 표정을 짓는다. 그리고 환자와 가족들은 그들이 최선을 다해 저지른 일에 고맙다는 인사말을 잊지 않는다.

8

글리벡의 백일몽, 희망인가? 또 다른 절망인가.

백혈병을 치명적인 불치병으로 인식하고 있는 환자들에게 글리벡의 시판소식은 복음처럼 들렸을 것이다. 노바티스사가 FDA(미국 식품의약국)에 시판승인을 신청한지 2개월 만에 허가를 받아낸 만성 골수성 백혈병을 치료한다는 글리벡, 임상시험을 채 마치기도 전에 허가가 이루어진 것을 보면 현대의학, 보건당국, 환자이 모두의 기대가 얼마나 대단하였는지 짐작할 수 있다.

한국에서의 환호는 이보다 더 대단하여 청와대와 식약청에 탄원서를 제출, FDA의 시판승인이 나기도 전에 '임상시험 전 시판'이라는 최초의 사례를 만들어 내기도 하였다. 시판허가는 부작용과 용법 · 용량에 대한 임상시험을 마친 후에나 가능한 일인데 임상시험도 마치기 전에 허가가 난 것은 글리벡이 백혈병 치료제라고 과장 홍보되었기에 누릴 수 있었던 특혜였다.

기존의 항암제가 가지고 있던 정상세포에 대한 독성을 현저히 줄이고 암세포만을 조준하여 공격하는 '미사일 요법' 시대의 개막을 알린 공로로 글리벡은 쪽빛 기대와 찬사를 한 몸에 받고 있다. 글리벡의 효능과 성과에 대한 혈액종양 전문의들의 설레임은 마치 전쟁터에서 적진을 탈환한 아군의 승전보를 타전하는 종군기자의 흥분 그 자체다. 이런 축제분위기로 한껏 고무된 현대의학과 백혈병 환자들이 글리벡에 건 기대가 필자의 견해와 크게 다르다는 것이 안타깝고 유감스러울 따름이다. 결과적으로 글리벡은 기존의 항암제 보다 오랜 시간 백혈병 상태를 버틸 수 있도록 해 주는 것에 지나지 않는다.

글리벡의 출현으로 들뜬 흥분과 기대가 잠잠해 지면서 벌써 몇 가지 우려 섞인 의문이 제기 되고 있다. 그 하나는 글리벡의 내성발현에 관한 것이며 또 하나는 우문愚問이지만 글리벡이 정말 백혈병을 치료할 수 있느냐는 가장 원론적인 문제 제기다.

필라델피아와 글리벡

글리벡의 치료효과에 관한 문제제기에 대해 현대의학은 좀 더 많은 임상을 진행해 봐야 답할 수 있다고 하지만 필자는 그렇게 생각하지 않는다. 벌써 글리벡의 내성문제가 제기되고 있으며 속단으로 들릴 수도 있겠으나 글리벡으로는 결코 백혈병을 낫게 할 수 없다. 백혈병 환자들은 어떻게 해서라도 글리벡의 적응증에 자신의 증상이 딱 들어맞기를 바랄 것이다. 들어맞기만 한다면 글리벡이 자신을 보호해줄 에어백이 될 것으로 기대하기 때문이다.

그러나 글리벡의 작용기전이 기존 항암제와 전혀 다르다는 것이 기존 항암제로는 불가능했던 백혈병치료가 글리벡으로는 가능하게 되었다는 것을 의미하지는 않는다. 작용기전상의 차이가 주는 혜택이란 글리벡이 기존 항암제에 비해 환자의 자연치유력을 덜 손상시켜 현대의학의 백혈병치료에 환자가 좀 더 오래 버틸 수 있도록 말미를 준 것에 지나지 않는다.

CML으로 분류된 대부분의 환자에게서 발견되는 이상 염색체가 필라델피아라는 이름을 갖게 된 것은 그것이 1969년 필라델피아에서 최초로 발견되었기 때문이다.

글리벡은 필라델피아 염색체가 기지개를 펴지 못하도록 발목을 붙들어 놓는 약이다. 화학요법제가 하는 일이 현대의학이 백혈병세포라고 정의한 〈혈구 아세포〉를 몰살시키고 그에 더하여 〈정상세포〉도 함께 공멸 시키는 무차별 십자포화라면 글리벡은 비정상 염색체를 정밀 조준하여 요격하는 식별능력이 있는 분자단위 공격법을 실현한 약이다.

현대의학이 비정상이라고 말하는 백혈병세포의 생산을 지령하는 신호는 아래의 3단계 과정을 거쳐 발생한다. 1단계, DNA상의 변화가 일어난다. 9번 염색체의 ABL유전자와 22번 염색체의 BCR유전자가 서로 혼합되어 ABL/BCR 혼합유전자가 만들어 진다. 이것이 CML 환자에게만 나타난다는 필라델피아 염색체다. 이 유전자의 출현을 촉진, 개시하는 물질로 필자는 해열진통제를 지목하고 있는 것이다. 2단계, 필라델피아 염색체가 작동하여 백혈구를 증식시키는 성장 자극효소인 타이로신 키나제(tyrosine kinase)를 만든다.

3단계, 이상 단백질 타이로신 키나제가 백혈구를 만드는 신호를 끊임없이 방출하여 CML 상태를 고착시킨다. 글리벡은 마지막 3단계에 관여하여 이상 단백질, 타이로신 키나제의 작용을 교란(글리벡을 타이로신 키나제 저해제[tyrosine kinase inhibitor]라 부른다)함으로써 백혈병세포라고 하는 혈구 아세포를 만들도록 지시하는 신호방출을 원천 봉쇄한다. 이것이 CML에 효과를 발휘한다는 글리벡의 약효발현 기전의 얼개다.

정상인 몸에는 없던 이상 조직이 생기고 자라나는 일련의 변화에는 유전자 변화가 있어야만 가능하다. 모든 결과에는 그에 상응하는 원인이 있고 작용이 있으면 그에 대한 반작용이 있기 마련이다. 사마귀나 티눈의 경우에서도 그 고유 형태가 구성되기 위해서는 그 모양을 미리 설계도의 형태로 담고 있는 유전자의 출현이 선행되어야 한다. 우리 몸이 어떤 구조물을 만들기 위해선 단백질이란 벽돌이 필요한데 이 벽돌을 찍어내는 원판이 DNA다.

좀 전까지 세모꼴의 벽돌을 찍어내던 원판이 갑자기 마름모꼴 벽돌을 찍기 시작했다면 어느 순간 원판 틀의 구조가 바뀐 것이다. 인체는 내부적, 외부적 상황 변화를 겪게 되면 이것이 신호가 되어 처음에는 존재하지 않았던 변형된 여러 형태의 것들을 거침없이 만들어 내는 선 신호수용, 후 발현기능을 가동하고 있다.

산사에서의 오랜 수련이 승려의 신호 수용체에 작용하여 사리를 만드는 DNA를 작동시키는 반면에 남편, 시댁과의 갈등과 불량음식, 미움, 원망 등의 신호가 여인의 신호 수용체에 작용하면 난소엔 기형종을, 자궁엔 혹을 만드는 DNA가 자라나게 된다.

사리는 '신호수용 발현기능'이 바람직하게 나타난 경우이며 종양은 그 기능이 가장 왜곡되어 나타난 퇴화반응이다. 올바른 생리기능이 몸에서 진행되도록 하려면 정제된 신호를 만들어 자신이 먼저 영향 받고 또한 그 신호가 타인에게 까지 발산될 수 있도록 해야 한다. 순수한 신호를 만들어 주고받는 작용이 가장 잘 발현될 때란 사랑이란 생명장이 마련되었을 때이다.

주위사람을 오랫동안 미워해 보라! 방출한 미움의 크기만한 혹이 생길 것이다. 혹을 만드는 것이 여의치 않다면 눈에 흰 태가 끼는 백내장을 만들어 놓던지 아니면 간염 바이러스가 들어와 살 수 있는 환경이라도 마련해 놓을 것이다.

우리에게는 대단히 예민한 잠재의식 레이다시스템이 작동하고 있어 모든 신호를 수용하고 방출하며 다른 이의 잠재의식과 협동하거나 불협화음을 이루기도 하여 엄청난 성공의 원인이 되기도 하고 대단한 불행의 씨앗이 되기도 한다.

건강한 혈구세포가 만들어지려면 정상적인 신호가 방출되어야 한다. 이 신호는 모세포(장차 다양한 형태의 혈액세포로 성장하는 미분화 상태의 세포)에 수용되고 모세포들이 인체가 필요로 하는 만큼의 혈구세포를 만들 수 있도록 스위치를 작동시키기도, 끄기도 한다. 그런데 CML상태가 되면 DNA에 변이가 일어나 모세포를 작동시키는 스위치가 항상 켜져 있게 된다.

현대의학이 백혈병세포라고 하는 미성숙 혈구세포가 만들어져 나온 것은 해열진통제에 의해 정상신호가 비정상신호로 변조되면서 간과 골수에 기능이상이 초래되었기 때문이다. 잘못된 input이 잘못된 output을 나은 결과이다.

원인인 해열진통제를 제거해 내면 골수는 예전과 같이 정상 신호를 송출할 수 있게 된다. 얼마든지 원 상태로의 자연적인 회복이 가역적으로 이루어 질 수 있는 일을 비가역적인 현상이라고 우겨, 글리벡을 투여하고 의료조직을 제외한 나머지 모두에게는 불행일 수밖에 없는, 무슨 일이 있어도 하지 말아야 할 골수이식이라는 끔찍한 일을 감행하고 있다.

언어의 유희 급성과 만성, 만성기 · 가속기 · 급성기

백혈병을 놓고 만성이냐 급성이냐를 구분 짓는 것은 공연한 일이다. 급성 백혈병이란 감기로 인한 고열에 많은 양의 해열진통제가 인체에 유입되어 증상의 발현이 가파르게 진행되었다는 뜻이다.

만성 백혈병이란 평상시 해열진통제의 과다복용이 골수를 서서히 파괴하였다는 뜻이다. 굳이 급성과 만성을 구분 지어야겠다면 그 기준은 고열의 유무다. 앞서 강조하였듯이 정상체온에서는 수년이 걸리는 기능부전도 고열인 상태에서는 3~4일 만에 이루어 질 수 있다는 것을 상기해 보자. 또한 현대의학이 구분한 만성기 · 가속기 · 급성기란 말은 현대의학이 얼마나 조직적으로 깊숙이 환자치료에 개입하였는가를 말해주는 지표에 지나지 않는다.

만성기란 현대의학이 본격적으로 개입하기 이전의 자연상태, 즉 환자가 아무런 주의 없이 해열진통제를 긴장성 두통, 생리통, 치통, 관절통 등에 장기간 복용한 상태에서 병원에 들러 혈액검사를 받게 되었을 때, 백혈병이라고 하기에는 아직은 애매한 상태, 즉 본격적인 골수부전현상이 나타나기 이전의 준準 백혈병상태를 말한다. 물론 병원에서는 철저한 직업의식을 발휘하여 만성기 CML이라는 이름을 붙여놓고야 만다. 병명을 배당 받고 나면 병원에서는 당장 입원할 것을 명한다. 입원이 이루어지면 그때부터 현대의학이 본격적으로 개입하여 본질과 동떨어진 치료 프로그램(정확히는 악화 프로그램)이 가동된다. 마치 반드시 점령해야 할 적 진지라도 발견한 듯이 항암제 투여계획이 일사천리로 잡혀지고 골수 이식이 작전회의 의제로 상정된다.

항암제의 약효와 부작용은 동의어다. 항암제의 목표는 관해에 있다. 관해란 골수부전을 말한다. 골수부전은 약의 부작용 중에서도 가장 치명적인 부작용에 속한다. 어떻게 약효와 부작용을 헷갈릴 수 있게 되었을까? 관해라는 명분아래 골수는 유린되고 그사이 혈액검사란 명목으로 일과처럼 혈액채취가 반복되면서 혈액량은 줄고 채혈이 이루어 질 때마다 체온은 조금씩 올라간다.

혈액을 잃어 체온이 떨어진 만큼 땀구멍을 닫아 체온을 유지하려 들기 때문에 시간이 흐를수록 감기에 걸렸을 때 보다 더 심한 오한 발열이 일어나고 더 강력한 냉각요법과 더 많은 해열제가 투입된다. 그 결과 현대의학이 가속기라고 명명한 상태가 유도된다. 가속기가 될 때까지 그 가속페달을 밟고 있었던 사람은 환자가 아닌 오로지 현대의학을 운전하는 현대의학 전공자였다.

독자들도 미루어 짐작할 수 있듯이 한번 가속기를 거치고 나면 골수 파괴속도가 기하급수적으로 빨라져 급성기라 묘사되는 상태에 도달한다. 그 동안 투여된 항암제나 해열진통제의 누적된 결과로 인체의 항상성이 유지될 수 있는 한계 상황을 넘어버린 것이다. 급성기의 CML은 AML과 이름만 다를 뿐 임상상으로는 두 가지 모두 동일한 상태다. 출발은 각각 다른 노선이었지만 중간 역에서 두 노선이 합류하게 된 것이다.

글리벡의 백일몽

글리벡의 임상성적이 기존 항암제보다 우수하게 나타난 것은 약효 때문이 아니다. 무시무시한 부작용을 지닌 기존의 항암제에 비해 급성 부작용이 적게 나타나는, 즉 내약성이 좋기 때문이다. 기존 항암제 보다는 급격한 부작용이 드물게 나타나기 때문에 자연치유력이 작동할 여지가 많아졌을 뿐, 백혈병 치료효과가 우수하다고 생각하는 것은 큰 착각이다. 매 맞는 사람이 대나무로 만든 매가 박달나무 방망이 보다 참 좋다고 말하는 것과 같다. 박달나무로 맞을 때는 '헉' 소리가 날 만큼 아프더니 대나무로 맞을 때는 참을만하더라는 얘기다.

기존의 항암제가 인체의 모든 세포를 무차별하게 파괴하는 십자포화라면 글리벡은 조혈모세포의 유전자 발현단계만을 차단하는 요격미사일이다. 미사일 공격이 십자포화보다 나은 것은 파괴 범위가 한정되어 자연 치유력이 회생할 수 있는 여지를 조금은 남겨두기 때문이다.

이것이 글리벡의 치료성적이 좋아 보이는 이유의 전부이다. 백혈병 치료제라고 하는 기존의 항암제가 결코 좋은 치료성적을 낼 수 없었던 것은 효과라고 말하는 치명적 부작용인 〈관해〉가 정상세포의 파괴를 동반한 골수세포의 파괴, 즉 전신적 파괴에 의해 이루어졌기 때문이며 글리벡의 치료성적이 나아 보이는 것은 유전자 발현단계만을 차단하여 관해가 성립되었기 때문이다. 즉 공격대상, 공격범위,

공격강도의 차이로 인한 내약성의 우열의 차이를 약효의 차이로 오해한 것이다.

그렇다면 글리벡보다 내약성이 훨씬 우수한 것이 있다면 가장 좋은 약이 될 것이다. 가장 훌륭한 내약성을 지닌 것은 다름아닌 음식이다. 물론 현대의학의 무차별한 공격으로 많은 장기의 기능이 파괴된 상태라면 신체기능을 되살리기 위해 환자의 상태에 맞는 정제된 기능성 식품의 대량요법이 필요하겠으나 현대의학에 노출되기 이전의 상태라면 그야말로 좋은 음식을 잘 먹기만 하면 된다.

먹은 것이 피가 되고 살이 되고 뼈가 된다는 사실은 의학이 없던 시절부터 인체에 적용되어 왔던 진리이기 때문이다.

글리벡이 CML 치료제로 등장하여 현대의학으로부터 좋은 평가를 받게 된 것은 당장에는 다행한 일이요 장차로는 불행한 일이다. 다행인 것은 글리벡이 최소한 CML에서 만큼은 환자들이 어느 정도 스스로 자연치유력을 발휘하여 갱생할 수 있도록 인체를 덜 파괴하여 놓는다는 점이다. 결국 불행인 것은 증상이 악화되지 않는 것이 자연치유력 때문인 것을 글리벡의 약효인 것으로 착각하여 환자와 현대의학이 글리벡에만 의존하려 들어 완벽한 자연치유의 기회를 더 오랫동안 잃게 된다는 점이다.

고혈압 환자에게 사용되는 혈압약이나 당뇨병 환자들이 먹는 당뇨약의 사용설명서에 보면 고혈압 치료제, 당뇨병 치료제라는 말이 약

이름 아래에 버젓이 써있는 것을 볼 수 있다. 이것은 '만 24시간미만 혈압 강하제', '만 24시간미만 혈당 강하제' 라고 써야 마땅할 명백한 표현상의 오류이다. 일 년을 먹고 십년을 먹는다 해도 결코 현대의학이 개발한 고혈압약이나 당뇨약으로는 고혈압이나 당뇨병이 치료될 수 없기 때문이다. 현대의학에 있어서 만큼은 당뇨 · 고혈압은 치료의 대상이 아니다.

이들처럼 글리벡 또한 CML 치료제라는 이름이 전혀 어울리지 않는다. 왜냐하면 고통만 적을 뿐 글리벡을 통해 이루고자 하는 임상 목표라는 것이 미성숙 백혈구 생산 3단계 과정 중 마지막 단계에 작용하는 효소기능만을 저해하는데 있기 때문이다. 백혈병의 완치란 우리 몸에서 미성숙 백혈구가 나오지 못하도록 목을 조르는 것이 아니라 미성숙 백혈구라는 조숙아를 만들어 낼 수 밖에 없었던 골수의 열악한 상황을 개선하여 성숙한 혈구를 생산, 배출해 낼 수 있는 자유로운 통로와 환경을 만들어 주는 것에 있다. 태아의 과정 없이 어떻게 성인이 있을 수 있겠으며 잎이 무성하다 하여 고엽제를 뿌려놓고 어떻게 건강한 숲과 초원을 기대할 수 있겠는가?

글리벡을 한 달간 복용하는데 드는 비용은 환자 일인당 최소 300만원, 환자 본인부담금만 49만원에 이른다 한다. 필자는 환자들이 그런 약값조차 낼 수 없는 딱한 처지이기를 바란다. 더 큰 바람은 병원 입원실조차도 마련할 수 없는 처지이기를 바란다. 그리고 좋은 음식이 현대의학이 만든 백혈병을 치유할 수 있는 유일한 대안임을 깊이 인식하여 자연 음식을 사먹는데 그 돈이 아낌없이 쓰여 지길 바란다.

이제 글리벡으로 향해 있던 모든 기대와 찬사를 거두어 좋은 음식, 좋은 물, 좋은 공기에 돌려주어야 한다. 결코 이들 요소가 우리에게 글리벡만큼 획기적인 것으로 보이지는 않겠지만 획기적인 결과를 가져다주는 것임엔 틀림없기 때문이다.

대중은 병을 치료하기 위해 언제나 획기적인 것이 필요하다고 생각한다. 정말로 획기적인 것이 있다면 그것은 반드시 음식 안에 들어있는 그 무엇이다.

9

골수이식, 의학인가? 폭력인가.

골수이식에 대한 연구가 시작된 것은 제2차 세계대전이 끝나 갈 무렵, 원폭실험과 원폭공격으로 방사능에 피폭된 군인과 일반인의 골수기능이 심각하게 훼손되어진 사실이 밝혀지면서 부터이다. 이렇게 골수이식은 방사선에 피폭된 사람들의 골수기능을 회생시킬 목적으로 연구되기 시작하였다. 원자탄과 그로 인해 연구되기 시작한 골수이식에는 한 가지 공통점이 있다.

물질의 기본법칙을 알아내기 위해 연구되었던 핵물리학이 오펜하이머의 지략으로 원자탄을 낳게 된 것처럼 방사능 피폭으로부터 생명을 구하려고 시도되었던 골수이식연구가 지금은 방사능 피폭과는 전혀 상관없는 해열진통제의 부작용 때문에 생긴 일시적 골수기능저하에 무차별 적용되고 있다는 점이다. 사람을 구하는 활인검법이 사람을 해치는 살인검법이 되듯이 애초에 선의로 시작되었던 순수함이 최종 사용자의 불온한 의도에 의해 돌연변이 열매를 맺게 된 것이다.

생명 단축의 지름길 골수이식

그 옛날 원자탄이나 할 수 있었던 일을 이제는 해열진 통제와 의미 없는 혈액검사, 뇌척수액 검사, 골수검사, 항암제 투여, 방사선 조사가 완벽하게 원자탄을 대신하여 정상인을 백혈병환자로 둔갑시켜 놓고 있다. 며칠 병원에 묵고 있는 동안 일사불란하게 백혈병이 만들어지면 자연스레 정해진 수순에 따라 골수이식이 의제로 상정된다.

이미 방송매체의 골수이식 캠페인 등을 통해 골수이식이란 단어를 수도 없이 들어온 터라 환자(분명코 일주일 전에는 정상생활을 하던 사람)와 보호자들은 백혈병이란 진단이 내려지는 순간, 담당의가 밝히기도 전에 미리 골수이식을 머릿속에 떠올릴 수 있게 되었다.

현대의학이 방송매체의 적극적인 도움 없이 백혈병치료에 골수이식이 얼마나 중요하고 급한 일인가를 일반인들이 자발적으로 떠올릴 수 있도록 세뇌시키려 했다면 아마도 천문학적인 광고비를 들여야만 했을 것이다. 담당의사의 긴장된 표정과 한 두 번의 헛기침만으로도 환자나 가족들이 조건반사적으로 골수이식을 떠올릴 수 있도록 우리의 방송 매체는 때마다, 해마다 텔레비전 앞의 국민들을 감동시켜 왔다.

백혈병은 현대의학이 만들어 놓은 인위적 골수부전 상태를 말함이다. 현대의학이 골수부전 상태를 만들어 놓은 것만으로도 의학으로서 해서는 안 될 충분한 해악을 끼치고도 남음이 있다. 여기서 그만 철수하는 것이 현대의학의 마지막 도리이며 또한 최선의 치료법이다. 그러나 잘못을 뉘우치기는커녕 현대의학은 자신들의 잘못으로 기능부전 상태가 된 골수(조혈모세포)를 남의 골수를 빼서라도 바꾸어 놓지 않으면 큰일이 난다며 혹세무민하고 있다.

골수이식이란 조혈모세포를 옮겨 심는 것을 말함인데 일란성쌍둥이 형제의 것이나 자신의 조혈모세포를 이식하지 않는 한, 필히 면역거부반응을 겪게 된다. 다른 조직이 체내에 들어오는 것을 결코 용납하지 않겠다는 의지가 모든 인간이 지니고 있는 자기 인식프로그램에 각인돼 있기 때문이다.

다른 이의 세포를 몰래 옮겨심기 위해서는 자기인식프로그램의 작동이 멈춰야만 하는데 프로그램 수행자인 면역세포는 결코 잠드는 법이 없다. 그래서 현대의학은 골수이식을 하기 전, X선을 쪼여 남아 있는 골수기능을 마저 초토화시키는 '면역부전(면역세포 생산기능말살)' 작전을 감행한다. 이렇게 〈골수부전, 면역부전〉이란 두 번의 완전무장해제를 당해야 만이 비로소 골수이식을 받을 수 있게 되는 것이다. 독자 여러분은 어떤 생각이 드시는지….

무슨 수를 쓴들 골수이식이 생명을 살리는 의료행위라고 이해될 수 있겠는가!

골수이식이란 혹독한 시련을 뚫고 나와 생존한 사람은 곧 골수이식 성공률에 편입되어 진다. 골수이식 수술 후 살아남게 되었다면 그것은 골수이식을 당했음에도 살아남은 것이다. 또 살아남는다 하더라도 기적이 일어나지 않는 한, 아무 일 없이 자연수명을 다하기란 매우 희박한 확률이다. 만약 그 누가 건강히 천수를 다했다 한다면 그것은 천우신조라 여겨야 할 것이다. 삼풍백화점 붕괴사고에서 살아남은 청년은 백화점 건물이 무너져서 살아남은 것이 아니라 무너졌음에도 살아남았던 것이다.

진정한 의미의 백혈병이란 다량의 방사선에 골수의 조혈모세포가 심각한 화상을 입어 혈구생산기능이 손상된 경우만을 말한다. 이 또한 자연치유력을 극대화 하는 방법을 적용한다면 정상화 될 수 있다. 인체는 살아있는 한 매초 5천만 개의 세포를 새것으로 바꾸어 놓는 놀라운 재생능력이 있기 때문이다. 만약 이 현상이 60조개의 세포가 모여 있는 인체의 모든 조직에서 공평하게 일어나 준다면 산술적으로 인체는 보름 만에 기적을 이루어 낼 수도 있는 것이며 실제 그러한 '보름간의 기적' 이 임상 속에서 일어나고 있다(60조개 세포교체/초당 5천만 개 세포교체=120만초, 120만초=333시간, 333시간=14일).

골수이식,
의술인가? 폭력인가.

골수이식을 하면 나을 수 있다며 울먹이는 환자 급우들의 호소가 공중파를 타고 각 가정의 수상기에 전달된다. 화면을 외면하고 싶을 만큼 참으로 가슴 아픈 사연들이 식탁을 무거운 침묵에 잠기게 한다. 정상인으로 살아갈 멀쩡한 감기 환자들을 옷을 벗겨 냉찜질을 하고 한 움큼씩 피를 뽑고 뼈에 구멍을 내어 골수를 빼고, 영양제를 먹어도 힘든 상황에 항암제까지 먹여놓곤 그 동안 최선을 다했으니 이제 골수이식으로 마무리 짓자는 이런 엉터리가 어디에 또 있단 말인가!

데이비드 카퍼필드는 쌍발여객기를 사라지게 하고 만리장성을 옮겨 놓는 세계 최고의 마술사란 칭송을 듣는다. 하지만 진정한 고수는 혈액종양내과 사람들이다. 그들은 혈액암이라는 존재하지도 않는 병을 전 세계인으로 하여금 있다고 믿게 하는 능력이 있으며, 죽음으로 모는 골수이식을 유일한 생명연장 방법이라고 모두를 속여 넘길 수 있는 재간이 있으며 필요한 때면 언제든지 조그셔틀로 방송사를 움직여 엄청난 금액의 골수이식기금을 합법적으로 상납받는 능력이 있다.

그들이 세운 이론은 단연 최고수준의 마술이며 그들의 조직은 마피아의 영악함을 뛰어 넘는다. 그 어느 누구도 혈액종양내과 사람들의 말에 토를 달거나 항거하거나 제지하려 들지 않는다. 그들 조직에서 누군가 그런 시도를 한다면 그는 파계당하게 될 것이다. 이미 그들의 권위는 신앙의 경지에 올라서 있으며 그들은 두려운 존재가 되어 있다. 그들이 두려운 이유는 그들은 어떠한 환자도 진단 · 치료 대상으로 삼을 수 있는 나라가 인정한 허가증을 손에 쥐고 있기 때문이다.

이 말은 그들이 알아들을 수 없는 엉터리 이론을 얘기한다 해도 사람들은 그 말을 곧 경전처럼 여기며 그들이 병원 울타리 안에서 하는 어떤 행위도 진료라는 지극히 긍정적인 평가를 받을 수 있다는 뜻이다.

폭력배가 폭력을 휘두르는 것은 제압하기가 쉽다. 그들의 폭력은 공권력의 눈에 폭력으로 비춰지기 때문이다. 하지만 존경받고 어려운 말을 쓰고 흰 가운을 입은 채, 최고 전문가라는 위치에서 행하는 백혈병치료라는 것은 그것이 진정으로 잘못된 방법이라 할지라도 누구도 막을 도리가 없다. 그들의 폭력은 의술로 보이기 때문이다.

골수기능이 파괴된 환자에게 건강한 골수를 이식해야 한다니 가장 명료하고 확실한 백혈병 치료법이 될 것만 같다. 하지만 결코 해서는 안 될 것이 골수이식이다. 골수이식은 환자를 가사상태로 만들어 놓지 않고서는 이루어지지 않는 작업이기 때문이다. 골수이식을 당하고서도 숨을 쉴 수 있다는 것은 의술의 뛰어남이 아니라 오로지 생명현상의 경이로움 때문이다. 골수이식의 피해자는 백혈병으로 내몰린 환자뿐만이 아니다. 정작 골수이식 수술은 환자가 아닌 골수 공여자가 받게 된다. 보통 수술 하루 전에 입원한 골수 공여자는 전신 또는 척추 마취하에 골반 뼈에 구멍을 뚫어 골수에서 1,000~1,500CC의 골수혈액을 채취 당한다.

말로는 골수 채취 후 엉덩이에 통증이 있을 뿐이라고 하지만 실상은 전혀 그렇지가 않다. 인체의 가장 내밀한 골수에서 체액성분의 정수인 엄청난 양의 골수혈액을 도둑맞은 공여자는 전쟁터에서 수류탄 파편에 골반 뼈를 관통 당한 병사가 겪는 후유증이상의 것을 앓게 된다.

환자와 조직적합항원(HLA : human leucocytic antigen)이 일치한다는 이유로 인류애를 발휘한 골수 공여자는 숭고한 희생과 봉사였다는 위안만으로 그 모든 후유증의 고통을 감내해야만 한다. 물론 그의 숭고한 희생과 봉사정신은 대부분 애석하게도 환자의 치유에 전혀 도움이 되지 않는 무의미한 것으로 끝을 맺는다. 이렇게 현대의학은 골수이식이라는 이벤트를 통해 무고한 두 사람의 값진 삶을 무참히 거꾸러뜨려 놓는다.

호랑이가 된 종이호랑이

필자의 후배 약사의 장모님은 도립병원에서 백혈병이란 의심을 받고 대학병원으로 이송되어 엉덩이뼈에 구멍을 뚫는 골수검사를 당한 후 만성 골수성 백혈병(CML : chronic myelocytic leukemia)이란 판정을 받았다. 판정이 내려지고 채 하루가 지나기도 전에 골수이식이 최선의 길이라며 장모와 동종의 골수를 찾아야 하니 가족들을 모두 불러 모으라는 통고를 받았다 한다.

백혈병 같다는 말에 놀란 후배가 "시골병원에서 백혈병 같다고 하는데 어떻게 하면 좋을까요?"라며 걸어온 전화에 "퇴원해야 돼"라는 말만 몇 번을 되풀이했던 터라 특별히 나에게 다른 대답을 기대하지도 않았을 텐데 골수이식이라는 응급상황에서 후배는 다시 나에게 전화를 걸어왔다.

"형! 골수이식 하라고 하는데 어떻게 해야 돼요?"

남의 일 같았던 골수이식이 자신의 일이 돼버린 황당함에 큰 기대 없이 평소 자연치유를 주창하던 선배인 나를 통화 상대자로 떠올렸던 것 같다.

"형 말대로 정말 퇴원을 해도 괜찮아요?" 이제는 안되겠다 싶어 "내가 책임질 테니 퇴원시키도록 해라!" 통화가 끝나고 3일이 지나서야 퇴원을 결행할 수 있었다고 한다. 가족들의 볼멘소리와 담당의사의 지금 제 정신이냐는 힐난이 며칠간 계속되었으리라. 그때 후배가 퇴원 결정을 내릴 수 있었던 데에는 필자에 대한 믿음 보다는 한번 해보지 하는 배짱이 더 크게 작용하였을 것이다.

그 상황에서 환자를 퇴원시킨다는 것은 골수이식 수술비를 마련할 수 있는 경제적 여력이 있는 사람이라면 좀처럼 발휘할 수 없는, 현대의학에서는 만용이라고 할, 대단한 용기에서 나온 결단이다.

후배는 가족들로부터 수술비가 아까워서 그러느냐는 따가운 시선을 전신으로 느껴야만 했을 것이다. 그분이 지금은 어떻게 지내고 있는지 독자들은 궁금할 것이다. 이 글을 쓰고 있는 지금으로부터 약 2달 전에 백혈병진단을 받은 후 서울 후배의 집에 머물고 계시는 동안

친구들과 일주일 내내 고스톱을 치셨다고 한다.

그 동안 그토록 병원에서 우려했던 사단은 웬일인지 벌어지지 않았다. 오히려 기운이 넘쳐 고스톱만을 치시는 장모님 모습에 질려 시골로 다시 모셔드렸다고 한다. 그 분의 어디에서도 병자다운 기색이 전혀 발견되지 않았음에도 가끔 전화를 통해 장모의 안부를 물으면 "아직은 별일 없는데요"라며 '아직은'이라는 말을 잊지 않는다.

언제라도 다시 백혈병이 재발할 수 있다는 현대의학도의 비수 같은 경고가 후배의 뇌리에 깊이 박혀있기 때문일 것이다.

현대의학에서는 백혈병증상이 사라졌다 하더라도 2~3년은 더 지켜봐야 한다고 말한다. 장담하건대 앞으로 백혈병치료라는 과정을 다시는 밟지 않는다면 그분은 천수를 다할 것이다. 현대의학이 걸어놓은 최면에 우리는 지금당장 입김으로도 쓰러뜨릴 수 있는 백혈병이란 종이호랑이를 백두산을 포효하는 호랑이를 대하듯 공포스러워하고 있는 것이다.

현대의학이 지구인의 영혼에 까지 심어 놓은 백혈병에 대한 뿌리깊은 그 공포와 두려움을 얼마나 많은 시간이 지난 후에야 사람들의 가슴 속에서 거둬낼 수 있을까?

이 글을 읽고 난 지금도 백혈병에 대한 공포가 독자들 마음에 그대로 남아있을지 모르겠다. 인간은 나약한 존재이니까.

'강하다'고 말하는 것은 나약함을 드러내지 않기 위한 자기 최면이다. 하지만 그 나약함도 현명함과 지혜라는 갑옷을 두르게 되면 진실로 강해지는 것이다.

6

백신

1

러시안 룰렛, 백신 접종

이 장에서 예로 든 수치나 백신 후유증에 관한 일화, 역사적 사건 등은 Neil Z. Miller의 『Vaccines, Are they really safe & effective?』와 Stephanie Cave의 『What your doctor may not tell you about CHILDREN' S VACCINATIONS』를 인용하였음을 밝힌다.

실탄 한발을 장전한 리볼버 권총 한 자루, 파랗게 질린 채 탁자에 둘러앉아 있는 수상水上 오두막의 미군 포로들, 탈칵! 빈 탄창과 맞부딪힌 공이가 적막을 가르는 소리, 러시안 룰렛으로도 유명한 영화 디어헌터의 한 장면이다. 권총의 관점에서는 방아쇠를 당긴 사람이 죽을 확률이 6분의 1이지만 권총을 머리에 겨누고 방아쇠를 당겨야 하는 사람의 입장에서는 사느냐 죽느냐의 2분의 1 확률 게임인 러시안 룰렛.

이 게임이 얼마나 위험하고 두려운 것인가는 게임에 대한 설명만으로도 충분하다. 그런데 이 같은 게임이 또 하나 있다. 바로 백신 룰렛이다. 러시안 룰렛이 권총에 탄알을 장전하고 벌이는 게임이라면 백신접종은 주사기에 백신을 채우고 한다는 점이 다를 뿐이다. 물론 백신제조회사나 보건 당국의 입장에서는 사망 확률상 러시안 룰렛과는 비교할 수 없을 만큼 안전하다고 말하고 싶겠지만 십만에 하나 2십만에 하나 백신으로 죽음에 이르게 된 사람의 입장에서는 러시안 룰렛과 똑같은 2분의 1의 확률 게임인 것이다.

면죄부를 받은 백신접종 사고

백신에 의한 사망사고에는 사면과 면죄부가 주어진다. 하나 둘도 아닌 연이어 집단적으로 발생한 사망사건이라 하더라도 신문의 성토기사만 요란할 뿐, 흥분의 목소리는 곧 백신접종 행렬에 파묻히고 만다. 백신이 가져다주는 전염병퇴치와 예방에 대한 공로(?)가 크다는 이유로 백신에 의한 의료사고에 대해서는 살인죄를 묻지 않는 면책특권이 주어진다.

또한 수 백만 명의 건강을 미생물로부터 지켜준다는 허명아래 '한 둘의 목숨이 사라지는 것쯤은 오히려 적은 대가' 라는, 보건당국과 백신제조회사가 드러내놓고 얘기하지는 못하지만 서로 간에 공유하고 있는 깨질 수 없는 암묵적 동의가 오랜 세월 유지되고 있다. 어쨌든 분명한 것은 백신사고로 숨진 사람들이 단순히 백신만 맞지 않았더라면 백수를 누릴 수 있었을 것이라는 점이다.

고무줄 잣대,
의약품 퇴출 재판

2004년 8월 만두파동이 끝나자 '뇌졸중 유발 감기약' 소동이 벌어졌다. 안전성 연구용역 보고서를 통해 PPA(페놀프로파놀아민) 성분이 뇌졸중 위험성이 높다고 발표되면서 무슨 엄청난 일이라도 벌어진 듯이 며칠간 신문사들이 흥분한 일이 있었다.

외국에서는 이미 제조, 판매가 금지되었는데 국내에서는 허가 취소 없이 버젓이 시판되고 있었다며 약품 사후관리의 후진성을 질책하는 시민단체를 위시한 국민모두의 원성이 들끓게 되자 식약청장이 사임하는 해프닝이 벌어졌다.

흑백 TV시절, 소방관이 소방호수에서 물을 따라 알약을 먹는 광고방송이 무척 인상적이었던 콘택600이 바로 PPA가 주성분으로 들어 있는 대표적인 약이다. 친근한 이웃처럼 수 십년의 일상을 함께 해왔던 약이었지만 어느날 갑자기 한 대학이 'PPA 성분에 대한 안전성 연구용역 보고서'를 발표하면서 이 성분이 들어있는 약을 취급하는 사람은 범법자가 되고 말았다.

PPA 성분의 약에 대한 판금조치가 분초를 다툴 만큼 그토록 화급한 일이었다면 수 십년 간 아무 일없이 제조, 판매, 투약이 이루어 졌다는 사실은 어떻게 해석되어야 하며, 정말로 약의 안정성에 심각한 문제가 있었다면 오랜 기간 위험천만한 상황에 노출돼 있었던 국민건강(다국적 기업이 생산한 약이므로 세계인의 건강)에 대한 책임은 누구에게 물어야 하는가? 콘택 600이 안전성에 문제가 있어 판금조치가 필요할 정도라면 다국적 제약회사의 제품 대부분은 당장 퇴출당해야 마땅한 것들 뿐이다.

그런데도 고혈압 약, 당뇨 약을 위시해서 그 무시무시한 부작용을 지닌 항암제에 이르기 까지 모두들 버젓이 고마진을 챙기고 있으니 세상사 중에 무기제조업과 다국적 제약기업만큼 부조리한 사업이 또 있을까? 연구용역을 통해서 비로소 밝혀졌다고 하지만 그런 조사를 하지 않더라도 PPA성분에는 이미 뇌졸중의 부작용을 나타낼 수 밖에 없는 태생적 필연이 잠재되어 있다.

혈압이 올라 뇌혈관의 압력이 높아졌을 경우 혹여 뇌출혈이 일어날 것에 대비하여 코 안의 혈관벽은 조그만 충격에도 쉽게 파열되도록 고안되어져 있다. 그래야만 높아진 혈압 때문에 피가 뇌로 몰려가도 코 혈관이 먼저 터져주어 뇌혈관이 파열되는 불상사를 피할 수 있기 때문이다. 두개골은 외부 충격으로부터 두뇌를 보호해 주는 생명 유지 공간이며 코 점막의 혈관은 혈압으로부터 뇌혈관을 보호하기 위한 완충지대인 것이다. 따라서 비충혈을 제거할 수 있는 약이 뇌출혈을 일으킬 수 있다는 것은 실험할 필요도 없이 미리 예측할 수 있는 〈작용과 반작용의 문제〉이다. 비점막이 충혈되어 코가 찌륵찌륵하다고 비충혈 제거제(PPA 성분)로 비점막의 혈관을 수축시켜 놓으면 완충지대에 머물러 있던 혈액이 뇌혈관으로 유입되어 뇌혈압이 오르게 된다.

가뜩이나 감기에 걸려 땀이 나지 않아 체액량이 늘고 오한으로 모세혈관이 수축돼 있는 상태에서 코 점막의 혈관까지 수축시켜 버리면 뇌출혈의 위험성은 급격히 커질 수 밖에 없는 것이다.

고열인 때 해열진통제의 위험성이 커지듯이 스트레스를 받거나 오한 증상으로 피부 혈관이 수축되어 있을 때, PPA 성분을 복용하면 뇌혈압이 오르고 당연히 뇌혈관 장애가 일어나게 되는 것이다.

코 안이 부어 답답할 때는 하체의 혈관을 이완시키는 ①반신욕을 하여 코 속에 몰려있던 혈액을 하체와 피부로 분산시키거나 ②소청룡탕을 복용하여 피부를 통해 땀을 내면서 소변량을 늘려주는 손쉽고 안전한 방법을 이용해야 한다.

콘택 600의 문제는 단순히 PPA라는 한 가지 성분에 관한 문제가 아니다. 그것은 대증요법제 전체가 안고 있는 태생적 문제이며 그 때문에 앞으로도 제2, 제3의 콘택 600이 나올 수 밖에 없는 것이다. 안전한 아스피린으로 명성을 날리며 관절염에 애용되던 바이옥스도 태어난 지 10여년 만에 심혈관 질환을 일으키는 주범으로 몰려 그 생을 마감하고 말았다. 그렇다면 이런 단죄를 받지 않은 약물은 안심하고 복용할 수 있는 것일까? 그렇지 않으리라는 짐작쯤은 이 책을 읽는 독자라면 누구나 가능할 것이다.

가와사키병, 백혈병, 신부전, 간염, 뇌 수막염, 소아 당뇨병, 소아마비, 이 모두를 일으킬 수 있으나 가장 안전하다고 알려진 아세트아미노펜을 위시한 증상완하제 개념의 약물 대부분이 콘택 600이 겪은 숙명으로부터 전혀 자유롭지 못하다.

언젠가는 그들도 앞서간 선배들의 전철을 밟게 될 것이다. 그 장래의 일들을 독자들은 이 책을 통하여 지금 미리 접해보고 있는 것이다. 작용이 있으면 항상 반작용이 따른다. 대증요법에 동원되는 약품이란 증상을 완화시키는 역할에만 치중하는 약물이기에 증상완화라는 작용에 따른 반작용의 발생은 필연이다.

다국적 기업인 화이자사에서 만든 비아그라의 경우 심장병환자가 복용하여 사망한 사례가 한 두건이 아닌데도 불구하고 이 약은 별다른 아우성 없이 고가에 유통되고 있다.

이와 같은 예는 항암제로 넘어가면 더욱더 가관이다. 암환자가 사망하였다면 암세포의 전이로 사망하였다고들 생각하겠지만 보다 더 직접적인 사인은 암세포의 성장 때문이 아니라 항암제와 방사선의 독성 때문이다. 아마도 항암제 치료 후 사망한 가족을 옆에서 지켜본 사람이라면 이 말에 전적으로 동감할 것이다. 〈항암제의 부작용이 발암〉이라는 말은 더 이상 새로울 것이 없는 사실이다.

따라서 이러한 항암제들 또한 즉시 폐기처분 대상이 되어야 마땅하다. 하지만 그런 조치가 당장(아마 앞으로도) 취해지지 않는 이유는 위험성보다는 유용성이 크다고 판단되는 경우엔 생명을 위협하는 부작용도 용납될 수 있다는 치료자의 편의에 따라 꾸며진 이유답지 않은 이유 때문이다.

도대체 위험성과 유효성을 판단하는 잣대의 기준이란 것이 과연 무엇이란 말인가? 성기능 향상을 위한 비아그라의 유용성이 생명을 담보로 할 만큼의 위험성을 가릴 수 있다는 말인가?

백신 룰렛과 해열진통제 룰렛

위험성을 놓고 백신과 PPA를 견주어 본다면 PPA는 백신과는 상대가 되지 못한다. 뇌출혈이라는 기질적 위험성이 PPA의 문제라면 백신은 뇌에 대한 기질적 위험성 뿐만 아니라 손톱, 발톱, 머리카락을 포함한 우리 몸 속 어느 장기조직이나 신경조직에도 폐해를 끼칠 수 있는 문제 덩어리다.

〈발진에서 죽음에 이르기까지〉 모든 심각한 부작용을 두루 경험하게 할 수 있을 만큼, 백신은 부작용의 종류와 깊이에 있어서 해열진통제와 가히 쌍벽을 이룰 만한 시한폭탄이다. 폭발의 피해는 시한 장치가 언제 풀리느냐에 따라 태풍 같은 급성으로 나타날 수 도, 십 수년이 지나서야 본색을 드러내는 지반침하 같은 것일 수도 있다.

발열, 학습장애, 자가면역질환, 사망에 이르는 이 모든 부작용을 단독으로 혹은 연합하여 일으킬 수 있는 능력을 가지고 있는 것이 백신과 해열진통제다.

맥도널드에서 한 끼 때우기, 수돗물 그냥 마시기, 공수훈련 받기, 지하철 타기, 이라크로 여행가기, 대륙간을 움직일 때 이코노미 좌석에 앉는 일 등, 이 세상에는 많은 종류의 룰렛 게임이 있다. 일반인들의 삶은 이렇게 수많은 룰렛 게임으로 채워져 있는 매트릭스에 갇혀 있다. 이 매트릭스는 우리의 의사를 묻지도 않고 우리의 의지와는 상관없이 우리를 통제한다. 하지만 백신과 해열진통제와의 룰렛 게임은 승률 100%의 안전한 게임이 될 수 있다. 승률이 바뀌는 일은 우리가 그들을 선택할 때만 일어난다. 불필요한 선택을 하는 순간, 우리는 원치 않던 룰렛게임에 휘말려 들게 된다. 의지의 문제이지 결코 확률의 문제가 아닌 것이다.

2

백신에 대한 오해

Edward Jenner가 우두를 놓기 시작한 때가 200여 년 전인 1796년의 일이다.

현대의학과 같은 시기에 태동하여 현대의학으로부터 예방의학의 전권을 위임받은 백신은 대중에 의해 예방의학의 우상이 된지 이미 오래다. 그 동안 왜곡된 의료역사를 통해 그 우상은 우리에게 잘못된 두 가지 믿음을 심어주었다.

백신이 전염병을 예방해 준다는 것과 백신은 안전하다는 믿음이다. 물론 이 믿음의 뿌리가 진실과 맞닿아 있지 않다는 사실을 곧 알게 될 것이다. 그러나 신비롭게 여겨져 왔던 수많은 자연현상에 대한 과학적 진실이 밝혀진 오늘날에도 백신숭배는 계속되고 있다.

◉ 백신이 전염병을 예방해 준다?

백신접종이 예방의학의 선봉에 설 수 있었던 까닭은 〈전염병이 예방된다〉는 풍문 때문이다. 하지만 이것은 사실이 아닌 단지 그랬으면 좋겠다는 현대의학과 백신회사의 희망 사항일 뿐이다. 과연 전염병 예방에 대한 공로가 백신에게 있기는 한 것인지 백신의 대명사인 천연두백신(smallpox vaccine)과 소아마비 백신(polio vaccine)을 예로 들어 그 내막을 알아보도록 하자.

천연두와 오비이락烏飛梨落

천연두는 WHO(world health organization : 세계보건기구)가 추진해 온 '천연두 백신접종 캠페인'에 의해 지구상에서 종적을 감춘 것으로 알려져 왔다. 그러나 이미 WHO가 캠페인을 벌이기 시작한 1967년 당시 10개국 중 여덟 나라 이상에서 천연두는 감염능력을 상실해 가고 있었다. 노쇠한 천연두의 무뎌진 발톱이 더 이상 마마자국을 남길 수 없게 되었던 것이다. 천연두가 백신으로 소탕된 것이 아니라 흑사병, 성홍열, 콜레라가 그랬던 것처럼 〈스스로〉 쇠퇴기에 접어들고 있었던 것이다.

1800년대 유럽에서는 천연두 백신 접종이 의무화되기 시작하였다. 모두들 Edward Jenner가 경험했던 것처럼 백신을 맞으면 천연두를 피해갈 수 있으리라 기대했지만 예상과는 전혀 다르게 제한된 범위 내에서 국지적으로 발생하던 천연두가 정작 백신접종이 의무화되면서 창궐하기 시작하였다. 1870~1872, 이 기간 동안 영국의 백신 접종율은 98%에 달했지만 수 천명의 사상자가 발생하는 천연두 역사상 가장 큰 재앙을 남기고 말았다. 점점 백신접종을 거부하는 사람들이 늘어나면서 천연두 발생은 오히려 줄어들어 1881년 접종율 96.5%에 사망자 3,708명이었던 것이 1941년 접종율이 39.9%로 떨어졌을 때에는 단 한명만이 천연두로 목숨을 잃었다. 1800년대 말 접종 의무조항을 폐지한 오스트레일리아에서는 그 후 15년 동안 천연두 발생이 3건에 그쳤다.

백신이 개발되기 이전부터 천연두는 생명력(인체 공격력)을 잃어버려 인체 면역계가 평소 실력만으로도 무장해제 시킬 수 있는 나약한 존재가 되어 있었던 것이다. 천연두 백신 대신 그 무엇을 사용했어도 임상효과는 천연두 백신의 예방 효과만큼을 거둘 수 있었던 것이다. 천연두 백신의 등장으로 천연두가 줄어든 현상을 설명하기에 안성맞춤인 속담이 '까마귀 날자 배 떨어진다' 는 말일 것이다.

조작으로 얻은 소아마비 백신의 영광 ①

소아마비 바이러스는 뇌와 척수신경을 공격목표로 하는 신경세포 친화성 바이러스다. Albert Sabin이 만든 경구용 생 소아마비백신(oral live virus vaccine against Polio)이 도입되기 이전까지 소아마비의 판정 기준은 24시간 동안의 마비였다.

그러던 것이 생 소아마비백신 도입 이후에는 **60일간의 마비증상과 2회 후속 마비**(residual paralysis)로 질병 정의 자체가 바뀌게 되었다. 질병 정의의 기준이 바뀌는 순간 소아마비 발생율이 격감할 수 밖에 없었던 것이다. 성인연령 기준을 18세에서 30세로 높여 놓는다면 성인 인구는 그 즉시 엄청나게 줄어들게 될 것이다.

새로운 기준이 적용되면서 마비증상이 24시간 이상 지속된 후 사망한 경우라도 소아마비로 집계되지 않았던 것이다.

눈가림으로 얻은 소아마비 백신의 영광 ②

소아마비 백신 도입 이전에는 무균성 뇌수막염과 콕사키 바이러스 감염 모두가 소아마비로 보고되었지만 백신도입 후에는 소아마비증상과 딱히 구별되는 증상이 없는데도 이들은 다른 이름으로 분류되기 시작했다. 무균성 뇌수막염도 소아마비도 모두 뇌신경장애(대부분 감기로 인한 고열을 해열제로만 해결하려다가 생긴 뇌신경세포의 염증)가 일어난 것으로 현대의학이 이들 둘의 명칭을 달리 부른다하여 대응방법이 달라지는 것도 아니며 임상효과 또한 다를 바 없다.

뇌증이 나타났을 때 그것이 소아마비 바이러스 때문인지 뇌수막염 때문인지를 따져보는 것은 임상상 아무런 소득도 바랄 수 없는 공염불이기 때문이다. 굳이 이들을 달리 구분지어 이름 붙이는 것이 의료계의 호사가들에게는 의미가 있을 진 몰라도 정작 환자에게는 검사의 고통만이 추가되는 의료 낭비 밖에는 되지 않는다. 뇌증이 나타났다는 것은 이미 신경조직에서 비가역적 손상이 일어난 후라는 뜻이기 때문이다.

이상의 두 가지 이유 때문에 소아마비 백신 도입 이후 소아마비 발생율이 갑작스레 곤두박질칠 수 밖에 없었던 것이다. 올림픽 경기에서 심판의 납득할 수 없는 판정이 노메달을 금메달로 만드는 억지광경을 종종 보게 된다. 그렇듯이 감염질환의 감소에 대한 공로가 백신의 효과에 있었던 것이 아니라 조작을 감행할 수 있었던 윤리성의 혼탁에 있었던 것이다. 페어플레이로 스포츠 정신이 유지될 수 있듯이 의료정신은 신선한 윤리성에 뿌리 내리고 있어야만 한다.

영국 보건성이 '백신접종 정보가 향후 질병 판단의 근거가 된다'는 재미있는 발언을 한 적이 있다. 이 말은 어떤 이가 A질환을 예방한다는 백신을 접종 받고 난 후 A질환에 걸리게 되었을 때, 그의 질병은 B나 C라는 다른 질환으로 판정받게 된다는 뜻이다.

뇌수막염 : 감기에 걸려 오한 발열 할 때 오한증상에 대한 적절한 보온조치가 취해지지 않은 상태에서 해열진통제를 과량 투여하면 의식장애와 경련 등의 뇌증이 나타나는데 이때 뇌에 세균이 침투하였는지를 알아보기 위해 뇌척수액을 검사한다.

검사시점이 세균이 침투하기 전이라면 무균성 뇌수막염으로 진단될 것이나 좀 더 시간이 지나 더욱 더 고열이 되어 뇌-혈액관문에 염증이 생겨 뇌-혈액관문의 필터기능이 붕괴되면 세균은 뇌 안으로 쉽게 침투할 수 있게 된다. 따라서 고열인 상태에서 2차, 3차 뇌척수액을 검사하게 되면 결국에는 세균성 뇌수막염이 만들어지게 된다.

1950년대에 사용되었던 불활성 소아마비 백신의 창시자인 Jonas Salk는 1976년 그의 증언을 통해 생 소아마비백신(미국 내에서 1960년대 초부터 2000년 까지 거의 독점적으로 사용되었다)이 1961년 이후 미국에서 발생한 모든 소아마비의 중요한 원인이 되었다고 말한 바 있다. 미국 질병통제센터(CDC : centers for disease control and prevention) 또한 미국 내 소아마비 발생에 생 소아마비백신이 지배적인 역할을 해왔음을 공표하였고 미국의 한 독립기관의 연구보고서는 5년여 동안 경구용 생 소아마비백신 접종 후 발생한 13,641건의 백신부작용 중 응급실 이송이 6,364건, 그 중 사망은 540건이라고 밝히고 있다.

경구용 생 소아마비백신의 폐해가 드러나게 되면서 그 자리를 불활성 백신이 다시 차지하게 되었는데 아랫돌을 빼내 윗돌로 괸들 담벼락이 튼튼해질 리 만무한 노릇이다. 불활성 백신 제조회사조차도 길랭-바레 증후군(급성 감염성 다발신경염)과 신경계 손상이 불활성 소아마비백신 투여와 일시적으로나마 연관되어 있음을 경고하고 나섰으니 말이다. 그러면서도 백신제조회사는 백신과 질병간에 어떤 인과관계도 아직 밝혀진바 없다는 신중함(?)을 결코 잃지 않는다.

이런 안개 속과 같은 혼미한 상황에서 건강한 삶을 잃지 않는 유일한 방법이 일반인들 스스로가 현명하고 지혜로워지는 길 뿐이란 점이 안타깝기만 하다.

백신의 공은 의식주의 개선에 있었다

오염된 식수원, 태양광선이 들지 않는 과밀한 주거 환경(미생물 번식억제에 필요한 자외선 부족), 분뇨처리 시설의 부재, 식품의 신선도 유지에 필요한 수송 · 저장 시설의 미비, 면역력 확보에 필요한 영양분의 섭취불량은 예나 지금이나 전염병이 발생하는데 필요한 기본 요건이다.

1831년 10월 영국의 항구도시 Sunderland에서 처음 발병하여 산업혁명 기간 중 2년 동안 약 2천 2백여 명이 콜레라로 사망하였다. 그 후 수 십년간 콜레라로 인한 사망자가 급증하자 1859년 영국의회는 런던시에 하수도를 건설하도록 하였고 콜레라는 더 이상 발생하지 않게 되었다고 한다.

이 사실은 위생과 질병 발생이 인과 관계라는 고전 이론인 세균 발병설의 근거 자료가 되면서 예방의학 예산의 투자대상이 백신연구가 아닌 공중위생과 양질의 영양소 보급이라는 점을 말해주고 있다. 그 옛날 산업혁명 당시 입증되었던 사실을 현대의학과 보건 당국은 온고이지신溫古以知新하지 못하고 있는 것이다.

Neil Z. Miller가 다방면의 문헌을 근거로 쓴 『Vaccines, Are they really safe & effective?』에서 밝힌 내용에 따르면 앞서 예로 든 천연두나 소아마비 백신에서처럼 파상풍, 홍역, 이하선염, 루벨라, 디프테리아, 백일해, B형 간염 유발 미생물 역시 영양 · 위생 상태가 개선되면서 감염기회를 상실하게 되었으며 쫓아내지 않아도 미생물 스스로 소멸되고 있던 중이라는 것이다.

미생물의 번식을 막을 수 있는 환경을 마련하고 인체 면역계(외곽 면역계와 내부 면역계)가 항상 원활히 유지, 가동 될 수 있는 영양상태를 갖추기만 한다면 미생물 감염은 자연 치유력에 의해 극복되며 또한 충분히 예방될 수 있다. 미생물에 감염된 경우라 하더라도 인체 면역계의 활동이 정상범위 내에서 작동할 수 있는 식탁이 마련되기만 한다면 미생물 감염은 위기가 아닌 면역계를 단련시키는 호기로 이용될 수 있다.

감염과 자연치유라는 작용과 반작용의 과정을 거치면서 장차 동일한 미생물의 감염에 대해서는 기민하게 반응하여 항체 생산을 신속히 늘릴 수 있는 유연성을 확보하게 되고 전혀 겪어보지 못했던 미생물에 대해서도 방어력을 배양해 놓을 수 있는 중요한 전화위복의 계기가 마련된다. 미생물과의 자연스런 만남을 통해 면역계가 강화되지 못하고 백신접종을 이용, 미생물을 만나게 하려는 성급한 시도는 인체의 막강한 자연치유력과 적응력을 신뢰하지 못한데서 나온 조급증 때문이다.

일상생활 중 자연감염되더라도 위ㆍ장관 운동에 부하를 걸지 않는 형태의 단백질(단백질 파우더나 청국장가루 혹은 된장 수프)을 섭취하고 더부룩하지 않을 만큼 조금씩 자주 신 김치 국물을 마시며 비타민C를 고농도로 확보하고 보온에 힘쓰며 따뜻한 음식, 따뜻한 음료, 따뜻한 의복으로 체온유지에 실패하지 않도록 하는 감기 자연치유법에 따라 감염 전이나 감염 되었을 때 현명하고 지혜롭게 대처한다면 인체는 지금껏 겪어 보지 못했던 사스나 조류독감 그 밖의 인수(인간과 동물) 공통감염으로부터 스스로를 보호할 수 있을 만큼 업그레이드된 전력을 보유할 수 있게 된다.

백신 예찬론자들은 백신으로 인체를 미생물에 미리 노출되도록 만들어 동일 미생물에 재차 감염되었을 때 면역계가 성공적으로 그들을 괴멸시켜 줄 것이라는 가상 시나리오를 마치 실제인 것처럼 말하고 있다. 이 시나리오대로 모든 것이 진행되어 주기만 한다면 문제없겠지만 현실에서는 시나리오와는 정 반대의 현상들이 일어나고 있다.

예방하려던 미생물 감염이 오히려 백신을 맞은 후 실제로 발생하게 되고 면역계를 과민반응케 하여 자가면역질환이나 신경계 질환, 정신질환 등 광범위한 부작용이 일어나도록 조장하고 있는 것이다. 백신으로 목숨을 잃는 일 또한 세계 도처에서 일어나고 있다.

도시 · 산업화가 생활 습관병이나 호흡기 질환 증가라는 부정적 결과를 낳기도 하였지만 영양 · 위생 상태의 개선과 자외선 증가로 20세기에 접어들면서 고전적 전염성 질환은 자연 감소하게 되었다. 수인성 전염병, 즉 물을 매개로 하는 전염병인 이질, 콜레라 등의 발생은 비록 소독과정에 문제가 있기는 하지만 수돗물의 보급율이 높아지면서 요즘은 고온 다습한 여름에도 거의 발생하고 있지 않다.

이들 질환의 소멸 또한 예방백신에 의한 퇴출이 아닌 환경변화에 따른 자연 감소로 인한 결과이다.

20세기에 들어서면서 수질과 함께 인류의 식생활에도 커다란 변화가 일어난다. 절대빈곤의 고리가 끊기게 되면서 의식주 수준의 향상으로 감염성 질환에 대한 대항력이 커지게 되었다. 면역세포의 원료인 단백질 섭취량이 늘고 감염되었을 때 체온 유지에 필요한 〈따뜻한 의복과 따뜻한 집〉이 마련되면서 유리한 고지에서 미생물과 전투를 치를 수 있게 된 것이다.

역사상 가장 무시무시한 흑사병이 유럽전역을 휩쓸 수 있었던 것은 영양결핍(특히 발효 음식의 부재)과 체온유지의 실패가 가장 큰 원인이었을 것이다. 행려병자를 부검해 보면 위장이나 소장, 대장 등의 장 근육층이 종이장처럼 얇다고 한다. 장 근육 구성에 필요한 단백질과 지방섭취의 부족 때문이다. 장 근육이 얇아질 정도로 영양분이 결핍되면 면역반응에 필요한 면역세포도 줄어들어 전염성 질환에 쉽게 노출될 수 밖에 없다.

위생 · 영양상태의 개선과 함께 미생물과의 힘겨루기에서 '효과승' 을 얻을 수 있었던 중요한 계기는 〈난방장치와 섬유산업〉의 비약적인 발전으로 마련되었다(미생물과의 겨루기에서 인체가 수세에 몰리는 것은 체온유지에 필요한 도구와 에너지를 충분히 확보하지 못했을 때임을 상기하자). 체온유지에 실패하는 일을 막아 줄 수 있는 난방장치(석유산업의 부흥)의 보급, 따뜻한 의복의 대량생산을 가능케 한 섬유산업의 발전으로 전염병의 고삐를 움켜잡을 수 있게 되었던 것이다.

체온유지에 실패하여 감염되었을 때, 온방장치와 보온성이 뛰어난 의복과 침구는 비축에너지가 체온 유지에 동원됨으로써 발생하는 전력손실의 부담을 덜어준다. 비축에너지 레벨이 떨어져(면역력이 떨어져) 미생물에 감염되었을 때 의복과 침구가 모든 가용 에너지를 면역계의 전투력에 올인(all-in)할 수 있는 여건을 마련해 주기 때문이다.

산업혁명과 함께 질병의 발생 원인이 미생물에 있다는 '미생물 발병설' 을 신봉하고 있던 미생물학자들은 화학자들과 함께 염료생산기술을 이용하여 미생물을 살멸할 수 있는 화학약품을 개발하는 한편, 예방접종이 미생물 감염을 효과적으로 차단하여 줄 것이란 상상력을 발휘하여 백신을 만들어내기에 이른다.

그들은 전 국민을 백신 접종하면 간단히 전염병이 예방되리라 기대했던 것 같다. 그러나 몇 명이 손바닥으로 하늘을 가린다 하여 모든 사람의 하늘을 가릴 수 없듯이 토양과 대기를 가득 메우고 있는 미생물을 크린룸도 아닌 몇 가지 백신접종으로 인체와 격리시키겠다는 계획은 너무도 천진난만한 발상이었다.

근대화의 격랑 속에서 심사숙고의 과정을 거치지 않은 채 태동하게 되었던 '미생물 발병설' 은 그 후로도 현대의학의 근간이 되어 항생제와 예방백신을 동원하면 미생물이 아예 인체에 발을 들여 놓지 못할 것이라는 오랜 꿈을 꾸게 만들었고 그 학설을 신봉하게 된 현대의학은 미생물들이 자연도태기에 접어들어 감염능력을 상실해 가고 있을 때, 마침 하나, 둘씩 등장하게 된 백신이 전염병 감소의 일등 공신인 것으로 착각하게 되었다.

독감 예방백신이 독감을 예방한다?

모든 감염증의 공통된 초기 증상은 〈오한 · 발열 · 관절통〉이다. 간염에 의한 것이든 홍역에 의한 것이든 초기 증상은 감기와 다를 바 없다. 감기에 걸려서 인체가 겪게 되는 과정이 다른 미생물에 감염되었을 때 밟아야 하는 궤도와 같은 것이다. 따라서 치료법 또한 감기와 다를 바 없다. 감염 질환은 외부 미생물이 인체를 침범하여 생긴 것이라고 들 생각한다. 하지만 사실은 그와 정반대이다.

미생물이 인체를 invading한 것이 아니라 인체가 그들을 inviting 한 것이다. 교감신경이 과잉으로 흥분되어 외부 미생물을 막아줄 만큼 충분한 점액이 분비되지 못하게 되면 '1차 외곽 면역계'의 빗장이 풀려 대기중에 포진해 있던 미생물들이 '있는 곳에서 없는 곳으로'라는 자연질서에 따라 인체 세포 속으로 흘러 들어간다.

따라서 그들이 들어와 살 수 있는 터를 인체가 마련하여 이들 외부 미생물들이 초청된 것이니 만큼 침입이란 말로 속상해 하는 것은 아무 의미가 없다. 몸의 면역력이 임계치 이하로 떨어지게 되면 미생물은 언제라도 그 상황을 인체가 그들을 초청하는 반가운 신호로 받아들이기 때문이다.

대기와 토양 중에 있는 충분히 다채롭고 충분히 많은 양의 미생물들이 호흡을 타고 때로는 미세한 상처를 통해 항시 인체에 넘나들고 있다. 우리가 그런 위험에 항시 노출되어 있는데도 건강을 유지하며 살아갈 수 있는 것은 미생물들이 인체로 유입될 수 있는 통로를 외곽 면역계가 요소 요소에서 잘 막아주고 있기 때문이며 미생물이 외곽 수비를 뚫고 통과하더라도 그들의 공격을 무력화 할 수 있는 수준의 2차 면역기능을 보유하고 있기 때문이다. 또한 면역계는 감염의 위기를 방역기능 강화를 위한 호기로 삼을 줄 아는, 스스로 진화하는 능력이 있기 때문이기도 하다.

모두가 알고 있듯이 면역력이 떨어지게 되면 감기에 걸린다. 그런데 독감을 일으키는 원인 바이러스를 외곽 면역계를 거치지도 않고 주사기로 멀쩡한 사람의 인체 심부에 고의로 주입해 놓고선 독감에 대한 면역력이 커지기를 기대한다는 것이 과연 이성적인 판단일까? 미생물을 이용하여 면역계가 스스로 강화되기 위해서는 〈투입이 아닌 초대〉의 형식을 빌어야만 한다. 그 대표적인 예가 바로 감기이다. 초청되는 미생물의 수와 그에 대한 반응강도를 면역계가 주도권을 가지고 통제할 수 있기 때문이다.

주사기를 통해 미생물을 인체에 주입한다는 것은 면역계가 대응할 시간적인 여유를 박탈하는 선전포고 없는 침공과도 같은 것이다. 특히 독감 백신의 우선 접종대상자로 지정된 면역력이 약한 60~70대 노인들이라면 이것은 더 큰 모순이 된다.

당연한 결과이겠지만 감기처방전을 들고 오는 노인들 중 적지 않은 수가 독감백신을 맞고 난 후 생긴 감기증상 때문에 병원에 들렀다 온 환자들이다. 물론 현대의학 종사자들은 독감백신 때문에 감기증상이 생기는 것은 아니라고 말하지만 백신접종 당일이나 다음날 감기、몸살을 호소하며 처방전을 들고 약국에 찾아오는 사람은 신기루란 말인가?

인류에게 바이러스가 위협적일 수 있는 이유는 그들의 뛰어난 변신능력 때문이다. 인간의 면역기능이 한 종류의 바이러스를 인식하여 그에 대한 대응법을 익혀 놓았다 하더라도 바이러스는 곧 면역계가 준비해 놓은 바이러스 대응 프로그램을 해킹하여 면역계의 눈을 피해갈 수 있도록 옷을 바꿔 입는다. 특히 독감바이러스의 경우는 그 능력이 가장 뛰어난 것 같다.

감기 바이러스에게 괴롭힘을 당하기도 하지만 한편으론 감기 바이러스의 뛰어난 변신능력 덕분에 우리는 많은 혜택을 보고 있기도 하다. 공격능력이 뛰어난 세균이나 바이러스와 대치하는 응급상황이 발생했을 때, 방어체계가 효율적으로 발휘될 수 있도록 감기 바이러스는 평소 면역시스템을 훈련시켜 주는 후원자이기 때문이다.

이런 의미에서 면역계에게 감기 바이러스의 존재는 필요선에 가까운 필요악인 것이다. 우리는 일상 생활 중 자연스럽게 감기 바이러스에 노출되는 것을 모든 예방 백신을 대신할 수 있는 백신접종으로 받아들여야 한다. 이것이 자연이 마련해준 진정한 예방백신 프로그램인 것이다. 실제로 감기에 자주 걸리는 사람은 감기에 걸리지 않는 사람에 비해 암 발생율이 낮다는 연구결과도 있다.

독감 예방백신의 소재로 선택되는 바이러스의 종류는 매년마다 바뀐다. 보통 세 가지 종류의 바이러스가 차출되어 백신에 들어가는데 마치 점을 치는 것처럼 백신 전문가들이 모여 유행할 독감 바이러스의 유형을 미리 점친 다음, 1월에 생산을 시작하여 당해 11월 경에 배포한다.

그 해 유행할 바이러스의 종류를 맞춘다는 것은 타석에 선 타자가 상대편 투수가 다음엔 어떤 볼을 던질지를 미리 짐작하고 있다가 방망이를 휘두르는 것보다 더 어려운 일이다.

독감백신의 효과를 인정한다 하더라도 백신에 들어있는 바이러스와 실제 유행하고 있는 독감바이러스가 일치하지 않는다면 그 백신은 전혀 효과를 발휘할 수 없게 된다. 1994년의 경우 독감 전문가들은 상하이, 텍사스, 파나마형 독감이 유행할 것으로 점쳤으나 막상 그 해 겨울에 활동한 독감은 요하네스버그와 베이징형이었다.

독감백신 전문가의 예상이 적중하여 그 해 유행한 바이러스와 백신 속의 바이러스가 일치했을 때 조차도 당해 년도에 한하여 35% 정도의 예방 효과만을 기대할 수 있다고 한다. 사실 독감백신의 예방효과를 측정한다는 것은 의심을 살만한 일이다. 백신을 맞아서 독감에 걸리지 않게 되었는지, 원래 독감에 걸리지 않을 만큼 튼튼한 면역력이 있었는지를 따져 볼 방법이 없기 때문이다. 건강한 면역력을 갖추고 있어 감기에 걸리지 않을 사람도 백신을 맞았을 경우엔 백신의 예방효과에 포함되는 것이다.

독감에 한번 걸리지 않아 보려고 맞았던 백신으로 오히려 독감에 걸렸을 때와 똑같은 증상을 겪게 되거나 폐렴이나 T세포 림프종을 앓게 되고 때로는 사망에 이르게 되는 일은 벼룩을 내몰기 위해 초가삼간에 불을 지피는 것만큼 어리석은 일이다. 진정한 독감 예방은 체온유지와 양질의 단백질 보급, 야채과일 위주의 식단에 있는 것이다.

⊙ 백신은 안전하다?

종종 보도되는 백신사고를 접하면서도 백신접종을 두려워하지 않는 이유는 그런 일이 자신의 가족과는 상관없는 불행쯤으로 여겨지기 때문이며 여러 사람이 주목할 만한 백신 부작용이 뉴스로 등장하는 예가 드물기 때문이다. 백신의 부작용이 보도된다 하더라도 그것은 대형 사고가 났을 경우에 한하며 사고의 수준이 개인적인 경우라면 대부분 공개되지 않는다. 단일 백신 접종에서도 무수히 발생하고 있는 일이지만 특히 여러 가지 백신을 한데 모아 놓은 DTP나 MMR 등의 혼합백신을 맞는다는 것은 백신접종이라는 단순한 사실에 그치는 것이 아니라 운동신경과 감각신경의 마비, 기억력 장애, 언어 장애, 보행 장애, 자가면역질환과 사망에 이르는 확률을 높이는 사건임을 기억에 새겨 놓아야만 한다.

소아의 돌연사는 백신사고이다

백일해(pertusis)백신을 맞은 후 3일 안에 나타나는 소아의 돌연사(SIDS : sudden infant death syndrome)는 백신을 맞지 않은 경우 보다 7배나 높게 나타난다. 백일해 백신은 생후 2, 4, 6개월 도합 3차례 접종되는데 돌연사의 85%가 생후 1~6개월 사이에 발생하고 생후 2~4개월 사이에 집중되어 나타난다고 한다.

William Torch 박사에 따르면 103건의 소아 돌연사 중 3분의 2가 사망 전에 백일해 백신을 접종하였으며 짧게는 접종 후 12시간 내에, 길게는 3주내에 사망하였다고 한다.

막상 백신접종 후 심각한 부작용이 일어나 담당 의료진에게 그 연유를 물어봐도 백신과는 직접적인 관련이 없는 반응이라는 참으로 어처구니없는 소리를 듣게 된다. 2중 3중으로 면역시스템을 가동시켜 놓고 있을 만큼 인체가 가장 꺼리는 것이 미생물의 혈관 내 침투다. 그런 미생물로 만든 독극물 수준의 백신을 혈관에 투입하여 놓고 아무런 일도 일어나지 않는다고 단언한다면 그것은 낙관주의인가? 냉혹함인가?

원인은 소아마비 백신,
결과는 뇌종양 · 골육종 · 폐암

1959년 Bernice Eddy는 전 세계에 공급되었던 소아마비 백신이 암을 유발할 수 있는 물질에 오염된 사실을 발견하게 된다. 1960년 Merck연구소는 이 오염 물질이 거의 모든 원숭이 신장에 감염돼 있는 바이러스인 SV(simian virus)-40임을 밝혀낸다.

원숭이의 신장은 소아마비 백신의 배지로 이용되는데 3종의 경구용 생 소아마비 백신 모두에서 발견된 SV-40은 포름알데히드에서도 살아남을 만큼 생명력이 강해서 백신제조 공정에서 죽지 않고 살아남아 그대로 인체혈관계에 침투할 수 있다.

SV-40은 원숭이가 아닌 아기에게 투여 되었을 때, 암을 일으키는 촉매로 작용할 수 있음이 여러 유명 저널을 통해서 발표되었는데 1996년 시카고 로욜라 대학에서 조사한 결과 38%의 골육종 환자와 폐암 중 난치성인 중피종 환자의 58%에서 SV-40이 발견되어 발암과의 상관관계가 유의성 있게 나타났다. 실제로 동물에게 연구 목적상 종양을 발생시키고자 할 때 이 바이러스가 사용된다.

두려운 사실은 유전현상처럼 바이러스가 엄마에서 아기로 전달(mom to baby)될 수 있다는 점이다. 59,000명의 엄마를 대상으로 한 역학조사에서 1959~1965 사이 Salk백신(약독화 백신)을 맞은 엄마에서 태어난 아기가 그렇지 않은 경우에 비해 13배나 뇌종양 발생율이 높게 나타났다는 사실이 이를 뒷받침해 준다.

더욱 놀라운 것은 건강한 남자 45%의 정자에서도 SV-40이 발견됨으로써 엄마를 통해서만 아이에게 감염되는 것으로 알고 있었던 SV-40이 〈woman to man〉으로도 전염되고 있었다는 사실이다. 즉 출산을 통해서 뿐만 아니라 이성간에도 바이러스가 전염되어 소아마비 백신에 직접 노출되지 않고도 SV-40에 감염될 수 있었던 것이다.

이러한 사실은 미국에서 왜 뇌종양, 골육종, 폐암이 증가하게 되었는지 그 이유를 명료하게 설명해 준다.

인체에 주입할 백신을 거리낌 없이 동물의 조직으로 배양하려는 시도는 금단의 열매를 따먹을 수 있었던 용기를 물려받은 후손이기에 가능한 일이다. 원숭이의 품에서 잠들어 지내던 바이러스를 불러

내 인체에 주입한다는 것은 시한폭탄을 인체에 이식해 놓는 것과 같은 일이다. 우리를 가장 허탈하게 만드는 것은 소아마비 백신제조에 가장 흔히 쓰이는 아프리카 녹색 원숭이 중 50%가 SIV(simian immunodeficiency virus)에 감염되어 있는데 이 바이러스가 AIDS를 일으키는 HIV(human immunodeficiency virus)와 특성상 별로 다른 점이 없다는 사실이다. 즉 SIV가 백신을 통해 인체에 들어와 잠시의 변이과정을 거쳐 만들어진 것이 현대판 흑사병이라 불리는 AIDS의 원인인 HIV였던 것이다.

백신이 후원한 AIDS

1987년 런던 타임즈는 AIDS가 대규모 천연두 백신접종 사업이 부른 재앙이라고 발표하였다. WHO의 의욕적인 천연두 백신접종 사업이 에이즈를 발생시켰다는 의혹에 대한 규명작업에 참가했던 연구원이 천연두 백신이 에이즈를 촉발시켰다는 연구결과를 WHO에 제출하였다가 보고서가 사장되어 버리자 타임지에 이 사실을 알렸던 것이다. 에이즈가 창궐하는 지역인 잠비아, 탄자니아, 우간다 등의 아프리카 지역과 브라질은 모두 천연두 백신 접종사업이 집중적으로 전개되었던 지역이었다. 천연두 백신 같은 생 백신이 휴지상태의 에이즈를 활성화시킨다는 주장은 에이즈 연구의 권위자인

Robert Gallo 박사가 한 말이다.

감염율은 낮추고 태아 결함(birth defect)은 높인 풍진백신

1969년 풍진백신이 도입된 후 풍진 감염율은 점진적으로 감소되었다. 1970년 5만 6천 명 이었던 풍진 감염자가 2000년엔 단 152명! 분명 풍진백신의 진가가 발휘된 듯 보였다. 미국의 보건 당국자들이 이 데이터를 백신의 사회적 기여라는 홍보에 주저했을 리 만무하다. 하지만 이면엔 더 심각한 위험이 도사리고 있었다.

풍진백신이 개발되기 전인 1966년에서 1968년사이 풍진 발생자의 77%가 14세 미만, 23%만이 15세 이상이었던 것이 1990년에 와서는 풍진 발생자의 81%가 15세 이상(특히 15세에서 29세 사이의 가임기 연령층에서 가장 큰 폭으로 증가)으로 비율이 역전되고 시간이 흐를수록 더 많은 비율이 15세 이상의 연령에서 나타나게 되었다.

가임 연령에서 풍진발생율이 높아지면 태아결함(birth defect)을 의미하는 선천성 풍진 증후군(CRS : congenital rubella syndrome) 발생도 함께 증가하게 된다. 백신 도입전인 1967년, 10건이었던 CRS가 백신 도입해인 1969년 30건, 1970년 77건으로 수직상승하였다.

일본과 이 땅의 정책 입안자들이 제방공사가 홍수 피해를 막아줄 것으로 착각하여 온 동네의 하천을 일직선으로 만들어 놓았던 적이 있다. 하지만 하천의 유속을 늦추어 주던 늪과 수풀이 사라지면서 홍수조절능력이 상실되어 오히려 하천이 범람하고 말았다. 한때는 농지 확보를 위해 간척사업의 광풍이 분적도 있다. 지금 우리는 뒤늦게 사라진 갯벌을 못내 아쉬워하고 있다. 그래도 둑과 갯벌은 세금으로 복구가 가능하다.

그러나 한번 몸에 들어가 숨어버린 백신의 잔재를 몸 밖으로 유인하기란 강에 뿌린 소금덩어리를 다시 건져내는 일만큼이나 어려운 일이다.

3

백신을 맞지 않아야 하는 이유

뇌염, 뇌의 백질과 회백질부 모두를 침범하는 경화성 범뇌염汎腦炎(열성/비열성 경련, 발작, 운동실조, 안구마비), 혈관신경부종, 기관지 마비, 지방층염脂肪層炎, 혈관염, 혈소판 감소증, 림프절 장애, 백혈구 증가증, 길랑 바레 증후군, 스티븐스-존슨 증후군, 다형 홍반증, 건선, 청력상실, 중이염, 망막염, 시 신경염(사시斜視), 발진, 열, 현훈, 두통, 자폐증, 학습장애, 크론씨 병, 베체트병, 소아형 당뇨병, 전신 홍반성 낭창, 다발성 경화증, 류머티스성 관절염, 사망 이 모든 부작용을 일으킬 수 있는 능력을 가지고 있는 것이 백신이다.

백신의 부작용이 나타날 확률이 적거나 희박하다는 이유가 백신을 맞아도 되는 이유가 될 수는 없다. 낮은 확률에 당첨된다는 것이 백신을 맞은 당사자에게는 일생동안 감수해야 하는 장기의 기능 상실일 수도 있고 사망이나 죽음과 다름없는 의식장애일 수도 있기 때문이다.

백신을 맞지 않아야 하는 첫번째 이유

백신접종은 장기이식이다

장기를 이식한 후 일어나는 면역 거부반응을 무마시키기 위해 면역억제제가 사용된다. 나 아닌 다른 사람의 것에 대해 거부하고 밀어내려는 자기인식 프로그램의 가동을 억제하기 위해서다. 미생물을 재료 삼아 만든 백신이 우리 몸에 들어왔을 때 거부반응이 일어나는 것은 당연한 일이다. 백신접종이란 인체에 미생물을 이식하는 작업으로 이종단백이 혈액순환계에 노출된다는 점에 있어서 장기이식과 다를 바 없다.

장기를 이식할 때 가장 큰 위험성은 이식 후 거부반응이 나타나는 것인데 인체에는 자기인식 프로그램이 있어 자기 것이 아닌 다른 그 무엇이 혈액 순환계 안으로 들어오게 되면 그것을 몰아내려 한다. 백신 또한 우리 몸을 이루고 있는 것과는 다른 종류의 이종 단백질로서 백신접종은 장기이식과 같은 부작용을 겪게 한다.

일란성 쌍생아 사이에서 이루어진 경우가 아니라면 가장 적합한 장기를 이식한 경우라 하더라도 이식된 장기를 자기 것이 아닌 이물질로 인식하게 된다. 공격대상으로 인식된 이식장기를 향해 싸이토카인이란 면역활성물질을 퍼부어 이식장기의 혈관에 염증반응을 일으켜서 끝내는 괴사시키고 마는 것이 인체 면역계의 집요함이다.

이식 장기가 자취를 감출 때까지 면역거부반응이 지속되는 것처럼 백신접종 후 나타나는 백신거부반응은 면역시스템이 백신 재료인 미생물이 모두 체내에서 제거 되었다고 판단될 때까지 지속된다.

문제는 백신에 들어있는 미생물뿐만 아니라 그 잔재가 숨어 들어간 건강한 숙주세포도 면역계에 의해 이물질로 간주되면서 공격을 받게 된다는 점이며 백신이 두려운 것은 뇌 · 신경계의 경우 신경세포의 특성상 한번 피해를 입게 되면 일반세포와는 달리 비가역적 손상을 입기 쉽다는 점 때문이다. 백신접종은 대부분 주사형태로 이루어지기 때문에 피부나 점막 등 인체의 일차 방어선을 거치지 않고 바로 림프, 혈관계로 침투한다.

적이 전방의 1차 방어선을 뚫고 공격하여 오는 것이 아니라 고공낙하라는 침투방법으로 수도 심층부에 잠입해 들어오는 것과 같다.

면역계는 아무런 사전 경고나 선전포고도 없이 백신의 공격을 받게 됨으로써 공격에 대응할 시간적 여유를 가질 수 없게 되고 면역력을 어느 수준으로 가동, 발휘해야 할지 갈피를 잡을 수 없게 된다.

따라서 면역계는 우선 최고수준의 비상 상태임을 상정하여 공격력(면역반응)을 최대로 높이게 되고 이에 따라 면역거부반응의 정도도 강렬하게 나타날 수 밖에 없다. 감기가 비말감염의 형태로 이루어지기 때문에 오한, 발열, 관절통의 정도에서 면역반응이 그치는 것이지

만약 혈관 내 감염이 먼저 이루어진다면 감기 또한 장기이식거부반응과 맞먹는 부작용을 일으킬 수 있을 것이다.

뱀독이 치명적인 이유도 뱀의 이빨이 주사기로 작용하여 뱀독을 혈관으로 직접 투입시키기 때문이다. 백신이 전신적인 부작용을 일으키게 되는 이유는 대부분 백신이 주사로 투여됨으로써(경구용 생소아마비 백신의 경우는 장관을 통해 뇌ㆍ신경계를 침범한다) 혈관계, 림프계, 뇌ㆍ신경계, 근육조직, 내장 등 신체 어디라도 림프액순환과 혈액순환을 통해 쉽게 확산되어 각 조직의 혈관벽에 염증반응을 일으킬 수 있기 때문이다.

크로이츠펠트 야곱병(CJD)은 광우병(BSE)에 걸린 소의 뇌조직이나 골수가 묻은 소고기를 먹은 사람이 변형 프리온에 감염되어 발생하는 것으로 밝혀졌다. 1987년 처음 발견된 광우병은 1980년대초 영국에서 어찌하면 비육우를 빨리 만들 수 있을런지를 궁리하던 끝에 양의 사체를 갈아 소가 먹는 사료에 배합하게 되면서 유럽 전역에 퍼지기 시작했다. 광우병이나 크로이츠펠트 야곱병은 모두 변형 프리온에 감염되어 발생하는데 뇌조직이 스폰지처럼 구멍이 뚫려 신경기능이 마비되어 죽음에 이르게 되는 인수공통 감염질환이다. 원래 프리온은 세포막과 결합하는 뇌에 주로 분포하는 정상 단백질이다.

그런데 변형 프리온이 발견되면서 단백질은 DNA와 RNA의 작용에 의해서만 생산된다는 기존 생물학자들의 오랜 통념이 깨지고 핵산이 없는 단백질이 스스로 증식하고 감염능력도 가진다는 사실이 입증되었다. 아직도 변형 프리온이 어떻게 프리온 생산 유전자를 조작하여 변형 프리온을 복제해 내는지는 밝혀지지 않았다고 한다.

하지만 생명장이론으로 비추어 보면 복제 미스터리를 풀 수 있다. 즉 변형 프리온이 비정상 파동을 방출하게 되면 그 파동의 영향으로 유전자의 복제라인에 미세한 왜곡현상이 생겨 항원제시 세포도 적으로 인식하지 못할 만큼 정상 프리온과 거의 동일한 변형 프리온이 복제되어 나오는 것으로 생각한다.

단순 단백질인 프리온이 이러한 기술을 발휘할 정도인데 하물며 미생물의 성질을 그대로 담고 있는 미생물의 파편이나 잠시 숨죽여 놓은 것에 불과한 불활성화 된 미생물을 직접 혈류에 유입시킨다면 변형 프리온같은 문제를 일으킬 수 있는 확률과 조합의 가짓수는 얼마나 될 것인가?

백신을 맞지 않아야 하는 두 번째 이유
백신은 인체에 유입되어선 안 되는 독이다

백신 첨가제들은 대부분 알러지를 일으키는 물질이거나 독극물로 알려진 것들이다. 이들 물질은 백신에 들어있는 미생물을 불활성화 상태로 유지하거나 유통 중 변질을 막고 백신의 세균감염을 차단하기 위해서 백신 제조시 첨가된다.

문제는 이 첨가제들이 매우 소량이지만 미성숙한 아이들의 림프순환계나 혈류로 일단 유입되고 나면 체외로 잘 배설되지 않는다는 점이다. 이들 물질은 지용성이기 때문에 신장을 통해서 소변으로 배출되지 못하고 간장에서 만들어지는 담즙을 타고 체외로 배설되는 경로를 택한다.

그런데 아직 영아나 유아들은 담즙을 생산할 수 있는 능력이 미약하고 간기능 또한 독극물을 해독하기에는 미숙한 상태이기 때문에 백신 첨가제 대부분은 몸에 축적될 수 밖에 없다. 또한 백신접종이 한번에 끝나지 않고 2차, 3차 추가접종이 이루어지기 때문에 취학 전까지의 접종횟수는 무려 20여 회에 이르고 이들 첨가제의 양을 합한다면 위험수준을 넘어서게 된다.

가장 큰 문제는 보존제로 쓰이는 수은과 같은 중금속은 반데어발스력(Van der Waals' force)에 의해 뇌조직과 신경조직, 연골조직에 매우 큰 친화성을 갖는다는 사실이다. 도마뱀이나 거미는 발에 나있는 무수한 잔털과 물체 표면 사이에 발생하는 반데어발스력에 의지해 중력과 반대방향으로 매달려 있을 수 있다.

반데어발스력으로 조직과 결합해 버린 수은은 자연적으로는 분리되지 않기 때문에, 이들 조직의 신호전달체계에 영구적인 손상을 끼쳐 정상적인 조직기능이 발휘될 수 없도록 만들어 놓는다. 인삼의 사포닌이나 게르마늄, 셀레늄 등을 동원하여야 비로소 분리가 가능해진다.

아래의 성분은 백신제조시 백신앰플 속에 들어가는 첨가제 들이다.

1. 알루미늄 : 알츠하이머 병, 뇌 손상, 치매, 마비증상 등을 일으킬 수 있는 원인물질이다. 알루미늄은 DTP, DTaP, B형 간염백신에 사용된다.
2. 포름알데하이드 : 방부처리에 쓰이는 것으로 잘 알려진 이 물질은 살충제나 살진균제로 쓰이기도 하는 대표적인 발암물질이다. 미생물을 불활성화 시키기 위해 백신에 들어있다.
3. 네오마이신 : 이 항생제는 백신 배지에서 세균이 성장하지 못하도록 첨가된다. 신장독성, 근신경 차단의 부작용이 있으며 알러지 반응을 일으킨다. MMR이나 소아마비 백신에 들어있다.
4. 페놀 : 염료, 살충제, 보존제, 살균제로 사용되며 강한 독성이 있다.
5. 스트렙토마이신 : 알러지 반응을 일으키는 항생제로 소아마비 백신에 들어있다.
6. 티메로살 : 백신 보존제로 사용되는 수은화합물로 강한 독성을 지니고 있다. 자폐증, 자가면역질환을 유발하는 대표적 중금속으로 지목되고 있다.

신생아에게 투여되는 B형 간염백신 안에는 12.5㎍의 수은이 들어있다. 이 양은 체중 1kg당 하루 허용치인 0.1㎍의 125배에 해당하는 양이다. 3Kg정도의 신생아가 간염백신을 맞는 날엔 하루 허용치의 40배가 넘는 수은이 혈류를 타고 몸속에 대량으로 들어오는 셈이다. 다시 간염백신은 6개월 사이에 2회 추가접종을 하게 되고 이어서 4차례 수은함유 Hib백신과 4차례의 수은함유 DTP를 접종하게 되어 생후 18개월이 되면 평균 137.5㎍의 수은이 아이의 몸속에 주입된다. 이 데이터는 미국의 경우를 말한 것으로 각 나라마다 백신접종 프로그램에 따라 수은 유입량에 차이가 있다.

체외로 제거되지 못한 수은은 뇌로 유입되어 신경세포에 손상을 입히게 되는데 정확히 자폐증과 연관된 뇌 부위인 〈소뇌, 편도, 해마〉에 손상을 준다. 소뇌는 달리고 걷고 안구가 자연스럽게 움직이도록 하는 등의 균형과 운동을 관장하고 편도는 정서 발달에, 해마는 기억의 저장, 분류, 구성에 관여한다. 실제 〈수은중독증과 자폐증〉은 여러 면에서 아주 흡사한 증상을 나타낸다.

백신을 맞지 않아야 하는 세번째 이유

백신과 해열진통제는 자가면역질환을 일으키는 삼각파도다

자가면역질환이란 자신과 남을 구분하는 인식프로그램이 (만성)염증을 해결하기 위해 나를 남으로 간주하여 조직을 제거하는, '자기보호모드가 자기공격모드' 로 전환된 질환이다. 생명장이론에서 밝혔듯이 생명장에는 모든 생물의 생명현상(5개의 손가락이 각각 다른 굵기와 길이로 자라도록 하는 것, 손톱이 손가락 폭 이상으로는 자라지 않게 한 채 끝으로만 자랄 수 있도록 하는 것, 속 눈썹은 일정길이 만큼만 자라도록 제어하면서도 머리카락은 지속적으로 자라게 하는 것 등등)을 통제하고 조절할 수 있는 지극히 정교한 설계도가 내재되어 있으며 생명장은 파동에 정보를 실어 설계도의 지시사항과 정보를 매 순간 인체에 반영해 나간다.

생명장으로부터 전달된 정보에 의해 최종적으로 생명현상을 구체화시키는 일은 염색체의 DNA에 담겨 있는 유전정보에 의해 이루어진다. 그 DNA에 정보를 담기 위해 사용되는 프로그램언어는 단세포생물로부터 인간에 이르기까지 어떤 생명체이든 4가지의 핵산염기 A · G · C · T(Adenine, Guanine, Cytosine, Thymine)로 통일되어 있다.

정보를 저장하고 읽는데 사용되는 언어가 같다는 것은 각 생물체간에 정보 호환성이 존재한다는 뜻이다. 생물과 무생물의 중간지점에 있다는 바이러스로부터 동물과 식물의 중간 단계인 유글레나를 거쳐 지상 최고의 문화를 이루고 있는 인간에 이르기까지 각 개체가 생명정보를 저장, 해독, 전달, 발현하는 수단이 같다는 이야기이다.

바이러스는 생물체에 기생해서만 생존과 번식을 할 수 있기 때문에 세포에 잠입한 이들은 자신이 지니고 있던 유전자 정보를 인체세포의 DNA를 이용하여 복제하여 자신과 똑같은 것들을 만들어 내는 아주 효율적이고도 경제적인 자기복제 방법을 택하고 있다. 복제가 이루어졌다는 뜻은 이미 인체세포의 생명장 파동이 변조되어 고유한 정상 파형을 상실하였다는 의미이다. 오히려 복제된 수많은 바이러스가 방출하는 파동이 우세해져 인체세포는 자신의 생명파가 아닌 바이러스의 생명파를 내보내는 송신소로 전락하고 만다.

이렇게 바이러스에서만 탐지되던 바이러스 생명파가 인체세포로부터도 감지되기 시작하면 면역세포는 자신의 숙주세포를 더 이상 인식하지 못하게 되어 드디어 공격명령을 내리게 되는데 이것이 자가면역질환이다.

감기가 교감신경 흥분에 따른 에너지의 일시적 과다사용으로 → 외곽 면역계가 무너져 → 바이러스가 침범하는 3단계 반응을 거쳐 일어나는 반면 백신접종은 주사를 통해 마치 '트로이 목마' 처럼 외곽 면역계의 검문을 피해 유유히 인체 심장부로 잠입한다. 이렇게 외곽 면역계가 초동 대응도 하지 못한 채 곧바로 내부면역계가 공습을 당하게 되면 인체의 방어체계가 혼란에 빠지게 된다.

외부 미생물이 침투하였을 때 인체에 나타나는 반응은 대부분 감기에 걸렸을 때와 매우 유사하다. 왜냐하면 감기바이러스를 포함하여 어떤 종류의 외부 미생물이건 간에 그들에게 감염되었다는 것은 면역력이 임계치 이하로 떨어지게 될 만큼 비축 에너지가 일정수준 이하로 감소되었다는 뜻이기 때문이다.

따라서 감염초기 체온조절의 실패로 인한 오한증상이 공통적으로 나타나게 된다. 예를 들어 간염 바이러스에 감염되었을 때 황달증상이 나타나기 전까지의 모든 증상(오한, 발열, 재채기, 두통, 관절통)은 감기에 걸렸을 때와 동일한 내용이다.

백신접종의 경우도 외부미생물의 인체침입이라는 면에 있어서 감기와 같은 반응 경로를 갖는다. 외부생명체 침입을 포착하여 면역활동에 비상을 걸기 위해 발열반응이 일어나는데 이때 가정이나 병원에서 가장 큰 실수를 범하게 된다. 그 실수란 대부분의 일반인이나 의료진이 열이 나면 이유를 불문하고 해열제를 사용하는 것을 말한다.

해열제는 앞서 말하였듯이 전신에 염증반응이 일어나려 할 때나 일어나고 있을 때에 오히려 염증반응의 정도를 더욱 심각한 상태로 만들어 놓는다. 해열진통제는 면역세포, 부신피질호르몬 등의 급격한 생산율 저하와 혈액성분 파괴를 동시다발적으로 진행시키기 때문이다. 따라서 백신접종에 의한 발열반응에 해열제를 개입시키는 것은 불씨를 던져놓고 풍로를 돌리는 것과 같다.

한 번의 백신접종만으로도 인체의 면역기능은 평생을 살아가면서 맞닥뜨리게 될 그 어떤 비상사태보다도 더 긴박한 사건을 맞게 된다. 거기에 해열진통제가 개입한다면 설상가상雪上加霜이 될 것이다. dark stage위의 해열진통제가 무슨 일을 꾸미는 지를 다시 생각해 본다면 끔찍한 일이 벌어질 징조가 뚜렷이 감지될 것이다.

아이의 돌연사는 백신접종만으로도 일어날 수 있지만 해열진통제가 동시 투여되면 그 위험성은 급격히 높아 질 수밖에 없다. 현대의학이 일으킨 가장 큰 재앙을 두 가지로 대표하라면 해열진통제의 남용과 백신접종의 의무화를 꼽아야 할 것이다.

아기에게 백신을 접종시켜서도 안되겠지만 백신접종 후 나타난 발열에 결코 해열진통제로 대처하지 않도록 다시 한 번 당부한다. 이마를 냉찜질 하는 것이 동원할 수 있는 냉각해열법의 전부다. 몸통이나 손, 발등을 함께 차갑게 하면 피부혈관이 수축하면서 모세혈관이 담고 있던 뜨거워진 혈액이 고스란히 심장이나 심장과 가까운 장기인 뇌로 몰려가 심장염, 뇌염을 가속시킬 위험성이 커지기 때문이다. 약물요법으로는 우황청심원이나 우황포룡환 등으로 심장과 뇌에 염증이 생기는 것을 차단한다.

음식으로는 소화기에 부담을 주지 않으면서도 수분섭취와 단백질 보급, 유산균의 균형유지를 동시에 이룰 수 있는 된장국을 따뜻하게 공급하여 주는 것이 가장 우선할 일이다.

백신을 맞지 않아야 하는 네번째 이유

백신은 뇌 신경염과 자폐증의 원인이다

대부분 백신은 주사로 투여되기 때문에 신체의 모든 조직과 기관이 백신 내용물의 사정권 안에 들어 있다. 따라서 자연상태에서 감염이 이루어지고 그에 대응하여 면역력이 단계별로 업그레이드되던 예전에는 보기 힘들었던 질환들이 급속히 늘어나게 되었다. 자연감염에 의해 미생물이 인체에 침투하려면 피부와 점막을 통과해야만 한다. 그러나 염증이 발생하지 않은 건강한 점막과 피부를 미생물이 통과하기란 대단히 어려운 일이다. 견고하고 치밀한 구조만으로도 피부는 미생물의 접근을 막을 수 있고 점막은 끈끈한 점액질로 코팅되어 있어 점막에 접근한 미생물들은 점액질과 분해효소로 범벅이 된 채 섬모운동에 의해 몸 바깥으로 쫓겨나게 된다.

바이러스가 인체를 공략하기 위해 택할 수 있는 가장 손쉬운 전술은 뇌 · 신경계의 기능을 무력화시키는 일이다. 따라서 바이러스는 가장 경제적으로 자신의 미션을 수행하기 위해 신경계를 공격 목표로 삼는다. 신경세포에는 신경을 감싸서 보호하는 마이엘린이라는 물질이 코팅되어 있다. 이것은 다른 신경과 합선되는 것을 방지하는 절연체의 역할을 하여 생체정보가 전달과정 중에 손실되거나 변조되지 않고 온전히 전달되도록 하는 정보 보호막이다. 백신의 공격으로 마이엘린이 제거되면 고도로 정밀한 인체의 통제기능도 한 순간 무너지게 된다. 자연상태에서라면 어떻게 이런 일이 벌어질 수 있을지, 필자의 상상력으로는 추리할 수 없는 일이다.

소아마비(의학용어로는 뇌 회백수염)를 예로 들어보자. 소아마비는 주로 소아의 수족이 마비된다 해서 붙여진 병명이다. 성인의 경우가 그러했다면 성인마비라는 별명도 생겨났을 것이다. 소아마비 증상이 소아에게서만 나타나는 이유는 성인의 면역력이 소아보다 훨씬 뛰어나기 때문이 아니다. 소아마비백신으로 소아마비가 생기는 이유는 첫째, 소아마비 백신을 소아에게 접종하기 때문이며 둘째, 백신으로 인한 발열에 해열진통제를 쓰기 때문이다.

해열진통제의 부작용이 어른보다 소아에게 훨씬 치명적이라는 사실은 누차 강조돼 왔던 점이다. 소아마비 백신이 도리어 소아마비를 일으키기 때문에 소아마비백신을 맞은 아이에게서만 소아마비가 발생한다. 소아마비 백신을 성인에게 접종한다면 성인마비가 생길 수 있다는 말이다.

자연상태에서는 인체의 가장 안전한 보호를 받고 있는 뇌의 회백질이 미생물에 노출되어 뇌기능을 상실할 확률 또한 매우 희박하다. 외상을 입어 혈관이나 근육이 대기에 노출되는 상황이 아니라면 미생물이 뇌·신경계를 유린하는 일이란 있을 수 없기 때문이다. 주사와 해열진통제의 과량투여라는 인위적인 상황이 마련될 때야 비로소 미생물이 뇌·신경계에 도달할 수 있는 접근로가 확보된다. 주사바늘이 대기와 인체내부를 이어주는 터널역할을 하고 해열진통제가 미생물 차단장치들을 제거하기 때문이다.

만약 이 주사제가 해열진통제이거나 부신피질호르몬제라면 미생물감염의 위험성은 더더욱 늘어날 것이다.

흔히들 소아마비 바이러스에 감염되면 마비증상이 일어나는 것으로 생각하고 있으나 실제 그렇지 않다는 사실이 역학조사를 통해 입증되었다. 소아마비 바이러스에 노출된 95%의 사람에게서 아무런 증상이 발견되지 않았으며 증상을 나타내는 5%의 경우에서도 감기에서 보이는 인후염증세, 목이 뻣뻣해지는 느낌, 두통과 발열이 경미하게 나타나는 정도였다. 이처럼 소아마비 바이러스감염을 포함하여 모든 미생물의 감염시 인체가 보이는 반응은 감기와 구별되지 않는다.

현대의학이 굳이 분리하여 세분하여 놓은 수많은 미생물 감염증이라는 것들이 증상을 놓고 보면 감기를 말하고 있을 따름이다. 따라서 이들 감염질환에 노출되었을 때 우리가 해야 할 일은 감기의 자연치유법에 준하여 각 증상에 대처하며 질환의 전체과정이 우리 몸에서 〈신속히 그리고 자연스럽게〉 진행되도록 지켜봐 주는 것이다.

증상이 발현되도록 그냥 놓아두는 것은 그 기간 동안 인체 면역계가 미생물과 조우하여 힘겨루기를 하면서 스스로 면역력을 강화함으로써 앞으로 맞이하게 될 수 없이 많은 실존하는 가상의 적들에 대한 효율적인 방어시스템을 미리 구축하는 중요한 기회가 되기 때문이다. 이때 나타나는 증상을 인체에 유해한 것으로 오판하여 해열진통제를 동원하여 억제하려 든다면 모처럼의 면역계의 소중한 학습기회를 박탈함은 물론, 그냥 지나갈 수 있는 사소한 증상을 심각한 후유증으로 바꾸어 버리는 우를 범하게 되고 만다.

사스, 조류독감, 홍역, 소아마비, 이하선염, 풍진 등 모든 감염질환에 감기 자연치유법을 적용하면 각 미생물들은 인체를 감염시킨 후 자신들의 이미 예정된 증상을 나타내 놓고는 스스로 물러난다. 그 과정을 거치고 나면 인체는 한층 업그레이드된 면역력을 보상 받게 된다. 노력과 인내, 고통 없이 성공과 발전을 이룰 수 없다. 백신접종은 인간이 태어나 육체적, 정신적인 모든 면에서 이루어 내야 할 대 전제인 〈진화〉에 정확히 역행하는 방법이다.

백신이 살아있는 미생물을 그대로 담지않고 화학처리하여 사멸되었거나 약화된 것으로 채워졌다 하더라도 그 안에는 미생물의 RNA와 DNA가 담겨 있기 때문에 미생물과 같은 작용을 수행할 수 있다. 바이러스를 무생물과 생물의 중간단계라고 한다. 달리 말하면 반쯤은 죽은 것 같기도 하고 반쯤은 살아있다는 이야기인데 그렇기에 백신을 만드는 과정에서 화학처리를 하더라도 다시 자신의 숙주를 만나게 되면 반쯤 살아있던 생명력이 다시 살아나 공격력을 되찾게 된다.

식물의 접붙이기가 성공하는 이유는 가지를 잘라 붙여도 그 속에 성체로 자랄 수 있는 모든 정보가 고스란히 담겨 있기 때문이다. 우리는 이것을 하등한 생물에서나 볼 수 있는 현상이라고 말한다. 진정 그러한 능력이 하등한 것인지, 고등한 것인지에 대해서는 지금은 답을 유보 해야만 할 것 같다.

뇌 · 신경계가 이들에 노출되어 신경계의 기능이 다운되기까지는 그리 오랜 시간이 걸리지 않는다. 불과 하루나 이틀 사이에 뇌신경염이 발생하게 되고 뇌 · 신경계의 손상 범위에 따라 기능손실의 정도가 다르게 나타난다.

근육을 통제하는 뇌기능이 소실되면 소아마비나 뇌성마비가 나타나게 되고 인식기능 전반이 손상되면 본능을 제외하고는 아무런 인성의 흔적도 찾아 볼 수 없게 되며 생명유지에 직접 관계된 뇌기능이 손상되면 돌연사로 이어지기도 한다.

이렇게 뇌신경이 파괴되면서 아이들은 평생 들을 수 없을 것만 같은 처절한 비명을 몇 시간이나 그치지 않고 지른다고 한다. 신경세포가 하나하나 죽어갈 때 느끼는 고통의 정도가 신음소리로는 갈음할 수 없을 만큼 혹독한 것이기 때문이리라.

모골이 송연해지고 안타까움이 마음을 저민다. 비명을 그치고 나면 어제까지만 해도 그렇게 건강하게 잘 웃고 영민했던 아이는 온데간데 없고 웃음도 손짓도 아무런 메아리도 없는 낯선 아이가 되어 있다고 한다. 이 얼마나 황망한 일인가.

자폐증은 뇌 기능의 결함으로 나타나는 여러 가지 증상 중의 하나로 심리적 혼란, 의사소통 장애, 이상 감각, 인식 장애, 비정상적 행동 등으로 사회생활을 수용하기 힘든 상태를 말한다. 1970년대 이전, 당시 미국사회에서 자폐아가 고등교육을 받은 부모로부터 태어난 아이들에게서 높은 비율로 나타나자 그 원인이 어디에 있는지를 밝혀야 하는 연구자들의 입장이 난처해지게 되었다.

어이없게도 상류사회 사람들이 공통적으로 가지고 있을지도 모를 유전적 원인이 결부되어있지 않은지 괜히 의심해 보려는 시도도 있었고 연구원들은 신경학적인 원인은 도외시한 채 심리적인 문제에만 초점을 맞추려 하였다. 그러다 보니 상류층 부모들의 절제된 정서가 자폐아를 만든 원인이란 궁색한 해명이 나오기까지 하였다.

그런데 1970년대에 들어서면서 빈부의 격차와는 상관없이 모든 계층에서 자폐아 발생이 고르게 그리고 급격히 증가하게 되자 의학자들은 자폐증의 원인이 도대체 어디에 있는지를 두고 더욱더 난감해 질 수밖에 없게 되었다. 더 이상 심리적 또는 유전적 원인이라고만 하기에는 설명되지 않는 현상이 벌어지고 있었기 때문이다.

1970년대에 들어서면서 미국의 의료환경이 바뀌게 된다. 많은 종류의 백신이 줄줄이 개발되기 시작하였고 백신프로그램이 수립되면서 백신이 개발될 때마다 백신접종이 의무화되고 공공의료기관(보건소)을 통한 무료접종이 일반화되기 시작하였다.

50~60년대에는 상류층이나 차 상류층만이 접근할 수 있었던 의료혜택(?)을 정부의 지원 아래 펼쳐진 무료 백신접종 프로그램으로

빈민계층조차도 백신접종을 쉽게 받을 수 있는 바야흐로 백신부작용 발현의 본격적인 서막이 오르게 된 것이다.

독립기관에서 행한 연구에 따르면 모든 종류의 백신접종이 이루어진 아이들은 백신에 노출되지 않은 아이들에 비해서 자폐증은 8배, 학습장애는 14배나 높게 나타났다고 한다.

백신을 맞지 않아야 하는 다섯번째 이유

백신은 돌연사의 원인이다

백일해백신을 접종한지 3일 이내에 일어나는 아기의 돌연사 비율은 보통아이에 비해 7배나 높게 나타난다고 한다. 백일해백신은 생후 2, 4, 6개월에 총 3회 접종되고 있는데 돌연사의 85%가 1~ 6개월 사이에, 그 기간 중에서도 2~4개월 사이에 집중되는 것으로 보아 백신과 돌연사와의 상관관계는 밀접한 것이라 단정 지을 수 있다.

이러한 단정을 가능케 하는 실험이 있었는데 아이의 요밑에 마이크로 프로세서를 장착하여 백신접종 후 호흡패턴의 변화를 관찰하였던 바, 호흡정지와 호흡곤란을 겪는 경우가 급증하였고 이러한 일이 백신접종 후 수개월간 지속되는 것이 관찰되었다.

백일해백신이 아기의 호흡중추 혹은 호흡근을 마비시킨다는 사실이 공식적으로 확인됐음에도 아직 아기의 돌연사가 이어지고 있는 것은 현대의학은 어떠한 상황에서도 공식적으로 결코 돌연사가 백신접종에 의한 것임을 인정하려 들지 않기 때문이다.

생生을 막 시작하려는 아기는 근육세포, 피부세포, 간세포, 뇌세포, 신경세포 등 그 어떠한 세포, 그 어떠한 조직도 유약하기 그지없다. 그런 아기들에게 독극물과 다를 바 없는 백신을 주사해 놓고는 면역력을 높이는 중요한 작업이니 일부의 희생은 어쩔 수 없다라고 말한다면 그것을 온전한 의학정신이라 말할 수 있겠는가?

세상을 보기 전에는 수많은 아이들이 임신중절로 죽어가고 있다. 세상을 본 후에는 백신으로 죽어가고 있는 것이다.

백신을 맞는 순간 소름끼치는 비명을 지르면서 허리를 활처럼 젖히고 울다가 숨을 거둔 8개월 된 아기의 할머니가 이런 증언을 하였다.

"우리 아이는 손발을 무척이나 빨리 놀리던 사랑스러운 아이였지요. 그랬던 아이가 백신을 맞자마자 고통으로 비명을 지를 때, 나는 아무런 위로도 해줄 수가 없었어요. 그렇게 4시간여를 고통스러워 하다가 우리 아이는 요람에서 숨을 거뒀지요. 병원에서는 돌연사라고 하더군요. 백신과 어떤 상관이 있지 않느냐고 물었더니 응급실 의사는 절대 그럴 리 없다고 잘라 말하더군요."

백신접종을 보험과 같은 것이라고들 생각한다. 큰 대가를 치러야 할 일을 사전에 작은 투자로 막을 수 있는 보험의 성격을 백신이 닮았다고 착각하기 때문에 생겨난 말이다. 그러나 백신접종은 지금까지의 이유에서 설명하였듯이 어떠한 각도에서 따져 보아도 장래의 건강을 책임져 줄 만한 자질을 갖추고 있다고는 도저히 인정해 줄 수 없는 불량 의약품이다.

접종 직후 급성 부작용이 나타난다는 것은 전쟁터에 서 있는 것만큼이나 위험한 일이며 자가면역질환, 과동증, 학습장애, 자폐증, 폭력범죄의 증가 등 다양한 백신의 만성 부작용은 많은 이의 어깨를 평생 움츠러들게 만들어 놓는 일이다.

또한 백신접종으로 자연감염에 따른 점진적인 면역학습 기회가 박탈된 면역계는 과긴장, 과활성화, 부적절한 면역반응을 나타내게 되고 효율적인 면역반응을 유지할 수 없게 된다.

백신접종을 통해 인위적으로 면역시스템을 흔들어 놓게 되면 백신을 통해 접해보지 않은 새로운 미생물과 조우하여 힘겨루기를 하게 되었을 때, 인체는 체계적이고 기민한 방어력을 구사 할 수 없는 심각한 지경에 이르게 되고 말 것이다.

4

백신을 맞지 않아도 되는 이유

이 글의 제목이 예방백신은 필요한 것인데 다른 대응법도 있다는 뜻으로 곡해되지 않길 당부한다. 단지 대다수가 백신의 순수 효과를 믿고 있기 때문에 그들이 백신에 거는 기대가 다른 방법으로 충분히 충족될 수 있다는 점을 말하기 위함이다.

'예방백신 덕분에 감염성 질환의 퇴치와 예방이 가능하였다' 고 말하는 것은 백신회사와 보건당국이 백신접종을 국민의 의무사항에 넣기 위해 만든 홍보용 멘트일 뿐이다. 백신덕택에 감염성 질환이 줄어든 것이 아니라 백신과는 무관한 두 가지 이유에서 감염성 질환은 설 자리를 잃게 되었다.

첫째 감염성 질환은 일정 기간 창궐하다가 자취를 감춘다. 즉 자연 도태 된다. 백신이 개발되기 오래 전부터 감염질환은 저절로 사라져 갔다. 중세의 유럽을 암흑 속에 몰아넣었다던 그 무시무시한 흑사병도 예방백신으로 섬멸된 것이 아니라 자연 도태된 것이며 콜레라 또한 한 동안 창궐하다가 스스로 도태되어 마이크로필름 보관소에서나 그 흔적을 찾아볼 수 있게 되었다. 그들 모두 극성지패極盛之敗하였던 것이다.

둘째 의식주의 개선 때문이다.

절대빈곤을 벗어나 의식주 문화가 발달되어 집단 거주의 형태가 사라지면서 감염질환 발생원이 소멸되기 시작하였다. 면역계를 구성하는 단백질을 충분히 섭취할 수 있는 풍요로운 식탁도 마련되었고 겨우내 체온을 빼앗기며 지내는 일도 추억이 되었으며 순면 내의를 입고 매일 샤워하는 일이 사치가 아닌 일상이 된지 오래다.

반가운 일은 아니지만 오존층이 파괴되어 중국이 공업화되기 이전과는 비교할 수 없을 정도로 자외선의 살균력 또한 극대화 되어 있다. 지구의 진화와 더불어 건강 패러다임도 바뀐 지 오래다. 산업화 이전에 횡행했던 역병의 망령이 21세기에 이르러서까지 너울거리도록 하여 미생물을 건강의 주적으로 삼아 백신접종에 오매불망하는 것은 대단히 시대착오적인 발상이다. 우리가 맞서 싸워야 할 주적은 환경공해와 약물공해, 음식공해 그리고 이들로 인해 발생하는 활성산소인 것이다.

백신이 필요 없는 이유 ①, 유익균과 유해균의 대치

장 건강을 유지하기 위한 유익균과 유해균 간의 분포비율을 85 대 15라고 한다. 85대 15의 비율이 모두에게 적합한 황금비율이라고 서둘러 결론을 낼 필요는 없겠으나 어쨌든 유익균과 유해균 사이의 적정한 분포비율이 면역계 활성에 끼치는 영향은 호흡을 통해 들어오는 외부 미생물이 면역계에 끼치는 영향만큼이나 중요한 면역자극 요소이다. 이들 두 가지 경로를 통해 인체는 매 순간 순수한 '자연 예방백신'을 맞고 있는 셈이기 때문이다. 한번 숨을 들이 쉴 때마다 한 끼의 식사를 할 때 마다 '호흡과 식사'를 매개로 인체는 끊임없이 매번 다른 종류의 외부 미생물과 마주하게 된다.

이것이 진정한 예방백신이며 이런 일상의 접촉을 통해 면역계는 스스로 진화하고 강해진다. 맨 손을 빨도록 내버려두고 바닥에 떨어진 과일을 집어 먹어도 못 본 척하는 것이 진정한 '예방백신 접종'인 것이다. 이것이 두려워 아기를 무균실에서 키우고 싶다면 외출과 동시에 폐렴이 찾아올 것을 각오해야만 한다.

인스턴트식품과 격리되어 자연식품 속에서 매일 '자연 예방백신'에 접종되다 보면 어떤 부작용의 흔적도 남기지 않은 채 면역계는 강화되고 지금껏 단 한 번도 만나보지 못했던 미생물과 맞닥뜨리게 되더라도 면역계의 방어시스템은 일사불란한 대응을 펼칠 수 있다. 만약 응원군이 필요할 만큼 적의 공세가 위협적이라면 발효음식 속의 평화유지균의 도움을 구하면 된다. 평화유지균이 보유하고 있는 미생물 pool은 어떠한 미지의 외부 미생물에 대해서도 특이적(특정 유해균을 위축시키는) 혹은 비특이적(유해균 집단 전체를 위축시키는) 위협신호를 보낼 수 있다. 이것이 균형유지를 위한 자연계의 속셈이다.

출산 직후에는 무균상태이던 아기의 장은 생후 2~3일이 지나면서 장내 세균은 급격히 불어나 성인의 장내 환경과 유사한 유익균과 유해균의 비율을 갖게 된다고 한다. 이것은 아기의 장이 오염되는 과정이 아니라 모체로부터 물려받은 면역 항체가 바닥나기 전에 미성숙 상태인 아기의 면역계를 발전 · 진화시키기 위한 예비조치이자 배려이다. 시시각각으로 바뀌는 유익균과 유해균 간의 세력 판도의 변화가 면역계를 훈련시키고 단련시키는 훌륭한 시뮬레이터의 역할을 수행한다. 이런 면에서 유해균은 필요선과 필요악의 중간 존재이다.

유익균 대 유해균 비율의 아날로그적 변화(85:15 → 80:20 → 75:25 → 간혹 50:50…)로부터 면역계가 얻게 되는 교훈은 무궁무진하다. 장 안에 살고 있는 약 400여 가지 장균들 간의 비율의 조합은 무한대에 가깝기 때문이다.

면역계는 유익균과 유해균 간의 세력균형 변화에 따라 각기 달리 발생하는 생명장 파동 변화를 수신하여 데이터베이스에 저장하여 놓았다가 미지의 미생물이 침입하여 유산균과 대치하게 되었을 때, 발산되는 파동을 분석하여 그 상황과 일치하는 〈최적의 면역계 대응패

턴〉을 데이터베이스에서 찾아내어 재현시켜 놓는 것으로 추정된다. 필자는 '미생물 파동 면역학' 이라는 학문분야가 계발되어 안전한 새로운 개념의 백신모델이 개발되기를 바란다. 모든 정보는 파동이기 때문이다.

백신이 필요 없는 이유 ②, M세포의 존재

장벽에 포진해 있는 GALT(gut associated lymphoid tissue : 장 연관 림프조직)에 인체 면역계 간접자본의 60%가 집중되어 있다는 사실에 우리는 크게 주목할 필요가 있다. GALT는 파이어판(Peyer' s patches)이라고 불리는 집합임파소절(수 십개 임파소절의 집합체)이 모여 이루어져 있다. 파이어 판은 임파구나 항체를 생산하는 면역반응 과정의 첫 출발점인 유해물질 인식단계에 관여한다.

GALT는 매일 우리가 먹은 음식을 포함하여 장을 통과하는 모든 물질을 검색하여 외부물질의 출입에 관한 정보를 면역계에 끊임없이 전달한다. 이 정보를 바탕으로 면역계는 그에 대응할 수 있는 임파구와 항체를 만드는 실전대비 훈련을 한다. 인체에서 하루 동안 일어나는 면역활동의 60%가 먹는 음식과 장내세균, GALT사이의 삼각관계에 의해 이루어지고 있는 것이다.

좀 더 자세히 들여다보면 회장(소장의 일부분) 부위의 파이어 판을 덮고 있는 아주 흥미로운 존재를 발견하게 있는데 그것이 바로 M세포다. 표면에 작은 주름이 잡혀 있어서 M(microfold)세포라고 명명된 이 세포는 표면이 파리를 잡는 끈끈이처럼 되어 있어 세균이나 바이러스와 접촉하면 이들을 생포(음세포 작용 : pinocytosis)하여 M세포 바로 아래에 대기하고 있던 임파구와 수상세포(항원제시세포 : 면역계에 이물질이 침입했음을 알리는 고발자)에 인계한다.

수상세포가 항원을 신고하면 T임파구가 이에 대한 정보를 B임파구에게 전달하여 항체가 생산된다. 이 작업이 쉴새 없이 진행되면서 항체pool이 형성된다.

그 결과 잘 훈련된 면역세포들이 몸 구석구석을 돌아다니며 염증 상태에 놓인 비 정상세포나 건강인에게도 매일같이 생기는 60~80개의 암세포를 찾아내어 즉시즉시 제거하여 줌으로써 항상 건강 상태를 유지할 수 있다.

이와 같은 일련의 면역반응이 정상적으로 유지되기 위해서는 GALT의 최전선에서 항원(이물질)채집 활동을 펴는 M세포의 건강이 우선되어야만 한다. 그런데 유해균이 내뿜는 독소에 의해 장벽에 염증이 일어나면 M세포가 손상되어 항원채집 기능이 떨어지게 되고 이는 곧 전체적인 면역계의 기능 감소로 이어진다.

따라서 이이제이以夷制夷, 즉 유산균으로 유해균을 억제하여 면역계가 일정 수준의 방어능력을 유지할 수 있도록 해야만 한다. 유산균이 편히 살 수 있는 터전인 섬유소와 그 먹이인 올리고당을 안정적으로 공급해 줄 수 있는 다량의 야채와 과일의 섭취가 그래서 긴요한 것이다.

이처럼 인체는 유입되는 모든 외부 생명체와의 끊임없는 실전 모의훈련을 통해 면역방어 시스템을 스스로 구축해 나가고 있다. 자연적으로 이루어지는 면역계의 진화과정을 방해하지 않고 배려하고 도와준다면 면역계는 어떠한 종류의 침입자에 대해서도 즉각 대응할 수 있는 임전태세를 갖추어 놓는다. 엄청난 부작용을 감수하며 예방백신에 목맬 것이 아니라 온전한 인체의 자가 진화장치의 의미를 파악하는데 신경 써야 할 것이다.

흔히들 항체는 항원이 침입해야만 생산되는 것으로 알고 있으나 인체는 장 안에서 발산되는 파동 분석과 M세포를 통하여 이미 인체 방어에 필요한 기본적인 항체 샘플을 담아 놓은 항체 풀(antibody pool)을 만들어 놓았기 때문에 어떤 항원이 들어오더라도 그 항원을 가장 잘 다룰 수 있는 항체를 풀에서 선발하여 대량 복제할 수 있는 태세를 갖추고 있다. 우리 몸의 면역계는 약 1조에 가까운 외부물질에 대항할 수 있는 항체를 조합해 낼 수 있는 능력을 갖추고 있다고 한다.

이 사실만으로도 자연치유력은 유한성 보다는 무한성을 지향한다고 보아야 할 것이다. 이 정도의 능력이라면 지구상의 물질이든 다른 은하의 외계인이 지구를 방문 했을 때 마주칠 수 있는 물질이든, 모두를 아우를 만큼의 항체를 만들어 낼 수 있다고 한다. 이 항체 풀을 채우는 일이 매 순간 〈호흡과 장균과 장벽〉에 의해 이루어지고 있는 것이다.

우리가 신경 써야 할 것은 면역계를 책임지고 있는 유산균 전사와 M세포들이 건강하게 자신의 역할을 다 할 수 있도록 그들의 건강에 유익한, 즉 우리 몸에 유익한 식물내재 영양소(비타민, 미네랄, 항 산화제)를 맛있게 다량으로 먹어주고 단백질은 양질의 단백질로 가려 먹는 배려를 아끼지 않는 일이다.

또한 일상생활을 통해 항체 풀이 풍부해 질 수 있도록 첫째, 대자연의 공기를 힘차게 호흡하며 둘째, 자연 음식과 대기 중의 균이 묻어있는 발효음식을 먹으며 셋째, 면역계가 긴장할 정도의 운동(적과 싸우고 있는 것으로 면역계가 착각할 만큼의 운동)으로 몸을 다져 놓아야 한다.

백신이 필요 없는 이유 ③, 감기 치유법이 전염병 치유법

감염성 질환의 증상이란 것도 알고 보면 감기에 걸렸을 때의 증상과 다르지 않다는 사실이 위험을 감수하며 백신접종을 할 필요가 없는 이유가 된다. 감기는 의식주의 양量적인, 질質적인 내용을 〈알맞은 비율로 잘 조절하면〉 낫게 되는 질환이다. 그 조절법이란 것이 바로 자연치유법이다. 우리는 이 책의 전반부에서 감기에 관한 예방법과 치유법이 무엇인지 속속들이 알게 되었다. 감기의 자연 치유법을 안다면 기타의 전염성 질환에 노출되었을 때의 행동수칙과 치유법 또한 자명해진다.

감기에 대해 잘못된 치료법을 적용하여 치명적인 부작용을 일으켜 놓았기 때문에 감기로 인한 치사율이 높아졌듯이 다른 감염성 질환도 이에 대처하는 초동 대응법이 서툴렀기 때문에 위험해 보이는 것일 뿐 감기의 자연치유법에서 제시된 방법에 준하여 대처하면 인체의 면역계를 훈련시키는 일정기간(증상의 발현기간)이 경과한 후 자연치유되고 만다.

이 증상발현의 시기가 우리를 굳건히 지켜줄 면역학습 기간인 것이다. 따라서 예방백신의 혜택이란 것이 가만히 기다리고만 있어도 시간이 해결해 줄 수 있는 문제였고 백신접종이라는 야단법석을 떨지 않고도 스스로 해결할 수 있는 것이었기에 예방접종에서 얻어지는 것이라곤 오로지 피해뿐이다.

우리는 통증이란 빨간불이 켜졌을 때 언제 파란불로 바뀔는지 노심초사하게 된다. 잠시라도 그 통증을 용납하려 드는 법이 없다. 진통제를 개입시켜서라도 통증을 당장에 응징하려 든다. 그처럼 감염을 무조건 부정적인 것으로만 교육받아 왔기 때문에 화급히 퇴치해야 할 정리대상으로 여겨 왔던 것이다. 이런 사고思考가 백신을 낳게 되었고 백신접종을 예방의학이라고 서둘러 인정하게 만들었다.

부정적인 요소들을 일방적으로 나쁜 것이라고만 생각하는 의학의 편협성이 우리의 건강이 진화하고 강해질 수 있는 기회를 무수히 제한하여 왔음을 인식하고 그릇된 고정관념에 대한 수정이 이루어져야 할 것이다. 어둠으로 빛의 가치가 존재하듯이 감염이 있기에 그것에 맞설 수 있는 면역력이 성장하게 되는 것이 자연의 이치이지 않겠는가?

백신이 필요 없는 이유 ④,
당영양소(glyconutrients)

병원성 미생물이 렉틴(lectin)이라는 당단백질(glycoproteins)을 이용, 인체세포 표면에 돌출돼 있는 당사슬과 결합하여 숙주세포에 침입하는 것을 감염이라 한다. 당영양소는 렉틴이 인체세포와 접촉하는 것을 차단하며 동시에 면역세포의 기능을 높이기도 하는 공수(攻守) 양면의 기능을 발휘한다.

미생물이 숙주세포의 당사슬과 도킹을 시도하려 할 때, 숙주세포 주위에 당사슬을 구성하는 단당류가 분포되어 있으면 미생물은 단당류와 결합하게 되고 이것을 세포와 결합한 것으로 착각한 미생물은 감염을 일으키지 않게 된다. 허위 정보에 미생물이 속아 넘어가는 것이다. 이러한 단당류의 기능을 항체유사작용이라 한다.

박테리아는 숙주세포의 당단백질 첨단에 있는 만노스를 인식하여 세포와 결합하는데, 만노스를 섭취하면 만노스가 박테리아의 렉틴을 먼저 점유함으로써 세균감염이 차단되고 동시에 대식세포의 세균과 바이러스에 대한 식작용이 활성화되는 일석이조의 효과를 거둘 수 있다.

또한 당영양소는 면역감시기능(immune surveillance)의 책임자인 NK세포(암세포나 박테리아, 바이러스, 곰팡이에 감염된 세포를 사멸하는 저격수)의 활동성을 강화하여 미생물의 감염확산을 막아준다. NK세포는 당단백질을 촉수로 사용, 표적세포가 세포표면에 전시해 놓은 MHC(major histocompatibility complex)라는 당단백질이 정상인지 아닌지를 파악하여 피아(彼我)를 구분한다.

모유에 들어있는 IgA는 대식세포를 활성화하고 세균과 바이러스, 곰팡이 감염을 막아주는 면역글로부린인데 여기에도 8종의 핵심 단당류 중 5가지 단당류가 들어있다. 이 밖에도 모유에 들어있는 당단백질과 당지질 또한 감염으로부터 아기를 보호해 준다. 이렇게 당영양소는 인체세포에 해를 끼치지 않으면서 가장 이상적인 면역기능이 발휘될 수 있도록 후원해 주는 자연식품인 것이다.

백신이 필요 없는 이유 ⑤, 백신 속 미생물은 미생물계의 전권위임 대사가 아니다

백신의 소재가 되는 미생물의 종류는 한 평생을 살면서 인체를 침입하게 될 미생물의 종류에 비할 바가 못 된다. 미생물은 자신과 다른 변종을 만드는데 그다지 오랜 시간을 필요로 하지 않으며 이미 자연계에서는 미생물이 종간을 이동하기 시작하여 인간과 동물 모두를 동시에 감염시킬 수 있는 능력을 보유하게 된지 오래다.

사스나 조류독감에 의해 인간들이 쉽게 쓰러지는 이유는 면역력을 강화시켜 줄 수 있는 절호의 기회들을 영아기 때부터 백신에 의해 박탈당하여 왔고 인체기능을 마비시키는 해열진통제의 사정권에 항상 노출되어 있기 때문이다. 백신을 맞고 햄버거, 피자로 성장해 온 아이들이 어른이 되어 백신으로 경험해 보지 못한 종류의 미생물에 노출되었을 때 그에 대항하지 못하고 힘없이 스러져 가고 있다.

바이러스의 공격력이 대단해서가 아니라 그에 대한 대항력이 부족한 결과이다. 남을 탓하기 전에 나를 바로 세워야만 하는 것이다.

영장류인 침팬지로부터 조류나 파충류가 보유하고 있는 병원미생물(인간에게 있어서)의 종류는 그 수를 헤아릴 수 없이 많다. 종의 경계를 지키던 많은 미생물들이 인간이 확보해 준 감염경로를 따라 인체를 숙주로 삼기 시작한지 이미 오랜 시간이 흘렀다.

따라서 어느 특정한 균주로 채워진 백신이 효과적이라 하더라도 몇 가지 백신접종만으로 온 세상 미생물에 대해 적절한 방어벽을 만들어 놓았다고 마음 편히 있을 수 없는 노릇이다. 볏짚으로 지붕을 올려놓고 장마비를 피할 수 있을 것으로 기대하는 것과 다를 바 없다.

이처럼 총알(백신)보다 많은 숫자의 미생물이 중공군의 인해전술과도 같이 우리주위를 에워싸고 있다. 따라서 우리는 한발의 총알을 마련하는데 힘쓰기보다 적의 도발 자체를 제압할 수 있는 포괄적 방

위력을 예비해 두고 있어야 하는 것이다.

한편 이동수단의 발달로 세계가 하루생활권에 들게 되면서 이제는 풍토병이 어느 한 곳에 국한되지 않고 실시간으로 다른 지역에 확산될 수 있는 기반시설이 충분히 갖춰졌기 때문에 각 개인을 크린룸 속에 밀폐시켜 놓을 만큼 정부의 방역체계가 완벽하지 않는 한 백신에 의지해 감염질환을 막아보려 한다는 것은 이미 넌센스다.

백신 옹호론자들은 백신 속 미생물을 마치 광활한 대지와 대기를 메우고 있는 미생물들로부터 전권을 위임받은 전권위임 대사로 착각하고 있는 것 같다. 그들에 대한 대응방법을 알면 어떤 미생물과의 협상도 가능할 것처럼 말이다.

백신으로 면역기능을 서둘러 급조하려 든 것이 오히려 면역력의 점진적인 완성을 방해하여 앞으로 닥칠 미생물의 공격에 속수무책으로 인체가 노출되도록 조장하여 놓고 말았다. 면역력은 태어나면서 자연감염이란 과정을 거치며 어떤 종류의 미생물에도 대항하여 자신을 지킬 수 있는 점진적인 발전과 확고함이 바탕을 이루어야만 한다.

모든 문제는 일을 벼락치기로 하려 들 때 발생한다. 벼락조차도 여러 가지 기후 조건이 맞아야 만이 비로소 칠 수 있다. 하물며 다른 일은 어떠하겠는가?

7

자가면역질환

1 자가 면역은 자연치유 현상이다
2 백신과 해열진통제가 만든 소아 당뇨병

1

자가 면역은 자연치유 현상이다

생명체에는 '자기인식 프로그램'이 있어 내가 아닌 다른 것은 밖으로 밀어내려고 한다. '자기인식 프로그램'에 의해 운영되는 자기보호장치가 마련되어 있기에 우리는 수많은 외부의 위협으로부터 안전을 보장받을 수 있었다. 그 보호장치가 면역시스템이다.

그런데 애초에 외부의 적을 공격하도록 설계되어 있던 면역세포들이 화살의 방향을 바꾸어 자신이 호위해야 할 조직세포를 공격하는 일이 발생하는데 이를 '자가면역'이라 한다. 세포가 자신의 신분을 표시하기 위해 세포막에 달아놓은 명패(address code, MHC : major histocompatibility complex)가 망가지거나 자신과 남을 구별하는 임파구의 인식장치(TCR : T-cell receptor, T 세포가 항원을 인식하기 위해 지니고 있는 촉수)에 생긴 오류로 면역반응의 '계통과 질서'가 무너져, 아군과 적의 구분이 없는 카오스 상태에 돌입하게 되는데 그 결과값이 자가면역질환이다.

한번 시작된 자가면역반응은 집중적으로 때로는 천천히 그러나 집요하게 인체조직을 차례차례 무너뜨려 간다. 자가면역질환이 공포스러운 이유는 인체를 공격하는 것이 외부 미생물이 아닌 우리 자신을 지키라는 명을 받은 면역시스템이라는 점 때문이다.

자자면역반응을 멈추게 하는 유일한 방법은 기존의 것과의 단절이다. 이 단절이 효과적으로 이루어지지 못하고 과거에 연연함이 지속되어 왔기에 자가치유를 위해 시작된 자가면역반응이 지금까지 자기파괴 현상으로 비춰지고 이해되고 취급당해 왔던 것이다.

이제부터 자가면역질환은 자연치유의 관점에서 다뤄져야만 한다. 그래야만이 '자가면역'이란 문제를 풀 수 있는 해법을 찾아낼 수 있기 때문이다.

자가면역질환 발현의 원초적 이유, 미생물과 인체의 암호는 공통

인간은 닭과 얼마만큼 닮은 존재인가? 이 질문에 '전혀 유사점이 없다'고 냉큼 말해버리고 싶다면 그것은 '인간 존엄성 최고'라고 여겨온 독자의 자부심이 너무나 컸기 때문이다. 창조주께서는 인류의 기대나 희망과는 달리, 닭과 인간의 DNA 유전자를 무려 60%나 유사하게 만들어 놓으셨다고 한다. 물론 눈에 보이지 않는 전자현미경에서나 다루어지는 유전자 차원의 이야기이지만 좋든 싫든 우리의 의사와는 상관없이 인간은 닭과 틀린 점보다는 같은 점이 많다는 일부의 사실을 받아 들여야 한다.

그렇다면 침팬지와 인간은 얼마나 유사하며 또 얼마나 다른가? 한쪽은 털이 전신을 뒤덮고 팔이 몸통에 비해 극단으로 길어 땅에 끌릴 정도이며 언어생활은 극히 제한적이며 철학을 논할 수 없고 돌과 나무로 된 간단한 도구는 사용할 수 있으나 아이디어를 상품화 할 수는 없다. 반면에 다른 한쪽은 300톤이 넘는 항공기를 공중에 띄우며 토성의 고리를 관찰할 수 있는 우주선을 통제할 수 있는 능력을 보유하고 있다.

이렇게 비교할 수 없을 만큼 엄청난 능력 차이가 있음에도 불구하고 '침팬지 유전체 국제 컨소시엄' 에서 밝힌 바에 따르면 침팬지의 22번 염색체와 인간의 21번 염색체에서 231개 유전자의 구조를 비교 연구한 결과 '39개가 100% 일치하며 140개가 평균 99.2%일치하고 나머지만 구조가 다른 것으로 밝혀졌다' 고 한다. 즉 침팬지와 인간의 유전자는 98%가 일치한다는 것이다.

가장 지적, 영적 능력이 고도로 발달한 인간을 만들기 위해 창조주께서 여러 실험과정을 거쳤으리라는 추측을 전제한다면 그 실험은 생물과 무생물의 경계선에 있다는 바이러스에서 시작하여 곧 이어 세균으로 확대, 진행되었을 것이며 각자 본능 범위 내에서 생명활동을 스스로 전개해 나갈 수 있도록 생명유지 프로그램을 설치해 놓으셨을 것이다.

그때 사용된 프로그램 언어가 인류에게도 그대로 적용되어졌다. 그 언어란 생물시간을 통해 우리에게 낯익은 네 종류의 염기, 즉 ACGT(Adenine, Citosine, Guanine, Thimine)로 이루어진 코드다. 컴퓨터에서는 숫자 0과 1만을 사용하여 모든 응용프로그램이 만들어진다.

성경에 창조주께서 말씀하시니 요일마다 온갖 종류의 생명체들이 만들어졌다고 하였는데 필자가 이해하기에 그 말씀이란 네 종류의 염기를 이용하여 창조주께서 각 생명체마다 고유하게 코드화하여 놓으신 유전자 배열(DNA sequence)에 관한 프로그램이었을 것이다. 이렇게 시작된 생명체들은 각자가 부여받은 프로그램에 따라 스스로 지능을 개발하고 진화(대처 능력의 발전)하면서 자신 앞에 놓인 문제들을 해결하여 왔을 것이다.

어느 한 생물체가 다른 종에서 진화하여 발생되었다고 말하는 진화론은 큰 착각이다. 그렇게 진화론자들이 착각하게 되었던 이유는 바로 창조주께서 인간조차도 미생물의 프로그램에 사용하였던 것과 같은 언어로 만드셨기 때문이다. 만약 전혀 다른 언어를 사용하여 인간이 창조되었다면 진화론자의 착각도 없었을 것이다.

한 가지 언어로 단세포 미생물로부터 덩치 큰 공룡에 이르기 까지 수 없이 많은 생물을 만드신 후에, 같은 프로그래밍 언어를 사용하여 인간을 만드셨기 때문에 인간이 출현하던 순간 지구상에 존재하고 있던 영장류를 인간의 선조로 받아들이게 되었다. 진화론은 침팬지를 인류 조상의 반열에 올려놓는 해프닝을 벌인 것이다. 만약 그들이 우리의 조상이라면 동물원에 가두어 두는 불경은 용서될 수 없는 만행이다.

인류는 단세포가 수십억 연간 스스로 진화하여 도달한 결과물이 아니고 유전자의 배열이 기존의 것과 〈조금〉 다르게 프로그램되어 어느 순간 지구상에 출현하게 된, 이전과는 별개의 피조물이다. 따라서 지금까지의 진화론은 '시간 순차론' 이란 이름으로 바뀌어 불려져야 마땅하다. 가장 중요한 것은 '무엇으로 이루어졌는가' 가 아니라 '어떻게 배열되어 있는가' 이다. 진주도 꿰어야 보배이듯 어떻게 꿰었는가, 즉 배열 방법이 가치의 기준인 것이다.

인간과 침팬지 사이의 유전자 차이는 2%에 불과하다. 그렇지만 유전자의 작동결과 만들어진 유전자 산물의 차이는 80%에 이른다. 유전자 산물의 관점에서 본다면 인간과 침팬지는 80%가 다른 존재이다. 2% 배열의 차이가 80% 기능의 차이로 결과값이 증폭되어 나타난 것이다.

한날 의미 없어 보이는 아메바 운동 정도의 능력 밖에 없는 미물에게나 위대한 예술이나 창조행위를 구사할 수 있는 능력을 지닌 인간에게 공통된 유전자 언어가 적용되면서 자가면역질환 발현의 원초적 이유가 마련되었다. 애초에 미생물과 인간이 전혀 다른 언어로 프로그래밍 되었더라면 인간의 면역계가 지금처럼 정교하고 예민하고 다양해질 필요가 없다. 지금 보다 훨씬 단순하고 무딘 인식능력으로도 얼마든지 면역 활동을 해낼 수 있을 테니 말이다.

동일한 언어로 구성된 단세포 미생물과 인체 세포를 찰나의 시간에 정확히 식별해 내기 위해서 인간 면역계의 인식체계는 고도로 발달해 있을 수 밖에 없다. 유사한 물체를 정확히 식별해 내려면 사진기의 해상도가 높아야 하듯이 인식대상인 단세포 미생물과 자기세포를 단번에 구별해 내려면 인식시스템 또한 정교하게 디자인되어 있어야만 하기 때문이다. 어떤 이유에서든 인간의 생명요소는 정교함의 극치일 수밖에 없다. 그러나 정교함과 예민함은 탈이 잘 나는 속성에 갇히기 쉽다.

10대 소년, 소녀에게 가장 많이 발생하는 용련균(streptococcus) 감염에 의한 류머티즘 열(rheumatic fever)은 심염을 일으키고 그중 반수에게 심장판막증을 후유증으로 남긴다. 심염은 용련균의 M 단백질에 반응하기 위해 만들어진 항체가 심장근육의 미오신(myosin)에도 교차반응(cross-reaction)하여 생긴 결과인데, 이는 면역계가 혼란에 빠져 용련균의 구성성분과 심장의 구성성분을 혼동한 항체가 엉겁결에 저지른 어처구니없는 실수이다. 이런 실수는 생명체 모두가 하나의 언어로 만들어져 있기에 일어날 수 있는 해프닝이다.

자가면역질환 치유의 열개, 생명장 이론

지금까지 자가면역질환에 대해 현대의학이 벌여온 치료 성적을 스스로 평가하라면 낙제점이라고 고백할 수밖에 없을 것이다.

또한 루프스, 베체트, 소아당뇨병, 류머티스 관절염, 근육 위축증, 하시모토병, 알로페시아 아리아타(alopecia areata : 모낭 자가면역질환) 등의 자가면역질환에 대해 현대의학이 세워놓은 임상이론에 응했던 사람들의 예후가 처참하였음을 부정할 수 없을 것이다. 현재까지 50여종의 자가면역질환이 발견되었다고 한다. 그러나 이들 이외에도 자가면역질환이라고 이름만 붙여지지 않았을 뿐, 모든 만성화된 질환에서 특이적 혹은 비특이적인 자가면역현상이 일정 비율 발현되고 있다.

자가면역질환에 대해 현대의학이 불치병이라고 선언한 상태이고 지금까지 견지해 온 자가면역질환에 대한 가설과 그 가설 위에 세워진 전통적 치료방법이 환자의 고통을 가중시키는 부정적인 결과만을 낳았다면 속히 다른 차원의 접근을 시도하여 현대의학에 볼모로 잡혀있는 수많은 생명을 자유롭게 해야 할 것이다.

더욱이 새로운 시도에 따른 임상결과가 긍정적인 것이라면 새로 제시되는 가설의 의미를 수긍하고 이론 전개에 필요한 규명작업이 뒤따라야 마땅할 것이다. 필자가 제안하는 다른 차원의 접근이란 〈생명장 이론〉에 바탕을 둔 것으로 이는 자가면역질환 이해를 위한 적합한 시도라 생각한다. 생명장이라는 통합개념을 염두에 두면 자연치유방법을 설계할 때 치유 조감도를 쉽게 그려낼 수 있는 장점이 있기 때문이다.

물리학에서 물질과 물질사이에 힘이 미치는 범위를 장場이라고 한다. 지구 둘레에 있는 물건이란 물건은 모조리 땅에 떨어뜨리려고 하는 중력장, 자석과 떨어져 있는 바늘을 낚아채 오는 보이지 않는 손 자기장, 미세먼지에게는 블랙홀로 작용하는 브라운관의 전기장 등이 그것이다. 장이란 서로의 정보와 힘이 질서 있게 전달되도록 조율하는 프로그램의 원형이 새겨져 있는 공간을 의미한다. 이러한 장의 개념을 인체에 적용하여 인체의 생명운행 현상을 이해하려는 것이 '생명장 이론' 이다.

빛은 파동과 물질의 성질을 동시에 지니고 있으며 모든 물질은 빛의 변형이다. 따라서 인체 또한 빛으로 이루어져 빛의 속성인 파동을 띄며 생명의 기본 단위인 세포는 그 하나하나가 제각기 파동(신호)을 끊임없이 내 보내 각자의 '세포 생명장' 을 유지하며 그들이 모여 만들어진 조직과 장기는 또 그들만의 고유한 파동을 내는 '중간 생명장中間 生命場' 을 형성하고 그들을 모두 아우르는 인체는 모든 세포와 조직과 장기를 통합하는 개체 고유의 '통합 생명장統合 生命場' 을 유지해 나간다.

생물체 안에는 모든 세포와 세포간, 조직과 조직간에 항상성이 자율적으로 유지되도록 하기 위한 조절장치가 가동되고 있다. 자율신경계, 내분비계, 면역계, 유산균계 그리고 경락계 등이 그것이다. 이러한 계통에 의해 이루어지는 모든 작용이 궤도를 벗어나지 않도록 조절하는 상위개념의 통제망이 생명장이다.

인체 안에서 수많은 파동이 제 각각 요동치지 않도록 조율하고 제어하는 질서, 즉 생명장의 조절프로그램이 작동해야만 생명현상은 비로소 항상성과 예측성을 갖게 된다.

이 생명장은 인체에만 국한되어 형성되는 것이 아니라 사회나 국가, 인류전체에도 각각의 생명장이 형성되어 있어 속해 있는 구성 요소들을 제어한다. 남녀의 출생비율이 어느 한쪽으로 쏠리지 않고 105대100의 일정한 균형(남성이 스트레스나 전쟁 등의 위험한 일에 노출되어 수명이 짧아 질 것을 염두에 둔 생명장의 비율조정에 의한)을 유지할 수 있는 것도 사회전체를 총괄하는 '사회 생명장'이 질서있게 운영되고 있기 때문이다.

만약 이 균형이 깨져 남성 비율이 5%(105 빼기 100)이상 초과되면 국가 생명장은 전쟁을 일으켜서라도 사회 생명장을 조율하려 들 것이다.

지구의 계절과 기후변화가 큰 틀을 벗어나지 않는 것도 지구 생명장의 작용에 의한 것이며 지구가 스스로 자전하면서 굳이 태양계의 주위를 맴돌게 된 것도, 셀 수 없이 많은 은하계가 우주에 즐비하게 깔려있으면서도 은하수들이 별 탈 없이 잘 흐르고 있는 것 또한 우주장 속에 우주의 운행질서가 이미 새겨져 있기 때문이다. 이것이 우주, 대자연의 속셈이다.

오랫동안 출입이 금지되었던 경복궁의 경회루가 일반인에게 공개된다고 한다. 이유는 목조건물의 경우 관람객의 출입을 금지하는 것보다 사람들의 손때가 묻을 수 있도록 개방해 놓는 편이 건물보존에 유리하기 때문이라고 한다. 이렇게 인간의 생명장은 그들이 머무는 곳을 떠받치는 물리력으로도 작용한다. 이십여 년을 함께 살던 딸이 시집을 가거나 아들이 군에 입대하면 집안이 휑하게 느껴진다. 기르던 강아지가 가출을 해도 그렇게 느껴진다. 함께 했던 시간에 대한 향수와 같은 공간을 공유했던 생명장의 갑작스런 공백이 그런 느낌을 갖게 한 것이다.

문어는 자신이 머무는 장소의 물리적 조건에 맞춰 피부의 질감과 색깔을 자유자재로 바꿀 수 있는 놀라운 변신능력을 지니고 있다. 원자레벨의 진동까지 감지해낼 수 있는 초능력이 바퀴벌레에게 있는 것처럼 스쳐 지나가는 주위표면의 질감과 색감에서 나오는 파동을 읽어 조색(調色)세포로 전달하여 조직을 변화시키는 고도로 분화된 스캐닝 · 프린팅 능력이 문어의 생명장에 처음부터 입력되어 있기 때문이다.

면역계가 차질 없이 면역기능을 수행해낼 수 있는 까닭은 혈액, 림프액 속을 순라 돌던 면역세포가 침입한 미생물로부터 방사되는 생명장 파동이 정상세포의 생명장 파동과 다르다는 것을 알아챈 순간 감염부위로 이동하여 그들을 공격하기 때문이다. 세균에 감염되면 감염부위와 가까운 혈관 내피세포상에 머리카락처럼 자라있는 당단백질(glycoprotein)의 일종인 E-selectin이 증가하여 근처를 지나던 호중구의 sLe^x(sialyl $Lewis^x$)라는 다당체에 부착되고 연이어 integrin, PECAM-1같은 당단백질이 호중구와 내피 세포간의 신호전달 안테나로 작용하여 호중구가 감염부위를 찾아갈 수 있도록 유도한다. 이렇게 호중구가 감염부위를 찾아가기 위해서 당단백질을 매개로 한 세포간 신호전달이 이루어지는데 그 신호란 생명장에 의해서 발현되고 통제되는 파동이라 생각한다.

① 세포의 생명장이 파괴되어 정상 생명장 파동을 송신하지 못하게 되었을 때, ② 면역계의 인식기능 오류로 정상 생명장 파동을 수신할 수 없게 되었을 때, 즉 조직세포의 송신주파수에 잡음이 섞이거나 T세포의 수신안테나가 손상되었을 때, 그 정도가 임계치를 넘게 되면 자가면역현상이 개시되는 것으로 사료된다.

생명장 파동 송수신 안테나, 당복합체(glycoform)

이웃 세포와의 통신을 위한 방법 중 하나로 세포표면에는 머리카락모양의 송수신 안테나가 빼곡히 설치되어 있다. 이 안테나는 2종의 당복합체(당영양소와 단백질이 결합된 당단백질[glycoprotein]과 당영양소와 지질과의 결합체인 당지질[glycolipid])로 구성되어 있으며 여기에 동원되는 당영양소의 종류는 모두 8가지(글루코오스, 갈락토오스, 만노스, 퓨코스, 자일로스, N-아세틸글루코사민, N-아세틸갈락토사민, N-아세틸뉴라민산)이다. 세포는 당영양소간의 수많은 조합을 통해 이웃 세포, 면역세포와 생명현상 유지에 필요한 신호를 주고받는다. 당영양소는 아미노산이나 핵산처럼 생체정보를 전달하는 알파벳 혹은 모스부호(Morse Code) 같은 역할을 한다.

인체의 항상성 유지를 위해서는 장기와 장기간, 조직과 조직간, 세포와 세포간, 세포와 면역세포간 신호전달체계가 원활히 작동해야 하는데 여기서 세포와 세포간, 세포와 면역세포간 교신에 있어 당영양소가 중요 인자로 작용한다.

세포내에서 이루어지는 당영양소 생산이 충분치 않거나(세포내 당영양소 생산라인은 그다지 효율적이지 못하다) 음식으로부터 당영양소 공급이 부족해지면 안테나의 송수신기능에 장애가 발생하여 정확한 신호전달이 이루어지지 않게 되면서(예를 들어 수신기능 결함으로 이웃 세포에서 보낸 'please' 란 신호가 'freeze' 로 수신된다든가 송신기능 장애로 'care me' 가 'call me' 로 발신되는 등) 세포는 비정상반응을 보이게 된다.

질병이란 세포의 비정상반응이 임계치를 넘어 조직기능이 떨어져 있는 상태를 말한다.

자가면역질환은 세포 생명장과 면역세포 생명장간의 송수신장애로 인한 결과값이며 그 송수신장애를 일으킨 주요 원인 중 하나가 당영양소 부족에 따른 안테나의 기능부전이다.

자가면역질환은
자연치유를 위한 염증반응이다

미생물이 침입하거나 물리, 화학적 자극이 세포에 가해지면 발열, 발적, 종창, 동통, 기능장애를 수반하는 일련의 염증반응이 진행되는데 그 과정을 3기로 나누어 살펴 볼 필요가 있다.

제1기는 혈관에 틈을 내기 위한 시기이다. 세포가 상해를 입었을 때 미생물의 침입에 대비, 방어부대와 군수물자의 수송로 확보를 위해 히스타민이나 프로스타그란딘이 분비되면서 혈관벽의 틈이 벌어진다.

제2기는 이물질을 처리하기 위해 수송로를 이용, 염증부위로 면역세포들이 몰려와 면역반응이 일어나는 단계이다. 류코에그레신(leucoegresin)이란 면역세포 유인물질이 합성되어 백혈구와 임파구, 대식세포들이 속속 집결, 외부 침입자들을 소멸한다. 이 시기에 가장 많은 활성산소가 발생한다. 대식세포와 백혈구는 총력을 다해 순간호흡량을 늘여(respiratory burst), 많은 양의 활성산소를 뿜어낸다. 이 활성산소에 의해 세포가 손상을 입게 된다.

제3기는 면역반응이 끝나고 염증조직이 재생, 수복되는 과정이다. 섬유 아세포가 활발히 증식되며 모세혈관이 새로 생겨나 육아조직이 만들어진다. 육아조직은 실질 조직으로 바뀌고 염증조직이 재생, 수복되어 염증반응이 종결된다.

염증은 염증반응 지속시간을 기준으로 다시 '일과성'과 '지속성'으로 나눌 수 있다. 모기에 물렸을 때, 생선가시에 찔렸을 때, 회초리를 맞았을 때, 화상을 입었을 때처럼 벌겋게 부어올라 욱신거리는, 피부자극에 의한 대부분의 염증반응은 그 자극이 일회성이기 때문에 일과성으로 그친다.

이에 반해 합성약물과 식용색소, 합성 보존제에 노출되거나 / 중금속에 오염된 식수와 식재료(유기 농·축산물이 아닌 대부분의 식재료는 중금속이나 환경호르몬에 오염되어 있다)를 섭취하고 / 트랜스 지방(bad oil)으로 범벅이 된 엉터리 음식(junk food)을 먹어서 유발되는 염증반응은 생활습관상 염증을 일으키는 원인물질이 지속적으로 유입되는 속성 때문에, 제3기의 수복과정으로 접근하지 못하고 2기의 면역반응 상태에서 맴돌며 지속성 염증반응을 일으킨다.

대식세포, 과립구, T세포의 동원만으로는 제2기의 염증반응이 종결될 기미가 보이지 않은 채, 별다른 전과 없이 염증부위에 면역세포들의 주둔이 장기화 되면 면역계는 아예 염증조직 전부를 제거하려는 특단의 조치를 취하려 든다.

우주의 모든 존재요소는 〈최소 작용으로 최대 성과(minimized

input, maximized output)〉라는 경제 법칙을 따르기 때문에 면역계 또한 지루한 대치상황을 효율적으로 끝내기 위해 자연의 법칙을 따르게 되는 것이다. 면역계가 감행하려는 특단의 조치란 만성 염증 사태를 관망하고 있던 B세포로 하여금 자가항체(self antibody)를 만들어 내도록 독려하여 자가면역을 일으키는 것을 말한다. 당장 조직세포에게는 불행한 일이지만 면역계로서는 더 이상 정상적인 생명장 파동을 내지 못하는 조직을 제거하여 하루 속히 새로운 조직으로 대체하려는 읍참마속泣斬馬謖의 고육책苦肉策인 것이다.

염증반응에 있어 매우 안타까운 점은 못질을 하다가 망치로 손가락을 짓찧었을 때나 세균에 감염되었을 때, 혹은 인간이 발명한 화학물질에 오염되었을 때, 이 모든 경우에서 염증반응이 시작되고 그때마다 예외 없이 면역세포들이 염증부위로 우르르 몰려든다는 사실이다. 즉 면역계가 공격목표로 삼는 대상을 단지 세균이나 바이러스만으로 한정짓지 않는다는 것이다. 세균이나 바이러스만을 상대해서 면역반응이 일어난다면 자가면역질환은 생길 수 없다.

면역세포가 정상적인 인체구성 물질로 인정하지 않는 모든 종류의 것들이 항원이 될 수 있으며 그 항원을 처리하기 위해 항체가 만들어진다. 세포내 물질(DNA의 조각, 미토콘드리아의 조각)이나 세포막의 수용체(receptor)라도 모두 항원이 될 수 있다.

세포내 물질이나 수용체에 대한 항체가 만들어져 생긴 질환이 전신홍반성낭창(SLE), 류머티스성 관절염 그리고 중증 근무력증 등의 자가면역질환이다.

오염물질로 염증이 발생하면 탐식세포들이 토해낸 활성산소가 세포막뿐만 아니라 세포내에 있는 리소좀에게도 과산화의 피해를 입힌다. 리소좀이 과산화되어 쉽게 막이 터지면 그 안에 들어있던 가수분해효소가 쏟아져 나와 세포내 구조물인 미토콘드리아나 DNA를 '불완전하게 소화' 하는 일이 벌어진다(원래 리소좀은 주머니 안으로 잡아들인 이물질을 소화한다).

일부만 소화된 세포내 성분들이 MHC(major histocompatibility complex)위에 전시되고, 이름표에 수상한 이름이 적혀 있는 것을 발견한 T세포는 B세포에게 이 사실을 알려 그에 맞는 항체를 생산하도록 주문한다. 여기서 동족상잔의 비극이 시작된다. 자기 항원과 자가항체가 결합해서 면역복합체가 만들어지면, 이것이 자극이 되어 또 한 번 대식세포나 백혈구가 숨을 몰아쉬며 활성산소를 뿜어낸다(second respiratory burst).

면역복합체가 자극제가 되어 일반 염증일 때보다 훨씬 많은 양의 활성산소가 만들어 지는 것이다. 이렇게 면역계는 2차 활성산소 공격으로 세포에게 돌이킬 수 없는 결정타를 날리게 된다. 오로지 정상세포가 성장할 수 있는 길을 터주기 위해.

면역계의 카오스, 자가면역현상은 자연치유를 위해 자기 살을 도려내는 과격한 몸부림이다. 문제는 자연치유를 의미하는 자가면역현상과 불치를 의미하는 자가면역질환사이에 등호(=)가 성립되도록, 현대의학과 자가면역 질환자 스스로 조직과 장기를 끊임없이 오염시켜놓는다는 점이다. '자가면역현상 ≠ 자가면역질환' 이라는 부등식을 세우기 위한 유일한 방법은 지금까지의 모든 잘못된 치료방법에서 격리되어, 모든 요소로부터 단절되는 것이다. 하수下手에 의존하는 사람들은 이런 순박한 생각을 할 수도 있을 것이다. "진통소염제와 부신피질호르몬제를 복용하면 약의 효능상, 당연히 염증이 가라앉지 않겠나?"

그러나 이들 약물은 한시적인 소염작용을 발휘하고 난 다음에는 보다 더 큰 염증을 일으키는 재앙으로 다가온다는 사실을 깊이 깨달아야만 한다. 이들 약물은 공통적으로 단백질로 된 조직을 붕괴시키는 뒤끝을 꼭 남기기 때문이다.

결코 아랫돌을 빼서 윗돌로 괴려는 어리석은 일을 시도해서는 안 된다. 썩은 밧줄을 붙잡고 높이 오르려 말라! 얼마 못 가 떨어지면 올라간 높이만큼 몸이 상하게 될 테니.

온전한 세포로 바꾸는 방법이 아니라면 그 어떠한 시도도 인체는 수용하려 들지 않는다. 이것이 세포정의 이며 우주정의인 것이다.

염증세포가 자가면역반응에 의해 제거되고 새로운 세포로 갱신되는 순간에도 염증세포를 만들 때 쓰였던 원료가 그대로 변함없이 투입되기 때문에 스스로를 도려내는 참담한 일이 시지푸스(Sisyphus)의 고된 작업처럼 반복되는 것이다.

따라서 자가면역질환 치유의 핵심은 세포를 오염시키는 일을 서슴지 않았던 과거에 대한 과감한 청산이며 세포를 정화시키는 것과의 새로운 만남이다. 이것만 이루어낼 수 있다면 자가면역은 땅거미가 지면 스스로 사라지는 신기루 같은 현상이 될 뿐이다.

여기서 염증부위로 백혈구가 몰려가는 백혈구 유주현상을 생명장의 개념으로 접근해 보도록 하자. 염증반응이 일어난 부위의 생화학물질의 성분변화로, 정상일 때와는 다른 생명장이 만들어지면서 변조된 파동이 송신될 것이다. 또한 세포에 가해지는 상해 정도와 상해부위의 면적에 따라 면역세포 유인물질인 류코에그레신의 합성량이 달라지며, 그 합성량의 많고 적음에 따라 발산되는 파동의 강약 또한 달라질 것이다.

염증반응으로 조직에 출현하는 생화학 물질로는 히스타민을 위시한 15종의 혈관투과성 인자들, 류코에그레신을 포함한 9종의 백혈구유인인자들, 3종의 단백질 분해효소 그리고 백혈구의 탐식기능을 높여주는 2가지 보체가 있다. 이들 성분간의 조합에 의해 수많은 메시지를 담은 변조파동이 만들어질 것이다.

면역계는 염증조직에서 방출되는 파동을 모니터링하여 염증의 정도와 염증의 지속성에 대한 정보를 '통합생명장'에 전달하고 통합생명장은 과립구와 대식세포를 동원한 단기전으로 면역반응을 마무리할 것인지, T세포와 B세포의 주관 하에 자가항체를 만들어서라도 조직을 와해시킬 것인지, 진행은 빠르게 할런지 완만하게 조절해 갈런지 등을 결정할 것이다.

그 결정이 T세포와 B세포 조직으로 구성된 임파구 부대로의 작전권이양과 그에 따른 장기조직의 해체 쪽으로 가닥이 잡힌다면 자가면역현상은 불가피한 일이 되고 만다. .

자가면역질환을 일으킨 사건에 대한 역학조사

언제부터 지금처럼 자가면역질환이 흔한 일이 되 버렸을까? 자가면역질환이란 개념이 희박했던 필자의 유년시절로부터 어디에서나 흔한 질병이 돼버린 현재에 이르기 까지, 그 사이에 어떤 사건들이 벌어졌는지를 추적해 본다면 큰 재정지원 없이도 비교적 정확한 역학조사가 이루어질 수 있을 것이다.

자가면역질환은 첫째 세포막 구조물과 세포내 소기관을 파괴시키는 과다한 공해물질의 출현, 둘째 흉선에서 제거되지 않은 비정상 T 임파구의 활동, 이 두 가지가 발단이 되어 조직세포와 면역세포 간에 통신교란이 발생하면서 시작된다.

자가면역질환은 면역세포가 자기세포를 제거해 나가는 작업이다. 따라서 자가면역질환은 제거대상인 세포와 제거주체인 면역세포, 이 둘의 문제점에서 출발한 사건임이 분명하다. 그렇기에 자가면역현상에 대한 유전학적, 면역학적 차원의 기전설명은 대단히 복잡한 일이 될지언정, 원인이 무엇인지를 알아보는 일만큼은 극히 단순한 사안에 속한다. 또한 원인이 밝혀진 이상 해결 방법 또한 모호할 하등의 이유가 없다. 자가면역질환에 대한 역학조사를 벌여 자가면역질환의 두 가지 발생 원인을 만든 원인을 추출해 보도록 하겠다.

• 세포막 구조물과 세포내 소기관을 파괴시킨 과다한 공해물질의 출

현, 제 1탄 : 식용유의 과잉 섭취

인체는 70%가 물로 채워져 있다. 그 물이 아무런 통제 없이 세포를 들락거리게 된다면 우리는 봄비의 낭만을 즐기는 일에도, 욕조에 몸을 담그는 일에도 목숨을 걸어야 할 것이다. 다행히 세포 안팎의 물이 쉽게 들락거릴 수 없도록 기름으로 만들어진 세포막이 수문역할을 해주고 있기에 목숨을 부지할 수 있는 것이다.

그런 세포막이 고온으로 가열한 식용유나 산패된 기름, 마가린과 같은 불량 기름으로 채워지면 세포막은 마르지 않는 〈활성산소 공급기지〉가 된다. 활성산소의 공격으로 세포막이 과산화되어 이웃 세포나 면역계, 신경계, 내분비계와 통신하기 위해 세포막에 설치해 놓은 수백만 개의 안테나와/이온 채널/영양분, 노폐물의 출입통로/수용체(receptor)가 망가진 세포는 정상적인 통신기능과 신진대사 기능을 상실하게 된다.

송신음과 수신음에 잡음이 섞여 통신품질이 떨어지고, 정도가 심해지면 면역, 신경, 호르몬계와 통신이 두절되어 정상기능을 잃은 외톨이 세포는 면역계의 제거대상이 된다.

또한 세포는 면역계에게 자신이 인체를 구성하고 있는 정상세포임을 알리고 다른 이물질이 세포 안에 들어오면 이를 면역계에 신고하는 MHC라는 이름표를 세포막 위에 표시해 두고 있는데, 이름표가 불량 기름으로 코팅되고 여기에 수은이나 납 등의 중금속, 살충제 성분이 결합하면 T임파구와 면역계의 비밀요원인 NK세포는 이를 이

물질로 간주, 이들을 제거하기 위한 자가면역반응을 일으킨다. 면역반응의 핵심은 '자기와 비자기(self and non-self)'를 정확히 구분해 내는 것에 달려있다. 자가면역질환이 두려운 이유는 '자기와 비자기'를 나누던 경계선이 모호해진다는 데에 있다.

모든 인체 세포마다 달고 있는 명찰인 MHC는 면역계가 자기세포와 비자기세포를 명확히 구분하는데 절대적으로 필요한 인식표다. 그런데 어느 날 명찰에 여태껏 본적이 없는 이름이 쓰여 있게 되면 그 곁을 지나던 T세포는 숙청작업에 돌입한다. 명찰의 훼손범위가 세포 몇 개 정도에 그친다면 세포갱신이라는 건강유지 차원의 일로 끝나고 말겠지만 그 범위가 조직 전체가 돼 버린다면 그것은 생명을 담보하는 계엄사태가 되는 것이다.

예전 방앗간에서 참깨를 압착하여 만든 참기름을 소주병에 담아 먹던 시절에는 식용유의 섭취량도 적었을 뿐더러 제조과정에서 필수영양소가 파괴되는 일 또한 우려할 수준이 아니었기 때문에 식용유는 건강유지 요소로서의 가치를 지니고 있었다.

그러나 현재 공장에서 대량 생산되어 나오는 식용유는 더 이상 고소한 향이 나는 안전한 필수지방산의 공급원이 아니다. 씨앗에서 추출된 기름은 불포화 지방산으로 공기 중에서 금세 산패되는데 이를 막기 위해 수소가 첨가되는 수소화 공정을 거치게 된다.

그 외에도 정제, 표백, 탈취, 보존제 주입과정이라는 그야말로 주리를 트는 고문을 겪고 나온 식용유는 압착하여 짜낸 예전의 식용유와는 기름이라는 공통점을 빼고 나면 전혀 별개의 물질이다.

공장에서 만들어진 식용유는 제조공정 중 비타민과 레시틴, 셀레늄 등의 필수 영양소가 제거되고 토코페롤, 베타카로틴 등의 천연 항산화제가 자취를 감춘다. 더욱 문제가 되는 것은 산패를 막기 위한 합성 항산화제를 넣게 되는데 이들이 과산화되면 간암을 일으킬 수 있을 정도의 독성물질로 바뀐다는 사실이다.

또한 영양소의 파괴뿐만 아니라 제조 과정에서 수소화 과정을 겪고 고온에 화상을 입은 식용유는 기본 틀도 변하여 '트랜스 지방산'으로 변신하게 된다(자연계에서 트랜스형이 차지하는 비율은 5%이내이다). 트랜스 지방산은 모든 만성질환의 원인인 염증을 유발하며 이때 활성산소가 발생한다.

인체에서 분비되는 여러 호르몬이 생리작용을 일으키기 위해서는 세포막 수용체와의 결합이 꼭 필요한데 트랜스형 지방산의 비율이 높아진 식용유를 섭취하면 호르몬과 수용체의 구조와 기능에 변성이 일어나 신호전달체계가 교란되어 세포내 대사에 이상이 발생한다. 또한 트랜스 지방산으로 만들어진 세포막은 유연성이 떨어져 쉽게 부서진다.

생명장의 측면에서 보았을 때 식용유의 대량 섭취가 지닌 가장 큰 문제점은 변성된 세포막으로 둘러싸인 세포가 방출하는 파동이 건강한 세포에서 발산되는 파동과 달라지면 면역계가 이 세포를 숙주세포가 아닌 외부물질로 인식할 가능성이 높아진다는 데에 있다.

이렇게 세포로부터 파동변화가 일어났음에도 불구하고 면역계가 즉각 외부물질로 인식하여 공격해 들어오지 않는 이유는 본격적인 면역활동이 필요하다고 판단되는 일정수준이 되기까지 면역계는 '면역관용' 을 베풀기 때문이다.

면역관용이란 집회현장에서 경찰의 대응에 비유될 수 있다. 집회가 열린 것만으로 경찰이 최루탄을 쏘거나 곤봉을 휘두르진 않는다. 시위대의 행동추이를 주시하다가 시위대의 규모와 시위 성향이 임계치를 넘어섰을 때 비로소 공권력이 행사된다. 본격적인 시위 진압작전을 펴기 전까지 경찰력 행사가 자제되는 현상, 이것이 면역관용이다.

그런데 면역관용이 더 이상 허락될 수 없는 상황, 즉 면역계를 자극할 만한 또 다른 염증반응이 추가되는 상황(백신접종, 감기로 인한 장기의 염증, 스트레스)이 벌어지면 면역계는 면역관용을 포기하고 전투대형을 갖춰 이물질로 인식해 놓았던 세포의 제거 작전, 즉 자가면역현상을 일으킨다.

야채과일, 견과류, 한류생선 속에 들어있는 신선한 기름을 섭취하여 세포막의 송수신 안테나를 바로 세우고 세포의 이름표인 MHC를 선명하게 손질해 놓는다면 불량세포로 낙인찍히는 수모를 당하는 일은 없을 것이다.

• 세포막 구조물을 붕괴시킨 3 요소의 출현, 제 2탄 : 해열진통제의 범람

1970년대 까지만 해도 해열진통제의 혜택(?)을 볼 수 있었던 사람은 소수에 불과했다. 필자의 경우도 어려서 감기로 열이 펄펄 끓어오르게 되면 뜨거운 방에 이불을 푹 뒤집어 쓰고 밤새 땀을 빼고 나서, 아침나절에 비록 기운은 없지만 밤새 흘린 땀으로 해열이 되고 체내 염분이 부족해져서 황새기 젓이나 굴비가 입에서 당길 만큼 입맛이 돌아와 있곤 하였다. 병원에 가거나 약국에 가지 않고도 또래의 아이들은 그렇게 감기를 앓다가 또 그렇게 나았다. 그때는 오한 발열의 감기증상에 꼭 약을 먹어야 한다는 강박관념이 대부분의 사람에게 없었던 시절이다.

가장 흔히 사용되는 해열진통제 성분인 AAP(acetaminophen)는 간에서의 해독과정 중 NAPQI라는 중간대사산물로 바뀌는데 이 물질은 세포막 단백질과 결합, 세포막 위에 설치된 구조물들을 파괴하는 탁월한 능력을 지니고 있다. NAPQI에 의한 세포막의 손상은 정상체온일 때보다 고열일 때 더욱더 변화무쌍하게 진행된다.

그런데 해열제는 고열인 때 더 많이 먹게 된다. 세포막 위에 설치된 안테나와 수용체, MHC의 손상 정도에 따라 면역계의 면역관용이 베풀어 질 수도 면역계의 공격모드 스위치가 켜져 자가면역이 진행될 수도 있다.

현대의학에서도 약물이 자가면역질환의 원인이 될 수 있다고 추측하여 히드랄라진이라는 중증의 고혈압환자에게 처방되는 동맥혈관 이완제를 자가면역질환의 배후 약물로 지목하고 있다. 히드랄라진은 활성산소를 만들어 세포내 DNA를 손상시키는데, 손상된 DNA가

MHC에 의해 전시되면 면역계는 이 약물에 의해 파괴된 세포를 남으로 인식하여 면역반응을 일으킨다.

그렇지만 이 약물이 자가면역질환의 일반화에 끼친 공로는 진공에 가까울 만큼 희박하다. 해운대에서 연기를 내뿜으며 파도를 가르는 물체가 목격되었다면 그 물체가 해병대의 수륙양용장갑차일 가능성보다는 유람선일 가능성이 훨씬 높다. 이처럼 자가면역질환의 원인 약물로 작용하는 것은 특수한 고혈압약이 아니라 가정상비약으로 늘 우리 곁에 두고 있는 해열진통제다.

해열진통제의 부작용 난에 자가면역질환을 일으킬 수 있다는 직접적인 경고문구가 쓰여 있지는 않지만 해열진통제의 반복 복용은 면역계에게 자신을 남으로 인식하도록 유도하는 메시지를 반복해서 보내는 일이다. 해열진통제는 사용설명서에 나와 있듯이 피부, 간장, 신장, 심근 조직을 괴사시킬 수 있는 파괴력을 지닌 약물이다. 결코 순한 양이 아닌 것이다.

• 세포막 구조물을 붕괴시킨 3 요소의 출현, 제 3탄 : 예방접종의 의무화

고전적 국민의 3대 의무인 납세 · 국방 · 교육의 의무에 덧붙여 백신접종 의무가 부가되면서 자가면역질환은 필연이 되고 말았다. 해마다 되풀이 감수해야 하는 대형 구조물의 안전사고가 안전 불감증이 만든 예고된 필연이듯이, 전염병 예방이라는 미명아래 강요되고 있는 백신접종은 끊임없는 건강상의 안전사고를 우연이 아닌 필연으

로 만드는 사고뭉치다. 홍역을 예방해 준다는 홍보에 혹하여 당시 여유 있는 집 사모님들이 호기심으로 예방주사를 맞히기 시작하던, 필자가 7살이 되던 해인 1972년의 일이다.

무슨 물건이었는지 기억엔 없으나 가지고 싶은 것을 사주시겠노라는 어머님의 꼬임에, 들뜬 마음으로 마냥 신이 나서 읍내를 걷고 있던 중, 잡고 있던 손을 스르르 놓으시려는 어머니에게서 무언가 분위기가 심상치 않음을 느끼는 순간, 간호사를 포함 4~5명의 손에 들려 한양의원이란 곳으로 납치되는 사건이 벌어졌다.

필자의 저항이 거셀 것을 염려하신 어머니가 미리 병원에 알려 어린 나를 포박하려는 음모를 꾸며 놓으셨음을 알게 된 것은 허공에 번쩍 들려 저녁노을을 누워서 바라볼 수 있게 된 다음의 일이다. 나의 저항은 예상했던 대로 거세어 두르고 있던 혁대가 끊어지는 사건이 벌어졌다. 힘에 굴복되어 '라이루겐'이라고 기억되는 홍역예방주사를 맞기는 하였지만 내 몸에 해로울 것이라는 직감이 허리띠가 끊어지도록 그토록 저항케 만들었던 것이다.

예방주사를 맞지 않아야 되는 가장 단순한 이유는 현재 국내에서 생산되는 많은 종류의 백신에 '치메로살'이라는 수은이 함유된 방부제가 들어있다는 점이다. 생물학적 제제인 백신이 변질되는 것을 막기 위해 사용하는 이 방부제에 들어있는 수은은 어린아이의 중추신경과 결합하여 신경세포에 오작동을 일으킬 수 있는 양으로 작용한다.

수은이나 납 등의 중금속은 신경조직이나 연골조직과의 친화력이 다른 물질에 비해 강하기 때문에 이들 조직과 한번 결합하게 된 중금속은 통상의 식이요법으로는 배출을 기대할 수 없다. 백신접종뿐만 아니라 중금속에 오염된 농축산물을 다년간 섭취하는 일 또한 대단히 우려스러운 일임은 재론의 여지가 없다.

아이가 취학하기 전까지 맞도록 소아과학회에서 권장하는 백신의 종류는 9가지에 접종 횟수는 무려 20회를 넘는다. 이렇게 자주 백신에 노출되면 백신에 의한 면역기능장애는 둘째 치고 수은 그 자체에 의해 회복하기 어려운 신경손상이 일어난다(자폐아동 급증의 원인이 예방백신에 들어있는 수은으로 인한 뇌신경장애 때문이라는 것은 이미 여러 차례 보고된 바 있다). 아기가 세상 빛을 보는 순간부터 간염백신 주사바늘을 필두로 취학 전 아동에게 맞히는 MMR백신에 이르기까지 빽빽이 들어찬 백신접종 스케줄은 늘 아이의 성장과 함께 한다. 그러다 보니 이제는 아예 한번 병원에 갔을 때 4, 5종의 백신을 한꺼번에 맞히는 경우도 있다고 한다. 물론 이것은 목숨을 담보로 하는 일이다.

취학 전까지 연 평균 3회의 예방접종을 받아야 만이 비로소 초등학교에 취학할 수 있는 기본요건이 갖추어지게 되는데 과연 이런 예방접종이라는 것이 아기의 첫 호흡과 함께 해야 할 만큼 절박한 것이며 '그토록 많은 횟수의 예방접종이 정말로 필요한 것일까?' 하는 강한 의문이 들지 않을 수 없다. 대부분 현대의학이 마련해 놓은 예방접종프로그램이 자신과 자녀를 병마로부터 지켜줄 수 있는 부적이라고 생각하고 있을 테지만 말이다.

이렇게 중금속으로 오염된 신경이나 연골조직은 면역세포의 제거목표가 되어 자가면역현상이 키워지는 텃밭이 된다.

예방 백신들은 하나같이 '전염병 예방' 이란 기치아래 마치 건강의 수호천사처럼 미화되어 있다. 하지만 백신은 인체의 외곽 면역계를 거치지 않고 혈류에 직접 투입되기 때문에 면역계가 가장 극렬히 반응할 수 밖에 없는 대단히 위험스런 이물질이다.

동물들은 평소 수많은 외부 미생물과 바로 코앞에서 대치하고 있다. 공기와 같이 눈에 보이지 않을 뿐, 그들은 어엿한 대기의 구성 성분이다. 그러면서도 동물들이 저 마다 삶을 그들에게 핍박받지 않고 안전하게 꾸려 나가고 있는 것은 이중 삼중의 면역방어가 외부 미생물들이 체내에 들어와 살아 갈 수 있는 기회를 좀처럼 내주지 않기 때문이다.

그런데 겹겹으로 짜여진 면역계를 거치지 않고 백신이라는 트로이 목마를 타고 곧바로 혈류에 직접 침투할 수 있는 기회를 얻게 된 미생물들은 마음껏 인체를 유린할 수 있는 절호의 기회를 얻게 된다. 텅텅 비어 있는 주차장을 만나 신이 난 미생물들은 파킹하기에 편안 조직이나 장기에 보금자리를 틀고 세포사냥에 나선다.

이렇게 바이러스 유전자로 오염된 세포나 세균의 독소에 의해 침식된 세포는 더 이상 정상 생명장 파동을 낼 수 없게 되고 면역계는 얼마 전까지만 해도 정상적인 생리기능을 수행하던 세포들을 제거하기 위한 공격채비를 갖추게 된다. 백신제조 과정에서 미생물들이 '약독화 내지는 무독화되었다' 고 하는 말을 '안전하게 되었다' 는 말로 오해하지 않길 바란다. 그들에게는 자신의 조직 중 일부의 조각만으로도 원래의 본성을 되찾을 수 있는 홀로그래픽 처리가 되어있기 때문이다.

• 흉선에서 제거되지 않은 비정상 T임파구의 활동

모든 반응은 상대계에 의해 이루어진다. 손바닥이 서로 마주쳐서 소리가 나듯, 자가면역현상 또한 일방적인 세포의 결함으로만 한정 지을 수 없다. 따라서 제거대상인 조직세포의 문제뿐만 아니라 제거주체인 면역세포의 허물 또한 논해야 한다.

이물질을 인식해서 B세포에게 항체 생산을 주문하는 T세포와 항체를 생산하여 면역반응을 일으키는 B세포 모두 골수에 있는 간세포(stem cell)로 부터 만들어 진다.

골수에 남아있게 된 간세포는 B세포(B는 골수를 의미하는 bone marrow의 첫 글자)가 되고 흉선으로 이동한 간세포는 T세포가 된다. 그렇지만 흉선으로 이동하여 분열, 증식된 모든 T세포가 면역계의 일선에 배치되는 것은 아니다. 훈련과정을 마친 T세포들은 면역세포로서의 합당한 자질과 자격을 갖추고 있는지, 두 과목의 검정시험을 치르게 된다.

한 가지는 자기와 비자기를 구별할 수 있는가에 대한 〈인식능력 테스트〉이고 다른 하나는 자기에겐 면역 반응을 일으키지 않을 수 있는가에 대한 〈자제력 테스트〉이다. 두 과목에 모두 합격한 3~4%의 T세포만이 선발되어 면역기능을 수행하게 되고, 검정 시험에서 낙제점을 받은 T임파구는 어팝토시스(apoptosis : 세포자멸)하게 된다.

세포막 구조물과 세포내 소기관을 파괴시키는데 동원되었던 오염 물질들이 고스란히 흉선에도 악영향을 미쳐 흉선의 고유 기능인 T세포의 훈련 · 검정기능과 비정상 T세포의 탈락기능을 위축시켜 놓는다.

흉선의 '살생부 형장'에서 탈옥한 비정상 T 세포는 자기와 남을 구별하지 못한 채 인체 세포물질을 이물질로 인식하게 되고, 이런 T세포로부터 오보誤報를 전해들은 B세포는 아군을 표적으로 삼는 자가 항체를 만들게 된다.

세포성분의 변화로 인한 것이든 흉선 기능의 위축이 발단이 되었든, 그 무엇으로부터 유도되었든 간에 자가면역현상의 근본 원인은 평소 무심하게 먹고 마시고 숨쉬어 왔던 것에 있다. 공사장이나 디젤 차량에서 나오는 PM 10(particulate matter 10, 10㎛ 미만의 미세입자) 이나 PM 2.5(2.5㎛ 미만의 미세입자)의 증가 / 열 병합 발전소의 다이옥신 분출 / 합성세제 / 오존층 파괴로 대표되는 환경오염과 공업용수와 질소비료 / 농약으로 키워진 농작물의 식탁점거 / 성장촉진제와 중금속으로 오염된 축산물과 그 가공식품들 / 식품첨가물과 변성기름으로 범벅이 된 인스턴트식품 / 간의 해독력을 누란지위累卵之危의 상태로 몰고 간 다국적 제약사의 증상 완하제들에 의한 인체오염, 특히 간장의 오염은 현대인이 겪고 있는 모든 만성질환의 뿌리가 되었다.

또한 모든 오염물질들은 인체 세포에 무수한 활성산소 발전소를 건설하여 손쉽게 나을 수 있는 질병조차도 난치병으로 만들어 가고 있다. 바야흐로 의학이 환경의학으로 옷을 갈아입을 때가 도래한 것이다. 인체만을 바라보아서는 문제해결의 실마리가 풀리지 않는 시대를 현 인류가 살고 있기 때문이다.

우리가 굵디굵은 뿌리를 잘라내는 일을 미뤄둔 채 줄기를 걷어내는 일에만 열중하게 된다면 근본치유는 결코 기대할 수 없는 일이 될 것이다. ① 백신 접종, ② 해열진통제의 복용, ③ 식용유 섭취를 단절하는 일은 가장 굵은 뿌리 세 가닥을 잘라내는 일이다.

이 세 가닥의 뿌리가 무성하게 자라도록 방치해 둔다면 면역계는 우리가 착한 사람인지, 인류의 영적지도자가 될 만한 인물인지를 전혀 고려치 않은 채, 무참히 우리 몸을 전복시키려 들 것이다. 자가면역은 개인의 인간적 가치와는 상관없이 진행되는 자연현상이기 때문이다.

2

백신과 해열진통제가 만든 소아 당뇨병

당뇨병이라는 이름을 공유하고 있지만 생활 습관병인 성인형 당뇨병(Type II, 2형 당뇨병 : 인슐린 비의존형 당뇨병)과 급작스런 췌장의 베타세포의 파괴로 인슐린 분비능이 20% 이하로 떨어져 생기는 소아형 당뇨병(Type I, 1형 당뇨병 : 인슐린 의존형 당뇨병)은 원인에 있어서 만큼은 동명이병同名異病이며 출발역이 서로 다른 별개의 노선이다.

다른 출발역, 같은 종착역

성인형 당뇨병과 소아형 당뇨병은 출발역이 다르며 운

행속도 또한 다르다. 요즘은 10대 청소년도 2형 당뇨병에 걸릴 정도로 '성인형 당뇨병 노선'의 운행속도가 빨라졌지만 눈 깜짝할 사이에 종착역에 도착하는 소아형 당뇨병 노선에 비한다면 매우 느린 편이다. 그러나 서로 반대편 기슭에서 시작한 등산이라도 지향하는 정상은 하나이듯, 출발역은 서로 달랐지만 이 둘은 같은 종착역에 도착한다.

단지 1번 플랫폼에 도착하는가 2번 플랫폼에 도착하는가의 차이만 있을 뿐이다.

이 두 노선 사이에 지연형 자가면역성 성인형 당뇨병(Type 1.5, LADA : latent autoimmune diabetes in adults)이라는 1.5형 당뇨병이 있다. 숫자가 말해주듯 Type 1.5는 Type 2가 Type 1로 진행하는 과도기에 나타난다. 1.5형 당뇨병은 성인형 당뇨병이 발전한 모델로서 성인형 당뇨병이 중간역을 지나 기관차를 바꿔 달면서 운행속도가 빨라진 경우이다.

기존 현대의학에서는 인슐린 분비능, 자가항체 출현에 따라 당뇨병을 1형, 1.5형, 2형 세 가지로 구분짓고 있지만 그보다는 이들 세 가지 당뇨병을 〈급성형과 만성형〉, 즉 인슐린을 분비하는 췌장이 급격히 파괴되느냐 오랜 세월을 두고 파괴되느냐의 차이로 구분하는 것이 발병원인을 이해하는데 더 유용한 구별법이라고 생각한다. 소아형 당뇨병은 〈급성〉에 해당하며 성인형과 지연형은 〈만성〉에 해당한다.

급성형은 면역반응이 강하고 빠른 속도로, 만성형은 약하고 느리게 진행함을 의미한다. 즉 면역계의 반응양식에 따라 당뇨병을 만성형과 급성형으로 나눌 수 있으며 각 유형에 따라 인슐린 분비능력에 차이가 나타나는 것이다.

만성형인 성인형 당뇨병은 노폐물의 증가로 인체의 자정능력이 급격히 떨어지는 시점인 장·노년기에서 발병율이 높게 나타나며 발생하기 까지 비교적 오랜 시간이 걸린다. 한 평 남짓한 식탁에 주부가 올려놓은 음식과 그 음식을 먹고 활동하는 동안 받은 스트레스가 원인으로 작용하기 때문이다.

이에 반하여 급성형인 소아형 당뇨병은 정상이던 아이가 췌장염증이 급속히 진행되어 단 며칠 만에도 나타날 수 있으며 오래 걸린다 하더라도 대부분 청소년이 되기 전에 발생하는 것이니 만큼 그 원인은 짧은 시간 동안 엄청난 결과를 만들어 낼 수 있는 탁월한 능력을 지닌 그 무엇, 즉 잘못 투약된 약에 있다.

원인과 출발은 달랐지만 만성 백혈병이 가속기를 거쳐 급성기에 이르러 급성 백혈병과 임상증상이 같아지듯이 만성형인 성인형 당뇨병도 일정기간 만성인 상태를 지속하다가 〈약물과 스트레스, 활성산소의 발생량 증가〉로 인한 충격량이 임계치를 넘게 되면, 췌장의 랑게르한스 섬이 파괴되어 어느 순간 인슐린 분비가 급격히 떨어지면서 급성형인 소아형 당뇨병의 형태로 전환되어 진다.

이렇게 인체에 가해진 충격이 누적되어 당뇨병이 만성모드에서 급성모드로 주행 기어를 변속할 때 면역계의 대응패턴에도 변화가 일어난다. 인슐린을 분비하는 췌장의 베타세포에 대한 면역계의 대응이 면역관용에서 면역반응으로 방향을 선회하는 것이다.

성인형 당뇨병을 위시한 생활습관병들은 식물영양소를 배제한 채 고 지방, 고 탄수화물을 주로 섭취하여 간장이 LDL(low density lipoprotein : 저밀도 지단백)을 필요 이상으로 만들어 전신조직에 공급하면서 시작된다. 일명 나쁜 콜레스테롤(bad cholesterol)이라고 알려져 있는 LDL은 활성산소의 공격을 받기 전까지는 세포막을 구성하는 유용한 성분이다. LDL이 지탄받는 이유는 이것이 조직세포를 향해 혈액을 항해하는 도중 활성산소라는 해적의 공격을 받아 과산화지질이 되면서 그 이후론 모든 만성 질환의 원인인 만성 염증을 일으키는 문제아가 된다는 점 때문이다.

면역계의 개입

LDL이 활성산소의 공격을 받아 과산화지질로 변하여 혈관벽에 달라붙으면 이를 이물異物로 인식한 대식세포가 맹꽁이처럼 배가 볼록해질 때까지 이들을 먹어 치운다. LDL을 배불리 먹어 거동이 불편하게 된 대식세포를 foaming cell이라 하는데 이것이 혈관벽에 달라붙어 혈관벽에 염증을 일으킨다. 이 때 염증이 발생한 세포에서 싸이토카인(cytokine)이라는 염증 유발물질이 흘러나온다. 싸이토카인이 세포막 표면의 인슐린 착륙장을 점령, 포도당 전용 출입문이 열리지 않게 되면 인슐린은 충분한데 혈당은 높은 상태, 즉 인슐린 저항이 일어난다. 인슐린 저항성은 맹꽁이 대식세포가 많아질수록 커진다.

한편 싸이토카인은 면역반응 개시 신호탄으로 작용, 호중구라는 백혈구를 불러 모아 활성산소를 내뿜게 한다. 활성산소의 사정권에 들어있는 인슐린 수용체는 파괴되고 인슐린 저항성이 증가된다. 이와 같은 사건이 대규모로 일어나 인슐린 저항성이 임계치를 넘어설 때쯤이 되면 활성산소에 의한 유전자 변이도 함께 일어나게 된다.

이때가 자가항체가 출현하는 1.5형 당뇨병이 모습을 드러내는 시기다. 성인형 당뇨병이 비로소 자가면역질환의 성격을 띠게 되는 것이다.

성인형 당뇨병이 1.5형 당뇨병으로 진입하면서 면역계의 간섭이 심해진다. 발병초기에는 성인형 당뇨병과 같이 경구 혈당강하제로 혈당이 조절되다가 약 3년 정도가 지나면서 췌장의 베타세포가 파괴되어 인슐린 생산량이 급격히 줄어든다. 소아형 당뇨병에서처럼 자가항체가 활동을 시작하면서 자가면역이 진행된 결과이다. 3년이란 세월을 잠복기로 지내는 동안 면역계는 베타세포에 대한 면역관용을 서서히 해제하면서 보호모드에서 공격모드로의 전환채비를 하고 있었던 것이다.

2형으로 출발한 당뇨병은 저항기에 접어들어 1.5형 당뇨병이 되고 악화원인이 제거되지 않은 채 일정시간이 흐르게 되면 스트레스반응의 3단계인 포기상태로 진입하여 인슐린 생산량이 급격히 줄어들면서 소아형 당뇨병으로 옷을 갈아입는다.

이에 반해 소아형 당뇨병은 대부분 발병 초기부터 면역계가 대식세포와 T세포를 동원하여 췌장세포를 공격하는 질환이다. 대식세포는 췌장의 베타세포를 더 이상 아군으로 인식하지 않고 이물질에 대해서 취하던 항원인식작업(대식세포 표면에 자신이 잡아먹은 적의 잔해를 전시해 놓아 지나가던 T세포에게 적의 침입을 신고하는 일)을 벌여 면역계에 비상경계령을 내린다.

살해 T세포는 항원으로 신고, 접수된 세포로 출동하여 공격에 나서고 헬퍼 T세포는 염증유발 폭탄인 싸이토카인을 살포하여 어팝토시스(apoptosis : 염증이 복구할 수 없을 정도로 심각하다고 판단되면 자살유도 유전자가 작동하여 세포 스스로 목숨을 끊는 현상)가 일어나도록 면역반응을 독려한다. 이것으로 여의치 않으면 면역계는 마지막 수단으로 B세포에게 자가항체를 만들도록 하여 인슐린 분비기지인 랑게르한스 섬을 초토화 한다.

소아형 당뇨병의 배후, 백신과 해열진통제

어떻게 자신이 자신을 해치는 것처럼 보이는 괴이한 변고가 일어나게 되는지 그 실마리를 찾아보도록 하자. 췌장의 인슐린 생산기지가 초토화 되어 생기는 당뇨병에 대해 청소년형도 아니고 더욱이 성인형도 아닌 소아형이라 칭하며 나이와 연관 지어 병명을 삼게 되었는지 그 배경을 살펴보면, 그것만으로도 간단히 사건의 전모를 파악해 낼 수 있다. 소아라는 단어 속에 소아당뇨병의 발생원인과 과정이 함께 숨어있는 것이다.

성인보다 초등학생에게 특히 불리하게 작용하는 것이란 과연 무엇일까? 그 무엇이 소아형 당뇨병이 초등학생에게 집중되어 나타나도록 한 것일까? 이 두 가지 물음에 대한 대답에 소아당뇨병의 발생원인과 예방법이 서로 포개져 있다.

그 답은 일생 동안 맞을 예방백신이 초등학교 취학 전에 집중적으로 접종 된다는 사실 하나와 미 취학 아동이 해열진통제의 부작용에 특히 취약하다는 점, 이 두 가지다. 초등학교에 입학하기 전, 이미 20여 차례에 가까운 백신을 맞았다는 사실은 최소한 독감에 20여 차례 걸린 것과 맞먹는 위험성에다 백신 속에 보존제로 첨가된 수은의 해악이 더해진 것을 의미한다.

이 계산은 덧셈이라는 최소 피해액 산정방법을 적용했을 때의 일이다. 보통은 곱셈이 되든가 최악의 경우엔 결과값이 몇 제곱이 될 때도 있다. 단순히 수은의 피해를 놓고 보더라도 백신 접종엔 커다란 위험이 잠재되어 있다. 중금속들의 공통적 특성인 신경조직과 연골조직에 대한 친화성 때문이다.

아말감의 형태로도 얼마든지 세포독성이나 신경독성을 발휘할 수 있지만 더욱이 경구가 아닌 주사의 형태로 수은이 혈액순환계에 직접 침투되는 경우라면 투입된 양이 미량이라 할지라도 그 결과는 결코 미미하게 끝나지 않는다.

더 큰 문제는 그것이 한번이 아니라 수십 차례에 걸쳐 진행된다는 사실이다. 유입된 수은이 반데어 발스 력(Van der Waals' force)에 의해 세포막에 달라붙으면 대식세포가 이를 적의 침입으로 인식하여 활성산소(O_2^-)를 방출, 세포를 사멸하려 든다.

O_2^-는 자동적으로 과산화수소(H_2O_2)가 되고 체내에 존재하는 2가 금속인 구리나 철 이온과 만나 하이드록실기(·OH)를 만든다. 이들 활성산소류가 난동을 부려 이웃 세포와의 통신을 위해 세포막에 설치해 놓은 송, 수신 안테나와 세포막 그리고 유전자를 망가뜨려 놓는다.

결국 세포는 생명장과의 대화가 단절되고 토사구팽이라고나 할까, 면역계는 망가진 세포를 이물질로 인식하여 제거대상으로 삼아, 순차적인 면역반응을 준비한다. 전염병을 예방한 것이 아니라 자가면역을 일으키는 필연을 불러 들였던 것이다.

이처럼 소아형 당뇨병이 초등학생에게 집중적으로 발생하게 되는 첫 번째 이유는 취학 전에 이루어지는 집중적인 백신접종에 있다.

백신 속에 든 바이러스나 그 잔해는 인체를 공격할 수 있는 능력이 제거되었다고 한다. 하지만 백신에는 미생물에 담겨져 있던 유전정보가 그대로 잔존해 있어 그것만으로도 미생물이 가지고 있던 파괴본능이 충분히 되살아 날 수 있다. 잘게 부숴도 그들의 미션이 소멸되지 않도록 그들은 미생물의 삶을 시작할 때부터 이미 홀로그래픽 처리되어 있기 때문이다. 백신을 맞는다는 것은 바이러스에게는 인체를 공략하는데 있어 이보다 더 좋은 노마크 찬스가 따로 없다. '주사침'이 1차 면역 관문인 피부나 점막을 거치지 않고 곧바로 순환계로 침입할 수 있는 교두보가 되어주기 때문이다.

아무런 저항 없이 인체 깊숙이 입성하게 된 미생물의 잔재들은 창조주로부터 부여받은 미션인 생명체 분해작업을 성공적으로 마치기 위해 공략하기에 적합한 공격목표를 찾아 나선다. 그들 중에서도 특히 풍진이나 홍역, 유행성 이하선염을 일으키는 바이러스를 균주로 한 백신은 〈췌장 친화성〉이 강하여 췌장세포에 둥지를 틀게 되는데 필자가 짐작하기로는 아마 이들은 인슐린에 대한 화학 유주성, 즉 인슐린의 냄새를 맡아 이동하는 본능을 타고난 것 같다. 마치 모기가 이산화탄소 배출량이 많은 임부를 찾아 공격하듯이.

그렇게 둥지를 틀고 있다가 면역계에 발각되면 면역계는 이들이 침입한 세포를 외부물질로 인식, 제거작전에 돌입하고 B세포는 췌장의 베타세포에서 작동하고 있는 유전자 또는 효소에 대한 〈자가항체〉를 만들어 미생물의 잔재에 오염된 조직전부를 제거하기 위한 지속적인 자가면역반응을 수행해 나간다.

백신접종 후 자가항체가 출현하기까지의 기간은 각 개인이 처한 생활환경에 따라 다르다. 그 기간을 줄이는 중요변수로는 〈과자, 인스턴트식품, 육류, 식품첨가물, 해열진통제〉 등이 있다. 이 중 최고의 어시스턴트는 단연 해열진통제다.

이들 모두가 총동원되어 삼각파도가 만들어진 경우엔 자가항체가 출현하기도 전에 인슐린 생산기지가 흔적만 남은 채 자취를 감출 수도 있고, 다행히 중요 변수들이 조금씩 만 관여한 경우라면 몇 년이 걸려 자가항체가 출현하기도 한다. 초등학교 입학 전 접종한 백신의 후유증이 중학생이 되어 자가면역현상으로 나타나기도 하는 것이다.

백신의 불행은 백신접종에서 그치지 않는다. 백신을 맞고 나면 마치 감기에 걸렸을 때처럼 미열이나 고열이 나는데 이때 해열제가 투여된다. 현대의학의 지휘로 백신과 해열제가 단조短調의 2중주를 울리게 되는 것이다. 열을 그대로 방치만 해도 백신을 맞고 24시간 내에 발생하는 급성 후유증은 상당부분 막을 수 있다. 그러나 열이 나기 시작하면 오래된 습관처럼 해열진통제를 먹이게 되는데 이것은 진정 해서는 안 될 가장 잘못된 셀프-메디케이션이다.

가뜩이나 췌장세포가 백신에 오염되어 자가면역반응이 진행되려는 판국에 해열진통제를 여러 차례 투여하게 되면 부신피질 호르몬, 코티솔의 생산량이 줄어들어 염증반응이 가속되고 해열진통제 자체의 부작용으로 췌장조직이 괴사되어 면역반응의 강도가 커진다. 면역계와 해열진통제 간의 연합작전으로 순식간에 췌장이 파괴되고 마는 것이다.

소아당뇨병의 유병율이 초등학생에게서 높게 나타나는 두 번째 이유는 활동량 증가에 따른 감기 발생빈도의 증가와 감기에 사용되는 해열진통제에 대한 취약성에 있다. 초등학생은 다른 연령에 비해 신진대사가 매우 활발하며 그만큼 열 생산량이 많다. 그런데 앞서 설명하였듯이 소아의 단위체중당 체표면적(㎡/kg)이 성인에 비해 크기 때문에 소아는 감기에 걸렸을 때 오한으로 인한 열을 발산하기에 매우 불리한 입장이다.

따라서 오한으로 방출되지 못한 열이 쌓이면서 어른보다 빠르게 고열로 진행된다. 이때 당황한 나머지 체온이 효소의 최적 작동범위를 넘어 선 상태의 아이에게 현대의학은 해독 시스템에 가장 큰 부하를 거는 해열진통제를 먹이는 오류를 범하고 만다. 해열진통제의 해독을 위해선 간의 해독효소가 원활히 작동해 줘야만 하는데 고열에서는 이들 효소의 정상적인 작동을 기대할 수가 없다.

모든 화근은 〈감기이며 해열진통제〉다. 현대의학이 동원한 해열진통제와 냉각 해열법에 의해 극심한 고열을 겪게 되면 조직괴사가 일어난다. 이때 췌장세포의 내화성이 약한 아이는 췌장염 상태를 지나 췌장괴사, 즉 췌장부전이 일어나 인슐린 생산라인이 붕괴된다. 감기에 걸린 지 불과 7일 만에 이런 일이 벌어질 수 있다.

짧은 순간 일어나는 일이니 만큼 면역계가 자기항원을 인식하여 자가항체 생산라인을 준비하기도 전에 췌장이 화상을 입어 소아 당뇨병으로 확정되고 마는 것이다.

〈해열진통제와 냉각 해열법〉에 의해 자가면역성 소아 당뇨병이 발생하는 과정은 다음과 같다. 오한 발열이 지속되어 생긴 고열과 고열을 해결하기 위해 투입된 해열진통제가 NAPQI라는 중간 대사체로 바뀌면서 췌장을 공격하여 췌장염이 발생한다.

이 상태에서 염증을 유발시키는 요소들(패스트푸드, 식품 첨가물,

설탕, 대증 요법제 등)이 지속적으로 체내에 유입되면 췌장염이 치유되지 못하고 만성화 되어(만성염증은 자가면역질환의 원인이다) 췌장의 베타세포는 항원인식세포에 의해 더 이상 정상기능을 수행할 수 없는 세포로 낙인찍히게 된다.

뒤이어 헬퍼 T세포가 작동하여 B세포로 하여금 이물질로 인식한 자가항원을 처리할 수 있는 자가항체를 만들도록 지시한다. 이로써 자가면역성 소아당뇨병이 성립되는 것이다. 이렇게 해열진통제는 소아당뇨병의 원인인 췌장염과 췌장괴사를 일으킬 수 있는 저력을 지니고 있다.

또한 해열진통제는 강력한 LGS(장점막 누출 증후군) 유발물질로 작용하여 장 안의 부패균이 쏟아내는 독소와 노폐물들이 장점막을 타고 혈액을 오염시키도록 조장한다. 이로써 모든 대사의 중심축인 간장이 오염물질에 둘러싸여 자정능력이 위축되고 자연치유력을 온전히 발휘할 수 없게 된다.

안타깝게도 감기에 걸리기 직전 많은 양의 인스턴트식품을 먹었다면 해열제에 의한 피해액은 더 늘어난다. 수 m에 이르는 장 속에 이들 음식이 갇혀있는 동안 부패되면서 내뿜는 독소로 이미 기능이 저하된 간장의 해독능력이 더욱 위축되기 때문이다. 엎친 데 덮친 격을 만드는 것이다.

백신과 해열진통제의 테러로 췌장이 붕괴되었다는 비보를 접하게 되었다면 그 즉시 '그라운드 제로' 에서 췌장의 베타세포을 부활시킬 수 있는 단절요법을 실천에 옮기도록 하자. 일견 췌장이 회복 불능인 상태로 보인다 하더라도 완벽한 단절요법의 섭생이 이뤄지게 되면 가장 왕성한 생명력이 약동하는 시기인 만큼 자연치유력이 다시 살아나 인슐린이 샘솟기 시작할 것이다.

8

자가면역질환과 백혈병의 자연 치유법

1

자가면역질환 · 백혈병의 자연치유를 위한 단절요법

자가면역질환과 백혈병은 난치, 불치가 아니요 원인불명도 아니다. 자가면역질환은 현대의학이 방파제를 만들고 식품산업이 해변 가장자리에 모래를 쌓아 만든 모래성이다. 백혈병은 현대의학 혼자서 방파제도 만들고 모래톱에 모래를 돋워 만든 모래성이다. 결코 이들 모래성은 무쇠로 둘러싼 불가침의 철옹성이 아니다. 방파제를 허물기만 하면 백혈병은 나을 것이며 만조가 되면 자가면역질환은 사라지고 없을 것이다.

백혈병은 해열진통제가, 자가면역질환은 해열진통제와 백신 / 다국적 제약회사의 수많은 대증요법제 / 그 대증요법제 만큼이나 해로운 식품첨가물 / 그 식품첨가물로 코팅된 가공식품들 / 그리고 패스트푸드가 간장의 해독기능을 마비시켜 인체의 항상성을 뒤흔들어 놓은 결과이다. 따라서 이 질병을 만든 원인들로부터 완전히 격리되어 자유로워지는 것, 이것이 자연치유의 핵심이며 완전치유 상태를 유지하는 버팀목이다. 생로병사生老病死는 진리가 아니다. 그 보다는 생노사生老死가 더 진실에 가깝다. 삶을 병으로 인도하는 것들로부터의 단절이 이루어진다면 병사病死하는 일은 없는 것이다.

완전히 새롭게 되려면
완전한 단절이 필요하다

단절요법이란 증상에만 치중한 나머지 자연치유력을 훼손시켜 온 지금까지의 편협하고 잘못된 치료법으로부터의 격리를 의미한다. 단절요법은 딱히 자가면역질환과 백혈병에만 국한된 치유법이 아닌 모든 급·만성 질병 치유의 기본이며 면역, 해독, 복구기능을 정상화하여 자연치유력이 효과적으로 발휘, 유지되도록 하는 통합개념의 치유법이다.

단절요법은 치유에 제동을 거는 생활환경 요소에 대한 교정과 식료법에 대한 미시적, 거시적 고찰을 담고 있다. 단절요법을 이루는 각각의 세부적인 구성 내용은 대부분 자연과학이나 기초의학이 이미 밝혀놓은 것들로 전혀 새로운 것은 아니라 할지라도 기존 현대임상의학이 이어보지 못했거나 간과해 왔던 현상들을 통합개념으로 재해석, 재구성해 놓음으로써 일반인들 스스로 병을 예방하고 치유할 수 있는 능력을 배양하여, 끊어서 보는 현대임상의학의 단견斷見때문에 수 없이 파생될 수밖에 없었던 난치, 불치병을 이치易治, 가치可治의 대상으로 만들고자 함이 단절요법의 목표이다.

이 장에서 소개될 단절요법의 내용은 〈한 평 남짓한 가정의 식탁〉을 바꿈으로써 자연치유력이 되살아나 누구나 자연치유의 혜택을 누릴 수 있도록 구성되어져 있다. 비록 약료법에 대한 세부적인 내용은 생략되었으나 병의 초기에 진입한 모든 사람의 모든 증상이 원래상태로 되돌려질 것이며 이미 현대의학에 너무 오랫동안 의지한 결과 자연치유력이 상당부분 훼손된 경우라도 안내된 내용을 2주 이상 지속해 본다면 병의 예후는 사뭇 달라질 것으로 믿는다.

단절요법의 궁극적인 목표는 인체 본래의 자연치유력이 작동되도록 인체 내 환경을 개선하여 기존 현대의학이 구사해온 대증요법을 배제한 채 생명유지 항상성을 되찾도록 함에 있다. 따라서 올바른 자연치유법이라면 그 어떤 방법이라도 단절요법과 그 근본적인 시각이 다르지 않을 것이다.

단절요법의 긍정 요소와 부정 요소

자연치유력을 되찾는데 있어 단절요법상의 중요한 부

정 · 긍정 요소는 다음과 같다.

1. 활성산소
2. 스트레스
3. 감기와 식체
4. 소화
5. 보온
6. 당영양소
7. 식물
8. 유산균
9. 냄새 없는 대변
10. 호흡 · 자세 · 운동

1~3은 끊어야 할 것들이며 4~10은 지키고 이어가야 할 것들이다. 1~3은 서로가 상대의 원인이 되고 동시에 결과가 된다. 인체는 정신적인 혹은 약물이나 노폐물에 의한 스트레스를 받으면 활성산소 발생량이 증가하고 활성산소는 세포막을 변성시키고 유전자를 파손하여 해독, 복구, 면역 기능이 떠받치고 있는 항상성을 깨뜨려 세포기능을 위축시키고 감염 기회를 증가시키며 그 결과 감기에 쉽게 걸리게 되고 감기는 혈류장애를 일으켜 5장 6부의 기능을 떨어뜨린다.

4~10은 긍정적 요소다. 4에서 10까지를 성공적으로 유지해 나가면 결과적으로 1~3의 문제가 자동 해결되는 상호 간의 역학관계가

성립한다. 우리 몸에서 10자간의 역학관계가 올바르게 재정립되면 자연히 세포활동의 원료이자 건전도의 지표인 혈액과 면역계의 교전과 휴식 장소인 임파액이 깨끗해짐으로써 모든 세포와 조직의 생명활동이 본디 자기 자리를 되찾게 된다.

즉 현재 아무리 악화惡化의 기세가 등등할 지라도 결국 양화良化의 세력에 굴복하여 모든 것이 제자리를 찾게 되는 것이다. 2편에서 소개한 단절요법의 식사가이드를 매끼 식사에 적용하고 단절요법의 요소를 충실히 지켜나간다면 돌발적인 응급상황을 모면할 수 있음은 물론 응급상황에 처해있다 하더라도 회복이 빠르게 진행될 것이다.

10가지 구성요소 중 당영양소를 제외한 나머지는 너무나 일반적인 개념들이어서 독자들이 금시초문으로 여길 만한 것은 없다. 하지만 많은 이들을 갈등하게 만들고 좌절시키고 때로는 사지로 내몰았던 난치, 불치병이라는 것도 알고 보면 위 10가지 각 요소의 작용방향, 작용강도, 작용량 사이의 함수관계에 의해 그 결과값이 극한값(죽음)을 가질 수도, 0(완전 치유)으로 수렴될 수도 있음을 쉽고도 명확히 이해하게 될 것이다.

3편에서 10편에 걸쳐 단절요법에서 중요한 개념으로 삼는 부정적 요소(활성산소, 스트레스, 감기와 식체)와 긍정적 요소(소화, 보온, 당영양소, 식물, 유산균, 냄새 없는 대변, 호흡 · 자세 · 운동)에 대한 각각의 의미를 구체적으로 파악하고 이해하여 자연치유를 실행해 나가는데 있어 확고한 터전으로 삼기 바란다.

2

단절 요법의 식사 가이드

이 책에서 해열진통제와 백신의 부작용이라고 규정하였던 가와사키병, 심장판막증, 신부전, 자가면역질환, 백혈병이라는 현재형을 과거형으로 시제 변환시키기 위해서는 지켜야 할 3가지와 금해야 할 3가지에 대해서 절도 있는 자세를 취해야만 한다.

식탁 위엔 항상 지켜야 할 3요소가 진을 치고 있어야 하며 외면해야 할 3요소는 식탁의 가장자리에서 조차 자리를 차지하는 일이 없도록 해야 한다.

각자가 선택한 치료법의 장르가 다르다 하더라도 자신과 가족의 질환이 낫고, 낫지 않고의 갈림길은 모두가 다 한 평 남짓한 식탁에서 결정되어진다는 사실엔 변함이 없다.

식사食事란 끼니로 음식을 먹는 일이 아니라, 사람(人)에게 좋은(良)

것을 먹는 일(事)이다.

〈 지켜야 할 3 요소 〉

3가지 요소 모두는 유기농, 무농약을 원칙으로 한다.

- 색 색깔(5색~무지개 색)의 야채와 과일 : 성인 기준 하루 냉면 6그릇 분량~7kg 혹은 그 이상 섭취
- 발효 음식(가정에서 발효기 사용) : 저염(무염) 된장국이나 청국장
- 통곡과 양질의 단백질 : 도정하지 않은 곡류와 유기농 분유(혹은 단백질 파우더)

* 주의 사항 : 자폐증(autism)과 과행동증(ADHD : attention-deficit hyperactivity disorder)의 경우에는 증상을 악화시킬 수 있는 단백질인 글루텐이 들어있는 밀, 보리, 귀리, 호밀과 카제인이 들어있는 분유는 피하도록 한다.

지켜야 할 3 가지 요소를 요리할 때, 양은 냄비와 코팅된 면에 흠집이 난 프라이팬은 사용치 말도록 한다. 양은 냄비에서 중금속이 녹아 나올 염려가 있으며 프라이팬의 흠집을 통해 스며들었던 세제나 기름이 다음 요리할 때 우러나오기 때문이다.

또한 밥을 지을 때 압력밥솥을 사용하면 고온, 고압에 의해 쌀겨와 씨눈의 영양소가 파괴되므로 스테인리스로 된 무압력솥을 이용토록 한다.

〈 외면해야 할 3 요소 〉

- 소금, 설탕, 백 밀가루
- 올리브유, 포도씨유, 아마인유를 제외한 식용유
- 수돗물, 인스턴트식품

지켜야 할 3요소의 의미

① 색 색깔(5색~무지개 색)의 야채와 과일 : 성인 기준 하루 냉면 6그릇 분량~7kg 혹은 그 이상 섭취

오랜 농경사회를 거치는 동안 한국인의 식단은 노동력의 극대화를 위해 곡류 섭취량을 늘리는 반찬 위주의 식탁문화가 지배해 왔다. 입맛을 돋우기 위해 짠지나 젓갈류의 염장 식품과 매콤한 반찬을 밥상에 올림으로써 전분 섭취량을 한껏 늘릴 수 있었다. 그런데 나무 베고 논 갈 때나 필요했던 엄청난 에너지를 공급하는 식단을 21세기에 들어 와서도 그대로 유지하게 되면서 이것이 환자의 자연치유를 막는 결정적인 걸림돌이 되고 말았다.

한약을 먹고 질병이 치유되는 이유는 한약재 속의 생리활성 물질 덕분이다. 약재를 약탕기에 넣고 약한 불로 오래 가열하면 그 속에

단단히 묶여있던 생리활성 물질(파이토케미칼)들이 하나씩 둘씩 풀려나와 한약이 만들어 진다. 한약의 치료효과는 한약재 속에 들어 있는 수많은 파이토케미칼들이 몸에 흡수되어 세포를 수리, 독성물질을 해독, 배출하고 면역기능을 활성화 시켜놓기 때문에 나타난다.

그러나 이러한 치유작용이 꼭 건재상의 한약재를 먹어야만 나타나는 것은 아니다. 마트에서 구할 수 있는 채소와 과일을 풍성하게 밥상에 올려놓는 수고를 아끼지 않는다면 안전하고 강력하며 지속적인 약리효과를 거둘 수 있다.

채소 먹는 일을 대단히 고역스러운 일로 생각하는 이유는 야채는 생으로 먹어야 하며 맛이 없다는 고정관념 때문이다. 이는 샐러드 소스를 맛있게 만드는 방법만 알면 간단히 해결될 수 있는데 소스 만드는 요령은 책을 통해 쉽게 익힐 수 있다. 필자의 집엔 다음의 두 가지 책이 있다. ◈ 집에서 손쉽게 만드는 세상의 모든 샐러드(타라 티. 피. 에스 발행) ◈ 웰빙 샐러드(효성 출판사 발행)

채소를 쌈으로 먹는다거나 고추장이나 참기름, 간장 등으로 버무리면 많은 양을 먹어 낼 수가 없다. 또 한 가지, 야채를 단지 비타민의 공급원으로만 이해한 나머지 채소를 가열하면 비타민이 파괴되어 영양분을 모두 잃을 것이라는 걱정이 야채를 데쳐 먹는 묘미를 즐기지 못하게 만들었다.

파이토케미칼들은 식물의 생명유지에 필수 요소이므로 식물 속에 단단히 결합되어 있어 상온에서는 잘 분리되지 않는다. 따라서 약 불로 가열하면 비록 비타민의 손실량은 늘어날지라도 파이토케미칼이 쉽게 야채 속에서 빠져 나와 약리작용을 나타낼 수 있다. 물론 강력한 위액이 분비되는 사람은 야채를 생으로 먹어도 파이토케미칼을 쉽게 분리해 낼 수 있지만 인스턴트식품과 화식에 오래 익숙해져 있는 사람은 위액의 활성이 떨어져있어 모처럼 먹은 야채가 무용지약이 된다.

위액 분비기능이 퇴화된 사람일수록 된장과 청국장 같은 발효식품 섭취가 중요한 이유는 미생물에 의한 발효 과정을 거치는 동안 각 종의 효소가 만들어지여 중요한 약리 성분들이 분리되어 나와 쉽게 흡수될 수 있기 때문이다.

평소 소화력이 약한 사람은 야채를 생으로 먹지 말고 살짝 데쳐 먹거나 포도씨유(지용성인 파이토케미칼은 기름에 잘 녹아 나온다)로 살짝 볶아 먹거나 녹즙을 내어 먹도록 하면 된다. 정상인의 경우도 많은 양의 야채와 과일을 섭취하기 위해 5할 정도는 주스형태로 마시도록 한다. 야채와 과일의 섭취비율은 총량대비 대략 80 : 20 정도로 한다. 야채와 과일이 주는 수많은 생리활성 물질의 혜택을 입기 위해선 필요하다면 비타민의 은혜는 잠시 잊어도 좋다. 당근만 하더라도 400여 가지의 파이토케미칼이 들어 있으며 각 야채마다 수백 종의 파이토케미칼을 수용하고 있기 때문에 비타민을 챙기기 보다는 수많은 약리효과를 내는 파이토케미칼들을 취하는 것이 현명한 섭생법이다.

브로콜리나 당근, 토마토는 살짝 데쳐서 먹고 녹차 또한 찬물에서는 약효성분이 우러나오지 않으므로 끓는 물을 60~80도로 식힌 후 2~3분간 우려내어 마시도록 한다.

샐러드 소스를 곁들여 채소와 과일만으로도 포만감을 느낄 수 있을 만큼 많은 양을 먹는 것이 자연치유법의 최대 관건이다. 이들 채소와 과일이 지니고 있는 파이토케미칼을 대량으로 섭취하는 것만이 잘못된 치료법으로 약이나 대사산물에 중독돼있는 세포를 부활시킬 수 있는 최선의 방법이다. 물론 모든 종류의 야채와 과일이 모든 사람에게 유익한 약리효과만을 나타낸다고 단정 지을 수는 없다.

이들도 과량 섭취하였을 때 부작용을 일으킬 수 있는 가능성이 있기 때문이다. 각 개체마다 유전자상의 미묘한 개인차를 나타내는 SNP(single nucleotide polymorphism : 단일 염기 변이)라는 것이 있어서 어떤 과일이나 야채에 대해서 혹은 어떤 한 가지 성분의 파이토케미칼에 대해 각 개인마다 각기 다른 반응이 나타날 수 있다.

모든 사람의 DNA는 99.9%가 똑같고 0.1%만이 다른데(30억 개의 염기 가운데 300만개의 염기가 다르다) 이 차이 때문에 피부, 눈동자, 머리카락의 색이 다르고 외모, 질병의 발현성이나 감수성 등이 다르게 나타난다. 인삼이 소음인의 혈압은 내리고 소양인의 혈압은 반대로 오르게 하는 모순(?)이 일어날 수 있는 것도 바로 숨어 있던 SNP의 발현 때문이다. 실패나 성공 등 세상에 드러나는 모든 현상이 다 그런 것처럼 작은 원인의 차이가 큰 결과의 격차로 나타나는 것이다.

따라서 이러한 SNP를 보정할 수 있는 수단이 있어야만 하는데 이를 위한 두 가지 방법이 있다. 하나는 위험요소를 분산하는 방법이고 다른 하나는 야채나 과일 하나하나에 대한 개체 친화도를 알아보는 방법이다. 위험요소를 분산하는 방법은 자연의 원리이기도 한 섞음 효과(cocktail effect)를 이용하는 것이다. 다양한 종류, 다양한 색깔의 야채나 과일을 섭취하면 다양한 파이토케미칼을 섭취할 수 있는 장점도 있지만 한 가지에 편중되었을 때 발생할 수 있는 부효과도 막을 수 있는 이점이 있다.

두 번째, 야채 · 과일에 대한 개체 친화도는 오링테스트법을 이용하여 알아낼 수 있다. 각 개인마다 어떤 야채와 과일이 적합한지를 탐색하여 보다 효과적인 치유법을 시도할 수 있는 장점이 있으나 이 작업에는 전문가의 도움이 필요하므로 그럴 만한 여건이 아니라면 오히려 치유방향만 혼란스러워지므로 칵테일 효과를 따르는 편이 낫다.

다시 한 번 강조하건데 치유의 핵심은 야채와 과일을 얼마나, 많이 오랫동안 맛있게 먹어내느냐에 있다. 그날 먹을 샐러드와 소스는 아침에 모두 마련하여 6개의 통에 나누어 담아 놓았다가 3끼 식사 때마다 한 통씩, 식간과 취침 전에 한 통씩 꺼내어 감사한 마음으로 먹도록 한다. '맛이 있네 없네' 하며 투정하는 것은 나의 존재를 위한 그들의 숭고한 희생에 대해 취해서는 안 될 결례를 범하는 일이다.

② 발효 음식 : 저염(혹은 무염) 된장국이나 청국장

요즘 식단의 가장 큰 문제점은 예전 농경시대 식단의 가장 중요한 의미였던 유산균 포화 음식인 된장국이나 청국장, 신 김치를 젊은 세대들의 입맛이 거부하고 그대신 식용유를 사용하여 고열 조리과정을 거쳐 나온 인스턴트 음식을 즐기게 되면서 대사장애로 인한 만성질환과 함께 면역계의 약화로 감염질환이 다시 유행하게 되었다는 점이다. 장내 유익균의 비율이 76.5(100 - 지구 자전축의 기울기)~85% 범위 내에서 유지될 수 있도록 떠받쳐 주던 발효음식이 어느새 식탁에서 자리를 잃게 되면서 대부분 LGS(leaky gut syndrome)를 겪고 있다. 이로써 독소 유입량이 늘어나 면역계가 항상 긴장하게 되어(면역계는 미생물뿐만 아니라 모든 인체유해 요소에 대해 면역반응을 일으킨다) '면역피로증후군'(지속적인 정신적 스트레스나 독소물질의 유입으로 면역계의 예비력이 떨어진 상태)을 만들어 정작 미생물에 감염되었을 때에는 유효한 면역기능을 발휘할 수 없는 무방비 상태가 조장되어 왔다.

또 한 가지 질병치유에 있어서 한식의 문제는 앞서 지적한 염장식품의 과용에 있다. 김장 문화의 발달은 유산균 보급이라는 측면에서는 장점이지만 염장이라는 조건은 분명 단점이다. 신선한 야채를 재배하거나 저장할 만한 시설이 없었던 시절, 김장 김치는 겨울을 지나 이듬해 새싹이 돋을 때까지 미네랄과 유산균, 식이섬유를 보급할 수 있었던 유일한 창고였다. 겨울이 지나 봄이 오면 춘곤증을 호소한다.

춘곤증이란 칼륨이 들어있는 신선한 야채나 과일을 오래 동안 먹지 못하고 겨우내 염장 음식을 먹고 난 후유증이며(혈중 나트륨 농도가 높아지면 적혈구의 산소운반 능력이 떨어져 신진대사가 저하된다) 겨우내 일정한 범위로 고정되어 있던 혈류속도비의 재 조정기간 중 발생한 장기의 기능저하 때문이다(상한론의 비밀 열쇠, 베르누이정리 참조).

인체의 모든 세포막에는 나트륨 펌프(Na-pump)가 작동하고 있어서 세포 밖에서 밀려들어 온 나트륨을 세포 밖으로 부지런히 퍼내는데, 나트륨 3개를 내보낼 때 칼륨 2개가 들어온다. 나트륨을 퍼내는 풍차를 돌리려면 기초대사 에너지의 25%(하루 약 300~500kcal)가 소모되는데 손가락하나 까딱하지 않고도 하루에 섭취한 열량의 1/4이 풍차 돌리는데 소모되어 버리는 것이다. 나트륨 펌프가 작동하려면 Na^+-K^+ ATPase라는 효소가 필요한데, 이 효소는 3가지 이온(Na^+, K^+, Mg^{2+})이 공존할 때 비로소 활성을 나타낸다. 새 봄이 되어 봄나물을 먹으면 K^+, Mg^{2+} 등의 미네랄 농도가 증가되면서 나트륨 펌프 작동이 일시적으로 촉진되어 에너지 소모가 늘게 된다.

또한 추운 겨울에 맞춰 조정되어 있던 신체 각 부위의 혈류속도비가 봄볕으로 피부 모세혈관이 이완되는 변수가 발생하면서 새롭게 혈류속도비를 재조정하는 과도기에서 장기의 일시적인 기능저하가 일어난다.

이처럼 춘곤증은 봄나물 투여에 따른 일종의 명현 현상이자 혈류속도비의 재조정에 따른 과도기적 기능저하 현상이다. 이와 같은 이유로 봄은 나른한 계절로 기억되는 것이다. 겨우내 파이토케미칼·비타민·미네랄 결핍, 운동부족과 체온유지를 위해 비축해 두었던 에너지를 탕진하고 난 후, 봄기운(혈류속도비의 재조정, 나트륨 펌프 작동 항진)을 맞이한 노약자의 생명력은 크게 위축될 수밖에 없다.

③ 통곡과 양질의 단백질 : 도정하지 않은 곡류와 프로테인 파우더

보릿고개라는 춘궁기가 있던 시절, 왜 쌀겨와 씨눈을 다 도려낸 흰 쌀밥을 먹었을까? 쌀 한 톨이 아쉬웠을 텐데 쌀겨(bran)부분을 포기한 이유는 무엇일까? 식량난에 허덕이면서도 식량자원의 일부분을 의도적으로 폐기해 버리는 도정을 선택하게 된 이유는 바구미처럼 곡류를 주식으로 하는 벌레들이 노리는 부분(쌀겨와 씨눈)을 미리 제거하여 쌀을 오래도록 안전하게 지켜내기 위한 궁여지책이었다. 장기보존에 적합한 저장시설이 없었기에 쌀벌레들이 탐낼 만한 부분을 미리 포기하여 문제의 싹을 잘라내었던 것이다. 우리가 먹고 있는 백미는 쌀벌레들이 별로 관심 없어 하는 탄수화물 덩어리인 배젖(endosperm) 부분이다. 그러나 현미와 백미를 쌀벌레에 노출시켰을 때 그들 대부분은 현미 쪽을 선택한다. 벌레들은 본능적으로 그들의 생명활동에 꼭 필요한 파이토케미칼이 어느 부분에 풍부히 들어 있는지 알고 있기 때문이다.

정작 인체 세포의 자정작용과 자연치유에 필요한 파이토케미칼이 집중되어 있는 외피(bran)와 비타민이 모여있는 씨눈은 사라지고 탄수화물 덩어리만 남아있는 것이 흰쌀이다.

대기와의 마찰로 생기는 고열에 견디기 위해 우주왕복선 기체 외부는 단열타일로 감싸져 있다. 단열타일 없이 귀환하였다가는 대기권에 진입한지 얼마 안 있어 화염과 함께 선체가 공중폭발하기 때문이다. 이렇게 우주선을 보호하는 단열타일과 같은 역할을 하는 것이 파이토케미칼이 집적되어 있는 쌀겨이다. 바구미는 자신을 보호할 수 있는 갑옷을 두르기 위해 쌀겨의 파이토케미컬을 노리는 것이다.

도정을 거쳐 외피가 제거되고 전분만 남게 된 곡류는 당 지수(glycemic index : 얼마나 신속히 혈당을 높이는가를 나타내는 지수)가 높기 때문에 인슐린 분비를 급상승(insulin surge)시켜 염증을 악화시키므로 암이나 자가면역질환 같은 만성염증 상태에 빠져있는 환자에겐 예후를 불리하게 만드는 요주의 대상이 된다.

이런 의미에서 으깬 구운 감자는 설탕보다 더 해롭게 작용할 수 있다. 그러나 구운 감자가 저혈당에 빠진 당뇨환자에겐 훌륭한 구급약이 된다. 음식간의 당 지수의 차이는 민둥산과 원시림의 홍수조절 능력의 차이라고 이해하면 될 것이다. 대부분의 현대인은 화식위주의 섭생으로 췌장 소화효소의 수요량이 크게 증가해 있고 도정된 곡류 섭취로 순간순간 혈당수치가 치솟기 때문에 췌장이 소화효소와 인슐린 생산 공장 부지를 넓혀놓아 췌장이 부어있는 상태다. 이 상태에서 심한 스트레스가 추가되면 췌장이 혈당조절을 포기하는 사태, 즉 췌장의 기능부전으로 인한 당뇨병이 쉽게 발병하게 된다.

식물자신의 삶에서나 동물의 삶에 있어 각자의 생명력을 유지시켜

주는 요소는 바로 식물이 지니고 있는 파이토케미컬이며 아시아인이 주식으로 삼고있는 쌀에는 쌀겨에 이들이 농축되어 있다. 곡물을 주식으로 먹고 있는 만큼 곡물을 통곡으로 먹는다는 것은 자연치유에 있어 결코 간과될 수 없는 중요 요소다.

앞서 말한 SNP편차에 따른 부작용을 막기 위해서는 여러 가지 통곡을 한데 섞어서 먹는 것이 바람직하다. 한해의 시작인 정월 보름에 오곡밥을 먹는 것은 다섯 종류의 곡식으로부터 나온 파이토케미칼들을 모두 채용함으로써 어느 한 체질로 치우치지 않고 모든 사람의 건강을 돌보려는 칵테일 효과, 즉 중용을 이용한 것이다.

섭취한 파이토케미칼을 위시한 영양소를 혈관을 통해 세포에 공급하기 위해 알부민과 같은 혈청단백질이라는 트럭이 동원된다. 이들을 만드는데 필요한 원료가 단백질이다. 기운이 떨어졌을 때 알부민 주사를 맞으면 잠시 기력을 차릴 수 있는 이유는 알부민이 이전 보다 많은 양의 영양분을 각 장기로 실어 나르기 때문이다. 질병에 오래 노출되었거나 심한 증상을 앓는 사람 대부분은 알부민 수치가 떨어져 있는데 이는 현대의학이 사용하는 증상 완화제들이 간 기능을 떨어뜨려 놓기 때문이며, 한편으로는 주로 질병 극복에 필요한 성분을 만드는 데에 간 기능이 집중되어 상대적으로 알부민 생산량이 줄기 때문이다.

면역세포의 생산에 단백질이 주원료로 작용하는 만큼 단백질 섭취는 자연치유라는 결의를 다지는 도원 삼형제의 하나이다. 그러나 단백질 섭취에 있어서 한 가지 문제는 섭취한 단백질이 곧바로 몸에 흡수되어 이용될 수 없다는 점이다. 반드시 아미노산으로 분해된 후 다시 간에서 재합성 과정을 거쳐야만 비로소 몸에서 필요로 하는 단백질이 만들어진다. 안타깝게도 단백질이 아미노산으로 분해되는 과정에서 암모니아라는 부산물이 발생하는데 유독한 암모니아를 요소로 만들어주는 해독공정이 부실해져 있는 경우 미처 처리되지 못한 암모니아가 혈관을 떠돌아다니면서 뇌 기능을 떨어뜨리거나 중독현상을 일으킨다.

따라서 간세포의 해독기능을 도와주는 파이토케미칼이 들어있는 채소와 과일을 다량 섭취하면서 점진적으로 단백질의 양을 늘여나가는 것이 안전한 방법이다. 간과 신장의 해독이 원활히 진행되면 인체의 자연치유능력은 놀라우리만치 하루가 다르게 병자의 몸을 바꾸어 놓는다.

브로콜리와 청정해역에서 나는(굽지 않은) 김은 단백질 함량이 높고 청국장과 된장 또한 단백질을 균형 있게 보유하고 있으므로 이들을 안전한 단백질 공급원으로 이용토록 한다. 또 한 가지의 단백질 섭취 방법은 시중에서 유통되는 유기농 분유나 양질의 단백질을 담아놓은 프로테인 파우더를 야채, 과일 주스나 된장국에 타 먹거나 샐러드 소스에 섞어 먹는 것이다. 영양과 맛 모두를 기대할 수 있다.

여기서 3대 영양소 중의 하나인 지방을 강조하지 않는 이유는 콩이나 단절요법에서 권하는 양의 야채를 통해서(식물에도 파이토케미컬 외에 적은 양이지만 단백질과 지방이 들어있다) 필요한 양만큼의 지방이 자연스럽게 공급될 수 있기 때문이다.

지방을 손쉽게 섭취할 수 있는 육류를 권장하지 않는 이유는 동물 사료와 동물의 사육환경이 자연치유를 방해하기에 충분할 만큼 낙제점이기 때문이다. 또 하나의 이유는 만약 유기농 육류라 하더라도 SNP로 인한 체질적 편향성이 식물보다 동물에서 더 크게 나타나기 때문이다. 돼지고기가 일부에서는 치유에 도움이 되기도 하지만 또 다른 일부에게는 대사에 부담이 되는 노폐물로 쌓이는 부정적 효과를 나타내기도 한다.

외면해야 할 세 가지 요소의 의미

① 소금, 설탕, 밀가루

3白을 삼가라는 말은 이젠 흔한 상식이 되었다. 특히 영양과 면역 기능의 균형이 무너져 있는 암환자의 경우는 치명적이라는 표현이 전혀 과장이 아닐 만큼 이들로 인해 대사과정이 안게 되는 부담은 너무나도 크다. 연료탱크에 연료가 가득하고 엔진이 정상일 때는 비행기내의 장식품과 여행객들의 소지품이 기체운항에 아무 영향을 주지 않지만 연료가 새고 있거나 2개의 엔진 중 한쪽이 작동 불능인 상태가 되면, 기장과 승객이 선택할 수 있는 단 한 가지는 목적지까지의

운항에 불필요한 모든 짐들을 버리는 일이다. 인체의 정화작용과 대사 작용이 원활히 작동되고 있는 미병 상태에서는 이들 3백 식품이 단 기간 내에 인체에 위해를 가하지 못한다.

그러나 감기와 소화불량 증상이 자주 나타나기 시작하는 시점, 즉 몸의 자율조정 기능이 급속히 떨어지고 있을 때는 즉시 3백을 식탁에서 사라지도록 조치해야만 한다. 봄바람에 문풍지가 나부끼고 있다면 그냥 흘려버릴 수 있지만 한 겨울에 문풍지가 떨고 있다면 당장에 막아 놓아야 하는 것이다.

소금을 많이 섭취하면 혈중 나트륨 농도가 높아져 삼투압차에 의한 적혈구 내 수분손실이 일어난다. 탈수가 일어나 쭈글쭈글해진 적혈구는 산소운반 능력이 떨어져 신진대사에 필요한 에너지 생산에 차질이 빚어진다. 따라서 생리작용에 필요한 염분은 야채와 과일을 통해 자연스레 섭취될 수 있도록 해야 한다. 설탕과 밀가루는 미네랄과 비타민이 제거된 나체 열량(naked calorie)이기 때문에 자력으로는 대사과정에 편입하지 못하고 자연치유에 동원돼야 할 미네랄과 비타민을 소모한 후에야 비로소 에너지로 변환될 수 있다. 따라서 이들 음식은 자연치유기능을 작동하려는 인체에 대단히 큰 민폐를 끼치는 음식들이다.

단맛은 과일의 즙으로 만족해야 할 것이며 아이들의 경우 더 진한 단맛을 원하거든 전통방식으로 만든 물엿이나 메이플 시럽(단풍나무 수액)을 이용토록 한다. 국이나 찌개를 먹을 때 간을 하지 않아 미식거리면 천일염을 잘 구워 만든 죽염을 소량 이용토록 한다. 하지만 백 밀가루는 어떤 일이 있어도 먹지 않도록 한다.

② 올리브유, 포도씨유, 아마인유를 제외한 식용유

자가면역질환의 발생에 있어 식용유의 영향에 대해 설명하였듯이 공장에서 생산되어 나오는 식용유 하나만으로도 충분히 인체의 자연치유 능력과 항상성유지에 대 혼란을 불러 올 수 있다. 고온 압착, 수소화, 표백, 보존제 첨가 등의 공정을 거친 식용유를 다시 고온으로 튀기고 볶게 되면 그 자체가 현대의학이 사용하는 그 어떤 약물에 뒤지지 않는 부작용을 나타낸다.

바로 세포막의 변성이다. 이들 식용유가 물질 교환과 정보 교환 관문인 세포막의 구성 성분으로 잠입하게 되면 호르몬을 수용하는 수용체나 이웃세포에 정보를 알리는 송, 수신 안테나가 정교한 작동을 할 수 없게 된다. 3白과 식용유가 자웅을 가리게 된다면 승리는 식용유의 몫일 것이다.

올리브유는 상온에서 샐러드 소스에 사용토록 하며 고온에 노출시켜서는 안 된다. 또한 상온압착 방법을 통해 생산된 '엑스트라 버진' 급의 올리브유를 사용해야 한다. 고온에서 조리할 경우엔 포도씨 기름을 사용하는데 되도록 고온 요리는 하지 말아야 할 일이다. 환자의 자연치유에 방해되지 않는 가열범위는 삶거나 찌는 정도다.

볶고 튀기는 동안 식품이 겪는 화학 변화가 간장에게 또 하나의 스트레스가 되기 때문이다. 오로지 간의 해독기능을 높이는 데에 총력을 기울여야만 자연치유가 보장될 수 있다.

③ 수돗물, 인스턴트식품

수돗물은 물로서 갖추어야 할 최저 기준치를 바듯 통과했다는 의미이지 식수로 적합하다는 뜻이 아니다. 자연치유의 관점에서 수돗물은 약품과 같은 수준으로 대해야 한다. 비록 적은 양의 소독약품이 남아 있다지만 질병의 발생원인과 자연치유가 작동되지 않는 이유는 언제나 〈모든 종류의 비록 적거나 작은 것들〉에 있는 만큼 수돗물은 반드시 정수하여 식재료 세척이나 조리에 사용토록 한다.

과자 한 조각, 콜라 한 병, 라면 한 그릇, 튀김 한 접시, 소금구이 한 점, 설렁탕 한 그릇, 유부초밥 하나 등등의 적고 작은 것들이 모여 건강한 세포의 부활에 필요한 순수와 정수를 오염시켜 문턱까지 다다랐던 완전 치유의 꿈이 물거품이 될 수도 있는 것이다. 많은 양이라고 생각지 않았던 해열제가 백혈병을 만들지 않았던가!

우리가 현대의학에 베푸는 관대함만큼이나 넓은 아량으로 받아주는 것이 또 하나 있다. 바로 식품 안에 들어있는 식용색소, 보존제, 방부제 등의 첨가물 들이다. 버젓이 식품내용 표시난에 이들이 나열되어 있음에도 우리는 그것을 양의 개념으로 이해하여 적은 양이기 때문에 괜찮을 것이라는 대단히 낙관적인 잣대를 적용해 왔다.

인스턴트 음식을 먹는다는 것은 건강을 미각이나 시각과 맞바꾸는 일이다. 식품 첨가물로 사용되는 색소에 '식용'이라는 이름을 도저히 붙일 수 없었음에도 식품제조사의 편의에 따라 언제부턴가 식용이란 허울을 쓰고 우리의 시각을 마비시켜 왔다.

식용색소의 축적에 따른 부작용이 수 없이 제기되고 식용색소 몇 호는 어느 시점부터 사용하지 못한다는 판결이 나서야 비로소 철수가 시작된다. 그 동안의 피해는 의약품에서처럼 고스란히 대중들의 몫이다.

단지 소비자의 눈길을 끌기 위해 색소를 첨가하겠다는 발상이 어떻게 용인 혹은 용서되어 올 수 있었는지 참으로 이해할 수 없는 일이다. 너무나 촘촘한 그물과 너무나 엉성한 그물이 뒤엉켜 공존하고 있는 곳이 우리가 사는 세상이리라.

소비자의 눈길을 끌기 위해 색소를 사용하듯 약품 또한 처방자와 조제자의 시선을 끌기 위해 땀이 나면 손에 묻어나올 정도로 알록달록한 색소를 입고있다. 거의 대부분 시럽으로 된 약에는 합성 색소가 입혀져 있는데 고열인 때 먹는 해열제 시럽조차도 주황색, 빨간색 색소와 설탕이 듬뿍 들어가 있다. 고열로 약품을 처리하기도 버거운 간장에게 색소를 해독해야 하는 이중고를 겪게 하는 처사가 어찌 의료 전문가의 세심한 배려라 할 수 있겠는가!

자전축 경사론으로 알아본 식단의 황금률

신체를 구성하기 위해서도 생존을 유지하기 위해서도 무언가를 먹어야만 한다. 벽돌의 재료가 집의 내구성을 결정하듯이 세포를 만드는 재료인 음식이 어떤 것이냐가 조직의 기능과 효율을 결정짓는 관건이 된다. 먹이사슬 피라미드를 보면 맨 밑 1단계는 식물, 그 위엔 식물을 먹고 사는 초식동물, 그 위 3단계는 초식동물을 잡아먹는 육식동물이 자리하고 있다. 단순한 이 그림에 자연치유 식생법에 대한 기본 얼개가 그려져 있다. 인간은 먹이사슬의 최종 소비자로 식물과 동물 모두를 먹이 감으로 삼을 때에 비로소 건강을 유지할 수 있는 것이다. 문제는 이들 음식 간의 황금비율을 맞추는 일이다.

필자는 질병 치유, 즉 급성이나 만성 염증상태를 개선, 치유하기 위한 식단구성에 '지구 자전축 경사론' 을 적용하고 있다. '지구 자전축 경사론' 이란 모순이나 부정적 요소로 작용할 소지가 있는 것들을 지구 자전축 경사도인 23도 범위 내에 묶어두는 것을 의미한다. 창조주께서 인간세상의 무질서하고 모순되며 부조리한 것들에 대해 어느 선까지 관용을 베푸실지 고민했던 필자는 그에 대한 힌트를 지구 자전축의 기울기에서 얻었다. 어찌 지구는 10도 아닌 30도 아닌 23.5도로 기울어져 있는 것일까?

그 이유야 어쨌든 인간세상 전체가, 우주 전체가 빛 그리고 어둠으로 되어 있으니 부정적 요소란 그것에 대해 인간의 인식이 부정적으로 작용하고 있는 것일 뿐, 사실은 모든 존재의 필수인 듯싶다. 도체에 불순물이 섞여있는 반도체에 21세기 인류의 모든 문화유산이 집적되어 있으니 부정적 요소의 의미가 그리 철학적인 일만도 아니다.

지구 자전축 경사도를 적용하면 자연치유를 위한 안전하면서도 효과적인 식단 구성 요소간의 황금비율을 찾아낼 수가 있다. 지구 자전축 경사도를 부정적 소인을 지닌 동물성 지방, 단백질, 탄수화물에 먼저 적용하여 이들에 대한 섭취 허용량을 23% 범위 내로 제한한다. 첫 번째 부정적 요소인 지방에 대해 세 요소에 할당된 23% 중 23%(0.23×0.23=5/100)를 적용하고 두 번째 부정적 요소인 단백질에 대해선 23% 중 77%의 23%(0.23×0.77×0.23=4/100)를 적용하고 23% 중 77%의 77%(0.23×0.77×0.77=14/100)는 탄수화물(도정하지 않은 곡류)로 한다.

야채와 과일에는 77%가 할당되는데 그 중 23%(0.77×0.23=18/100)를 과일로 먹고 나머지는 야채(0.77×0.77=60/100)로 한다.

즉 섭취하는 탄수화물 : 지방 : 단백질 : 과일 : 야채 간의 열량 비율은 14 : 5 : 4 : 18 : 60 이다(각 요소의 섭취량은 다음 항의 '체중에 따른 일일 총 섭취열량 및 영양소별 섭취열량 구하기'를 참조한다). 과일과 야채에도 탄수화물, 지방, 단백질이 들어있으므로 이들 3대 영양소의 과부족을 염려할 필요는 없다. 질병치유에 있어 과일과 야채의 의미는 식물내재 영양소의 충분한 섭취에 있는 만큼 3대 영양소와는 구분지어 대해야 한다.

염증상태에서 곡류만을 많이 섭취하는 것은 우리가 생각하고 있는 것만큼 그리 안전한 일이 못 된다. 염증상태를 개선하는 핵심은 어디까지나 야채와 과일에 있다. 소식이 장수의 비결이라 함은 탄수화물, 지방, 단백질을 두고 한 말이다. 과일과 야채만큼은 비율을 유지한다면 섭취량에 제한을 둘 필요가 없다. 위 방법대로라면 곡류 섭취량은 한 끼에 3~5수저가 될 것이다.

야채와 과일의 총량은 성인기준(체중 60kg) 하루에 냉면 6그릇 분량을 유지토록 한다. 위에 설명한 내용은 급,만성 염증의 자연치유에 필요한 것이나 미병 상태에서도 적용해 본다면 암을 포함한 모든 질병예방에 있어 훌륭한 식단이 될 것이다.

소화력이 약화된 경우(많은 환자가 그렇겠지만), 채소의 반은 대처 먹고 반은 녹즙으로, 과일은 주스의 형태로 섭취하며 그도 여의치 않은 경우엔 모두를 유동식으로 만들어 먹는다. 소화력이 잘 유지되고 있는 경우엔 섬유소 섭취를 통해 장내 유익균의 세력을 확보하고 장점막을 자극하여 쾌변을 볼 수 있도록 야채와 과일 섭취량의 1/2은 샐러드 형태로 나머지는 녹즙과 주스의 형태로 섭취한다.

녹즙과 주스를 마실 때는 상온으로 하여 마시도록 하며 컨디션이 좋지 않을 때에는 체온과 같은 온도로 하여 마신다. 주스나 녹즙을 체온으로 데우는 데에 에너지를 빼앗기기 때문이다.

자연 치유력을 극대화하는 영양소별 일일 섭취량

자신에게 필요한 일일 섭취열량(kcal/일)은 자신의 체중(kg)에 24를 곱하고 여기에 개인의 활동량을 고려한 '활동계수'를 곱해서 구한다(체중×24×활동계수=일일 섭취열량). 활동계수는 활동정도에 따라 다른 값이 적용되는데 ◈ 주로 앉아서 생활하는 사람은 1.3 ◈ 회사원, 학생 등 규칙적인 생활을 하는 사람은 1.5 ◈ 육체노동자 등 신체 활동이 많은 사람은 1.7이다. 예를 들어 체중이 60kg인 회사원의 하루 섭취 열량을 계산하면, 60×24×1.5=2,160kcal이며 한 끼 섭취 열량은 약 700kcal가 된다.

하지만 체중 60kg인 회사원이라면 필자는 2,160kcal의 77%인 약 1,600kcal를 권한다. 차를 예로 들어 설명하면 이렇다. 정비불량으로 윤활유는 오염되어 있고 냉각수 순환도 시원치 않은데다 핸드 브레이크는 1/5쯤 잠겨있는 상태라면 잘 정비된 차보다 많은 연료를 소모할 것이다. 즉 연비(km/liter)가 낮은 차는 정비가 잘 돼 있는 차에 비해 같은 양의 연료로 주행할 수 있는 거리가 짧고 배기가스도 상대적으로 많이 발생한다.

질병이란 소화, 흡수, 분포, 에너지 발생, 배설의 대사 과정에 관여하는 조직의 구조와 기능에 부분적으로 혹은 전체적으로 결함이 발생한 상태를 말한다. 세포 단위에서 말하자면 세포막과 세포 내 소기관, 유전자 손상으로 영양분과 노폐물의 출입이 비정상적으로 이루어지고 / 신호전달체계의 혼선이 야기되며 / 유전자 변이율이 높아지고 / 미토콘드리아의 에너지 생산기능이 저하된 상태가 질병인 것이다.

이처럼 연비가 떨어져 있는 (전신)염증 상태의 환자들이 많은 음식

(탄수화물, 단백질, 지방)을 먹게 되면 대사과정에서 발생하는 활성산소와 노폐물이 자연 증가하게 된다. 이것이 다시 연비를 더 떨어뜨리는 원인이 되어 자연치유 기능은 점점 활성을 잃게 된다. 따라서 염증 상태인 환자는 정상인 보다 적은 양의 칼로리를 섭취해야만 하는 것이다. 한편 영양학에서 소개하고 있는 칼로리 계산법이 정상인을 대상으로 한 것이라고 하지만 영양학이 한 가지 간과하고 있는 점이 있다. 현대의학에서 '정상' 이라 함은 혈액 검사상 이상 단백질이 포착되기 이전인 '미병 상태' 를 말하는 것으로 세포막 손상과 유전자 변이로 생긴 이상 단백질이 아직 혈액에 누출되지 않은 상태임을 의미할 뿐 세포가 건강하다는 뜻과는 거리가 있다. 따라서 정상인에게 권장되고 있는 열량은 과다하게 책정된 값으로 여겨야 한다.

1,600kcal의 23%인 370kal(약 400kal)는 ◈ 탄수화물(오곡밥 2/3 공기 : 230~250kal)과 ◈ 지방 · 단백질(굽거나 볶거나 튀기지 않은, 등 푸른 생선 40g[약 50kcal], 흰 살생선 40g[약 50kcal], 신선한 견과류 작은 한 접시[약 50kcal])을 통해 조달하며, 77%인 1,230kal(약 1,200kcal)는 ◈ 야채와 과일(900kcal : 300kcal)로 섭취한다. 오염되지 않은 지방 · 단백질 공급원을 구하기 어렵다면 유전자 조작을 거치지 않은 콩(반은 흰 콩, 반은 검은 콩)과 견과류, 프로테인 파우더를 통해 섭취한다.

아래 표는 'Thank You! CALORIE Doctor(아프로디테 출간)' 에서 발췌한 내용이다. 책을 참조하여 각각 5가지 요소에 할당된 열량을 낼 수 있는 해당 음식과 양을 찾아 다양하게 식단을 구성해 보기 바란다. 어림짐작보다는 저울을 장만하여 음식의 무게를 직접 달아 보도록 한다. 여러 차례 저울질을 하다 보면 5가지 요소에 속하는 다양한 종류의 식재료에 대한 필요량이 머릿속에 떠오를 것이며 음식에 대한 애착도 커질 것이다. 평소 음식을 장만하는 일이 내키지 않았던 남자들도 직접 샐러드 거리를 씻고 다듬고 저울질해 보면 음식에 대한 감사한 마음이 싹트게 될 것이다.

체중에 따른 일일 총 섭취열량 및 영양소별 섭취열량 구하기

<table>
<tr><td rowspan="2">일일 총 섭취 열량 구하는 식</td><td colspan="2">몸무게(kg) × 24 × 활동계수 × 0.77 = (　　)kcal</td></tr>
<tr><td>활동계수</td><td>앉아서 생활 : 1.3 / 회사원, 학생 : 1.5 / 육체 노동 : 1.7</td></tr>
<tr><td colspan="3">식품 5요소의 일일 섭취열량</td></tr>
<tr><td colspan="2">탄수화물(14%)</td><td>하루 총 섭취열량 × 0.14</td></tr>
<tr><td colspan="2">지방(5%)</td><td>하루 총 섭취열량 × 0.05</td></tr>
<tr><td colspan="2">단백질(4%)</td><td>하루 총 섭취열량 × 0.04</td></tr>
<tr><td colspan="2">야채(60%)</td><td>하루 총 섭취열량 × 0.60</td></tr>
<tr><td colspan="2">과일(18%)</td><td>하루 총 섭취열량 × 0.18</td></tr>
</table>

냉면 한 그릇을 야채와 과일로 수북이 채우면 약 700g 안팎이 된다. 매끼 한 그릇씩 3그릇은 샐러드로 만들어 먹고 아침/점심 식간 1그릇, 점심/저녁 식간 1그릇, 취침 전 1그릇, 도합 3그릇은 즙을 내어 마신다. 그러면 하루 냉면 6그릇의 채소(3,600g=900kcal)와 과일(700g=300kcal)을 섭취하게 되며 자연히 약 3리터의 물을 마시게 된다.

인체 대사과정에 필요한 산소의 가장 훌륭한 공급원은 물이다. 오염된 도심에서 숨이 차도록 운동을 해서 산소 흡입량을 늘리는 것은 자연 치유력 회복에 있어 오히려 자제해야 할 일이다. 미세먼지와 배기가스가 치명적일 수 있기 때문이다. 좋은 물을 따뜻하게 많이 마시는 것이 가장 안전하며 효과적인 산소공급 방법이다.

각 영양소별 100g당 열량표

	야채류	kcal/100g		과일류	kcal/100g
1	상추	7	1	산딸기	22
2	샐러리	13	2	수박	23
3	토마토	14	3	딸기	26
4	파프리카	15	4	앵두	29
5	시금치	16	5	복숭아	34
6	아스파라거스	17	6	자두	34
7	양배추	18	7	파인애플	39
8	콜리플라워	20	8	배	39
9	당근	23	9	모과	45
10	브로콜리	24	10	사과(홍옥)	46
11	버섯	25	11	체리	52
12	적양배추	25	12	키위	54
13	호박 잎	27	13	포도(거봉)	56
14	들깨 잎	29	14	블루베리	57
15	호박	45	15	망고	60
16	냉이	50	16	바나나	60
17	연근	50	17	감(연시)	66
평균kcal/100g		25	평균kcal/100g		44

각 영양소별 100g당 열량표

	어패류	kcal/100g		육류	kcal/100g
1	해삼	41	1	삶은 쇠고기 사태	269
2	소라회	92	2	삶은 돼지등심	247
3	굴	96	3	삶은 닭다리	284
4	오징어회	100	4	삶은 달걀	146
5	새우	104		평균kcal/100g	200
6	멍게	106		밥류	kcal/100g
7	우럭회	111	1	보리밥	347
8	생선모듬회	121	2	오곡밥	339
9	가리비회	122	3	잡곡밥	348
10	참다랑어회	135	4	콩밥	354
11	농어회	152	5	현미밥	357
	평균kcal/100g	131		평균kcal/100g	349

야채 100g당 평균 열량은 25kcal, 과일 100g당 평균열량은 44kcal 정도이다. 다음은 과일을 통해 하루 약 300kcal를 섭취할 수 있는 조합의 한 가지 예이다. 포도 한 송이(100kcal) + 파인애플 100g(58kcal) + 바나나 1개(82kcal) + 멜론 한 조각(32kcal) + 수박 100g(21kcal)

현대의학이 중병이라고 선언하면 이를 아무 의심 없이 순순히 받아들여 왔다. 하지만 자연치유의 길을 막고있던 장벽을 걷어내 보라! 머지않아 난치, 불치라던 중병에서 자유로워져 있는 자신을 발견하게 될 것이다. 웜홀(worm hole)을 통하면 시간 감옥을 쉽게 탈출할 수 있는 것처럼.

자유를 느끼는 순간 지금껏 우리는 모순과 거짓 그리고 무지의 매트릭스에 갇혀 있었음을 깨닫게 될 것이다. 현재는 과거의 습관이며 또한 미래를 비추는 거울이다. 유혹에 굴복하여 왔던 습관을 버리고 보름이나 한 달간 철저히 좋은 습관을 지속할 의지만 있다면 곧 건강한 생명장이 만들어져 자연치유 회로에 생명력이 흐르게 될 것이다.

회로가 형성된 그 다음부터는 쉽다. 갓난아이의 첫 호흡은 성인의 호흡 보다 열 배나 힘이 든다고 한다. 그러나 두 번째 호흡부터는 쉽다. 한번 성공을 애써 거두고 나면 그 다음의 성공은 처음 것에 비한다면 선물처럼 느껴진다.

모든 유혹으로부터 자신을 격리시켜 처음의 고된 작업을 견뎌내기만 한다면 다음부터는 쉽다. '힘들다'는 어렵다(難)는 말이 아니라 '힘이 들어온다(力入)'는 뜻이라고 하셨다. 비록 처음은 힘들고 좀처럼 결과가 나타날 것 같아 보이지 않지만 조금만 더 힘이 들어오게 하면 다음 고개를 넘을 수 있는 용기와 기술을 터득하게 된다. 자연치유도 그런 과정을 거쳐서 일어나는 자연스런 현상이다.

3

현대인은 활성산소와 전쟁 중이다

지구는 참으로 아슬아슬한 존재다. 더 아슬아슬한 존재는 지구 행성에 살고 있는 생명들이다. 저 광막한 우주 속, 태양이란 작은 항성에 모든 생명활동의 원인과 결과를 의지한 채 삶을 유지하고 있기 때문이다. 만약 태양이 지구 몰래 갑자기 궤도를 바꾸어 조금이라도 달아나거나 가깝게 다가온다면 지구전체는 순식간에 얼음조각이 될 수도, 수증기가 다 날아가 버린 황량한 모래 행성이 될 수도 있다.

혜성과 언제 충돌할지가 염려되어 '딥 임팩터'를 띄우는 것에만 NASA가 온 신경을 쏟고 있는 것은 우리 지구인이 지극히 낙천적이거나 지구와 태양이 맺어온 45억년 간의 의리를 너무 믿고 있기 때문이다. 오로지 지구에 위해를 가할 수 있는 변수로 혜성만을 문제 삼고 있으니 말이다. 물론 그 변수가 태양이 된다면 그 누구도 속수무책이 되겠지만. 태양과의 밀월관계가 사라지면 참혹한 지경에 처할 수밖에 없는 것이 지구의 운명이지만 몇 차례의 빙하기를 거치면서도 인간을 비롯한 다양한 생명체가 아직 지구상에 생존하고 있는 것을 보면 최소한 태양계에서 발생하고 있는 그 모든 사건에는 찰나의 쉼도 없이 베풀어지는 절대자의 조건 없는 배려(만유인력이 무한히 작용토록 프로그램된 우주 생명장)가 있음을 인정할 수밖에 없다.

창조주의 무한 배려 중 하나가 지구를 감싸고 있는 오존층이다. 인체가 피부로 둘러싸여 외부로부터 보호되고 있지만 피부를 보호하는 차단막인 오존층의 존재가 없다면 인간의 피부는 물론 모든 식물의 잎 또한 태양이 쏟아 붓는 자외선으로 화상을 입어 생명현상은 곧 중단되고 말 것이다.

전자전문 소매치기 활성산소

'모든 생명체는 태어남과 동시에 죽어간다'는 명제가 성립되도록 광범위하게 작용하는 핵심인자가 활성산소다. 활성산소는 그와 맞부딪히는 세포막이나 세포 속 유전자로부터 순식간에 전자를 빼앗아 세포기능을 녹슬게 만드는 소리 없는 전자전문 소매치기다.

우리 몸을 이루는 원소는 약 20가지인데 그 중 C, H, O, N(탄소,

수소, 산소, 질소)이 총 중량의 95%를 차지하고 7개의 무기질이 4.9%, 나머지 금속과 중금속이 미량원소로 0.1%를 점하고 있다. 모든 물질의 기본 단위인 원자는 원자핵(양성자+중성자) 주위를 원자핵이 보유하는 양성자 수만큼의 전자가 궤도를 이루어 회전하고 있는데 모든 물질의 특성은 그 물질을 구성하는 원자 속 양성자와 전자의 숫자에 달려있다. 전자궤도를 달리는 전자는 짝수로 있어야만 안정하기 때문에 전자가 홀수로 되었을 때 모든 원자는 항상 부족한 전자를 채우려고 한다.

최외각의 전자 궤도에 홀수 전자를 지니고 있다가 호시탐탐 전자를 훔쳐내는 원자나 원자단을 프리라디칼(free radical : 자유기)이라고 한다. 활성산소는 우리 몸에서 가장 많이 생산되고 가장 광범위하게 영향을 미치는 대표적인 프리라디칼이다. 프리라디칼은 최외각 전자궤도에 홀수개의 전자가 돌고 있기 때문에 무엇으로 부터든 전자를 빼앗아 빈 곡간을 채우려고 한다.

세균이나 바이러스가 프리라디칼의 관심대상이 된다면 그것은 우리에게 유익한 반응이 되지만(병원체를 발견하면 대식세포나 호중구는 활성산소를 분사하여 살멸한다) 세포막이나 유전자가 프리라디칼과 전자상거래를 하게 되고 거래규모가 커지게 되면 조직과 장기의 기능은 허물어지고 만다. 프리라디칼의 주 활동무대가 세포가 되는 순간 질병이 시작되는 것이다.

세포막이 손상을 입으면 세포막에 세워져 있는 송, 수신 안테나가

파손되어 이웃 세포와의 통신이 두절되고 유전자가 상처를 입으면 전혀 엉뚱한 효소나 단백질을 만들어 세포기능이 정상궤도를 이탈하게 된다.

암 발생에 대한 가장 믿을 만한 기전으로 제시된 발암모델의 주인공 역시 프리라디칼이다. 멀쩡한 세포가 암세포로 바뀌기 위해서는 정상세포의 유전자 변화, 즉 돌연변이가 발생해야 하는데 유전자와 프리라디칼 간의 전자거래가 성사되면서 돌연변이가 일어난다.

프리라디칼과 항산화제 경호원

프리라디칼로부터 몸을 지켜내려면 프리라디칼이 세포막이나 유전자로부터 전자를 약탈하려 들 때 몸을 던져 지켜줄 수 있는 경호원 같은 존재가 있어야만 하는데 야채와 과일 안에는 비타민 A, C, E, 셀레늄, 카테킨(녹차), 리코펜, 설포라페인, 루테인, 안토시아닌, 베타카로틴, 이소플라본 등과 같은 다양한 이름의 항산화제가 경호임무를 성공적으로 수행하기 위해 즐비하게 포진되어 있다. 자외선이나 전자파, 방사선을 쪼일 때나 항암제와 대부분의 의약품, 영양분이 대사될 때 발생하는 프리라디칼이 세포에 전자총을 겨누면 이들 경호원들은 기꺼이 세포의 방탄조끼가 되어준다.

투명 막 오존층이 지구 상공 20km에 펼쳐져 있는 것은 생명체에게 자외선이 치명적이기 때문에 적정량(세균이나 바이러스가 일정수준이상으로 번식하지 못할 만큼)의 자외선만을 투과시켜 지구표면에 거주하는 생명체를 보존하기 위한 배려이다.

자외선에 의한 피부 내 활성산소의 과도생성을 막기 위해 저 높은 상공에 오존커튼이 드리워져 있는 것이라면 생명현상의 유지에 있어서 가장 먼저 경계해야 할 부정적 요소가 바로 활성산소임을 알아차릴 수 있다. 바닷가나 수영장에서 땡볕을 오래 쪼인 사람이 피부암을 앓게 되었다면 이는 활성산소가 저지른 소행일 가능성이 높다. 이와 유사한 사건에서 활성산소의 알리바이가 성립된 적은 거의 없다.

창조주께서 인간세계를 벌주시는 방법이야 이루 말할 수 없이 많겠으나 오존층을 일시에 거두어 내는 것만큼 혹독한 수단도 없을 것이다. 그렇게 경계해야 할 활성산소가 피부 밖의 문제라면 그것은 환경생태학이 다뤄야 할 문제이겠으나 활성산소는 살아있는 세포라면 그 어디에서든 필연적으로 발생하는 것이기에 앞으로 오랫동안 생의학과 현대인이 함께 풀어가야 할 숙제인 것이다.

숨을 쉰다는 것이 살아있다는 증거라면 활성산소 발생 역시 살아 숨 쉬고 있다는 증거다. 생명활동에 필요한 에너지를 얻기 위해 '미토콘드리아' 라는 발전소는 포도당을 산소로 태워 TCA 발전기를 회전시켜 ATP라는 건전지를 만들어 내는데 활성산소는 이 건전지가 만들어 질 때 불완전 연소되어 나오는 배기가스다.

TCA회로를 거치는 동안 폐로 들어온 산소의 약 5%가 활성산소의 형태로 남는다. 따라서 숨을 쉬고 있는 한 완전히 활성산소로부터 자유롭기는 불가능한 일이다. 활성산소가 과잉 발생치 않도록 하며 발생한 활성산소의 공격을 효과적으로 차단할 수 있는 현명한 처세술을 익혀두는 것이 절실히 필요할 따름이다. 활성산소가 난동을 부리지 못하도록 인체에는 SOD(superoxide dismutase : 초산화물 변이 효소), catalase, gluthathione peroxidase라는 경찰이 상주하고 있다.

그런데 청년기 이후에는 SOD의 농도가 감소되면서 치안력이 부실해져 난동꾼 활성산소의 횡포를 수수방관하는 일이 늘어나게 된다. 결국 활성산소의 공격으로 무수한 상처를 입은 세포들이 증가하여 피부에 반점이 맺히고 그와 똑같은 작용이 내부 장기에서도 동시에 진행되면서 노화의 길로 접어들게 되는 것이다.

식물들도 광합성 작용의 부산물로 활성산소가 발생하고 작열하는 태양이 쏘는 자외선으로부터 자신을 지키기 위해 수많은 활성산소 중화제(항산화제)를 잎에 보유하고 있다. 한 여름날 파란 잎에 난 까만 반점은 항산화제가 옅게 발라져 있는 부분이 자외선에 화상을 입어서 그리 된 것이다. 가을이 되어 태양빛이 줄고 엽록소가 사라져 광합성이 중지되면 한여름 식물들을 지켜주던 색색깔의 항산화제들이 내비치는데 그것이 산야를 울긋불긋 물들이는 단풍이다.

그 오색 단풍에 들어있는 항산화제들이 그대로 알록달록한 오색과일과 야채에 들어 있어서 그것을 배불리 즐겨 먹는 인간은 노화와 질병으로부터 일정기간 자유로울 수 있는 것이다. 불로초가 있다면 그것은 5색이 아닌 5만 가지 색깔의 항산화제가 들어있는 천상의 열매일 것이다.

직업 운동선수들의 노화가 빠르게 진행되는 이유는 무리한 운동으로 산소소모량이 많은 반면 활성산소를 중화할 수 있는 식단의 뒷받침이 없기 때문이다. 이들은 대부분 고 탄수화물, 고 지방, 고 단백식의 고 칼로리 위주의 섭생을 하기 때문에 극렬한 운동을 할 때 나오는 엄청난 양의 활성산소를 중화해 줄 수 있는 5색 과일과 야채 안에 들어있는 항산화제가 결핍되어 있다. 따라서 세포의 산화속도가 급증하여 노화현상이 이른 나이에 찾아오게 된다.

테트리스 게임에서 처음에는 막대기가 천천히 떨어지다가 어느덧 속도가 빨라지면서 게임은 순식간에 끝나 버린다. 해열진통제와 백신, LGS가 막대기를 화면 가득 쌓아놓는 역할을 한다면 활성산소는 막대기가 떨어지는 속도를 가속시키는 역할을 한다.

활성산소에 대처하기 위해 필요한 모든 수단은 야채와 과일에 충분하고도 남을 만큼 이미 내재되어 있다. 우리는 그 내재된 수단이 상처 난 세포막과 유전자를 복구하여 세포가 정상 작동할 수 있도록 그들을 많이, 맛있게, 오래 먹기만 하면 되는 것이다. 이 또한 창조주의 조건 없는 배려이다.

4

인간과 신의 경계선

스트레스

신이 되려는 인간의 꿈이 결코 실현될 수 없도록 신이 만들어 놓은 장벽들이 인간세계를 켜켜이 에워싸고 있다.

인류가 지구상에 출현할 때부터 하루 8시간을 잠들게 하고 가장 집중력과 체력이 왕성한 20대에는 이성과의 사랑에 눈이 멀도록 만들고 아이를 갖은 후엔 부정과 모정을 쏟아 붓도록 하며 동시에 식구들의 끼니 걱정으로 평생을 보내게 하고 결정적으로 인간사에 득도할 때쯤이면 영락없이 영혼과 육체가 분리되도록 조치하여 정신이 엿본 신들의 세계에 인간의 육신이 발을 들여놓지 못하도록 모든 것이 계획되어 있었다.

이것이 신의 속셈이다.

인간 구성의 4요소,
영혼 · 정신 · 육체 그리고 스트레스

삶의 궤도를 질주하면서 신이 만들어 놓은 장벽에 가로막힐 때 마다 인간을 절규케 만드는 것이 스트레스다. 신이 쳐놓은 스트레스로 만든 매트릭스에 갇힌 인간은 그 의미를 애써 깨닫고 혼신의 힘을 다해 해결하느라 정신력과 체력 그리고 영력을 소진해 나간다. 구덩이에 빠진 자동차의 가속페달을 밟으면 밟을수록 더욱 구덩이가 깊이 패이듯이 대부분의 인간은 스트레스의 구덩이에 빠졌을 때 더 열심히 더 깊이 파 내려간다. 그렇게 정열을 소진하느라 신의 영역으로 시선을 돌릴 여가를 갖지 못하게 된 것이다.

이로써 인간의 구성 요소라 규정지어진 영혼 · 정신 · 육체 이외에 새로이 스트레스라는 요소를 추가함으로써 인간과 신과의 구별점이 명확해 진다. 이 개념을 통하여 셀리에 박사가 세운 스트레스학설이 보다 폭넓게 이해될 수 있으리라 생각한다. 스트레스를 인간의 구성요소에 편입시키면 영혼 · 정신 · 육체 서로가 상호간에 작용을 주고받듯이 스트레스 또한 이들 3가지 요소와 각기 소통 채널을 마련하여 상대에게 영향을 주고 또한 상대로부터 영향을 받는 개체로 작용한다.

스트레스의 초기화 작업,
미생물의 해체 작업

스트레스에는 신체에 가해지는 육체적 스트레스와 정신에 부담을 주는 정신적 스트레스가 있다. 단기간의 육체적 스트레스가 환경적응력을 키우는 생명 강화작용을 하는 반면 만성화된 정신적 스트레스는 환경적응력을 감쇠시키는 생명 약화작용을 한다.

과격하지 않은 정기적 운동이나 산행을 통해 근육과 심장, 폐에 부하(스트레스)를 걸면 이들은 더 강해지고 더 유연해 진다.

하지만 정서를 주관하는 대뇌 변연계에 입수된 분노, 두려움, 긴장, 초조, 불안 등의 정신적 스트레스는 시상하부를 발원지로 하는 스트레스 호르몬을 내 보내 뇌하수체, 갑상선, 췌장, 성선을 위시한 분비기관과 장기와 근육을 포함한 전신의 세포에 점진적이거나 급격한 기능이상과 구조 변이를 일으킨다.

만성적 스트레스에 장기간 포위당하게 되면 각 조직은 분화이전의 단계로 회귀하려고 한다. 내배엽 · 중배엽 · 외배엽에서 각기 분화하여 생긴 장기들의 상호 연속적이고 유기적인 관계가 〈초기화 과정〉을 거쳐 분화이전의 상태로 돌아가 각기 〈독립적인〉 구조와 기능을 갖으려 하는 것이다. Word나 Excel같은 프로그램들을 동시에 로딩(loading)하여 이용하다가 오류가 발생하여 재부팅하면 Window 초기화면이 떠오른다.

이처럼 프로그램 간에 충돌이 생기면 오류가 발생, 상호 유기적인 관계가 단절되어 초기 화면으로 되돌아가듯이 오랜 세월 걱정과 분노, 원한, 초조감으로 점철된 삶 속에서 무수한 스트레스 신호들이 뒤엉키면 조직과 조직, 세포와 세포간의 초기화 현상이 일어난다.

중배엽에서 분화되어 혈관을 이루는 혈관세포들은 초기화 과정에 접어들면 독립적인 개체가 되기 위해 이웃 혈관세포와 분리되려 한다. 그 과정에서 혈관이 부푸는 동맥류나 정맥류가 나타나고 초기화 과정이 마무리될 때쯤 뇌출혈이나 혈관 파열이 일어난다. 장기의 세포나 상피세포가 초기화 과정에 진입하게 되면 이웃세포와의 정보교류를 끊고 혼자서만 무한히 분열해 나가는 암세포로 성질과 구조가 바뀌어진다.

암 세포가 분비하는 물질 중에 암 태아성항원(CEA : carcino embryonic antigen)와 알파 태아성단백(AFP : alpha - feto protein)이라는 암 표지인자가 있다. AFP는 태아의 간세포에서 합성되던 것이며 CEA는 태아의 소화기조직에 존재하던 것이다.

즉 이 물질 모두 태아시기에 정상적으로 분비되던 것들인데 분화가 끝나고 난 성인의 정상세포에서 이런 물질이 흘러나온다는 것 또한 스트레스에 의한 정상세포의 초기화 현상에 의한 것이다.

지금까지 스트레스가 인체에 미치는 영향을 현대생리학적 개념과 다른 각도에서 비추어 보았다. 우리가 인식해야 할 것은 만성화된 정신적 스트레스로 우리의 몸이 초기화 과정에 진입하게 되면 인체 각 구성 요소간의 유기적, 통합적 기능이 상실되고 질서와 계통이 파괴되는 카오스 상태로 돌입하게 된다는 사실이다. 스트레스에 묻혀 카오스의 구덩이에 빠진 인체의 면역력이 임계치 이하로 떨어진 것을 감지한 미생물들은 스토커가 되어 끈질긴 해체작업을 시도한다. 스트레스와 미생물이 구사하는 전략과 전술이 인간 생존의 중요변수인 것이다.

미생물과 스트레스의 동맹 작전, 결핵과 애디슨 병

'엎친 데 덮친 격'이라는 말이 있다. 스트레스에 시달리는 것이 엎치는 일이라면 미생물의 공격은 덮치는 일이다. 그런 일이 실제 임상에서 벌어지고 있다. 스트레스는 부신피질 호르몬이 대거 만들어지도록 신호를 보내는 점화버튼인데 이 버튼이 너무 오래 눌려있으면 부신피질 호르몬 생산기지인 부신피질이 스트레스 반응의 3단계, 즉 포기상태(exhaustion)에 빠져들어 부신피질이 붕괴되면서 더 이상 부신피질 호르몬 생산라인을 가동할 수 없게 된다. 혹사당한 부신피질은 더 이상 인체의 수요에 응하지 못하고 호르몬 지불유예선언(hormone moratorium)을 고하게 된다. 이 상태를 에디슨 병이라 하는데 그 배후에 엄청난 스트레스와 영양 불균형이 도사리고 있는 것이다.

오랜 스트레스에 대항하기 위해 세포가 보유하고 있던 영양소들이 혈액으로 동원되어 세포는 영양결핍을 겪게 되고 설상가상으로 소화기의 기능장애가 뒤따르면서 영양분 조달마저 원활치 않게 되어 영양실조에 들게 된다. 그 결과 면역력이 바닥에 떨어지면서 24시간 항시 대기 중이던 결핵균이 드디어 인체 공략에 나설 채비를 한다.

대증요법으로 일관해 오던 현대의학이 더 이상 임기응변으로는 대처할 수 없는 상황에 직면하게 되는 것이다. 호르몬 부족을 채우려고 합성 부신피질호르몬을 쓰자니 면역력이 떨어져 결핵이 악화되고 결핵약을 쓰자니 에디슨 병이 악화되는 진퇴양난의 길에 접어들어 현대의학으로부터는 아무런 도움을 받을 수 없는 처지가 되고 만다.

이처럼 스트레스는 인체를 초기화시키는 동시에 미생물을 후원하여 생명력을 와해시키는 가장 두려운 내부의 적이다. 막강한 그들과 맞상대할 수 있는 유일한 카드는 현대의학이 애써 외면한 자연치유력 밖에 없다.

우렁각시를 잠들게 하는 스트레스

초기화 과정에 들어선 조직과 세포에서는 기형(deformity)과 돌연변이(mutation) 현상이 곳곳에서 일어나기 시작한다. 정신적 스트레스에 오래 노출되면 머리뼈가 자라기도 하며 매끄럽던 얼굴이 울퉁불퉁해지기도 하고 콧속에 혹이 자라는가 하면 위에는 구멍이 생기고 간은 딱딱한 바게트처럼 굳어지고 자궁 안은 기기묘묘한 혹들이 자라는 텃밭이 된다.

정신적인 스트레스가 소설처럼 오랜 기간에 걸쳐 초기화 과정을 완성해 간다면 3행시를 짓는 것처럼 속성으로 이 과정을 마무리하는 것이 있는데 바로 약물스트레스로 입게 되는 약해藥害가 그것이다. 그 중 최고의 속도를 자랑하는 것은 뭐니 뭐니 해도 항암제다. 어느 한 가지 빼놓지 않고 시스템 전체를 다운시켜 버릴 수 있는 대단한 위력을 가지고 있기 때문이다. 그런데 항암제처럼 번개와 같은 속도로 신체를 파괴할 수 있는 또 하나의 다크호스가 있다. 독자들도 이제는 잘 알고 있을 해열진통소염제가 바로 그것이다.

고도의 스트레스를 받고 있을 때, 감기나 백신 접종 후 고열이 날 때, 해열진통제의 복용은 너무나 빠르게 인체를 초기화시켜 놓을 수 있다. 이렇게 〈초기화와 해체작업〉같은 변화무쌍한 일들을 방치할 때, 잠든 사이 우리를 자연치유해주던 우렁각시는 영영 잠들게 되는 것이다. 된장국에 데인 입천장이 반나절 만에 다시 코팅되어 있던 것도, 눈 내리는 전장에서 입은 관통상이 매화가 지기 전에 아물 수 있었던 것도 모두 우렁각시가 있었기에 가능한 일이다.

필요선과 필요악 사이의 스트레스

산천을 떠돌던 수렵시절 맘모스와 맞서 싸우기 위해 혹

은 날랜 들짐승들에게 쫓겨 줄행랑을 칠 때 우리 조상들이 받았을 ① 육체적 스트레스, 농경이 시작되고 공동체가 형성되면서 받게 되었을 희로애락의 ②정신적 스트레스, 5분 안에 모든 메뉴를 만들어 낼 수 있는 패스트 푸드점이 현대인에게 쏟아 붓고 있는 ③노폐물 스트레스, 이 모든 것이 우리의 삶을 힘들게 하는 스트레스들이다. 만약 스트레스가 물이나 바람쯤이라면 우리는 폭풍우 속에서 허우적거리며 일생을 보내는 신세가 되었을 것이다.

위험상황을 해결하기 위해 교감신경이 흥분하면서 일어나는 신체적 스트레스반응은 목숨을 보존하기 위해 없어서는 안 될 자기보호 프로그램이다. 동굴 속에서 아침잠을 깨고 먹잇감을 구하러 다니는 것이 삶의 전부였을 때에 스트레스반응은 목숨을 연장시켜주는 대단히 중요한 생리작용이었다.

맹수와 맞서고 있을 때나 절벽에서 굴러 떨어지려는 찰나에 일어났던 스트레스반응은 움켜진 손가락과 팔, 다리에 초인적인 힘을 불어넣어 주는 구원의 손길이었기 때문이다. 식량획득을 위해 산야를 누비다가 코앞에서 맹수와 맞닥뜨려 위험에 처했을 때, 인체에서 일어나는 모든 반응은 최고의 전투능력 확보를 위해 집중된다. 그 모든 반응들이란 가능한 한 많은 혈액을 근육과 심장 그리고 뇌로 보내기 위한 조치들이다.

그런 조치가 취해지는 동안 해독을 담당하는 간장과 소화, 흡수를 위한 소화기관, 배설을 위한 대장, 신장 그리고 생식기관은 그 기능이 최소화 된다. 이렇게 단기간의 육체적 스트레스는 두뇌의 정보처리능력을 향상시키고 면역 활동을 왕성하게 하며 근육을 강하게 만들어 준다.

이와 달리 정신적 스트레스나 잘못된 식습관에 의한 노폐물 스트레스는 대부분 만성적으로 발생하여 교감신경을 지속적인 흥분상태에 올려놓는다. 결과적으로 신체저항력을 떨어뜨려 우리 몸을 병들게 하는 것이다. 육체적 스트레스와 정신적 스트레스의 본질은 서로 다르면서도 신체 반응은 일란성 쌍둥이처럼 닮은꼴이다.

본질이 다른 스트레스에 대해 각기 달리 대처하는 방법을 획득하지 못한 인류는 그런 의미에서 아직 기능 진화의 중간단계에 머물러 있는 것이다.

만성적 스트레스에 빠지면 스트레스호르몬을 만들고 그에 따른 반응을 모니터링 하느라 생명활동에 필요한 다른 호르몬들을 분비하고 통제하는 능력은 구속된다. 인체는 5리터의 제한된 혈액에 유입되는 영양분을 원료삼아 수많은 것들을 만들어 낸다.

원료가 한정되어 있으니 어느 한 가지가 풍족히 만들어 지고 있다면 나머지 것들은 반드시 궁핍해질 수밖에 없다. 궁핍으로 인한 가장 큰 피해자는 소화기능과 생식기능 그리고 면역기능이다.

누구나 경험했듯이 밥상에서 싫은 소리를 들으면 밥맛이 뚝 떨어진다. 난자의 성장과 배출을 조절하는 뇌하수체의 성호르몬 분비가 난조를 겪게 되면서 증가한 불임이나 유산은 각박한 현대사회의 뒷모습이다. 무엇보다 면역계가 입는 피해로 삶 전체가 무너지기도 한다. 그 피해의 가장 큰 결과값이 암이다.

스트레스를 받을 때 분비되는 코르티솔이라는 군수조달호르몬이 부신피질에서 샘솟게 되면 제암制癌역할을 하는 임파구가 줄어든다. 임파구의 생산량과 활동성이 줄어든다는 것은 대단히 심각한 일이다. 정상적인 대부분의 사람에게서도 매 순간 그 어디에선가 암세포가 자라나고 있게 마련인데 이들을 저격해야 하는 저격수들(LAK세포, TIL세포, NK세포)이 감소하고 저격솜씨가 형편없어 진다면 암세포가 암 덩어리로 자라는 길이 활짝 열리게 된다. 암은 현대사회가 빚어낸 무수한 스트레스 조각들이 어우러져 만들어 놓은 내구성이 탁월한 모자이크다.

전시戰時의 비상벨이 울리면

대부분 시각이나 청각을 통해 들어오는 정신적 스트레스는 전기신호로 바뀌어 '대뇌 변연계' 라는 곳으로 입수된다.

변연계에 입수된 스트레스정보는 자율신경 사령탑인 시상하부로 전달되어 맹수와 마주했을 때와 똑같이 전시戰時임을 알리는 비상벨을 울리는 CRH(corticotropin releasing hormone)라는 방아쇠 호르몬을 내 뿜는다. 전기신호가 스트레스호르몬이라는 구체적인 물질로 바뀌는 순간이다.

시상하부는 전군(교감신경계)에 비상령을 내리고 ① 기동타격부대와 ② 군수부대, 이 두 조직에 명령을 내려 전시에 대응토록 한다. 먼저 시상하부의 명령은 신경을 타고 부신수질에 전달된다. 시상하부의 전기신호를 접한 기동타격부대인 부신수질은 '에피네프린'과 그의 동업자인 '노르에피네프린'이라는 '위기상황 극복 호르몬'을 긴급 출동시킨다. 이들의 동업으로 심장 박동이 늘고 피부에 뻗어 있는 모세혈관은 직경이 줄어들면서 근육으로 혈액이 몰려든다(골격근 수축시 근육의 개방 모세혈관[open capillaries]의 수는 안정시의 50배에 이르며 혈류량은 15~20배 증가한다). 또한 근육이 에너지를 자유로이 쓸 수 있도록 혈당레벨을 급상승시켜 최대의 근력을 발휘할 수 있도록 하며 한편으론 기관지를 개방하여 호흡량을 늘려 산소가 충분히 공급되도록 한다.

타격부대에서 긴박한 조치가 이루어지고 있는 동안 시상하부는 CRH라는 전령을 보내 작전참모인 뇌하수체에게 ACTH(adreno corticotropic hormone)를 분비토록 하고 장기전에 대비, 군수물자가 원활히 공급될 수 있도록 한다. ACTH는 군수사령부인 부신피질에 명령을 내려 코티솔이라는 '군수조달 호르몬'을 분비토록 한다.

코티솔은 각 예하부대로 급파되어 실전에 필요한 군수물자를 만들어 내도록 독려한다. 이 호르몬의 명령을 접한 각 예하 부대인 여러 조직에서는 상처 입었을 때를 대비해 조직재생에 필요한 지방산과 아미노산, 전투 식량인 포도당 생산에 총력전을 펼친다.

육체와 마음, 장소는 다르지만 반응은 같다

문제는 신체적 위험에 노출되었을 때에 작동하도록 고안된 프로그램이 위에서처럼 정신적 스트레스에 노출되었을 때도 똑같이 작동한다는 점이다. 가만히 책상에 앉아서 상사에게 꾸지람을 듣고 있을 때나 방바닥을 쳐다보며 시어머니에게서 잔소리를 듣고 있을 때, 몸 안에선 그 옛날 들판에서 네발짐승과 마주했을 때 우리 조상의 몸에서 일어났던 반응과 똑같은 반응이 일어난다.

억센 동물을 제압하기 위해서나 필요했던 심장이 쿵쾅거리고 뛰는 일, 호흡이 가빠지는 일, 혈액 속으로 지방산과 포도당이 쏟아져 들어오는 일 등등은 책상에 앉아 꾸지람을 듣고 있는 와이셔츠맨이나 며느리에게는 전혀 필요치 않은 반응들이다.

상사와 피 흘리며 주먹다짐을 벌이지 않는 한, 1~2시간 홍두깨로 빨랫감을 두드리지 않는 한, 부하직원과 며느리의 혈액 속에 꽉 들어차 버린 지방산과 포도당은 쓰이지도 못한 채 혈액만 걸쭉하게 만들어 놓는다.

이들은 결국 혈관에 상처를 내고 신경을 굳게 만들고 면역력을 떨어뜨리는 애물단지가 되고 만다. 회사원들이 숨을 몰아쉬며 야구장에서 방망이를 휘두르는 것도, 밤을 지새는 여인들의 수다도 혈액에 쌓인 고농도의 영양분을 불태우기 위한 궁여지책이자 자구책인 것이다.

악어 강에 뛰어든 톰슨가젤의 운명

스트레스는 인체에 크나 큰 변고를 가져온다. 소화기계, 혈관계, 생식기계, 면역계, 장균계, 자율신경계, 정신, 생명장 심지어는 영혼까지도 지속된 스트레스에 부분적인, 때로는 전체적인 침해를 받는다. 어떤 과정을 거쳐 스트레스에 의해 인체가 허물어지게 되는지를 알게 되면 스트레스에 대해 보다 능동적이고 적극적인 자세를 취하게 될 것이다. 하룻밤 사이 머리가 쇠는 것처럼 스트레스 반응에 의한 결과가 삽시간에 나타나는 경우도 있지만 일반적으로 스트레스 반응은 악어의 잠행처럼 다음의 3단계를 거치면서 비가역성(irreversibility : 원상태로 회복되지 않는 성질)이 높아진다.

첫 단계는 경고(alarm)단계다. 멋모르고 물속에 첨벙 뛰어든 톰슨가젤을 향해 뭍에 있던 악어가 물속으로 잠입하는 시기다. 악어가 코앞으로 다가서기 전까지 물속에 잠겨 있던 발을 빼면 톰슨가젤은 악어의 이빨자국을 피할 수 있다. 인체로 돌아와 설명하면 이 단계에서는 인체의 항상성 유지능력이 아직 큰 타격을 입지 않은 상태이기 때문에 스트레스에 의한 손상이 가역적이어서 원상회복이 쉽게 일어날 수 있다.

당뇨병을 예로 들어 보자. 스트레스를 받아 혈당이 솟구치게 되면 췌장이 인슐린 생산라인을 가동하여 혈당을 어느 정도 통제할 수 있는 여지를 발휘할 수 있는 시기이다. 이 상태에서는 입이 마르거나 피로하거나 소화가 잠시 안 되거나 두통이 생기거나 하는 정도의 경고 증상으로 그친다.

문제는 두 번째 단계인 저항(resistance)의 단계로 진입하면서 증폭된다. 이 단계에 진입했다는 것은 악어의 공격이 시작되었다는 뜻이다. 이때도 아직 기회는 있다. 악어가 자세를 고쳐 잡기 위해 잎을 벌릴 때 재빨리 뭍으로 도망치면 된다.

만성적으로 혈당이 높아지면 췌장에서 충분한 양의 인슐린을 만들어도 세포막이 인슐린의 노크에 반응하지 않는 인슐린 저항이 일어난다. 포도당이 세포로 진입하기 위해서는 인슐린이 세포막을 노크했을 때 포도당 전용출입문이 열려야만 하는데 인슐린저항이 나타나면 이 문이 열리지 않게 되는 것이다(인슐린이 수용체와 도킹하면 신호가 전달되어 포도당 전용출입문을 여는 단백질이 나와 잠금 장치를 해제한다).

마치 수십 통의 연애편지로도 이미 상심한 연인이 닫아놓은 마음의 문을 열지 못하는 것처럼. 이때가 막 1.5형 당뇨병 지역임을 알리는 이정표를 스쳐 지나가는 순간이다. 신경계, 내분비계가 교란되고 활성산소 발생량이 늘면서 몸 속 도처에서 세포의 유전자 변이(mutation)가 일어나 조직의 비가역적인 형태변화(irreversible deformity)가 야기되는 고비를 맞이하게 되는 것이다.

이 사실은 병태생리의 이해에 있어 매우 중요한 대목이다. 약물의 지속적인 투여에 대해 내성이 나타나는 시기이며, 오랜 애증의 세월을 보낸 부인의 난소와 자궁에서 혹이 자라나고, 어린 시절 계란모양으로 갸름했던 얼굴이 각지고 둥굴넙쩍, 울퉁불퉁하게 되어 뼈가 자라나는 시기이기도 하다

백혈병의 경우엔 골수의 혈구생산 조절유전자의 변이로 혈구아세포들이 무한정 생겨나는 만성골수성 백혈병이 시작되는 때이다. 물론 이 유전자 변이는 해열진통제가 주는 약해藥害로 인한 스트레스 때문에 생긴 것이지 저절로 일어난 현상은 아니다.

마지막 3단계, 이 시기가 되면 무슨 일이 벌어질지 이젠 독자들도 짐작할 수 있을 것이다. 3단계는 포기(exhaustion)상태, 즉 케 세라 세라(Que sera sera)의 상태다. 톰슨가젤은 가공할 악어의 360도 비틀기 회전기술에 말려들어 발버둥치다 기진맥진하여 도망을 포기하게 된다. 때마침 악어 사냥꾼이 나타나 주거나 악어가 스스로 공격을 포기하지 않는 한, 상처 회복은 고사하고 대부분의 경우 그가 밟고 있는 강은 요단강이 되고 만다. 이 시기는 췌장이 인슐린 생산을 포기한 상태로 당뇨환자는 인슐린을 채운 주사바늘의 고통을 덤덤히 받아들이는 선사의 경지에 올라서 있게 된다.

그러나 일반적 인식과는 다르게 이때조차도 당뇨병으로부터 탈출할 수 있는 여지는 얼마든지 남아있다. 자연치유라는 악어 사냥꾼의 도움을 청하기만 하면 되는 것이다. 우리 몸은 언제라도 왕성한 자연치유력을 재가동할 준비가 되어있기 때문이다.

정신적 스트레스는 시상하부-뇌하수체-부신, 이 세 요소로 이루

어진 유연한 축을 획획 좌우로 거세게 흔들어 놓는 허리케인 같은 존재이다. 그 허리케인의 힘이 막강해지면 육체분열 뿐만 아니라 체내의 모든 호르몬분비가 요동치게 되어 우울증 등의 정신분열도 뒤따르게 된다. 집중이 안 된 정신으로는 육체분열을 원상복구시킬 수 없다. 우울증을 겪는 암 환자의 예후가 좋지 않은 것은 뚜렷한 목표와 희망을 정신이 수용하여 담아 놓을 수 없기 때문이다.

가속페달을 밟으면 출력이 오른다. 하지만 레드존을 훌쩍 넘어버린 엔진은 파열되어 영영 재시동의 기회를 잃고 만다. 스트레스는 우리 몸을 레드존으로 향하게 하는 가속 페달이다.

5

자연치유의 아킬레스 건

감기와 식체

대양을 항해하는데 있어 가장 신경 써야 할 것은 항로를 유지하는 일이다. 항로를 벗어난다는 것은 닻을 내릴 항구와 멀어지는 일이며 암초와 부딪힐 위험을 높이는 일이다. 정확한 항로를 따라 항해하고 있다면 정박할 항구에 도착하는 것은 시간문제다.

그렇다면 질병치유의 길을 떠나는 이가 가장 신경써야 할 일은 무엇인가? 물론 옳은 치유법의 선택이다. 그것이 선결되었다면 다음으로는 감기와 식체라는 암초에 걸리지 않도록 미리미리 조심하는 일만 남는다.

항로를 벗어나면 망망대해 속 무인도를 바라보게 되는 것처럼 장기를 자르고 기능을 꺾는 치료법에 의존하면 몸은 점점 굳어져 석고상이 돼 버리고 말 것이다. 또한 감기와 체하는 일이 자칫 기능 부전으로 비화되는 날에는 항구를 눈앞에 두고 좌초되는 안타까운 일이 벌어질 수도 있다. 올바른 치유란 장기의 기능이 건강한 상태로 되돌아가 제한받지 않고 멈칫거림 없이 4요소(해독기능 · 수리기능 · 재생기능 · 면역기능)가 힘차게 발휘될 수 있도록 하는 것이다.

7일간의 행적을 담고 있는 블랙박스, 감기

위 4요소의 작동을 멈칫거리게 하거나 멈추게 만드는 것이 바로 감기와 식체다. 감기와 식체, 이 두 암초에 걸리게 되면 선체는 구멍이 나고 물이 스며들어 정상항해가 힘들어 지거나 때로는 배를 포기해야 하는 일도 벌어지게 된다.

올바른 식이요법을 진행하여 순조로이 정상으로 회복되는 과정에 있더라도 감기에 걸리거나 체한다는 것은 다 된 밥에 재를 뿌리는 일이며 한 여름 화채를 넣어 둔 냉장고 문을 닫지 않는 일이며 활주로에 바퀴가 닿기 전에 비상구를 여는 일이다. 세상사 모든 일의 원인과 결과가 사소한 것들의 어울림이다.

큰 바위에 걸려 넘어지는 일은 없다. 운석이 떨어져 산불이 나는 것도 아니다. 언제나 항상 눈에 보이지 않는 작은 돌부리에 채여 넘어지고 광대한 원시림이 담배꽁초로 흔적만 남게 되는 것이다.

체온유지의 실패, 식사량 조절의 실패, 감정조절의 실패와 같은 사소한 실수가 감기와 식체를 일으키는 원인이 되어 자연치유에 이르는 진입로를 좁고 아슬아슬한 험로로 만들어 놓는다. 감기를 달리 표현하면 〈피부 혈관의 과도수축에 따른 일시적 전신 혈액순환 장애〉라 할 수 있다. 즉 감기란 과다활동으로 비축에너지가 임계치 이하로 떨어져 체온을 체외로 발산시킬 여유조차 없게 되었을 때, 피부 혈관을 수축시켜 열에너지를 보존하려는 자구책이다. 감기 상태에서는 면역기능을 제외한 3가지 자연치유기능을 담당하는 우렁각시의 손발이 묶여 자연치유가 지연된다. 그나마 현대의학이 감기치료에 나서게 되면 면역기능 마저 날개를 접게 된다,

4가지 자연치유기능이 정상 작동되기 위해서는 반드시 에너지가 필요하다. 감기에 걸리게 되었다는 것은 자연치유에 집중되어야 할 에너지가 다른 불필요한 활동에 소비되어 왔다는 정황증거이므로 감기는 모든 에너지가 자연치유에 집중되고 있는지에 대한 리트머스 시험지이며 감기에 걸리기 직전 쓸모없는 감정소모가 있었는지, 생냉경물生冷硬物(거친 날 음식, 차가운 음식, 딱딱한 음식)을 먹었는지, 야근 혹은 무리한 운동을 하고 맥주를 마신 날 부부관계를 감행하였는지, 등산을 마치고 찬밥을 먹었는지, 버선을 신지 않고 등을 차게 하고 잤는지의 여부에 대한 지난 일주일간의 행적을 담고 있는 블랙박스다.

감기가 치유되기 위해서는 바이러스와의 한판 전쟁이 불가피한데 이 전쟁을 치르느라 해독기능이나 수리기능, 소화기능에 사용될 에너지가 대거 면역기능에 집중됨으로써 감기가 나을 때까지 자연치유

과정이 유보될 수밖에 없다.

더욱이 면역 활동에 너무 많은 에너지를 소모한 나머지 감기가 치유되고 나서도 한참이 흘러서야 원기회복이 가능해 진다. 또한 감기 증상을 없앤다며 현대의학이 즐겨 쓰는 증상완하제를 잘못 복용하여 회생키 힘든 상황에 내몰리는 일이 상상외로 비일비재하게 일어난다. 암 환자 사망원인의 50%가 감기와 박테리아 감염에 있으니 만큼 한정된 에너지를 함부로 사용하여 면역력을 떨어뜨려 스스로 감염에 노출되는 우를 범하지 말아야 할 것이다.

식체는 감기의 부분집합

감기와 식체는 가지만 다를 뿐 같은 뿌리에서 자란 한 몸이다. 이 둘은 모두 교감신경의 과흥분으로 기운이 떨어졌을 때 찾아온다. 감기는 전신의, 식체는 주로 소화기의 기운이 떨어졌다는 차이만 있을 뿐이므로 식체는 감기의 부분집합이다.

감기에 걸렸는데 입맛이 당기고 소화력이 왕성할 순 없으며 소화가 안 될 때는 속옷을 갈아입으면서도 오한이 든다. 현대의학은 감기와 식체는 질병 축에도 속하지 않는 단순증상이라고 말하면서도 실상은 이 증상을 해결하느라 일주일 때로는 보름이 넘게 속앓이를 한다. 현대의학에는 감기의 예후에 대한 예측 프로그램이 존재하지 않기 때문이며 현대의학에서는 감기와 식체를 나누어 보기 때문이다.

따라서 무엇을 조심해야 하는지, 지금 나타나고 있는 증상의 다음 수는 무엇인지를 미리 예측할 수가 없다. 실제상황이 벌어지고 나서야 비로소 경보가 발령되는 사후 경보시스템만이 가동되고 있을 뿐이다. 그때그때, 상황에 따른 임기응변식 대처법으로 이런저런 증상완화제가 동원되면서 그 부작용의 무게 때문에 자연치유의 고삐를 놓쳐버려 뜻하지 않은 낭패를 보게 된다.

감기 치유법 속에 식체에 대한 예방 · 대응법이 포함되어 있어야 하며 좋은 감기약이라면 좋은 소화제가 되어주어야 한다. 하지만 현대의학이 감기의 초동대응에 사용하는 해열진통제, 항생제, 항히스타민제 등은 직 · 간접의 교감신경작동 성향을 갖는, 소화기능을 떨어뜨리는 대표적인 약물이다. 이들 약품에는 온전한 자연치유를 기대할 수 없는 태생적 한계가 그어져 있는 것이다.

잘 씹어야만 하는 이유

성인의 치아는 영구치 32개(8개의 앞니[문치門齒], 4개의 송곳니[견치犬齒], 8개의 작은 어금니[소구치小臼齒], 12개의 큰 어금니[대구치大臼齒])와 2~4개의 사랑니(지치智齒)로 이루어져 있다. 이렇게 여러 종류의 치아가 포진해 있는 것은 그만큼 씹는 것이 중요하기 때문이다. 잘 씹지 않고 음식을 삼키면 위장이 음식을 뒤섞느라 자연치유에 쓰일 에너지와 혈액을 필요이상 차지하게 되고 소화액이 닿는 표면적이 적어 완전한 소화를 기대할 수 없다.

잘 씹으면 이하선 · 악하선 · 설하선 3곳에서 입 안으로 분비되는 풍부한 양의 침을 보너스로 받게 된다. 침 속에는 알파 아밀라제(alpha-amylase : 탄수화물 소화효소)와 리파제(lipase : 지방 소화효소)가 들어있어 위장에 앞서 소화작용을 개시한다. 또한 침속의 리소자임(lysozyme)은 세균을 용해하는 일선에서 면역계의 파수꾼 역할을 훌륭히 수행한다. 이 밖에도 보고에 따르면 침은 발암성 물질인 아플라톡신B1과 음식물이 탈 때 생기는 벤조피렌 등을 거의 100% 비非활성화시키는 능력을 갖고 있다고 한다.

대충 씹어 삼켜 미처 위와 소장에서 소화될 겨를 없이 장관으로 넘어간 음식은 소장벽을 통해 흡수되지 못한다. 단지 소화된 음식만이 소장벽을 통해 흡수되기 때문이다(탄수화물은 단당으로, 단백질은 아미노산으로, 지방은 지방산으로 소화되었을 때 비로소 소장을 통해 흡수된다). 소화되지 않은 단백질이나 지방은 기다란 소, 대장을 지나는 사이 유해균의 먹이가 되고 부패반응이 일어나게 되는데 이것이 장에 염증을 일으켜 혈액을 혼탁하게 하고 불필요한 면역반응을 조장한다.

따라서 특히 아토피 피부염 환자나 류머티스 질환자와 같은 자가면역 질환자의 경우엔 면역 과잉반응이 나타나지 않도록 고형음식이

미음이 될 때까지 잘 씹어서 넘겨야 한다. 암 환자 또한 자연치유력을 확보하고 침의 항암효과를 보기 위해선 50번 이상 씹는 것도 마다해선 안된다. 잘 씹어 삼켰는데도 소화불량 증세가 보이면 즉시 반하사심탕이나 소화효소제를 챙겨 먹도록 한다.

좋은 음식을 잘 차려 먹더라도 흡수가 온전치 않다면 공을 들였다 하더라도 높은 탑을 세울 수 없다. 항상 잘 씹는 것을 의식에서 놓지 말아야 하겠다.

감기와 식체의 가장 효과적인 예방법은 첫째 보온, 둘째 감정 소모의 차단, 셋째 무리한 후에는 무리하지 않는 것이다. 어려움을 헤쳐나가는데 가장 쓸모 있는 도구는 지혜와 현명함 그리고 집중이다. 현대의학이 난치, 불치라는 허울을 씌워 놓았다 하더라도 결코 그 안에서 머무는 것이 최선이라고 생각하지 말기를 당부한다.

만약 그 안에서 한 발짝도 움직일 수 없을 만큼 심신이 몹시나 주눅 들어있다면 부디 감기와 식체라는 암초만이라도 피해갈 수 있기를 바란다. 감기에 걸렸다는 느낌이 들 때에는 이 책의 자연치유법을 따르길 희망한다.

6

자연치유의 가속페달, 당영양소(glyconutrients)

식물에 내재되어 있는 항산화제, 비타민, 미네랄 그리고 파이토케미칼은 오염된 물과 공기, 불량음식으로부터 세포의 안전을 지켜주는 파수꾼이며 이들에 의해 자연치유 프로그램이 가동된다. 여기에 세포간 생체정보전달에 중요한 역할을 하는 당영양소가 작용하게 되었을 때 자연치유에 가속이 붙는다.

하퍼의 생화학 교과서에 따르면 생체정보 전달에 필요한 송수신 안테나를 구성하는 당영양소는 모두 8종류(글루코오스, 갈락토오스, 만노스, 퓨코스, 자일로스, N-아세틸글루코사민, N-아세틸갈락토사민, N-아세틸뉴라민산)인 것으로 보고되어 있다. 이들 8가지의 당영양소 중 현대인의 식사를 통해 섭취되는 당영양소는 대부분 글루코오스와 갈락토오스로 국한되어 있기 때문에 이 2가지를 재료로 나머지 6종의 당영양소가 세포 내에서 효소에 의해 합성되어져야만 한다(인체는 글루코오스와 퓨코스만으로 나머지 6가지 당영양소를 만들 수 있는 backup시스템을 갖추고 있다). 그러나 글루코오스나 갈락토오스로부터 다른 단당류가 만들어지기 위해서는 여러 단계의 효소반응을 거쳐야 하기 때문에 이미 질병에 노출되어 세포기능이 위축된 상태에서는 원활한 단당류간의 상호전환을 기대하기 힘들다.

따라서 당영양소가 음식으로 공급되어야만 하는데 이들이 다양한 식물(야채와 과일, 콩깍지, 곡류껍질, 씨앗, 수액, 버섯, 해조류, 약용식물 등)과 갑각류, 효모균에 산재해 있기 때문에 필요량을 모두 찾아 먹기 어려운 점이 있고 당영양소를 함유한 원재료를 충분량 섭취한다 하더라도 천연물로부터 당영양소를 분리, 흡수해 내기가 쉽지 않다는 문제가 있다. 따라서 신속한 자연치유를 위해 혹은 증세가 심한 경우 야채, 과일의 섭취와 함께 다양한 원재료로부터 당영양소를 분리해 모아놓은 기능성식품의 섭취가 필요하다.

세포와 면역세포간의 정보전달에 오류가 발생하여 인체세포가 면역계의 공격을 받게 되는 자가면역질환(류머티스관절염, 루프스, 소아형 당뇨병, 베체트병, 크론씨병 등)의 경우 공통적으로 갈락토오스와 N-아세틸글루코사민 같은 당영양소가 결핍되어 있다. 자가면역질환 이외에도 당영양소의 결핍이나 부족은 과면역질환(천식, 비염, 습진, 아토피성 피부염)과 저면역질환(암, 세균/바이러스/곰팡이/원충 감염) 그리고 뇌신경 관련 장애(뇌성마비, 과동증, 자폐증, 알츠하이머형 치매, 루게릭병, 파킨슨병)를 일으키는 원인이 된다.

해열진통제를 오남용하여 발생한 모든 질환(백혈병을 포함한 감기 후유증)에 있어 당영양소는 치유력과 치유속도를 배가시킨다. 식물 내재영양소로 세포내 기능을 정상화하고 활성산소의 공격을 막아내며 당영양소로 신호전달시스템을 복구해 놓는다면 세포내외의 환경은 자연치유 작동에 필요한 이상적인 상태가 될 것이다.

놀라운 점은 신의 의도라고 생각해 왔던 염색체 이상으로 인한 다운증후군 같은 유전자 질환에서 당영양소 투여로 지능과 외모가 정상에 가깝게 되었다는 사실과 생명공학자들의 화두인 '줄기세포(줄기세포는 골수에서 생산되어 인체 전체를 여행하며 손상된 조직들을 보수한다)' 가 당영양소를 투여한지 1주일 만에 혈액 내에 수조개가 발견됨으로써 모든 의학론이 난치, 불치병으로 치부해 왔던 대뇌마비나 척수손상과 같은 중추신경계 기능손상도 자연치유의 대상이 되었다는 점이다.

1747년, 영국 왕실 해군 내과의사인 제임스 린드에 의해 비타민 C와 괴혈병(scurvy)과의 상관관계가 밝혀지면서 오랜 세월 영국 해군에게 공포의 대상이었던 괴혈병이 레몬주스로 간단히 물리쳐졌듯이, 1990년대 당생물학의 등장으로 생체구조물이나 에너지원으로만 인식되었던 당영양소에 대한 다양한 생리적 기능이 규명되면서 당영양소가 생명현상 유지에 있어 중요한 연결고리로 작용한다는 사실이 밝혀짐에 따라 세포간 신호전달장애로 발생한 난치, 불치병의 굳건해 보이기만 하던 속박이 당영양소 보급으로 허물어지게 되었다.

7

동물의 병은 식물로 치유된다

활동에너지를 스스로 생산해 낼 수 없는 동물이 지구상에 출현하면서 절대평화란 지구상에 존재할 수 없는 가치가 되어 버렸다. 동물이란 끊임없이 식물과 또 다른 동물을 사냥하여 ATP라는 건전지를 만들지 않고서는 살아갈 수 없는 존재이기 때문이다.

식물이 동물과 달리 태어난 자리에서 미동도 없이 삶을 살아가는 것은 진화의 초기단계에 멈춰 서 있기 때문이 아니라 동물의 발전과 진화를 돕기 위한, 창조주에 의해 의도된 자기희생 때문이다. 희생을 감수한 식물들의 전폭적인 지지가 없었다면 동물은 각자의 단식능력 범위 내에서만 생존이 가능하였을 것이다.

어느 날 식물들이 움이 튼 자리에서 생을 마감하라는 창조주의 속박을 깨고 그들마저 각자의 삶을 찾아 분주히 움직이기로 마음먹게 된다면 식물들은 활동에너지 획득을 위해 동물사냥에 나서게 될 지도 모를 일이다.

그렇게 된다면 다음 세계대전은 인간 대 인간이 아닌 식물 대 동물의 전쟁이 되어 버릴 것이다. 식물들이 제자리에서 꼼짝도 하지 않고 껍질이 가려워도 긁지 않고 뿌리와 열매와 이삭을 맺어준 덕분에 동물과 인간의 삶이 온전해 질 수 있었던 것이다.

질병은 인간의 진화를 막는 가장 큰 장벽이다. 식물은 인간의 진화를 위해 존재하고 있다. 따라서 인간의 진화를 막는 질병이란 장벽은 식물의 능력으로 제거되거나 식물의 도움으로 뛰어넘을 수 있는 것이다.

음식이 약이 되게 하라, 식물이 약이 되게 하라

에스키모인의 평균수명은 43세라고 한다. 그들의 한계수명을 결정짓는 3가지 제한요소를 발견할 수 있는데 이를 거울삼으면 건강유지나 생명연장의 키를 찾아내는데 큰 도움을 얻을 수 있다. 첫째 비닐하우스를 설치하지 않는다면 그들은 일 년 내내 신선한 야채를 먹어보지 못한다. 둘째 혹한에 노출되는 시간이 많다. 셋째 이로 인해 자유로운 운동을 할 수 없다. 그 중 한계수명을 결정짓는 가장 중요한 요소는 식물섭취의 제한이라고 생각한다.

제약산업이 발달하기 전까지 인류가 의존할 수 있었던 의약품의 대부분은 식물 그 자체였다. 물론 현대의학이 이용하는 상당수의 약품도 식물의 특정 성분을 농축시키거나 변형시킨 것으로 그 기원은 식물이다. 5천 년간 이어온 한의학의 주 메뉴 중 하나인 한약 또한 (약용)식물이다. 일상생활에서도 우리는 식물이 지니고 있는 약효성분을 이용한다. 음식점에서 식사를 마치고 먹는 박하사탕(위액 분비 촉진), 체했을 때 마시는 생강차, 감기 기운이 있을 때 생강과 귤껍질 다린 물, 출산 후 미역국, 목이 따끔거릴 때 마늘 물 등등 각 나라마다 발전시켜온 민간요법 역시 식물을 이용한 것들이다.

식물계는 인류가 조합하여 만들 수 있는 모든 질병에 대비한 약 저장고(medicine pool)를 미리 마련해 놓고 있다. 그 풀에 담겨있는 유효성분을 찾아내기 위해 수많은 연구자들이 아마존을 헤매고 바다 영양소(ocean nutrients)를 찾아 심해 잠수정이 바다 밑을 뒤지고 있다. 식물학자보다도 식물종이 사라지는 것을 더 안타까워하는 쪽이 제약 연구원이다. 어쩌면 질병치료의 획기적 수단을 잃어버리는 일이 될 수도 있기 때문이다.

기존의 한방개념과는 차이가 있지만 모든 급 · 만성 질환을 치유하는데 있어 필자가 사용하는 약용식물(한약재)은 50가지를 넘지 않는다. 이것이 의미하는 바는 자못 크다. 단순한 산술적 확률이 적용될 수 있다면 50가지를 500가지로 늘렸을 경우 치유효과는 10배에 가까워진다는 뜻이 되고 가중치를 적용한다 하여도 최소 2배가 되리란 추산을 할 수 있다. 그렇다면 약용식물을 굳이 철마다 기간을 정해놓고 먹어야만 하는 것일까? 기원전 천 팔백 년경 히포크라테스가 그에 대한 대답으로 이런 말을 남겼다.

Let your food be your medicine!

이 말은 한의학에서 얘기하는 식약동원食藥同原과 똑같은 의미의 말이다. 지금 당신의 생각이 당신의 미래이듯이 지금 당신의 음식이 앞으로 당신의 건강이라는 뜻이다. 이것을 식물의 약리효과를 강조하여 말하자면 식약동원植藥同原이 된다.

환자와 대화하다 보면 '음식이 곧 약이 된다' 는 사실을 대부분 피상적으로만 느끼고 있음을 알 수 있다. 또한 한약은 근본을 치료하기 때문에 양약보다 우수하다라는 식으로 잘못 이해하고 있는 것 또한 실정인 듯싶다.

한약이 합성 의약품인 양약에 비해 인체 친화성이 우수하며 다양한 약효성분간의 상호작용으로 자연치유를 도울 수는 있어도 한약을 먹는다 하여 균형 잡힌 음식의 도움 없이 근본적 치유가 유지될 수 있는 것은 아니다.

오로지 식탁 위에 자신의 질병을 치유할 수 있는 식물을 얼마나 맛있게, 얼마나 다양하게, 얼마나 오랫동안 올려놓을 수 있는가의 여부가 근본적 치유로 진행하느냐, 질병의 연속선상에 그대로 서있게 되느냐의 방향지시등이 된다.

이런 저런 좋다는 치유법을 모두 다 적용하고 난 뒤 필자와 상담하게 되는 암 환자들이 있다. 많은 돈을 쓰고 수 없이 두려운 밤을 보낸 후의 지쳐있는 모습이 안쓰럽기도 하지만 그보다 더 안타까운 것은 어떤 명약이나 뛰어난 기공사가 자신의 암을 기적적으로 낫게 해줄 수 있으리라는 요행에 실낱같은 운명을 걸고 있는 모습을 지켜보는 일이다.

식물내재 화합물(phytochemicals)과 자연 치유력

말기 암 환자의 종양이 몇 달 만에 완전히 사라졌다면 그것은 기적일 것이다. 그러나 그런 기적이 반복되어 일어날 수 있다면 그것은 더 이상 기적이 아닌 흔한 자연현상이 된다. 이제 우리는 더이상 암 환자가 회생하는 일을 기적이라고만 말하지 않아야겠다. 지금껏 암 환자의 자연치유가 기적과 같은 초자연적 현상인 것처럼 비쳐졌던 이유는 현대의학의 화학요법 때문이다. 누차 강조한 것처럼 수십 년간 식탁이 잘못 차려져 생긴 질병을 그와 전혀 상관없는 병원에 가서 그것을 해결하려 했으니 낫는 것이 기적일 수밖에 없었던 것이다.

게놈 지도를 완성하는 수준에 도달한 유전자과학의 발달 덕택에 반찬거리로만 여겨왔던 당근이나 브로콜리가 어떻게 우수한 항암작용을 나타내는지에 대한 전모가 밝혀지고 있다. 암 세포의 가장 큰 특징은 숙주가 죽기 전에는 분열을 멈추지 않는다는 점인데 브로콜리의 설포라페인이라는 성분이 암 세포 안에서 잠자고 있던 p53라는 세포자살 유전자를 깨워 암세포의 증식을 막는다는 사실을 알게 되었다. 또한 콩을 먹으면 사포닌이 암세포막에 구멍을 뚫어 암세포를 수장시킨다는 사실도 관찰되었다.

이런 마술이 세포 차원에서, 유전자 차원에서 진행되고 있음이 속속 밝혀지고 있다. 이젠 더 이상 암이 낫는 것을 기적으로 여겨 신비주의에 빠지는 부시맨이 되지 말도록 하자. 우리의 이성이 이해할 수 있는 범위 안으로 암이 진입했기 때문이다.

이렇게 눈에 보이지는 않지만 잠들거나 병들어 있는 유전자의 기능을 원상으로 회복시키는 능력이 식물이 태어나면서 지니고 있었던 식물내재 화합물(phytochemicals), 식물내재 영양소(phytonutrients) 혹은 식물내재 약리물질(phytopharmaceuticals)이라고 불리는 생화학물질에 들어있었다. 에스키모인들에게 이러한 물질을 충분히 공급하게 되면 그들의 수명은 곧 인류의 평균 수명으로 연장된다.

예전의 영양학이 말하는 야채를 먹어야 되는 이유는 오로지 비타민과 미네랄의 섭취였다. 물론 한의학의 경우 경험적으로 그 밖의 무엇이 있다는 것을 알고는 있었지만 정작 그 무엇인가가 세포기능 발현의 근원인 유전자의 기능을 조절하는 영양소임을 알게 된 것은 20세기 후반에 들어와서 부터다.

학자에 따라서는 비타민과 미네랄을 굳이 파이토케미칼과 구분하여 설명하려 들지만 필자는 이들 비타민과 미네랄 또한 파이토케미칼의 한 분파로 이해하는 것이 타당하다고 생각한다. 비타민, 미네랄 또한 파이토케미칼과 함께 식물체에 내재되어 있으며 약리효과를 내는데 모두가 똑같이 중요한 역할을 하기 때문이다.

식물의 에센스, 식물내재 화합물

모든 생물은 태어날 때부터 질병을 스스로 치유할 수 있는 자연치유 프로그램을 탑재하고 있다. 이 프로그램은 해독 · 수리 · 재생 · 면역이라는 4가지 기능에 의해 유지, 관리된다. 이러한 자연치유 프로그램을 작동시키는 촉매로 작용하는 것이 파이토케미칼이라고 하는 생화학 물질이다. 아스피린의 성분인 살리실산은 버드나무 껍질 속에 있는 파이토케미칼이며 혈액순환제로 잘 알려져 있는 은행잎 추출물 또한 징코플라보노이드라는 파이토케미칼이다. 이렇듯 자연은 인체 자연치유력을 가동시키기에 필요하고도 충분한

약 저장고(medicine pool)를 마련해 놓고 있었던 것이다.

그 pool에 접근하기 위해서 모두가 아마존을 탐험하거나 바다 밑을 뒤질 필요는 없다. 우리가 살고 있는 동네의 마트에 가면 그 pool을 대표하는 대표급 선수들이 즐비하게 포진하고 있기 때문이다. 마트에서 손쉽게 구했거나 노지에서 획득한 재료를 식탁 위에 올려놓는 시점이 바로 자연치유의 스위치가 켜지는 순간이다.

지금까지 발견된 파이토케미칼의 종류는 수 천종에 이른다. 이들 온갖 종류의 파이토케미칼을 식물들이 품고 있었던 일차적인 이유는 세균이나 곤충, 동물, 자외선과 자신의 대사과정에서 발생하는 독소로부터 자신을 지켜주는 방어수단이 필요했기 때문이다. 이들의 방어작용이 인체에도 그대로 반영되어 신진대사 과정에서 발생하는 수많은 위해 요소들로부터 인체를 보호하는 수리, 해독, 재생, 면역기능을 발휘한다는 사실이 생활습관병을 연구하는 과정에서 속속 밝혀지고 있다.

인체 세포는 50~80회 정도 분열할 수 있는 기회를 갖는다. 분열을 통해 자신을 재생하기 때문에 자연치유가 성립될 수 있는 것이다. 세포가 분열을 시도하려는 순간이 자연치유가 일어날 수 있는 절호의 찬스다. 유전자의 오작동으로 병든 세포가 만들어지는 일이 반복되지 않도록 유전자를 복구하고 세포재생에 관여하는 모든 효소들의 기능을 최적화하며 회생 가능성이 없는 세포는 스스로 정리(apoptosis)될 수 있도록 독려하는 능력이 마트에 가면 언제나 구할 수 있는 색색깔의 야채와 과일의 파이토케미칼 안에 내재되어 있다.

메디신 풀의 대표선수들을 소개해 보도록 하겠다. 각자의 입맛에 맞는 샐러드 드레싱을 만들어 이들 대표주자들을 매일 즐겁게, 맛있게, 많은 양을 오랫동안 먹게 되면 신이 프로그래밍한 자연치유프로그램의 풍차는 힘차게 돌아가게 된다. 일주일에서 보름간만 이런 식단을 이용한다면 증상 호전에 대한 체감 지수와 혈액검사 지수는 이전과는 현격한 차이를 보일 것이다.

1. 십자 야채군(Cruciferous vegetables)

인돌과 설포라페인은 발암물질의 작용을 차단하는 효소의 생산을 촉진한다. 제암성을 발휘할 만큼 강력한 자연치유 복원력을 지니고 있다.

■ 브로콜리 / 양배추 / 컬리플라워 / 케일 / 무

2. 알리움 야채군(Allium vegetables)

혈관을 청소하는 역할을 주로 담당한다. 아릴설파이드계열은 독성물질을 청소하는 효소의 생성을 촉진한다. 경제활성화를 위해 사회간접자본의 확보가 전제되어야 하는 것처럼 자연치유력이 원활히 가동되기 위해서는 혈관청소가 우선되어야 한다. 10만 km의 혈관이 오염되어 있는 상태를 그대로 둔 채 병든 세포의 부활을 기대할 수는 없기 때문이다. 마늘, 양파의 청소기능은 유해균을 청소하는 데에도 한 몫을 한다. 신경을 썼더니 소변볼 때 따끔거리는 여성들은 마늘을 물에 담궈 유리병 속에 하룻밤 재우고 나서 다음 날 아침 마늘물을 마셔 보면 그 진가를 알 수 있다.

■ 마늘 / 양파

3. 적주황 야채군(Red · Orange · Yellow vegetables)

TV에서도 소개되어 잘 알려져 있듯이 항암작용을 나타내는 리코펜(lycopene)이 들어있는 토마토가 여기에 속한다. 이들 야채군은 카로티노이드(carotenoid)를 풍부하게 보유하고 있어 주로 항산화작용을 갖는다. 따라서 약물이나 스트레스로 생기는 활성산소의 작용에 의한 산화작용을 막아주는 방패역할을 맡길 수 있다.

■ 토마토 / 단호박 / 고구마

4. 미나리과 야채

암 예방과 심장질환에 우수한 효과를 나타낸다고 보고되어 있다. 미나리는 간 해독에 탁월한 효과를 보인다.

■ 미나리 / 셀러리 / 파슬리

5. 감귤류

다량의 비타민 C와 칼륨을 보유하고 있다. 리모닌(limonene)과 감귤류의 껍질 안쪽의 흰 부분에 들어있는 플라보노이드 계열의 파이토케미칼이 항암효과를 나타낸다.

■ 레몬 / 오렌지 / 감귤

6. 메론류

수박에는 리코펜같은 강력한 항산화제가 들어있다.

7. 딸기류

엘라직산(ellagic acid)과 플라보노이드가 풍부하게 들어있다.

딸기는 도료와 같은 휘발성 유해물질에 노출되었을 때 매우 뛰어난 해독기능을 발휘한다.

8. 콩과 식물

자연에서 공급되는 가장 이상적인 단백질 공급원이다. 섬유소와 비타민, 미네랄을 동시에 공급할 수 있는 다목적 영양 보급원이다. 종양세포에서 만들어지는 효소의 생성을 억제시켜 종양세포의 성장을 막는 프로테아제 억제제(protease inhibitor)를 보유하고 있다.

9. 곡류

곡류는 도정하지 않는 것을 사용한다. 도정하지 않은 곡류는 훌륭한 단백질, 미네랄, 비타민 공급원이다.

■ 현미 / 통밀 / 귀리 / 보리

10. 차

녹차는 콜레스테롤 배출을 도와주며 떫은맛을 내는 카테킨의 주성분인 EGCG는 암세포의 자살을 유도한다는 사실이 실험적으로 확인되었다.

위에서 항암성을 갖는 여러 식물 약효성분들이 등장하고 있는데 가장 좋은 약이란 아무런 부작용 없이 가장 강력하게 항암 효과를 발휘할 수 있는 능력과 자질을 갖춘 음식을 말한다. 따라서 가장 좋은 음식은 제암성과 항암성을 두루 갖춘 약이 되는 것이다.

유조선을 조종하는 항해사가 항로가 잘못된 것을 알아차려 스크류를 역회전시키고 조타장치를 한쪽 현으로 최대한 쏠리게 하여도 3km의 잘못된 항로를 지나서야 비로소 선수를 돌릴 수 있게 된다. 항로가 잘못됐다고 판단한 순간, 즉시 배를 멈추게 하는 방법은 단 두 가지뿐이다. 배를 좌초시키거나 두 동강 내는 일이다. 이렇게 하면 배를 세울 수는 있겠지만 대양을 가르는 배의 모습은 다시는 볼 수 없게 될 것이다.

질병이 발견되었을 때 현대의학이나 환자들 대부분은 배를 좌초시키거나 두 동강 내는 일에 골몰한다. 증상 완화제를 통한 임시변통이나 냉큼 병소를 도려내는 일이 능사인줄 여기고 있기 때문이다.

세포의 기능이 오용된 약물과 잘못된 치유법으로 이미 훼손되어 현대의학으로부터 난치, 불치라는 판정을 받았다 하더라도 위에 소개한 대표급 식물 군에 속하는 야채, 과일과 그 밖의 색색깔의 과일, 야채로 어느 한 쪽에 치우치지 않는 식단을 꾸미고 간식으로 활용하는 시간을 보름만 유지한다면 탈선한 자연치유 수레바퀴는 정상궤도 위에 다시 올라서게 될 것이다.

8

건강한 유산균이 건강한 세포를 만든다

세포는 생명현상이 일어나는 기본단위이며 세포의 구성은 음식으로 이루어진다. 음식이 input 이면 세포는 output이다. 따라서 세포의 기능과 건강은 전적으로 그것을 구성하는 재료인 음식에 달려있다.

input이 바뀌지 않는다면 결코 output은 바뀌지 않는다. 너무나도 평범한 이 사실 속에 모든 질병을 해결하기에 충분한 만능열쇠가 숨어있다. 항암제를 먹지 않았기 때문에 암에 걸리는 것이 아니며 당뇨약을 후식으로 들지 않았기 때문에 매년 5십만 명이 넘는 당뇨병 신입생이 양산되는 것도 아니다. 엉터리 음식과 불편한 마음을 먹어서 생긴 불량 세포가 어디에서 어떻게 배열되어 지는가에 따라, 원인은 한가지인 질병이 3만 6천 가지의 각기 다른 이름으로 불려지고 있는 것이다.

완전치유에 이르는 길은 단순하다. 결자해지結者解之토록 하면 되기 때문이다. 한 평 남짓한 식탁 위에 올려진 음식이 오랫동안 잘못되어 생긴 질병을 그와 동떨어진 장소인 병원에 의지하여 손보려 하였기에 완전치유와의 거리만 멀어졌던 것이다.

가장 경제적이면서 가장 효율적으로 그리고 가장 확실히 세포의 기능을 원상으로 돌려놓을 수 있는 유일한 방법은 지금까지의 잘못된 약과 음식의 input을 모두 단절하고 새로운 것으로 바꾸어 놓는 작업이다. 잘 못 먹은 음식, 잘 못 먹은 마음에서 생긴 내인성 질환을 외상처럼 수술로 도려내려 한다거나 증상완화 약에만 기대어 회피하려 들었기 때문에 급·만성질환이 만들어 놓은 미로를 빠져 나오지 못하고 헤매게 되었던 것이다.

약은 음식을 잘 못 섭취해서 무너진 세포의 기능을 도리어 감소시키거나 없애는 역할, 즉 부작용을 수반해서는 안 된다. 이것이 전제되어 있지 않다면 그것은 반드시 독작용을 나타내기 때문이다. 그런데 다국적 제약사들이 개발한 모든 대증요법약은 증상완화의 대가로 반드시 부작용을 강요한다. 하지만 의료 공급자와 의료 수요자 사이에 이미 약의 부작용은 당연한 것이란 암묵적 동의가 유지되어 온지 오래이기에 별 문제가 되지 않는다. 다국적 제약사의 신약의 경우 치명적이지 않은 부작용에 대해서는 빼곡히 들어찬 약품사용 설명서 부작용란이 한 줄 더 느는 것쯤으로 선처되어진다. 신약의 효과에 대한 기대가 크면 클수록 부작용에 대한 관용의 폭도 그만큼 커지기 때문이다.

부작용은 제약사의 영업이익이 충분히 확보되었을 때쯤 표면화되기 때문에 결국 손익분기점을 지나서야 비로소 일반인들도 알게 된다. 그 시점까지 약의 부작용이 끼친 손실은 모두 의료 수혜자의 몫이다. 그런데 손익분기점에 채 진입하기도 전에 끔직한 부작용이 적나라하게 드러나는 경우가 있다. 정상적이라면 마땅히 허가 취소되어야 할 항암제가 바로 그것인데 극한에 닿아 있는 사람에게 사용된다는 점 하나 때문에 항암제는 퇴출에서 항상 열외다.

항암제를 쓴다는 것은 삼나무를 베는 도끼로 콩나물을 다듬는 것과 같으며 망치로 보석을 세공하려는 것과 같다. 만약 아토피나 당뇨병을 치료하는 도중 머리카락이 빠지고 코피를 쏟고 백혈구 수치가 급격히 낮아 졌다면 약을 처방한 의사나 제약회사는 법정에 서게 될지도 모른다.

웬만한 일은 소송으로 대신한다는 미국인들조차 에이즈 약이나 항암제에 대해서만큼은 관용의 덕을 베푼다. 이것은 사망의 원인을 화학 요법제 때문이 아닌 암 질환 자체의 악화에 두고 있기 때문에 가능한 일이다. 현대의학이 혹세무민하는 실력은 항상 치료능력보다 탁월하다. 이렇게 인체에 투여하기에는 자질과 자격 미달인 대증요법제들이 우리의 세포와 유산균을 백척간두의 위험 속으로 내몰고 있는 것이다.

유산균을 유산세포라 불러야 하는 이유

항암제가 정상세포를 괴사시키기 때문에 먹지 말아야 한다면 항생제 또한 우리 몸의 일부인 유산균을 파괴하기 때문에 응급상황이 아닌 경우라면 결코 사용해서는 안 된다. 중년 여성의 통과의례 속에 포함돼 있는 호르몬제도 유산균 파괴제이며 해열진통제 또한 유익장균에 대단히 해로운 위협요소다. 설명할 필요도 없이 광범위 항생제는 유산균 기지를 초토화한다. 이처럼 현대의학이 애용하는 대증요법제들을 피하고 가리는 마이너스 사고가 깨끗한 물과 공기를 찾아 마시는 것만큼이나 건강관리상의 중요 요소인 이유는 이들이 하나같이 세포의 기능을 유린할 뿐만 아니라 유산균을 훼손시키기 때문이다.

유산균은 세포와 같은 자질, 같은 자격을 갖추고 있는 인체의 일부이다. 세포의 대사산물이 이산화탄소이면 유산은 유산균의 대사산물이다. 아래와 같은 이유로 유산균은 신체의 일부인 유산세포로 받아들여져야 한다. 미생물이란 점을 강조하기 위해 유산균이라 부르기보다는 생명활동에 대한 기여도를 높이 사 유산세포로 대접함이 옳을 것이다.

암모니아 생성 억제, 유해균 억제, 비타민 B군과 K의 무상 공급, 혈중 콜레스테롤 저하, 항 알레르기 작용, 항 종양작용, 간장에 버금가는 효소 생산능력, 변비 개선, 설사 방지 등 신경과 혈관, 경락을 통해 혈액과 산소와 신체 정보를 공급받는 세포도 할 수 없는 수많은 생리작용을 유산균은 별다른 지원 없이 훌륭히 수행해 주고 있는 것이다. 따라서 이들을 위축시키거나 잃게 만드는 모든 요소는 곧바로 인체 세포에도 같은 정도의 해를 끼치는 것임을 인식해야 한다.

더불어 유산균은 인체면역유지의 숨은 공로자인 장벽의 M세포를 보호하고 LGS를 치유한다. 앞서 설명하였듯이 건강한 M세포의 항원 채집기능이 사라진다면 면역계는 다양한 항제풀(antibody pool)을 만들고 면역세포들을 정예부대로 훈련시키는 베이스캠프를 잃게 된다. 이렇게 면역계는 항상 유산균계에 신세를 지고 있는 것이다. 또한 유산균의 세력이 약화되면 장벽이 유해균의 독소에 노출되어 모든 만성 염증성 질환의 뿌리인 LGS가 발생하게 된다. 섭취된 음식이 24시간 동안 탈을 일으키지 않고 무사히 직장에 이를 수 있도록 해주는 유산균의 존재는 그래서 인체를 이루는 그 어느 세포의 역할만큼이나 중요한 것이다.

세상에 나온 약의 60%가 미생물 출신들인데 세기의 명약이라는 페니실린 역시 그 일종이다. 이 세상 미생물 모두가 다른 미생물을 제어하는 기능을 유전적으로 보유하고 있기에 푸른곰팡이가 내려앉은 자리에 균이 자라지 않는 장면을 플레밍이 목격할 수 있었다. 따라서 감염균을 효율적으로 견제할 수 있는 미생물을 찾아낼 수 있다면 백신접종 스케줄을 확인하지 않고도 수많은 외부 미생물의 감염에 조바심치지 않을 수 있을 것이다.

그런 기능을 담당하면서 인체에 무해한 미생물이 바로 발효능력을 가진 유산균이다. 이 사실은 당장에라도 확인 가능하다. 때가 여름이라면 더더욱 쉽게 실험을 마칠 수 있다. 상한 음식을 먹게 되어 배가 아프기 시작할 때 끓이지 않은 진한 된장수프나 청국장 혹은 묵은 신김치 국물을 한 사발 마셔보라. 국물이 위장점막에 닿기가 무섭게 복통이 진정되기 시작할 것이다. 이 반응은 국물에 들어있는 유익균이 장 속에 자리 잡고 있던 유해균과 물리적 접촉을 하기도 전에 벌써 유익균의 생명장 파동이 유해균의 생명장 파동을 제압하면서 일어나는 현상이다.

유산균계는 제2의 간장이다. 이들이 유해물질에 대한 정화기능을 수행하여 간으로 노폐물이 유입되지 않도록 함으로써 간이 온전히 해독력을 발휘할 수 있도록 차단막이 되어주기 때문이다. 따라서 유산균계를 온전히 바로 세우는 일이 자연치유의 시작이자 핵심이다. 세포가 건강유지를 위해 쉼 없이 신진대사를 지속해 주듯이 유산균 또한 세포가 할 수 없는 일들을 자임하여 본분을 다해 주고 있다. 그 위에 우리의 건강이 놓여 있다. 유산균이 받아들이기에 흡족한 input이 있을 때 비로소 유산균은 우리에게 훌륭한 output을 선물한다. 그 선물이 바로 자연치유인 것이다.

9

바나나 만들기

바나나는 향, 맛, 부드러움이 좋다. 무엇보다 날이 선 칼을 쓰지 않아도 올곧게 벗겨지는 껍질이 마음에 든다. 자연치유법에 따라 냉면 6그릇의 야채와 과일, 통곡(whole grain), 발효음식(된장이나 청국장)을 먹어낼 수 있었다면 7일이 경과한 현재 당신의 변은 바나나와 유사한 모양으로 변해있을 것이며, 통변횟수도 하루 2~3회로 증가해 있을 것이다. 진통제나 호르몬제 등의 약물 부작용으로 장 점막이 심각하게 손상된 경우가 아니라면 자연치유법을 적용한지 일주일이나 보름사이에 누구나 자연치유의 과정을 자신의 변을 통해 확인해 볼 수 있다.

야채와 과일의 섭취량을 늘림으로써 얻게 되는 이득이 비단 파이토케미칼의 대량섭취에만 있는 것은 아니다. 야채와 과일의 섭취량을 늘려 배변량이 많아지면 만성염증의 뿌리인 LGS(leaky gut syndrome)의 자연치유가 신속히 진행된다. 장 내용물이 적으면 이를 배출하기 위해 장은 과도하게 수축해야만 하는데(치약이 조금밖에 남아있지 않은 치약튜브를 짜려면 꽉 쥐어짜야 하듯이) 손상된 장벽이 큰 진폭으로 수축, 이완하게 되면 장벽에 난 상처가 아물 겨를이 없어진다. 칼에 베인 상처를 자꾸 좌우로 벌리게 되면 상처가 아물 수 없는 것처럼. 마찬가지로 폭식이 습관화된 사람은 위장이 수용할 수 있는 양보다 많은 음식을 먹기 때문에 활성산소의 공격으로 생긴 위벽의 상처가 자꾸만 벌어져 위염, 위궤양이 만성화된다. 또한 섬유소 부족으로 변비가 생기면 굳은 변을 밀어내기 위해 장압腸壓이 크게 증가하게 되는데 이로 인해 게실憩室이 생겨 급성 복막염으로 이어지기도 한다.

환자는 피고,
현대의학은 검사, 증인은 대변

대부분 변에서 역한 냄새가 나는 것이 정상이라고 생각한다. 하지만 그것은 부패를 유발하는 음식을 먹어왔기 때문이지 원래 대변의 속성이 역한 냄새로 규정지어져 있는 것은 아니다. 야채와 과일을 80 : 20정도의 비율로 하루에 냉면 6그릇의 분량을 먹고 육류의 섭취를 제한하고 발효음식을 열심히 먹었다면 아기의 변처럼 향이 날 수도 있을 것이다.

input이 바뀌면 output 또한 바뀌게 되어있다. 단절요법 가이드에 나와 있는 음식물로 모든 input의 내용을 바꾸면 더 이상 역한 냄새가 나는 output은 생기지 않을 것이다. 무언가를 열심히 하였는데도 질병이 악화일로에 있거나 혹은 소강상태이거나 보름이 지났는데도 개선의 기미가 보이지 않는다면 그것은 input이 잘못되었기 때문이다.

또한 단절요법을 실행에 옮겼음에도 성공적인 결과로 이어지지 않았다면 그것은 집중하지 않았기 때문이다.

가와사키병, 신부전, 소아 당뇨병, 자가면역질환, 백혈병이라는 현대의학이 내린 선고에 순종하고 현대의학의 변론에 의지한 결과가 시간이 지날수록 실망스러운 것이었다면 그 선고와 변론의 의미를 면밀히 재검토하여 현명하고 지혜롭게 자신을 온전히 변론할 수 있는 기회를 스스로 찾아야만 한다. 대변은 항상 증인석에 앉아 변론을 대신해줄 것이다. 이런 궤도수정의 기회를 자꾸 뒤로 미루기만 한다면 종착역에 너무 빨리 도착하고 마는 황망한 일을 당하게 된다.

아무리 강물이 오염되었다 하더라도 단 7일 간의 시간만 주어진다면 1급수의 강물이 도도히 흐르는 강으로 바꿔 놓을 수 있다. 강의 지류 주변에 있는 모든 공장과 가정에서 폐수를 내보내지 않겠다는 약속을 7일간만 지켜주면 해결될 수 있는 문제이기 때문이다. 그 약속이 지켜질 수만 있다면 어떠한 강물이든 반드시 1급수가 되고야 만다.

마찬가지로 입을 통해 들어오는 모든 음식을 단절요법에 소개된 내용으로 제한할 수만 있다면 우리 몸 또한 보름만 지나도 모든 세포가 자유롭게 숨쉬는 청정지역이 될 것이다. 강물을 1급수로 만들기 위해선 수십만 명의 동의와 결의가 있어야겠지만 나 하나를 정화하는 데는 나의 의지만이 필요할 뿐이다. 이처럼 쉬운 일이 있겠는가?

강 하류에서 산천어가 목격되었다면 이는 상류의 물이 청정수가 되었다는 뜻이다. 우리의 식탁이 바람직한 먹거리로 채워지기 시작하였다면 이는 자연치유력이 발동하게 될 가장 확실한 징조다. 그 징조가 7일이나 보름간만이라도 계속 일어날 수 있도록 한다면 누구나 자신을 스스로 치유할 수 있는 자연치유의 힘이 존재하고 있음을 느끼게 될 것이다.

암 환자와 상담하다 보면 어느 날 갑자기 암 선고를 받게 되었다는 말을 듣곤 한다. 그러나 이 세상에 한 순간, 갑자기라는 말은 없다. 무엇이든 결과값이 나오기 위해서는 그 결과값을 만들기에 충분한 입력값의 누적이 있어야만 한다.

암이라는 진단이 내려지기까지 몸 어디에선가 10년 혹은 20년 동안 암세포가 자랄 수 있는 여건이 지속적으로 마련되어 왔음을 알아야 한다. 오랜 세월동안 유전자에 연산오류를 일으키게 만들었던 잘못된 정신적, 육체적 input이 암세포를 암 덩어리로 키워왔던 것이지 화상으로 생긴 물혹처럼 어느 한 순간 암 덩어리가 만들어진 것이 아니다.

자연치유란 잘못 입력된 원인값을 찾아 그 값을 소거하는 작업이며 오류 없는 연산을 수행하기 위해 건전한 입력값들을 찾아 대입하는 작업이다. 이 책에서 언급된 다양한 질환 또한 전적으로 현대의학의 오치誤治에 의해 input이 잘못되어 이루어진 것이지 스스로 자연발생하였다거나 감기 그 자체가 증상이 악화되어 이루어진 것이 아니다.

이 순간부터 모든 잘못된 것으로부터 단절되어 음식과 공기와 물 그리고 마음을 세포와 정신이 필요로 하는 신선한 것들로 바꾸어 놓는다면 우리 몸은 스스로, 저절로 원상회복될 것이다.

10

자연치유를 위한 호흡 · 자세 · 운동

자연치유기능은 몸에 필요한 모든 요소의 조화와 집중에 의해 최적화 된다. 신선한 공기를 마시고 바른 자세를 취하며 알맞은 운동을 하는 것은 자연치유를 행하는 이들뿐만 아니라 일반인 모두가 행해야 할 기본이다. 세포기능이 정상궤도에 진입하기 위해서 먹고 마시는 영양이 중요하듯이 외적 요소인 호흡과 자세, 운동 또한 세포부활 전반에 영향을 미친다. 세포의 기능이 떨어지는 가장 흔한 이유는 저산소증 때문이다. 따라서 산소공급량을 늘려 일산화탄소, 이산화탄소와의 교환을 원활히 해야 만이 비로소 세포기능이 부활할 수 있다.

이를 위해 유산소운동이 필요한데 중요한 점은 매연이 없는 맑은 공기를 마셔야 한다는 점이다. 매연에는 벤조피렌이라는 발암물질이

들어있는데 이 물질의 중간대사 산물인 BDE(benzopyrene diol epoxide)는 DNA복제 과정을 망가뜨려 미량으로도 암을 유발할 수 있다. 또한 바른 자세로 모든 장기의 배열을 옳게 하여 장기와 신경이 압박당하지 않도록 배려함으로써 기능이 위축당하는 일을 피해야 한다.

단전호흡의 방법과 의미

단전호흡은 배꼽과 치골 사이의 단전대를 의식하며 숨쉬는 호흡법이다. 배꼽아래 단전대를 의식하며 복식호흡을 하는 데에는 3가지 이유가 있다.

첫째, 호흡량을 늘리려는데 있다. 가장 짧은 시간에 생명을 앗아갈 수 있는 위협요소는 산소의 차단이다. 저산소증에 빠진 세포의 TCA 회로는 산소공급 부족으로 가동율이 떨어져 모든 생리활동에 에너지로 쓰이는 ATP를 충분히 생산하지 못하게 된다. 에너지 공급이 줄어들면서 소화, 흡수, 배설, 해독 등의 신진대사에 제동이 걸리고 노폐물이 체내에 쌓이면서 조직에 염증이 유발되기 시작한다. 만성 염증상태가 지속되면 비정상세포가 출현하게 되므로 염증상태가 지속되는 한 완전한 치유는 기대할 수 없다.

둘째, 혈액은 의식하는 곳으로 모이기 때문이다. 따라서 단전대를 의식하고 복부를 움직여 호흡하면 혈액이 단전대를 향하여 이동한다. 교감신경이 우위에 서게 되면 어깨가 들썩이는 흉식호흡을 하게 되는데 이 호흡은 심장을 중심으로 상부 쪽에 혈액이 모이도록 한다. 그 결과 머리와 심장이 충혈 되어 안면 열감이 느껴지고 불쾌지수가 높아져 부교감신경이 작동할 말미가 주어지지 않게 된다.

이로써 신진대사율이 불필요하게 높아져 자연치유에 쓰일 에너지를 공연히 낭비하게 되는데 의식적으로 복식호흡을 하게 되면 부교감신경이 활성화되어 자율신경을 안정시킬 수 있다. 콧망울이 보일 정도로 눈을 뜨고 명상 음악을 들으며 호흡하면 쉽게 안정 상태로 유도될 수 있으며 가운데가 비어 있는 원을 바라보며 호흡을 하면 잡념을 없앨 수 있다.

세 번째 이유는 단전대가 바로 인체 면역계의 60%가 밀집되어 있는 소장 부위라는 점에 있다. 소장점막에 있는 이들 림프조직은 장점막을 통해 유입되는 이물질을 제거하여 혈관이 오염되지 않도록 여과하는 기능을 담당한다. 이 림프조직을 흐르는 림프액은 중력과 반대방향으로 거슬러 올라가야 하는데 주위 근육의 도움이 없으면 림프액 순환이 정체되어 자연치유의 핵심인 정화작용이 원활히 이루어지지 않게 된다. 복식호흡을 하면 복근의 수축, 이완으로 소장 부위 림프액의 흐름이 원활해진다.

단전 호흡을 할 때는 일부러 숨을 참거나 초를 재면서 하지 않도록 한다. 이 모두가 마음에 부담이 되어 처음 시도하는 사람에게 괜한 긴장만 초래할 뿐이다. 내쉬는 숨은 복부를 등 쪽으로 들이밀면서 풍선을 가볍게 누르듯 고르고 길게 하되 들여 마시는 숨은 그 반동으로 자연스럽게 복부가 부풀어 오르도록 한다. 따라서 내쉬는 숨은 들이쉬는 숨보다 조금 길게 이루어진다. 이 호흡법의 부차적 효과로 신경이 안정되어 상부 충혈이 차단됨으로써 미약한 두통과 견통이 해소되고 뒷목이 결리는 증상이 풀어진다.

가장 빠른 시간에 두통을 없애는 기마자세

명상과 함께 단전호흡을 하는데 하루 10분을 투자한다면 기마자세는 하루 5분을 권한다. 발을 모으고 바로 선 상태에서 앞꿈치를 들어 바깥쪽으로 벌리고 다시 뒤꿈치를 들어 바깥쪽으로 벌리기를 2~3회 하여 어깨 넓이 정도로 다리를 벌린다. 이때 발끝은 안쪽을 향하고 뒤꿈치는 바깥쪽을 향하는 A자 형태가 갖추어져야 한다. 허리를 곧게 유지한 채 그대로 자세를 낮춰 엉덩이가 몸 뒤쪽으로 나오지 않도록 하고 양 무릎은 주먹 하나가 들어갈 정도로 틈을 준다. 이 자세가 말 안장에 올라탔을 때의 자세인 기마자세다.

이 자세를 처음 시도할 때는 3분을 목표로 하며 7일 정도가 지나면 5분으로 늘이고 익숙해지면 10분간 유지해 보도록 한다. 처음엔 다리가 후들거리고 긴장이 되어 짜증이 날 수도 있지만 반복하다 보면 지금껏 느끼지 못했던 카타르시스를 맛보게 될 것이다. 굳이 이 힘든 자세를 하루 한번 취해보도록 권하는 이유는 그야말로 이 자세를 취하고 있는 동안에는 아무 생각도 들지 않기 때문이다.

의식은 활발히 작동하는데 아무 생각도 들지 않는 상태를 임의로 만들 수 있다는 것은 스트레스를 받는 상황에서도 마음만 먹으면 뇌파를 안정시켜 스스로를 제어할 수 있는 자율신경 조절권을 손에 쥘 수 있다는 의미이다.

격심한 두통(대부분 스트레스를 받고 난 후)이 생겼을 때 기마자세를 취하면 두피 쪽의 혈관을 부풀리려고 올라간 혈액이 이 자세를 유지하느라 애쓰고 있는 대퇴부쪽으로 대거 하행할 수밖에 없기 때문에 진통제의 위험을 감수하지 않고도 박동성 두통(편두통)을 가장 빨리 해결할 수 있다.

혈액과 림프액을 순환시키는 운동

운동은 그 초점이 혈액순환, 림프액 순환에 맞춰져야 한다. 근육을 키운다는 의미는 배제되어야 한다. 표준 성인은 혈액은 약 5리터, 림프액은 그의 3배 정도인 15리터를 보유하고 있다. 혈관과 림프관을 채우고 있는 20리터의 체액이 정화된다면 세포간극과 세포 안의 체액 또한 정화되고 결국에는 자연치유가 유도될 것이다.

모든 질병과 증상의 경중이란 세포액과 세포간질액, 림프액과 혈액의 오염 정도에 달려 있다. 완벽한 자연치유는 완벽한 정화와 같은 말이며 또한 완전 해독을 의미한다.

필자가 권하는 운동은 줄넘기(보다 재미있게 하려면 트램폴린을 이용한다)와 물구나무서기(운동구점에서 '거꾸리' 라는 제품을 구입하면 쉽게 물구나무서기를 할 수 있다) 그리고 스트레칭이다. 줄넘기나 트램폴린(trampoline)은 혈액순환과 림프액순환을 동시에 촉진시킬 수 있고 물구나무서기와 스트레칭은 주로 림프액순환을 순조롭게 해준다.

아침에 스트레칭 5분, 줄넘기 5분 / 활동이 끝난 오후에 스트레칭 5분, 물구나무서기5분, 이렇게 하루 최소20분간 운동에 시간을 할애토록 한다. 스트레칭은 근육에서 힘을 빼고 목, 팔, 허리, 다리의 순으로 하고 역순으로 다시 한 번 한다.

틈날 때마다 스트레칭을 하고 잠시 줄넘기를 하거나 트램폴린 위를 뛰도록 한다.

물구나무서기를 시도할 때는 처음부터 몸을 수직으로 거꾸로 세우려 말고 매일 각도를 조금씩 조절하여 7~10 일이 경과 한 후부터 물구나무선 자세가 되도록 한다. 어지럽거나 미식거리면 45도 각도를 유지하도록 한다.

신선하고 좋은 음식이 식탁을 차지하고 신선한 공기를 마시며 운동과 반신온욕 그리고 바른 자세를 통하여 혈액, 림프액순환이 원활해지고 자율신경이 안정된다면 자연치유는 시간이 해결해 주는 시간 여행이 될 것이다. 모두가 창조주께서 마련해 놓으신 생명 운행원리에 따라 스스로 자연치유의 이치를 깨달아 건강한 삶, 가치 있는 삶, 보람 있고 의미 있는 삶 그리고 진화하고 발전하는 삶을 누리시길 기원합니다.

참고도서

1. 상한론 개론(약업신문사 : 박헌재)
2. 한약 약리학(집문당 : 김호철)
3. 활성산소와 질환(신일상사 : 최병기)
4. 세포여행기(이지북 : 우시키 다쓰오, 이정환 역)
5. 비주얼 생화학 · 분자생물학(해돋이 : 오쯔까 기치비, 정해영 역)
6. 백혈병은 없다(새로운 사람들 : 공동철)
7. 내몸안의 의사, 면역력을 깨워라(아보 도오루, 조성훈 역)
8. 리핀코트의 그림으로 보는 약리학(신일상사 : 임동윤 역)
9. 기적의 암치료법(서운관 : 황봉실)
10. 식용유를 먹지 않아야 할 10가지 이유(명상 : 곽재욱)
11. Human Physiology 6th edition(Mac Graw Hill : Vander, Sherman, Luciano)
12. VACCINES, Are They Really Safe & Effective?(Neil Z. Miller)
13. WHAT YOUR DOCTOR MAY NOT TELL YOU ABOUT CHILDREN'S VACCINATIONS(WARNER BOOKS : Stephanie Cave)
14. 7-DAY DETOX MIRACLE(THREE RIVERS PRESS : Peter Bennett & Stephen Barrie)
15. The American Medical Association Encyclopedia of Medicine(Random House)
16. Harper's Illustrated Biochemistry(26th Edition)

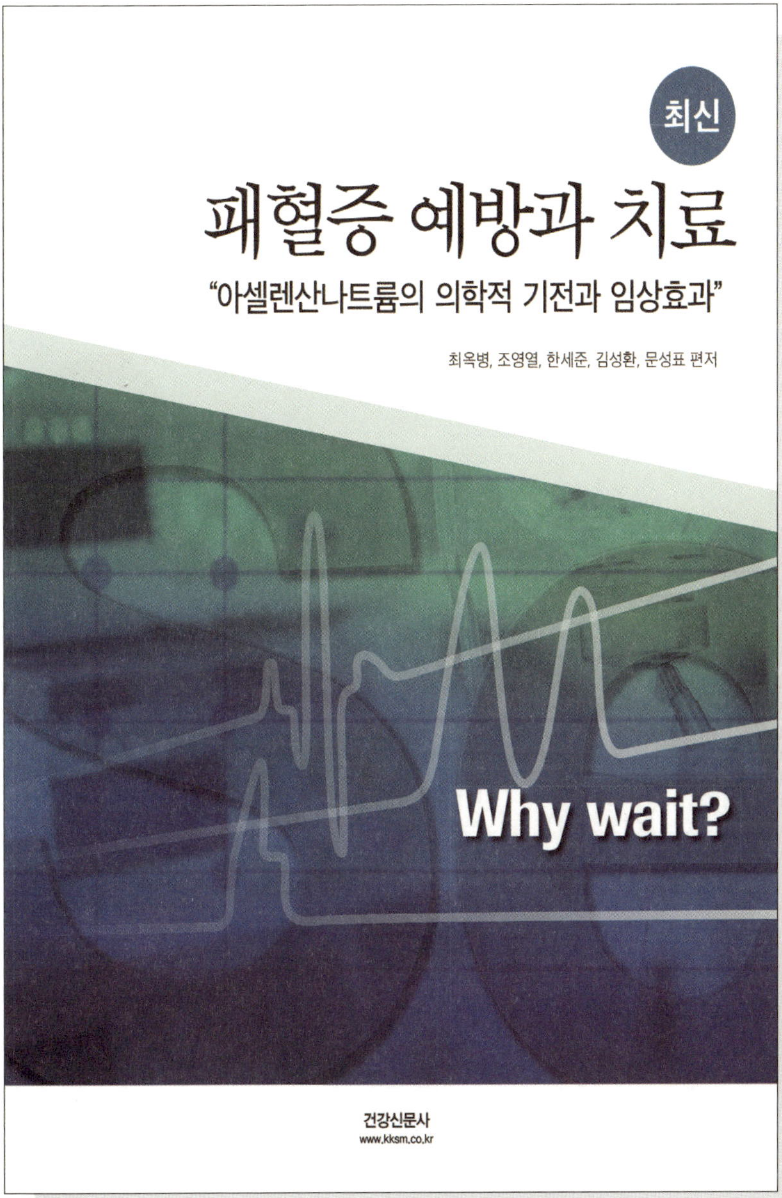
최신
패혈증 예방과 치료
"아셀렌산나트륨의 의학적 기전과 임상효과"
최옥병, 조영열, 한세준, 김성환, 문성표 편저
Why wait?
건강신문사
www.kksm.co.kr

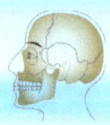

양 악 수 술 의 공 포 로 부 터 벗 어 나 자 !

칼 안대는 성형수술

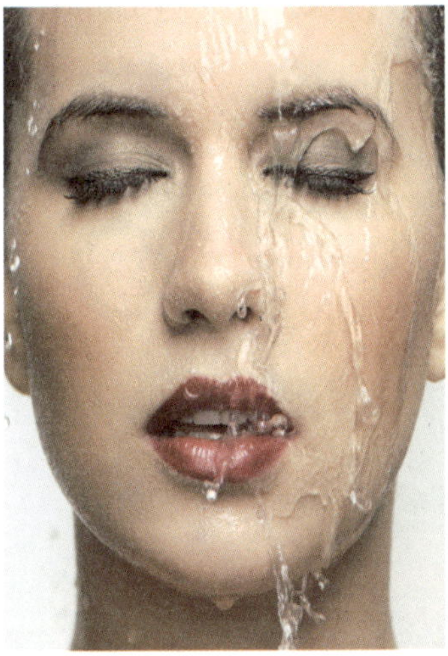

치의학 박사 **한만형** 지음

세상에 이런 일이! 수술하지 않고도 얼굴모습이 바뀌다니...

"4D입체 비수술 성형술"

건강신문사
www.kksm.co.kr

막스거슨 요법으로 암을 고친

암 승리자들의 증언

위암 | 대장암 | 간암 | 뇌종양
폐암 | 갑상선암 | 백혈병 | 유방암
악성임파종 | 방신경절세포종

의학박사 호시노요시히코 지음
김태수 · 김정희 역 | 윤승천 감수

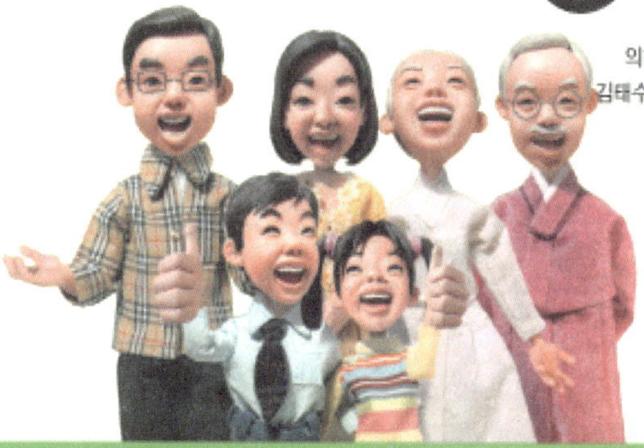

전세계 대체의학의 원조인
막스 거슨 박사의 식사 · 영양요법으로
현대의학의 한계를 극복한 다양한 암 승리자들의 생생한 실천기록

건강신문사
www.kksm.co.kr